高职高专"十三五"规划教材

药物质量控制与检测技术

张佳佳 主编

薛 娜 甄会贤 副主编

化学工业出版社

·北京·

本教材内容紧跟2015版《中华人民共和国药典》的新标准、新要求，以"模块、项目、学习情境"组织教材的理论内容，以"教案例、学案例、做案例"组织教材的技能部分，以"背景知识、职业拓展"组织教材的拓展部分，构建了组合型新体例。教材编写联合了全国多所医药类院校、药检所、企业，是集体智慧的结晶。

　　全书共分四个模块，37个学习情境。内容涵盖：药物分析与检验概述、药品质量和质量标准、药物鉴别、药物杂质检查、药物含量测定、药物制剂分析与检验实例，突出高职高专培养重实践的特点。

　　本教材可作为高职高专药品质量检测技术、化学制药技术、药物制剂技术、药学等专业的药物质量检测技术课程教材。

图书在版编目（CIP）数据

药物质量控制与检测技术/张佳佳主编. —北京：
化学工业出版社，2016.2（2025.6重印）
高职高专"十三五"规划教材
ISBN 978-7-122-25985-1

Ⅰ.①药…　Ⅱ.①张…　Ⅲ.①药物-质量控制-高等
职业教育-教材②药物-质量检验-高等职业教育-教材
Ⅳ.①R927.11

中国版本图书馆CIP数据核字（2016）第004879号

责任编辑：于　卉　　　　　　　　　　文字编辑：赵爱萍
责任校对：王素芹　　　　　　　　　　装帧设计：关　飞

出版发行：化学工业出版社（北京市东城区青年湖南街13号　邮政编码100011）
印　　装：北京科印技术咨询服务有限公司数码印刷分部
787mm×1092mm　1/16　印张18¾　字数502千字　2025年6月北京第1版第8次印刷

购书咨询：010-64518888　　　　　　　售后服务：010-64518899
网　　址：http://www.cip.com.cn
凡购买本书，如有缺损质量问题，本社销售中心负责调换。

定　　价：39.00元

编写人员名单

主　　编　张佳佳

副 主 编　薛　娜　甄会贤

编写人员（以姓氏笔画为序）

丁　丽（浙江医药高等专科学校）

丁晓红（山东药品食品职业技术学院）

马铭研（浙江医药高等专科学校）

毛　娅（四川化工职业技术学院）

史　岑（山西省药品检验研究院）

付　正（山东医学高等专科学校）

李士敏（浙江医药高等专科学校）

张立婷（辽宁医药职业学院）

张佳佳（浙江医药高等专科学校）

张晓敏（浙江医药高等专科学校）

陈　斌（浙江医药高等专科学校）

金　婧（浙江华海药业股份有限公司）

胡晓渝（浙江医药高等专科学校）

俞松林（浙江医药高等专科学校）

甄会贤（山西药科职业技术学院）

薛　娜（河北化工医药职业技术学院）

前　言

本教材内容紧跟 2015 年版《中华人民共和国药典》与 2010 年版《GMP》的新标准、新要求，融合了《药物质量检测技术》国家精品课程及国家教学资源库的建设成果，以"模块、项目、学习情境"组织教材的理论内容，以"教案例、学案例、做案例"组织教材的技能部分，以"背景知识、职业拓展"组织教材的拓展部分，构建了组合型新体例。

全书共分四个模块，37 学习情境。内容涵盖：药物分析与检验概述、药品质量和质量标准、药物鉴别、药物杂质检查、药物含量测定、药物制剂分析与检验实例。编写与现行药品质量标准、执业药师考试、职业技能鉴定及质检岗位紧密相连。注重对学生基本实验操作技能的训练，通过一定学时的专项药物检验综合实例学习，使学生对实际工作有感性认识，初步具备独立完成药品检验工作的能力，突出高职高专培养重实践的特点。

本教材由浙江医药高等专科学校、辽宁医药职业学院、四川化工职业技术学院、河北化工医药职业技术学院、山东医学高等专科学校、山东药品食品职业技术学院、山西药科职业技术学院、浙江华海药业股份有限公司、山西省药品检验研究院联合编写，融合了多所国家、省市示范校的课程建设成果及企业行业先进技术标准。

本书既可作为高职高专药品质量检测技术、化学制药技术、药物制剂技术、药学等专业的药物质量检测技术课程教材，也可作为医药行业的职业培训教材或药物检验初级、中级、高级工考试培训教材，同时对广大药品检验工作者以及兽药、化妆品及食品等行业的检验工作者也将起到一定的参考作用。

本教材目前属于初创阶段，加之编写时间仓促、水平有限，书中不妥之处在所难免，恳请广大师生批评指正。

编者

2015 年 8 月

目 录

模块一 药品检验的知识储备

学习情境一 药品检验的工作性质及工作任务

【学习目标】

1. 知识目标
   (1) 掌握药品检验的工作性质；
   (2) 熟悉药品检验的工作任务。
2. 技能目标
   (1) 正确理解药品检验员的工作职责；
   (2) 正确掌握药品检验工作的基本程序。

【背景知识】

药品检验的工作性质

药品是指用于预防、治疗、诊断人的疾病，有目的地调节人的生理功能并规定有适应证或者功能主治、用法和用量的物质，包括中药材、中药饮片、中成药、化学原料药及其制剂、抗生素、生化药品、放射性药品、血清、疫苗、血液制品和诊断药品等。药品能防治疾病、保护人类健康甚至危害生命安全，保证药品质量至关重要。药品虽然具有商品的一般属性，但是事关国家发展大计和人民生命健康，是一种特殊商品。

药物分析是一门研究和发展药品全面质量控制的"方法学科"。它主要运用化学、物理化学或生物化学的方法和技术研究化学结构已经明确的合成药物或天然药物及其制剂的质量控制方法，也研究中药制剂和生化药物及其制剂有代表性的质量控制方法。

药品检验的工作任务

药物从研制开始，如化学合成原料药和生化药物的纯度测定，以及中药提取物中有效化学成分的测定等，就离不开具有高分离效能的分析方法作为"眼睛"来加以判断。药物结构或组成确定后，即需要建立科学性强的能有效控制药物的性状、真伪、有效性、均一性、纯度、安全性和有效成分含量的综合质量裁定依据，即制订药品质量标准，更需要采用各种有效的分析方法，如物理学的、化学的、物理化学的、生物学的乃至微生物学的方法等。

为了全面控制药品的质量，药物分析工作应与生产单位紧密配合，积极开展药物及其制剂在生产过程中的质量控制，严格控制中间体的质量，并发现影响药品质量的主要工艺，从而优化生产工艺条件，促进生产和提高质量；也应与经营管理部门密切协作，注意药物在储藏过程中的质量与稳定性考察，以便采取科学合理的储藏条件和管理方法，保证药品的质量。

值得重视的是，药品质量的优劣和临床用药是否合理会直接影响临床征象和临床疗效。所以，在临床药师实践工作中，开展治疗药物监测工作是至关重要的。监测体液药物浓度可用于研究药物本身或药物代谢药产生毒性的可能性、潜在的药物相互作用、治疗方案的不妥之处，以及病人对药物治疗依从性等方面的评估，有利于更好地指导临床用药，减少药物的毒副作用，提高药品使用质量。研究药物分子与受体之间的关系，也可为药物分子结构的改造，合成疗效更好、毒性更低的药物提供有用的信息。

为了保证药品的高质、安全和有效，在药品的研制、生产、经营以及临床使用过程中还应该执行严格的科学管理规范。因此药品质量的全面控制不是某一个单位或部门的工作，所涉及的整个内容也不是一门课程可以单独完成的，而是一项涉及多方面、多学科的综合性工作。

▶【学案例】

某单位化验室工作总则

1. 目的

建立化验室工作总则，规范工作行为。

2. 范围

适用于中心化验室。

3. 责任

中心化验室全体人员。

4. 程序

（1）在检验过程中必须做到：

① 每一个检验人员必须熟练掌握检验产品的检验标准，弄清其原理，检验人员必须经培训合格后方可进行检测工作。

② 每一个检验人员在检验操作中，必须按照检验标准操作规程的描述进行检验。检验每个项目都必须认真，所有检验数据应该是真实的、实事求是地反映产品质量，不得弄虚作假。

③ 不得擅自更改标准操作规程。

④ 进厂原料每一品种逐批进行检验。

⑤ 成品检验后的包装应撕碎后丢弃。

（2）化验记录

① 所有记录必须用黑色签字笔或钢笔书写，不得使用铅笔，且字迹清楚、端正完整。

② 更改错误时，可画一条通过所要更改的错误的直线，然后在旁边写上正确数字，并签上更改人的姓名和日期。

③ 仔细做好记录，核对后签上检验者的姓名，然后交复核者复核并签名。

（3）出厂检验报告单的书写与复核

① 检验报告单应写明品名、规格、批号、数量、来源、收到日期、报告日期、检验依据等。

② 所有文字（除签名外）必须为打印件或复印件。

③ 不得涂改。

④ 核对记录与报告单的一致性，并签上检验者姓名，然后交复核者复核并签名。

⑤ 化验室主任应认真核对化验报告并签字。

⑥ 检验报告单上必须有检验者、复核者、化验室主任签字或签章，盖上检验专用章方有效。

⑦ 报告单的结果保留准确的有效数字。

（4）仪器要求

仪器必须进行校正。天平、旋光仪、分光光度计、酸度计等每年校正一次。容量瓶、吸管等校正后才能使用，不合格的应丢弃。

（5）QC 为防止通信设备辐射造成仪器检测偏差，将实验室划分手机禁用操作区域，HPLC、GC、IR、精密仪器室、天平室、标化室及微生物室等禁用手机，在这些操作区域工作的检验员必须脱机或关机工作。

【知识储备】

药品检验工作的根本目的就是保证人民用药安全、有效。药物分析工作者必须具备严肃谨慎和实事求是的工作态度，熟练、正确的操作技能以及良好的科学作风和职业道德，才能对药品质量作出正确的评价。药品检验工作的基本程序一般为取样、检验、留样、写出检验报告。

1. 取样

药品检验工作的第一步就是取样。工作中经常有大量样品需要检测，把样品的每一部分都完全检测是不可能的，这样就需要从大量药品中取出能代表整体质量的少量样品进行分析。所取样品应该具有科学性、真实性和代表性，取样的原则是均匀、合理。

取样前应先检查药品名称、批号、包装等是否符合要求。经检查与取样单信息一致后方可进行取样。每个批号的药品常规检查取样数量为按照标准检验操作规程一次全检用量的 3 倍，贵重药品为 2 倍。固体原料药取样一般使用一侧开槽，前端尖锐的不锈钢取样棒，液体原料药取样一般使用玻璃取样棒，取样的数量随产品数量的不同而不同，设总件数为（如箱、桶、袋、盒等）n，当 $n \leqslant 3$ 时，应每件取样；当 $3 < n \leqslant 300$ 时，取样的件数应为 $\sqrt{n} + 1$；当 $n > 300$ 时，按 $\sqrt{n}/2 + 1$ 的件数随即取样。

取样后必须填写取样记录，清洗取样用具，将取过样的包装封好并贴上取样标签。

2. 检验

药品检验应以药品质量标准作为依据，根据标准操作规程进行操作，只有具备相应专业技术资格的检验员才可以对样品进行检测，实习人员不得独立进行样品检测。药品检测分为性状、鉴别、检查、含量测定四项内容。

药品性状的检查包括外观、臭、味、溶解度以及物理常数等。外观是对药品的色泽和外表感官的规定，溶解度是药品的一种物理性质，物理常数包括密度、馏程、熔点、凝点、折射率、黏度、比旋度、碘值、皂化值、吸收系数和酸值等。物理常数的测定对药品鉴别具有一定的意义，而且可以反映药品的纯度，是评价药品质量的主要指标之一，其方法在药典附录中收载。

药品的鉴别是依据药物的化学结构和理化性质进行某些化学反应，测定某些理化常数或光谱特征，来判断药物及其制剂的真伪。通常，某一项鉴别试验，如官能团反应，焰色反应，只能表示药物的某一特征，绝不能将其作为判断的唯一依据。因此，药物的鉴别不只由一项试验就能完成，而是采用一组（两个或几个）试验项目对一个药物进行全面评价。例如，《中华人民共和国药典》（2010 年版）在苯巴比妥鉴别项下规定了一个母核呈色反应，2个官能团的特征鉴别反应，以及利用红外分光光度法鉴别。

药品的检查可以分为四个方面：安全性检查、内在有效性检查、均一性检查和纯度检查。

药品的安全性是指合格的药品在正常的用法用量下，不应引起与用药目的无关和意外的严重不良反应；药品安全性方面的检查包括无菌、热原、微生物、细菌内毒素、异常毒性、升压物质、降压物质和过敏性等。

　　药品的内在有效性是指在规定的适应证、用法和用量的条件下，能满足预防、治疗、诊断人的疾病，有目的地调节人的生理功能的要求。药品质量控制的有效性是指研究建立的药品标准所使用的分析检测方法必须有效地满足药品质量检定的专属灵敏、准确可靠的要求，所设置的项目和指标限度必须达到对药品的特定临床使用目标的有效控制。药品进入人体都是以药物制剂的形式，所以保证制剂的有效性尤为重要，药物制剂必须符合《中华人民共和国药典》附录中制剂通则的要求，并且可以通过《中华人民共和国药典》附录中的有关检查项目进行控制，如：崩解时限、融变时限、溶出度、释放度等。

　　药品的均一性是指药物及其制剂按照批准的来源、处方、生产工艺、储藏运输条件等所生产的每一批次的产品，都符合其质量标准的规定，满足用药的安全性和有效性的要求。原料药的均一性主要是看产品的质量是否均匀，制剂的均一性主要是看各个单位制剂之间的质量是否相同，比如装量差异、含量均匀度等。

　　药品的纯度检查是指对药品中所含的杂质进行检查和控制，以使药品达到一定的纯净程度而满足用药的要求。杂质是影响药物纯度的物质，有些杂质没有治疗作用，有些杂质影响药物的疗效，有些杂质影响药物的稳定性，有些杂质影响药物的安全性。药物的纯度检查也称为杂质检查，杂质检查的内容将在本书项目四做详细介绍。

　　药品的含量测定是指采用规定的试验方法对药品（原料药和制剂）中的有效成分的含量进行测定。某一药物成分的含量是指药品（原料药和制剂）中所含特定成分的绝对质量占药品总质量的分数。药品的含量应在性状、鉴别、检查都合格的情况下进行测定。凡是采用理化方法对药品中特定成分的绝对质量进行的测定称为含量测定，凡是以生物学方法或酶化学方法对药品中特定成分以标准品为对照、采用量反应平行线测定法等进行的生物活性（效力）测定称为效价测定。药物含量测定的方法主要包括容量分析法、光谱分析法、色谱分析法和生物检定法等。

　　检验原始记录是出具检验报告书的依据，是进行科学研究和技术总结的原始资料；为了保证药品检验工作的科学性和规范化，检验原始记录必须做到：记录原始、真实；内容完整、齐全；书写清晰、整洁。所以，检验过程中，检验员必须按照原始记录的要求随时及时记录，严禁事先记录、补记录或转抄记录。如发现记录有错误，可用单线划去并保持原有字迹清楚，不得用橡皮擦、胶带纸、修正带或改正纸等擦抹涂改，并在修改处签修改者姓名或盖章。药品所有项目检测完成后由检测人员在原始记录上签名之后，经复核人对检验的规范性、试验的完整性、计算结果的准确性和结论判断的合理性进行核对并签名，再交由负责人审核并签名。

　　3. 留样

　　企业按规定保存的、用于药品质量追溯或调查的物料、产品样品为留样。用于产品稳定性考察的样品不属于留样。留样应当至少符合以下要求。

　　（1）应当按照操作规程对留样进行管理。

　　（2）留样应当能够代表被取样批次的物料或产品。

　　（3）成品的留样。

　　① 每批药品均应当有留样；如果一批药品分成数次进行包装，则每次包装至少应当保留一件最小市售包装的成品。

　　② 留样的包装形式应当与药品市售包装形式相同，原料药的留样如无法采用市售包装形式的，可采用模拟包装。

　　③ 每批药品的留样数量一般至少应当能够确保按照注册批准的质量标准完成两次全检（无菌检查和热原检查等除外）。

　　④ 如果不影响留样的包装完整性，保存期间内至少应当每年对留样进行一次目检观察，

如有异常，应当进行彻底调查并采取相应的处理措施。

⑤ 留样观察应当有记录。

⑥ 留样应当按照注册批准的储存条件至少保存至药品有效期后一年。

⑦ 如企业终止药品生产或关闭的，应当将留样转交授权单位保存，并告知当地药品监督管理部门，以便在必要时可随时取得留样。

4. 检验报告

药品检验报告书是对药品质量做出的技术鉴定，是具有法律效力的技术文件，应做到依据准确、数据无误、结论明确、文字简洁、书写清晰、格式规范。每一张药品检验报告书只能针对一个批号。药品检验员完成全部检测，写出书面报告后，应逐级核对签名后进行发放。药品检验报告书的格式如下。

×××单位药品检验报告书

报告书编号：

检品名称		规格	
批号		包装	
生产单位		有效期	
供样单位		数量	
检验项目		检验日期	
检验依据		报告日期	

检验项目　　　　　　　　　标准规定　　　　　　　　　检验结果

……

……

……

……

……

检验结论

检验者　　　　　　　　　复核者　　　　　　　　　负责人

【课堂讨论】

1. 药品检验的工作任务有哪些？

2. 药品检验工作的程序？

【知识拓展】

药品质量部门的职责

（1）所有原料药的放行与否决，非本企业使用的中间体的放行与否决。

（2）建立原材料、中间体、包装材料和标签的放行与拒收系统。

（3）在决定原料药放行前，审核已完成的关键步骤的批生产记录和实验室控制记录。

（4）确保各种重大偏差已进行调查并已解决。

（5）批准所有的质量标准和主工艺规程。

（6）批准所有与原料药和中间体质量相关的各种规程。

（7）确保进行内部审计（自检）。

（8）批准中间体或原料药的委托生产商。

（9）批准对中间体或原料药质量可能造成影响的各种变更。

（10）审核并批准验证方案和报告。

（11）确保对质量相关的投诉进行调查并解决。

（12）确保确立有效的体系，用于关键设备的维护，保养和校验。

（13）确保物料都经过了适当的检验并有检测报告。

（14）确保有稳定性数据支持中间体或原料药的复验期或有效期和储存条件。

（15）对产品质量情况进行回顾及审核，以确认工艺的一致性。此种审核通常应当每年进行一次，并有记录，内容至少包括：

① 关键过程控制以及原料药关键测试结果的汇总及分析；

② 所有检验结果不符合既定质量标准的产品批号的汇总及分析；

③ 所有关键的偏差/不符合项及有关调查的汇总及分析；

④ 任何工艺或分析方法变更情况的汇总及分析；

⑤ 稳定性考察结果的汇总及分析；

⑥ 所有与质量有关的退货、投诉和召回的汇总及分析；

⑦ 整改措施充分与否的汇总及分析。

（16）应当对质量回顾性审核结果进行评估，以做出是否需要采取纠偏措施或需要进行再验证的结论。应有文件和记录阐明此类纠偏措施的理由。经过讨论决定了的整改措施应当及时、有效地执行完成。

【做案例】

检验岗位职责

根据化验室工作总则判断下面几种做法是否正确。

1. 工作任务繁重的情况下未经培训协助检测人员进行检测工作

2. 检验操作中一样品配制方法如下：取样品约 30mg，精密称定，置 100ml 容量瓶中，用二甲基亚砜溶解稀释，定容至刻度，摇匀。实际操作中使用 10ml 的容量瓶，称取 3mg 的样品配制溶液

3. 标准操作规程规定使用减压干燥法测定挥发性成分及水分的量，改用常压 105℃进行测定

4. 将称量数据记录在称量纸上面

5. 将试验数据记录在废纸上

6. 将实验数据记录在干净的本子上

7. 原料药进行抽检

8. 更改试验原始记录

9. 涂改实验数据

10. 某一产品从未出现过不合格，某一批号经检测杂质不合格，擅自更改试验数据

11. 使用修正液、胶带纸涂改记录

12. 只做试验，不写试验仪器使用记录

13. 实验仪器校正有效期外进行检测

14. 10 袋样品，取样数量为 4 袋

15. 药物的熔点测定低于质量标准的规定，说明药品的纯度可能不合格

16. 药品留样无需管理

17. 药品检验报告书具有法律效力

18. 药品的纯度检查称为杂质检查

19. 杂质都是对身体有害的物质，必须完全除去

20. 通过一个化学反应的现象完全可以对药物进行鉴别

【提高案例】

根据药物检验工作的性质及工作任务，结合化验室岗位职责试说明药物检测人员的基本工作任务和工作要求。

【归纳】

药品检验的工作性质、工作任务及基本程序	药品检验的工作性质	药物分析是一门研究和发展药品全面质量控制的"方法学科"。它主要运用化学、物理化学或生物化学的方法和技术研究化学结构已经明确的合成药物或天然药物及其制剂的质量控制方法,也研究中药制剂和生化药物及其制剂有代表性的质量控制方法
	药品检验的工作任务	全面控制药品质量
	药品检验工作的基本程序	取样、检验、留样、写出检验报告

【目标检测】

一、选择题

【A 型题】(最佳选择题，每题备选答案中只有一个最佳答案)

1. 药品检验的任务是（　　）

A. 检测药品　　　　B. 研究检测方法　　　C. 全面控制药品质量

D. 确定药物结构　　E. 防治疾病

2. 检验人员检测样品必须按照（　　）进行操作

A. 质量标准　　　　B. 标准操作规程　　　C. 原始记录

D. 领导要求　　　　E. 以往经验

【B 型题】(配伍选择题，备选答案在前，试题在后。每题只有一个正确答案，每个备选答案可重复选用，也可不选用)

(1～4 题备选答案)

A. 安全性检查　　　B. 有效性检查　　　C. 均一性检查　　　D. 纯度检查

1. 合格的药品在正常的用法用量下，不应引起与用药目的无关和意外的严重不良反应（　　）

2. 在规定的适应证、用法和用量的条件下，能满足预防、治疗、诊断人的疾病，有目的地调节人的生理功能的要求（　　）

3. 药物及其制剂按照批准的来源、处方、生产工艺、储藏运输条件等所生产的每一批次的产品，都符合其质量标准的规定，满足用药的安全性和有效性的要求（　　）

4. 对药品中所含杂质进行检查和控制，以使药品达到一定的纯净程度而满足用药的要求（　　）

【X 型题】(多项选择题，每题的备选答案中有 2 个或 2 个以上正确答案)

药品检验工作的基本程序（　　）

A. 取样　　　　　　B. 检验　　　　　　C. 留样

D. 写出检验报告　　E. 写出检验记录

二、简答题

1. 药品检验的工作任务有哪些?

2. 药品检验工作的程序?

学习情境二　药品质量标准和检验操作规程

【学习目标】

1. 知识目标
   (1) 掌握 2015 年版《中华人民共和国药典》的构成及其主要内容;
   (2) 熟悉药品质量标准的概念及分类。
2. 技能目标
   (1) 能够正确查阅和使用《中华人民共和国药典》、其他国家标准;
   (2) 能够正确编制检验操作规程,并按检验操作规程进行检验。

【背景知识】

一、药品质量标准

药品是一种特殊的商品,它具有安全、有效、均一、稳定的质量特性,具有预防、治疗、诊断人的疾病的功能,药品的质量优劣,直接关系着人民群众的健康和生命的安危,因此,为了保障用药的安全和有效,必须对药品进行监督管理,而药品监督管理的主要法定技术依据就是药品的质量标准。

(一) 药品质量标准的定义及性质

药品质量标准是国家对药品的质量规格和检验方法所做的技术规定,是药品生产、经营、使用、检验和监督管理部门共同遵守的法定依据。我国《药品管理法》第三十二条规定:药品必须符合国家药品标准。不符合药品质量标准的药品,不得在市场中流通和使用,否则将会受法律的制裁。

(二) 药品质量标准的分类

1. 《中华人民共和国药典》

《中华人民共和国药典》属于法定药品质量标准,由药典委员会负责编纂,经国家食品药品监督管理总局批准颁布实施。《中华人民共和国药典》的颁布实施体现了我国的用药水平、制药水平和监管水平,它的内容具有全国性的法律约束力。

2. 国家注册标准

国家注册标准属于法定药品质量标准,是指国家食品药品监督管理局批准给申请人特定药品的标准、生产该药品的药品生产企业必须执行该注册标准。它也属于国家药品标准范畴。

3. 企业内部标准

企业内部标准属于非法定药品质量标准,该标准由药品生产企业自己制定,制定的目的主要用于控制其药品最终的质量,它仅在本企业的管理中具有约束力,具有一定的局限性,适用范围较窄,一般在制定时其内容均要求高于法定药品质量标准要求,在企业内部具有一定的保密性,因其药品标准的提高和可控在企业竞争中可以发挥重要的作用。

(三) 药品质量标准的修订

药品质量标准并非一成不变,当原有的质量标准不能满足药品质量时,就需要对其进行修订、删减、增加或补充新的内容。以《中华人民共和国药典》为例,自新中国成立后至今,《中华人民共和国药典》已产生多个版本,我国相继出版了 1953 年版、1963 年版、1977 年版、1985 年版、1990 年版、1995 年版、2000 年版、2005 年版、2010 年版和 2015

年版药典，现行版《中华人民共和国药典》为 2015 年版，自 2015 年 12 月 1 日起开始实施。

二、药品检验操作规程

对药品进行必要的质量控制，除了应当配备适当的设施、设备、仪器和经过培训的人员外，还需要对其制订药品检验操作规程，用于原辅料、包装材料、中间产品、待包装产品和成品等质量检验。

▶【学案例】

请解读复方鱼腥草片质量标准，注意查看药品的质量标准都包括哪些项目内容。

复方鱼腥草片

Fufang Yuxingcao Pian

[处方]

鱼腥草 583g　　黄芩 150g　　板蓝根 150g　　连翘 58g　　金银花 58g

[制法] 以上五味，取鱼腥草 200g，与连翘、金银花粉碎成细粉，剩余的鱼腥草与黄芩、板蓝根加水煎煮两次，每次 2h，合并煎液，滤过，滤液浓缩成稠膏，加入上述细粉，混匀，干燥，粉碎成细粉，制成颗粒，干燥，压制成 1000 片，包糖衣，即得。

[性状] 本品为糖衣片，除去糖衣后显棕褐色；味微涩。

[鉴别]

(1) 取本品 25 片，除去糖衣，研细，加乙醚 20ml，浸渍 24h，滤过，药渣用乙醚洗涤 2 次，每次 10ml，滤过，药渣备用；滤液低温挥干，残渣加无水乙醇 1ml 使溶解，作为供试品溶液。另取鱼腥草对照药材 5g，加乙醚 30ml，同法制成对照药材溶液。照薄层色谱法（附录ⅥB）试验，吸取上述两种溶液各 10μl，分别点于同一硅胶 G 薄层板上，以石油醚 (30~60℃)-乙酸乙酯 (17：3) 为展开剂，展开，取出，晾干，置紫外光灯 (365nm) 下检视。供试品色谱中，在与对照药材色谱相应的位置上，显相同颜色的荧光主斑点。

(2) 取 [鉴别] (1) 项下乙醚提取后的药渣，挥尽乙醚，加乙醇 30ml，加热回流 1h，放冷，滤过，滤液蒸干，残渣用适量水溶解，通过 D101 型大孔吸附树脂柱（内径为 1.5cm，柱高为 12cm），用水 100ml 洗脱，弃去洗脱液，再用 30％乙醇 50ml 洗脱，收集洗脱液，备用；继用 70％乙醇 60ml 洗脱，收集洗脱液，蒸干，残渣加甲醇 1ml 使溶解，作为供试品溶液。另取连翘苷对照品，加甲醇制成每 1ml 含 1mg 的溶液，作为对照品溶液。照薄层色谱法（附录ⅥB）试验，吸取上述两种溶液各 5~10μl，分别点于同一硅胶 G 薄层板上，以三氯甲烷-甲醇-甲酸 (9：1：0.1) 为展开剂，展开，取出，晾干，喷以 10％硫酸乙醇溶液，在 105℃加热至斑点显色清晰。供试品色谱中，在与对照品色谱相应的位置上，显相同颜色的斑点。

(3) 取 [鉴别] (2) 项下的 30％乙醇洗脱液，蒸干，残渣加甲醇 1ml 使溶解，作为供试品溶液。另取绿原酸对照品，加甲醇制成每 1ml 含 1mg 的溶液，作为对照品溶液。照薄层色谱法（附录ⅥB）试验，吸取上述两种溶液各 2~5μl，分别点于同一以羧甲基纤维素钠为黏合剂的硅胶 H 薄层板上，以乙酸丁酯-甲酸-水 (14：5：5) 的上层溶液为展开剂，展开，取出，晾干，置紫外光灯 (365nm) 下检视。供试品色谱中，在与对照品色谱相应的位置上，显相同颜色的荧光斑点。

[检查] 应符合片剂项下有关的各项规定（附录ⅠD）。

[含量测定] 照高效液相色谱法（附录ⅥD）测定。

色谱条件与系统适用性试验　以十八烷基硅烷键合硅胶为填充剂；以甲醇-水-磷酸 (45：55：0.2) 为流动相；检测波长为 315nm。理论板数按黄芩苷峰计算应不低于 3000。

对照品溶液的制备　取黄芩苷对照品适量，精密称定，加甲醇制成每 1ml 含 40μg 的溶液，即得。

供试品溶液的制备　取本品 20 片，除去糖衣，精密称定，研细，取 0.5g，置 100ml 量瓶中，加 70％乙醇 60ml，超声处理（功率 250W，频率 33kHz）30min，放冷，加 70％乙醇至刻度，摇匀，离心，取上清液，即得。

测定法　分别精密吸取对照品溶液与供试品溶液各 10μl，注入液相色谱仪，测定，即得。

本品每片含黄芩以黄芩苷（$C_{21}H_{18}O_{11}$）计，不得少于 2.7mg。

［功能与主治］清热解毒。用于外感风热所致的急喉痹、急乳蛾，症见咽部红肿、咽痛，急性咽炎、急性扁桃体炎见上述证候者。

［用法与用量］口服。一次 4～6 片，一日 3 次。

［储藏］密封。

▶【知识储备】

一、《中华人民共和国药典》2015 年版七大变化

（1）收载品种增幅达到 20％以上，2015 年版《中华人民共和国药典》共收载品种 5608 个，比 2010 版《中华人民共和国药典》增加 1000 多个，修订品种 1134 个。

（2）通过药典凡例、通则、总论的全面增修订，从整体上进一步提升了对药品质量控制的要求，完善了药典标准的技术规定，使药典标准更加系统化、规范化。

（3）健全了药品标准体系。新增相关指导原则；在归纳、验证和规范的基础上实现了《中华人民共和国药典》各部共性检测方法的协调统一。

（4）2015 年版《中华人民共和国药典》附录（通则）、辅料独立成卷，构成《中华人民共和国药典》四部的主要内容。

（5）药用辅料品种收载数量显著增加，强化辅料安全性和功能性控制。新增药用辅料 139 个，共计约 270 个，增长率高达 105％。

（6）安全性控制项目大幅提升。中药：制定了中药材及饮片中二氧化硫残留量限度标准，推进建立和完善重金属及有害元素、黄曲霉毒素、农药残留量等物质的检测限度标准；加强对重金属以及中药材的有毒有害物质的控制等。化学药：有关物质加强了杂质定性和定量测定方法的研究，实现对已知杂质和未知杂质的区别控制，优化抗生素聚合物测定方法，设定合理的控制限度，整体上进一步提高有关物质项目的科学性和合理性等。生物制品：增加相关总论的要求，严格生物制品全过程质量控制要求，以保证产品的安全有效性，同时增订"生物制品生产用原辅材料质量控制通用性技术要求"，加强源头控制，最大限度降低安全性风险等。

（7）进一步加强有效性控制。中药材加强了专属性鉴别和含量测定项设定。化学药适当增加了控制制剂有效性的指标，研究建立科学合理的检查方法。生物制品进一步提高效力测定检测方法的规范性，加强体外法替代体内法效力测定方法的研究与应用，保证效力测定方法的准确性和可操作性。

二、《中华人民共和国药典》基本结构及主要内容简介

（一）《中华人民共和国药典》基本结构

2015 年版《中华人民共和国药典》分为四部，共收载品种 5608 种，比 2010 年版《中华人民共和国药典》新增 1000 多种。

第一部为中药，其内容收载中药材、中药饮片及成方制剂；一部收载品种 2598 种，其中新增 440 种、修订 517 种。

第二部为化学药，其内容收载化学药品、抗生素、生化药品、放射性药品及其制剂；二

部收载品种 2603 种，其中新增 492 种、修订 415 种。

第三部为生物制品，其内容收载生物制品；三部收载品种 137 种，其中新增 13 种、修订 105 种。

第四部为附录（通则）、药用辅料；其中药用辅料总数约为 270 个。

（二）《中华人民共和国药典》的主要内容

国家药品标准由凡例、正文及其引用的附录共同构成。

1. 凡例

凡例是为正确使用《中华人民共和国药典》进行质量检定的基本原则，是对正文、附录及质量检定有关的共性问题的统一规定，避免在全书中重复说明。"凡例"中的有关规定具有法定的约束力，凡例和附录中采用"除另有规定外"这一用语，表示存在与凡例或附录有关规定不一致的情况时，则在正文中另作规定，并按此规定执行。

《中华人民共和国药典》2015 年版一部凡例分类项目有："名称及编排"、"检验方法和限度"、"对照品、对照药材、对照提取物、标准品"、"计量"、"精确度"、"试药、试液、指示剂"、"动物试验"、"说明书、包装、标签"等，共 49 条款。药品检验工作者在按照《中华人民共和国药典》进行质量检定时，必须掌握和正确理解凡例的内容，并在检验过程中切实遵照执行。

（1）溶解度　溶解度是药品的一种物理性质。各品种项下选用的部分溶剂及其在该溶剂中的溶解性能，可供精制或制备溶液时参考；对在特定溶剂中的溶解性能需做质量控制时，在该品种检查项下另做具体规定。药品的近似溶解度以下列名词术语表示。

① 极易溶解　　　　系指溶质 1g（ml）能在溶剂不到 1ml 中溶解。

② 易溶　　　　　　系指溶质 1g（ml）能在溶剂 1～不到 10ml 中溶解。

③ 溶解　　　　　　系指溶质 1g（ml）能在溶剂 10～不到 30ml 中溶解。

④ 略溶　　　　　　系指溶质 1g（ml）能在溶剂 30～不到 100ml 中溶解。

⑤ 微溶　　　　　　系指溶质 1g（ml）能在溶剂 100～不到 1000ml 中溶解。

⑥ 极微溶解　　　　系指溶质 1g（ml）能在溶剂 1000～不到 10000ml 中溶解。

⑦ 几乎不溶或不溶　系指溶质 1g（ml）在溶剂 10000ml 中不能完全溶解。

试验方法：除另有规定外，称取研成细粉的供试品或量取液体供试品，置于（25±2）℃定容量的溶剂中，每隔 5min 强力振摇 30s；观察 30min 内的溶解情况，如无目视可见的溶质颗粒或液滴时，即视为完全溶解。

（2）物理常数　物理常数包括相对密度、馏程、熔点、凝点、比旋度、折射率、黏度、吸收系数、碘值、皂化值和酸值等；其测定结果不仅对药品具有鉴别意义，也可反映药品的纯度，是评价药品质量的主要指标之一。

（3）检查项下的规定　各类制剂，除另有规定外，均应符合各制剂通则项下有关的各项规定。

（4）储藏项下的规定　系对药品储存与保管的基本要求，除矿物药应置于干燥洁净处不作具体规定外，一般均以遮光、密闭、密封、熔封和严封、阴凉处、凉暗处、冷处、常温等名词术语表示。除另有规定外，储藏项未规定储存温度的一般系指常温。

（5）检验方法和限度

① 本版药典收载的原料药及制剂，均应按规定的方法进行检验；如采用其他方法，应将该方法与规定的方法做比较试验，根据试验结果掌握使用，但在仲裁时仍以本版药典规定的方法为准。

② 标准中规定的各种纯度和限度数值以及制剂的重（装）量差异，系包括上限和下限两个数值本身及中间数值。规定的这些数值不论是百分数还是绝对数字，其最后一位数字都

是有效位。试验结果在运算过程中，可比规定的有效数字多保留一位数，而后根据有效数字的修约规则进舍至规定有效位。计算所得的最后数值或测定读数值均可按修约规则进舍至规定的有效位数，取此数值与标准中规定的限度数值比较，以判断是否符合规定的限度。

③ 药材和饮片、植物油脂和提取物的含量（％）均按重量计。成方制剂与单味药制剂的含量，除另有规定外，一般按每一计量单位（1片、1丸、1袋、1ml等）的重量计；单一成分制剂如规定上限为100％以上时，系指用本版药典规定的分析方法测定时可能达到的数值，它为药典规定的限度或允许偏差，并非真实含量；如未规定上限时，系指不超过101.0％。制剂的含量限度范围，是根据该药味含量的多少、测定方法、生产过程和储存期间可能产生的偏差或变化而制定的，生产中应按处方量或成分标示量的100％投料。

（6）对照品、对照药材、对照提取物、标准品　系指用于鉴别、检查、含量测定的标准物质。对照品应按其使用说明书上规定的方法处理后按标示含量使用。对照品与标准品的建立或变更批号，应与国际对照品、国际标准品或原批号对照品、标准品进行对比，并经过协作标定和一定的工作程序进行技术审定。对照品、对照药材、对照提取物和标准品均应附有使用说明书、标明批号、用途、使用期限、贮存条件和装量等。

（7）计量

① 法定计量单位名称和单位符号如下。

长度：米（m），分米（dm），厘米（cm），毫米（mm），微米（μm），纳米（nm）。

体积：升（L），毫升（ml），微升（μl）。

质（重）量：千克（kg），克（g），毫克（mg），微克（μg），纳克（ng），皮克（pg）。

压力：兆帕（MPa），千帕（kPa），帕（Pa）。

温度：摄氏度（℃）。

动力黏度：帕秒（Pa·s），毫帕秒（mPa·s）。

运动黏度：平方米每秒（m²/s），平方毫米每秒（mm²/s）。

波数：厘米的倒数（cm⁻¹）。

密度：千克每立方米（kg/m³），克每立方厘米（g/cm³）。

放射性活度：吉贝可（GBq），兆贝可（MBq），千贝可（kBq），贝可（Bq）。

② 本药典使用的滴定液和试液的浓度，以mol/L（摩尔/升）表示者，其浓度要求精密标定的滴定液用"XXX滴定液（YYYmol/L）"表示；作其他用途不需要精密标定其浓度时，用"YYYmol/LXXX溶液"表示，以示区别。

③ 温度描述　一般以下列术语表示。

水浴温度　　　除另有规定外，均指98～100℃。

热水　　　　　系指70～80℃。

微温和温水　　系指40～50℃。

室温　　　　　系指10～30℃。

冷水　　　　　系指2～10℃。

冰浴　　　　　系指约0℃。

放冷　　　　　系指放冷至室温。

④ 符号"％"表示百分比，系指重量的比例；但溶液的百分比，除另有规定外，系指溶液100ml中含有溶质若干克；乙醇的百分比，系指在20℃时容量的比例。

此外，根据需要可采用下列符号。

％（g/g）　　　表示溶液100g中含有溶质若干克。

％（ml/ml）　　表示溶液100ml中含有溶质若干毫升。

％（ml/g）　　　表示溶液100g中含有溶质若干毫升。

％（g/ml）　　　表示溶液 100ml 中含有溶质若干克。

⑤ 缩写"ppm"表示百万分比，系指重量或体积的比例。

⑥ 缩写"ppb"表示十亿分比，系指重量或体积的比例。

⑦ 液体的滴，系在 20℃时，以 1.0ml 水为 20 滴进行换算。

⑧ 溶液后标示的"（1→10）"等符号，系指固体溶质 1.0g 或液体溶质 1.0ml 加溶剂使成 10ml 的溶液；未指明用何种溶剂时，均系指水溶液；两种或两种以上液体的混合物，名称间用半字线"-"隔开，其后括号内所表示的"："符号，系指各液体混合时的体积（重量）比例。

⑨ 本版药典所用药筛，选用国家标准的 R40/3 系列，分等如下。

最粗粉　　指能全部通过一号筛，但混有能通过三号筛不超过 20％的粉末。

粗粉　　　指能全部通过二号筛，但混有能通过四号筛不超过 40％的粉末。

中粉　　　指能全部通过四号筛，但混有能通过五号筛不超过 60％的粉末。

细粉　　　指能全部通过五号筛，但混有能通过六号筛不超过 95％的粉末。

最细粉　　指能全部通过六号筛，但混有能通过七号筛不超过 95％的粉末。

极细粉　　指能全部通过八号筛，但混有能通过九号筛不超过 95％的粉末。

⑩ 乙醇未指明浓度时，均系指 95％（ml/ml）的乙醇。

（8）精确度

① 试验中供试品与试药等"称重"或"量取"的量，均以阿拉伯数码表示，其精确度可根据数值的有效数位来确定，如称取"0.1g"，系指称取重量可为 0.06～0.14g；称取"2g"，系指称取重量可为 1.5～2.5g；称取"2.0g"，系指称取重量可为 1.95～2.05g；称取"2.00g"，系指称取重量可为 1.995～2.005g。

"精密称定"系指称取重量应准确至所取重量的千分之一；"称定"系指称取重量应准确至所取重量的百分之一；"精密量取"系指量取体积的准确度应符合国家标准中对该体积移液管的精密度要求；"量取"系指可用量筒或按照量取体积的有效数位选用量具。取用量为"约"若干时，系指取用量不得超过规定量的±10％。

② 恒重，除另有规定外，系指供试品连续两次干燥或炽灼后的重量差异在 0.3mg 以下的重量；干燥至恒重的第二次及以后各次称重均应在规定条件下继续干燥 1h 后进行；炽灼至恒重的第二次称重应在继续炽灼 30min 后进行。

③ 试验中规定"按干燥品（或无水物，或无溶剂）计算"时，除另有规定外，应取未经干燥（或未去水，或未去溶剂）的供试品进行试验，并将计算中的取用量按检查项下测得的干燥失重（或水分，或溶剂）扣除。

④ 试验中的"空白试验"，系指在不加供试品或以等量溶剂替代供试液的情况下，按同法操作所得的结果；含量测定中的"并将滴定的结果用空白试验校正"，系指按供试品所消耗滴定液的量（ml）与空白试验中所耗滴定液量（ml）之差进行计算。

⑤ 试验时的温度未注明者，系指在室温下进行；温度高低对试验结果有显著影响者，除另有规定外，应以（25±2）℃为准。

（9）试药、试液、指示剂

① 试验用的试药，除另有规定外，均应根据附录试药项下的规定，选用不同等级并符合国家标准或国务院有关行政主管部门规定的试剂标准。试液、缓冲液、指示剂与指示液、滴定液等，均应符合附录的规定或按照附录的规定制备。

② 试验用水，除另有规定外，均系指纯化水。酸碱度检查所用的水，均系指新沸并放冷至室温的水。

③ 酸碱性试验时，如未指明用何种指示剂，均系指石蕊试纸。

2. 正文

品种项下收载的内容统称为正文，正文系根据药物自身的理化与生物学特性，按照批准的来源、处方、制法和运输、贮藏等条件所制定的、用以检测药品质量是否达到用药要求并衡量其质量是否稳定均一的技术规定。正文项下根据品种和剂型不同，按顺序可分别列有：①品名；②来源；③处方；④制法；⑤性状；⑥鉴别；⑦检查；⑧浸出物；⑨特征图谱或指纹图谱；⑩含量测定；⑪炮制；⑫性味与归经；⑬功能与主治；⑭用法与用量；⑮注意；⑯规格；⑰贮藏；⑱制剂；⑲附注等。

3. 附录

附录主要收载制剂通则、通用检测方法和指导原则。制剂通则系按照药物剂型分类，针对剂型特点所规定的基本技术要求；通用检测方法系各正文品种进行相同检查项目的检测时所应采用的统一的设备、程序、方法及限度等；指导原则系为执行药典、考察药品质量、起草与复核药品标准等所制定的指导性规定。

【课堂讨论】

现行版《中华人民共和国药典》分哪几个部分？与以往版本药典有何重要区别？各部分的主要内容是什么？

【知识拓展】

国外主要药典介绍

目前世界上多个国家都编制了国家药典，主要代表性的药典有以下几种：《美国药典》、《英国药典》、《日本药典》和《欧洲药典》。

《美国药典》是美国政府对药品质量标准和检验方法作出的技术规定，是唯一由美国食品药品监督管理局（FDA）强制执行的法定标准，其全称是美国药典-国家处方集，英文全称是 U. S. Pharmacopoeia/National Formulary（缩写为 USP-NF）。USP-NF 是两个法定的药品标准，USP 中提供关于原料药和制剂的质量标准，NF 中提供关于辅料的质量标准，各论中提到的测试和程序将在 USP-NF 附录中予以详细说明。目前《美国药典》USP 37-NF 32 版为现行版本。

《英国药典》是英国药品委员会的正式出版物，其英文全称是 British Pharmacopoeia（缩写为 BP）。BP（2014）共六卷，第一卷和第二卷均有凡例和正文，正文品种主要收载化学原料药；第三卷正文品种收载化学药物制剂、血液制品、免疫制品、放射性药物制剂、糖类物质和 homoeopathic preparation 等制剂标准，并收载欧洲药典品种；第四卷收载附录，此外还收载红外参考光谱图，增补内容及索引；第五卷正文品种收载的是兽用药品及其制剂和疫苗标准；第六卷为第一卷至第五卷的光盘版。目前《英国药典》2014 年版为现行版本。

《日本药典》由日本药局方编辑委员会编制，又称《日本药局方》，其英文全称是 The Jepanese Pharmacopoeia（缩写为 JP）。《日本药典》由一部和二部组成，共一册。其中一部收载凡例、制剂总则、一般试验方法和医药品各论（主要为化学药品、抗生素、放射性药品以及制剂）；二部收载通则、生药总则、制剂总则、一般试验方法和医药品各论（主要为生药、生物制品、调剂用附加剂等）、药品红外光谱集、一般信息等。索引置于最后。目前《日本药典》JP16 为现行版本。

《欧洲药典》由欧洲药典质量委员会编辑出版，其英文全称是 European Pharmacopoeia（缩写为 Ph. Eur.）。《欧洲药典》的基本组成有凡例、通用分析方法（包括一般鉴别实验，一般检查方法，常用物理、化学测定法，常用含量测定方法，生物检查和生物分析，生药学方法）、容器和材料、试剂、正文和索引等。目前 Ph. Eur. 8.0 为现行版本。

▶【做案例】

请按照下列查阅项目，查阅《中华人民共和国药典》2015 年版有关内容，并记录查阅结果。

序号	查阅内容	药典第几部	页码	查阅结果
1	黄芪质量标准			
2	甲硝唑质量标准			
3	布洛芬缓释片质量标准			
4	复方鱼腥草片质量标准			
5	胶囊剂的常规检查项目			
6	重金属检查法			
7	淀粉质量标准			
8	热原检查法			
9	高效液相色谱法			
10	氢氧化钠滴定液的制备方法			

▶【提高案例】

我国《药品管理法》第三十二条规定：药品必须符合国家药品标准。请问：符合国家药品标准的药品一定是质量合格的药品吗？请分析国家药品质量标准和质量合格药品之间的相互关系。

学习情境三　常用容量仪器的洗涤、检定及使用方法

▶【学习目标】

1. 知识目标
  （1）掌握常用容量仪器选择；
  （2）掌握常用容量仪器洗涤方法；
  （3）掌握常用容量仪器检定方法；
  （4）熟悉常用容量仪器用途。
2. 技能目标
  （1）掌握常用容量仪器操作；
  （2）掌握常用容量仪器检定的标准和实际操作要领。

▶【背景知识】

玻璃仪器的分类

常用容量仪器基本上都是用玻璃制成，各类玻璃的主要用途见表 1-3-1。

目前国内一般将化学分析实验室中常用的玻璃仪器按它们的用途和结构特征，分为以下 8 类。

（1）烧器类　是指那些能直接或间接地进行加热的玻璃仪器，如烧杯、烧瓶、试管、锥形瓶、碘量瓶、蒸发器、曲颈甑等。

表 1-3-1　玻璃主要用途

玻璃名称	主要用途
特硬质玻璃	制作烧器类产品和特种玻璃仪器
硬质玻璃	制作烧器类产品和各种玻璃仪器
普通玻璃	制作滴管、吸管和培养皿等
量器玻璃	制作量器

（2）量器类　是指用于准确测量或粗略量取液体容积的玻璃仪器，如量杯、量筒、容量瓶、滴定管、移液管等。

（3）瓶类　是指用于存放固体或液体化学药品、化学试剂、水样等的容器，如试剂瓶、广口瓶、细口瓶、称量瓶、滴瓶、洗瓶等。

（4）管、棒类　按其用途分有冷凝管、分馏管、离心管、比色管、虹吸管、连接管、调药棒、搅拌棒等。

（5）有关气体操作使用的仪器　是指用于气体的发生、收集、贮存、处理、分析和测量等的玻璃仪器，如气体发生器、洗气瓶、气体干燥瓶、气体的收集和储存装置、气体处理装置和气体的分析、测量装置等。

（6）加液器和过滤器类　主要包括各种漏斗及与其配套使用的过滤器具，如漏斗、分液漏斗、布氏漏斗、砂芯漏斗、抽滤瓶等。

（7）标准磨口玻璃仪器类　是指那些具有磨口和磨塞的单元组合式玻璃仪器。上述各种玻璃仪器根据不同的应用场合，可以具有标准磨口，也可以具有非标准磨口。

（8）其他类　是指除上述各种玻璃仪器之外的一些玻璃制器皿，如酒精灯、干燥器、结晶皿、表面皿、研钵、玻璃阀等。

药物分析实验常用的精密玻璃仪器主要有容量瓶、移液管和滴定管等，具体见图 1-3-1～图 1-3-4 。

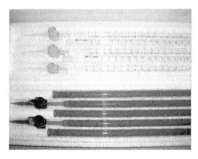

图 1-3-1

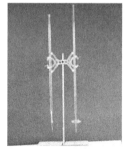

图 1-3-2

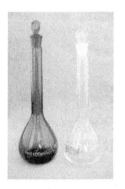

图 1-3-3

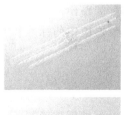

图 1-3-4

▶【学案例】

常用玻璃仪器的用途、操作方法及注意事项

1. 试管

试管可以分为有刻度试管和无刻度试管，也可以分为普通试管和离心试管，还可以分为有塞试管和无塞试管。

用途：可以作为反应容器，便于操作、观察，用药量少，也可用于少量气体的收集；离心试管用于沉淀分离。

操作方法和注意事项：①反应液体不超过试管容积的 1/2，加热时不超过 1/3；②加热前试管外面要擦干，加热时应用试管夹夹持；③加热液体时，管口不要对人，并将试管倾斜与桌面成 45°，同时不断振摇，火焰上端不能超过试管里的液面高度；④加热固体时，管口略向下倾斜；⑤离心管只能用于水浴加热；⑥硬质试管可以加热至高温，但不宜骤冷，软质试管在温度急剧变化时极易破裂。

2. 烧杯

以毫升（ml）表示。

用途：①反应容器，尤其在反应物较多时使用，容易混合均匀；②也用作配置溶液时的容器或简易水浴的盛水器。

操作方法和注意事项：①反应液体不能超过烧杯用量的 2/3；②加热时放在石棉网上，使受热均匀。

3. 锥形瓶

以毫升（ml）表示，分为有塞锥形瓶和无塞锥形瓶。

用途：①反应容器，加热时可避免溶剂大量蒸发；②振荡方便，用于滴定操作。

操作方法和注意事项：①反应液体不能超过烧杯用量的 2/3；②加热时放在石棉网上，使受热均匀。

4. 量筒

以毫升（ml）表示，上口大，下部小的称作量杯。

用途：量取一定体积的液体。

操作方法和注意事项：①不能作为反应容器，不能加热，不可以量取热的液体；②读数时视线应与液面水平，读取与凹液面最低点相切的刻度。

5. 移液管

是一根中间有一膨大部分的细长玻璃管，其下端为尖嘴状，上端管颈处刻有一条标线；通常又把具有刻度的直形玻璃管称为吸量管。在滴定分析中准确移取溶液一般使用移液管，反应需控制试液加入量时一般使用吸量管。

用途：精密量取一定体积的液体。

操作方法和注意事项：①将液体吸入，液面超过刻度，再用食指按住管口，轻轻转动放气，使液面降至刻度后，用食指按住管口，移往指定容器上，放开食指使液体注入；②使用前用少量所移取液体润洗 3 遍；③对于最后一滴液体应根据移液管上面是否标"吹"字，如有"吹"字，则用洗耳球吹出，否则，静置 15s；④不能放入烘箱烘干，不能加热；⑤读数时视线应与液面水平，读取与凹液面最低点相切的刻度。

6. 容量瓶

以毫升（ml）表示，塞子有玻璃、塑料两种。

用途：配制标准溶液。

操作方法和注意事项：①溶质先在烧杯中溶解，再转移至容量瓶中；②不能加热，不能用毛刷洗涤，不能替代试剂瓶用于存放溶液；③磨口瓶塞配套使用，不能互换；④不能放入烘箱烘干，不能加热；⑤读数时视线应与液面水平，读取与凹液面最低点相切的刻度。

7. 称量瓶

常用扁形称量瓶。

用途：用于准确称取一定量的固体。

操作方法和注意事项：①盖子是磨口配套的，不能丢失弄乱；②用前应洗净烘干，不用时在磨口处垫一小纸条。

8. 滴定管

分为酸式滴定管和碱式滴定管，玻璃颜色有棕色和无色两种。

用途：用于滴定或准确量取一定体积。

操作方法和注意事项：①使用前检漏、洗净，装液前用预装溶液润洗 3 遍；②用左手控制酸式滴定管的旋塞或碱式滴定管的玻璃珠；③酸式滴定管的旋塞应涂抹凡士林，碱式滴定管的下端的橡皮管不能用洗液清洗；④酸式和碱式滴定管不能互换使用；⑤酸性的滴定液放在具有旋塞的酸式滴定管中，碱性的滴定液放在具有橡皮管的碱式滴定管中；⑥滴定管要洗净，溶液流下时管壁不得挂有水珠，活塞下部要充满液体，全管不得留有气泡；⑦滴定管使用完毕后应立即洗涤；⑧不得用毛刷洗涤滴定管内部；⑨需要避光，防止氧化的溶液应选择棕色滴定管，除此以外应选择白色滴定管。

▶【知识储备】

一、玻璃仪器的洗涤方法

1. 玻璃仪器的一般洗涤步骤

实验中要使用各种玻璃仪器，这些玻璃仪器是否清洁，会直接影响实验结果的准确性，因此，在实验前必须将玻璃仪器清洗干净。

一般的玻璃仪器，如烧杯、烧瓶、锥形瓶、试管和量筒等，可以用毛刷从外到里用水刷洗，这样可刷洗掉水可溶性物质、部分不溶性物质和灰尘；若有油污等有机物，可用去污粉、肥皂粉或洗涤剂进行洗涤。用蘸有去污粉或洗涤剂的毛刷擦洗，然后用自来水冲洗干净，最后用蒸馏水或去离子水洗内壁 2~3 次。洗净的玻璃仪器其内壁应能被水均匀地润湿而无水的条纹，且不挂水珠。在有机实验中，常使用磨口的玻璃仪器，洗刷时应注意保护磨口，不宜使用去污剂，而改用洗涤剂。

对不易用毛刷刷洗的或用毛刷刷洗不干净的玻璃仪器，如滴定管、容量瓶、移液管等，通常将洗涤剂倒入或吸入容器内浸泡一段时间后，把容器内的洗涤剂倒入贮存瓶中备用，再用自来水冲洗和去离子水润洗。

2. 常用洗涤剂

针对玻璃上的不同粘污物，采用相应的洗涤剂洗涤，并通过化学或物理的方法能有效地将玻璃仪器清洗干净。要注意在使用各种不同性质的洗涤剂时，必须要把前一种洗涤剂清除后再用另一种洗涤剂，以免它们之间相互作用，生成更难清除的产物。除了上述提到的餐具洗涤灵、洗衣粉水溶液，铬酸洗液也是常用的清洁剂。

（1）配制方法：50g 重铬酸钾溶于 100ml 水中，可加热进行溶解，冷却后，慢慢加入1000ml 工业浓硫酸（切不可将水倒入浓硫酸中），边加边搅拌。配好后的洗涤液应是棕红色或橘红色。贮存于有盖容器内。

（2）原理　重铬酸钠或重铬酸钾与硫酸作用后形成铬酸，铬酸的氧化能力极强，因而此液具有极强的去污作用。

（3）使用注意事项 ①洗涤液中的硫酸具有强腐蚀作用，玻璃器皿浸泡时间太长，会使玻璃变质，因此切忌到时忘记将器皿取出冲洗。其次，洗涤液若沾污衣服和皮肤应立即用水洗，再用苏打水或氨液洗。如果溅到桌椅上，应立即用水洗去或湿布抹去。②玻璃器皿投入前，应尽量干燥，避免洗涤液稀释。③此液的使用仅限于玻璃器皿和瓷质器皿，不适用于金属器皿和塑料器皿。④有大量有机质的器皿应先行擦洗，然后再用洗涤液，这是因为有机质过多，会加快洗涤液失效，此外，洗涤液虽为很强的去污剂，但也不是所有的污迹都可清除。⑤盛洗涤液的容器应始终加盖，以防氧化变质。⑥洗涤液可反复使用，但当其变为墨绿色时即已失效，不能再用。

二、玻璃仪器的干燥方法

做实验经常要用到的仪器应在每次实验完毕之后洗净干燥备用。用于不同实验的仪器对干燥有不同的要求，一般定量分析中的烧杯、锥形瓶等仪器洗净即可使用，而用于有机化学实验或有机分析的仪器很多是要求干燥的，有的要求无水迹，有的要求无水。应根据不同要求来干燥仪器。

1. 晾干

不急用的，要求一般干燥，可在纯水涮洗后，在无尘处倒置晾干水分，然后自然干燥。可用安有斜木钉的架子和带有透气孔的玻璃柜放置仪器。

2. 烘干

洗净的仪器控去水分，放在电烘箱中烘干，烘箱温度为 $105\sim120{}^{\circ}\!C$ 烘 1h 左右。也可放在红外灯干燥箱中烘干。此法适用于一般仪器。称量用的称量瓶等烘干后要放在干燥器中冷却和保存。带实心玻璃塞的及厚壁仪器烘干时要注意慢慢升温并且温度不可过高，以免烘裂，量器不可放于烘箱中烘。

硬质试管可用酒精灯烘干，要从底部烘起，把试管口向下，以免水珠倒流把试管炸裂，烘到无水珠时，把试管口向上赶净水汽。

3. 热（冷）风吹干

对于急于干燥的仪器或不适合放入烘箱的较大的仪器可用吹干的办法，通常用少量乙醇、丙酮（或最后再用乙醚）倒入已控去水分的仪器中摇洗控净溶剂（溶剂要回收），然后用电吹风吹，开始用冷风吹 $1\sim2min$，当大部分溶剂挥发后吹入热风至完全干燥，再用冷风吹残余的蒸气，使其不再冷凝在容器内。此法要求通风好，防止中毒，不可接触明火，以防有机溶剂爆炸。

三、容量仪器的保管方法

在贮藏室内玻璃仪器要分门别类地存放，以便取用。经常使用的玻璃仪器放在实验柜内，要放置稳妥，高的、大的放在里面，以下提出一些仪器的保管办法。

1. 移液管

洗净后置于防尘的盒中。

2. 滴定管

用后，洗去内装的溶液，洗净后装满纯水，上盖玻璃短试管或塑料套管，也可倒置夹于滴定管架上。

3. 比色皿

用毕洗净后，在瓷盘或塑料盘中下垫滤纸，倒置晾干后装入比色皿盒或清洁的器皿中。

4. 带磨口塞的仪器

容量瓶或比色管最好在洗净前就用橡皮筋或小线绳把塞和管口拴好，以免打破塞子或互相弄混。需长期保存的磨口仪器要在塞间垫一张纸片，以免日久粘住。长期不用的滴定管要除掉凡士林后垫纸，用皮筋拴好活塞保存。

【课堂讨论】

1. 滴定管分几类？如何洗涤？滴定前如何操作？
2. 移液管分几类？如何洗涤？滴定前如何操作？如何保存？
3. 容量瓶如何操作？

【知识拓展】

常用容量仪器的检定

移液管、滴定管和容量瓶是滴定分析的主要量器。容量器皿的容积与其所标出的体积并非完全符合，因此在准确度要求较高的分析工作中，必须对容量仪器进行校准。校准过程如下。

1. 外观

(1) 量器的玻璃应清澈、透明。

(2) 量器不允许有影响计量读数及使用强度等缺陷。

(3) 分度线与量的数值应清晰、完整、耐久，且分度线应平直、分布均匀。

2. 量器应具有下列标记

(1) 厂名或商标、标准温度（20℃）。

(2) 用法标记：量入式用"In"，量出式用"Ex"，吹出式用"吹"。

3. 密合性

(1) 滴定管玻璃活塞的密合性要求：当水注至最高标线时，活塞在任意关闭情况下（不涂油脂）停留20min后，A级漏水量应不超过半小格，B级漏水量应不超过一小格。

(2) 滴定管塑料活塞的密合性要求：当水注至最高标线时，活塞在任意关闭情况下停留50min后，漏水量应不超过一小格。

(3) 具塞量筒、量瓶的口与塞之间的密合性要求：当水注至最高标线时，塞子盖紧后颠倒10次，不应有水渗出。

4. 容量允差

(1) 在标准温度20℃时，滴定管、分度吸管的标称总容量和零至任意分量，以至任意两检定点之间的最大误差，均应符合表1-3-2和表1-3-3的规定。

表1-3-2　滴定管

标称总容量/ml		1	2	5	10	25	50	100
分度值/ml		0.01		0.02	0.05	0.1	0.1	0.2
容量允差/ml	A级	±0.010		±0.010	±0.025	±0.04	±0.05	±0.10
	B级	±0.020		±0.020	±0.050	±0.08	±0.10	±0.20
等待时间/s		30						

表1-3-3　分度吸管

标称总容量/ml		0.1	0.2	0.25	0.5	1	2	5	10
分度值/ml		0.001 0.005	0.002 0.01	0.002 0.01	0.005 0.01 0.02	0.01	0.02	0.05	0.1
容量允差/ml	A级（等待15s）	—	—	—	—	±0.008	±0.012	±0.025	±0.05
	B级（无等待）	±0.003	±0.005	±0.005	±0.010	±0.015	±0.025	±0.050	±0.10
	吹出式	±0.004	±0.006	±0.008	±0.010	±0.015	±0.025	±0.050	±0.10

（2）在标准温度 20℃时，量瓶和单标线吸管的标称总容量应符合表 1-3-4 和表 1-3-5 的规定。

表 1-3-4　单标线吸管

标称总容量/ml		1	2	3	5	10	15	20	25	50	100
容量允差/ml	A 级	±0.007	±0.010	±0.015		±0.020	±0.025	±0.030	±0.050		±0.08
	B 级	±0.015	±0.020	±0.030		±0.040	±0.050	±0.060	±0.10		±0.016
水的流出时间/s	A 级	7～12		15～25		20～30		25～35		30～40	35～45
	B 级	5～12		10～25		15～30		20～35		25～40	30～45

表 1-3-5　单标线容量瓶

标称总容量/ml		1	5	10	25	50	100	200	250	500	1000
容量允差/ml	A 级	±0.010	±0.020	±0.020	±0.03	±0.05	±0.10	±0.15	±0.15	±0.25	±0.40
	B 级	±0.020	±0.040	±0.040	±0.06	±0.10	±0.20	±0.30	±0.30	±0.50	±0.80

（3）在标准温度 20℃时，量筒的标称总容量和任一分度的容量允差应符合表 1-3-6 的规定。

表 1-3-6　量筒

标称总容量/ml		5	10	25	50	100	250	500	1000
分度值/ml		0.1	0.2	0.5	1	1	2 或 5	5	10
容量允差/ml	量入式	±0.05	±0.10	±0.25	±0.25	±0.50	±1.0	±2.5	±5.0
	量出式	±0.10	±0.20	±0.50	±0.50	±1.0	±2.0	±5.0	±10

5．检定条件

（1）采用衡量法进行容量检定的工作室，温度不宜超过（20±5）℃，室内温度变化不能大于 1℃/h，水温与室温之差不应超 2℃。

（2）衡量法用介质为纯水（蒸馏水或去离子水）。

6．检定设备

（1）三等砝码

（2）相应称量范围的天平，其称量误差应小于被检量允差的 1/10。

（3）温度范围 0～50℃，分度值为 0.1℃的温度计。

（4）分度值 0.2s 的秒表，1×10 倍的放大镜。

（5）有盖称量杯、检定用的架和夹、测温筒。

7．检定项目和检定方法

（1）外观　用目力观察，可借助刻度放大镜。

（2）密合性检定

① 具塞滴定管　将不涂油脂的活塞芯擦干净后用水湿润，插入活塞套内，滴定管应垂直地夹在检定架上，然后充水至最高标线处，活塞在任一关闭情况下静置 20min（塑料活塞静置 50min），漏水量应符合"3"条的要求。

② 量瓶和具塞量筒　将水充至最高标线时，塞子应擦干，不涂油脂，盖紧后用指压住塞子，颠倒十次，每次颠倒时，在倒置状态下至少停留 10s，结束后，用吸水纸在塞与瓶（或筒）口周围擦看，不应有水渗出。

（3）容量检定（衡量法）

① 清洗被检量器　量器可以用重铬酸钾的饱和溶液和等量的浓酸酸混合剂或清洁剂进行清洗，然后用水冲净，器壁上不应挂有水等沾污现象，使液面下降或上升时与器壁接触处形成正常弯液面。

② 洗净的量器（若量入式量器先进行干燥处理）应提前放入工作室，使其与室温尽可能接近。

③ 取一只容量大于被检量器的洁净有盖称量杯（如果检定量瓶则取一只洁净干燥的待检量瓶），进行空称量平衡。

④ 将被检量器的纯水放入称量杯中（量瓶应注纯水至标线，称得纯水质量值 m_0）。

⑤ 在调整被检量器弯液面的同时，应观察测温筒内的水温，读数应准确至 0.1℃，量瓶可在称完后将温度计直接插入瓶内测温，然后在附件 1 衡量法用表中查到质量值 m，附件 2 水密度表中查到 ρ_w。

⑥ 量器在标准温度 20℃时的实际容量按下式计算：

$$V_{20} = V_0 + \frac{m_0 - m}{\rho_w}$$

式中　V_{20}——量器在标准温度 20℃时的实际容量，ml；

　　　V_0——量器的标称容量，ml；

　　　m_0——称得纯水质量值，g；

　　　m——衡量法用表中查得的质量值，见附录 1，g；

　　　ρ_w——t℃时纯水密度值，见附录 2，近似为 1，g/cm³。

凡使用需要实际值的检定，其检定次数至少两次，两次检定数据的差值应不超过被检量器允差的 1/4，并取两次的平均值。

（4）弯液面的调定　弯液面是指待测容器内的液体与空气之间的界面。

弯液面应该这样调定：弯液面的最低点应与分度线上边缘的水平面相切，视线与分度线在同一水平面上（眼睛要与分度线上边缘在同一水平面内读数）。

有蓝线乳白衬背的量器，其弯液面应该这样调定：蓝线最尖端与分度线的上边缘相重合。

（5）容量的调定方法

① 滴定管　滴定管应垂直而稳固地夹在检定架上，充水至最高标线以上约几毫米处，用活塞（无塞滴定管在乳胶管中夹玻璃小球）慢慢地将液面正确地调至零位，完全开启活塞，流液口应无阻塞，当液面升至距被检分度线上约 5mm 处时，等待 30s，然后在 10s 内将液面正确调至被检分度线。

② 分度吸管　把已经清洁的吸管垂直放置，充水至高出被检分度线几毫米处，擦干吸管口外面的水，然后将弯液面调至被检分度线，调液面时，应使流液口与接水杯内壁接触，称量杯倾斜 30°，二者不能有相对移动，当完全流出式吸管内的水流至口端不流时，按规定时间等待后，随即将流液口移开（口端保留残留液）。

对于无规定等待时间的吸管，为保证液体完全流出，可近似等待 3s，使用中不必严格遵守此规定。

对于吹出式吸管，当水流至口端不流时，随即将口端残留液排出。

③ 单标线吸管　调定方法同分度吸管相同。

④ 量瓶和量入式量筒　水注入干燥的量瓶或量筒内标线处的体积，即为该量瓶或量筒的体积，即为该量瓶或量筒的标称容量，标线以上的残留水滴应擦干。

⑤ 量出式量筒和量杯　先充水至所需标线处，然后从倒液嘴排出，排完后等待 30s，再注水至标线处即为该标线的容量。

（6）检定点

① 滴定管

1～10ml：半容量和总容量两点。

25ml：A 级——0～5ml，0～10ml，0～15ml，0～20ml，0～25ml 五点。

B 级——0～12.5ml，0～25ml 两点。

50ml：A 级——0～10ml，0～20ml，0～30ml，0～40ml，0～50ml 五点。

B 级——0～12.5ml，0～25ml，0～37.5ml，0～50ml 四点。

② 分度吸管

1ml 以下（不包括 1ml）检定总容量和总容量的 1/10，若无 1/10 分度线则检 2/10（自流液口起）。

1ml 以上（包括 1ml）检定点：

总容量的 1/10，若无 1/10 分度线则检 2/10（自流液口起）；

半容量～流液口（不完全流出式自零位起）；

总容量。

③ 量筒/量杯的检定点

总容量的 1/10（自底部起，若无总容量的 1/10 分度线，则检 2/10 点）；

半容量；

总容量。

8. 检定结果处理和检定周期

（1）经过检定合格的量器，必须贴上合格证，经检定不合格的量器，发给检定结果通知书，必要时亦可降级或销毁。

（2）检定周期

使用中的滴定管、分度吸管、单标线吸管、量瓶的检定周期为 3 年，其中用于碱溶液的量器为一年。

附录 1 常用玻璃量器衡量法用表（不同容量的纯水与砝码平衡质量值和差值）

（玻璃体胀系数 $25 \times 10^{-6}/C$，空气密度 $0.0012g/cm^3$）

容量/ml	质量/g	温度/℃ 19.8	19.9	20.0	20.1	20.2	20.3	20.4	20.5
1	质量	0.99719	0.99717	0.99715	0.99713	0.99711	0.99709	0.99707	0.99705
	差值	0.00281	0.00283	0.00285	0.00287	0.00289	0.00291	0.00293	0.00295
2	质量	1.9944	1.9943	1.9943	1.9943	1.9942	1.9942	1.9941	1.9941
	差值	0.0056	0.0057	0.0057	0.0057	0.0058	0.0058	0.0059	0.0059
2.5	质量	2.4930	2.4929	2.4929	2.4928	2.4928	2.4927	2.4927	2.4926
	差值	0.0070	0.0071	0.0071	0.0072	0.0072	0.0073	0.0073	0.0074
3	质量	2.9916	2.9915	2.9915	2.9914	2.9913	2.9913	2.9912	2.9912
	差值	0.0084	0.0085	0.0085	0.0086	0.0087	0.0087	0.0088	0.0088
4	质量	3.9888	3.9887	3.9886	3.9885	3.9884	3.9884	3.9883	3.9882
	差值	0.0112	0.0113	0.0114	0.0115	0.0116	0.0116	0.0117	0.0118
5	质量	4.9859	4.9858	4.9858	4.9857	4.9856	4.9855	4.9854	4.9853
	差值	0.0141	0.0142	0.0142	0.0143	0.0144	0.0145	0.0146	0.0147
7.5	质量	7.4789	7.4788	7.4786	7.4785	7.4783	7.4782	7.4780	7.4779
	差值	0.0211	0.0212	0.0214	0.0215	0.0217	0.0218	0.0220	0.0221
10	质量	9.9719	9.9717	9.9715	9.9713	9.9711	9.9709	9.9707	9.9705
	差值	0.0281	0.0283	0.0285	0.0287	0.0289	0.0291	0.0293	0.0295
12.5	质量	12.465	12.465	12.464	12.464	12.464	12.464	12.463	12.463
	差值	0.035	0.035	0.036	0.036	0.036	0.036	0.037	0.037
15	质量	14.958	14.958	14.957	14.957	14.957	14.956	14.956	14.956
	差值	0.042	0.042	0.043	0.043	0.043	0.044	0.044	0.044
37.5	质量	37.395	37.394	37.393	37.392	37.392	37.391	37.390	37.389
	差值	0.105	0.106	0.107	0.108	0.108	0.109	0.110	0.111

附录 2　纯水密度表

温度/℃	密度/(g/ml)	温度/℃	密度/(g/ml)	温度/℃	密度/(g/ml)
10	0.999699	15	0.999098	20	0.998201
11	0.999604	16	0.998941	21	0.997989
12	0.999496	17	0.998772	22	0.997767
13	0.999376	18	0.998593	23	0.997535
14	0.999243	19	0.998402	24	0.997293

▶【做案例】

正确选择 5ml 移液管、10ml 吸量管、25ml 酸式滴定管、50ml 容量瓶、25ml 碱式滴定管，按照不同玻璃仪器的要求进行清洗、干燥并保存。

▶【提高案例】

50ml 容量瓶的洗涤与检定

结合上述知识清洗 50ml 容量瓶并进行检定。

被检仪器名称：_____仪器编号：_____制造厂：_____

标称容量：_____ ml，容量允差：_____ ml，

检定依据：_____，外观检查记录：_____

密封性检查记录：_____

环境条件记录：实验室温度 $t_空$ ＝_____℃；纯水密度 ρ_w ＝_____ g/cm^3

蒸馏水质量检定记录

序号	检定点/ml	流出时间/s	等待时间/s	纯水温度/℃	实测质量/g

检定结果的计算

序号	查表质量/g	容量偏差/ml	实际容量/ml	检定结果

检定结果与处理：该量器为_____级；准予该计量器具作_____使用；

出具证书编号：_____；有效期至_____年___月___日。

检定_____核验员：_____

检定日期：_____年___月___日

▶【归纳】

常用容量仪器的洗涤、检定及使用方法	常用玻璃仪器用途和操作方法	①试管；②烧杯；③锥形瓶；④量筒；⑤移液管；⑥容量瓶；⑦称量瓶；⑧滴定管
	玻璃仪器的洗涤方法	一般洗涤步骤
		常用洗涤剂
		铬酸洗液的配制

续表

		晾干
常用容量仪器的洗涤、检定及使用方法	玻璃仪器的干燥方法	烘干
		吹干
	不同玻璃仪器的保存方法	
	常用容量仪器的检定	外观
		标记
		密合性
		容量允差
		检定条件
		检定设备
		检定方法

【目标检测】

一、选择题

【A型题】（最佳选择题，每题备选答案中只有一个最佳答案）

1. 液体精密量取应选择（　　　）

A. 烧杯　　　　　　　B. 移液管　　　　　　C. 量筒　　　　　　D. 容量瓶

2. 酸式滴定液应放在（　　　）

A. 酸式滴定管　　　　B. 碱式滴定管　　　　C. 滴定管　　　　　D. 容量瓶

【B型题】（配伍选择题，备选答案在前，试题在后。每题只有一个正确答案，每个备选答案可重复选用，也可不选用）

（1～5题备选答案）

A. 称量瓶　　　　　　B. 容量瓶　　　　　　C. 锥形瓶

D. 移液管　　　　　　E. 滴定管

1. 用于精密量取一定体积的液体（　　　）

2. 用于准确称取一定量的固体（　　　）

3. 用于滴定或准确量取一定体积（　　　）

4. 配制标准溶液（　　　）

5. 反应容器，加热时可避免溶剂大量蒸发（　　　）

【X型题】（多项选择题，每题的备选答案中有2个或2个以上正确答案）

1. 不能用毛刷刷洗的玻璃仪器有（　　　）

A. 试管　　　　　　　B. 容量瓶　　　　　　C. 量筒

D. 滴定管　　　　　　E. 移液管

2. 铬酸洗液使用时应注意（　　　）

A. 若沾污衣服和皮肤应立即用水洗，再用苏打水或氨液洗。如果溅到桌椅上，应立即用水洗去或湿布抹去

B. 玻璃器皿投入前，应尽量干燥，避免洗涤液稀释

C. 有大量有机质的器皿应先行擦洗，然后再用洗涤液

D. 盛洗涤液的容器应始终加盖

E. 洗涤液可反复使用，但当其变为墨绿色时即已失效，不能再用

二、简答题

试述移液管、滴定管、磨口玻璃仪器的保存方法？

学习情境四　检验误差、有效数字及检验报告书

【学习目标】

1. 知识目标
    （1）掌握检验误差的分类及表示方法；
    （2）掌握有效数字的定义及正确保留；
    （3）掌握检验原始记录和检验报告书书写要求。
2. 技能目标
    （1）正确处理数据；
    （2）正确书写检验原始记录和检验报告书。

【背景知识】

一、检验误差

检验的实质就是借助于某种手段或方法，测定产品质量的特性，然后把测定的结果同规定要求作比较，作出合格与否的判定过程。在检验过程中，无论使用的计量器具多么精密，方法多么正确，工作多么认真，但是所得的检验结果中或多或少总会有误差。这一误差，称之为检验误差。根据检验误差的性质和特点，检验误差可以分为系统检验误差、随机检验误差和粗大检验误差三类。

二、数值的科学表达方式

实际测量的数据结果都是有误差的，测量值的表达怎样才算比较合理呢？如果用最小分度值为1mm的尺测得某物体的长度是6.32cm，那么是不是可以写成6.320cm或者6.3200cm呢？在大学物理实验室中，6.320和6.3200这两个数值与6.32有着不同的含义，因为这三个数据的误差是不同的。工作中，我们用有效数字来描述数据并进行计算，有效数字是由准确数字和一位欠准数字构成的。所以通过有效数字我们能够发现测量仪器的精度，同一物体，用不同精度的仪器测量，有效数字的位数是不同的，精度越高，有效位数越多。有效数字的位数越少相对误差越大，位数越多，相对误差越小。

三、质量控制实验室记录的要求

在《药品生产质量管理规范》（GMP）（2010年版）第223条款中，对实验室中的记录做了如下要求。

检验记录应当至少包括以下内容：

（1）产品或物料的名称、剂型、规格、批号或供货批号，必要时注明供应商和生产商（如不同）的名称或来源；

（2）依据的质量标准和检验操作规程；

（3）检验所用的仪器或设备的型号和编号；

（4）检验所用的试液和培养基的配制批号、对照品或标准品的来源和批号；

（5）检验所用动物的相关信息；

（6）检验过程，包括对照品溶液的配制、各项具体的检验操作、必要的环境温湿度；

（7）检验结果，包括观察情况、计算和图谱或曲线图，以及依据的检验报告编号；

（8）检验日期；

（9）检验人员的签名和日期；

（10）检验、计算复核人员的签名和日期。

▶【学案例】

一、有效数字位数

有效数字位数的确定实例，详见表1-4-1。

表1-4-1 有效数字位数的确定实例

数据	有效数字位数	数据	有效数字位数
0.004	1位	0.0040	2位
0.0450	3位	0.00450	3位
2.56×10^{-4}	3位	8×10^3	1位
100.03	5位	8.0×10^3	2位
2.154	4位	1.01030	6位

二、检验原始记录

某药品水分检验原始记录详见表1-4-2。

表1-4-2 某药品水分检验原始记录

样品名称：		检验项目：		
样品规格：		检验依据：		
样品编号(或批号)：		抽样人(送样人)：		
抽样地点：		收样时间：	年 月 日	
收样人：		检验时间：	年 月 日	
样品量：		样品来源：		
检测环境：	温度： ℃ 湿度： %			
检测设备及编号	电子天平 电热恒温干燥箱：E0016 干燥器 称量瓶	马弗炉：E0021-1，E0021-2		
操作步骤	用已烘至恒重的称量皿称取定量试样2g(准确至0.0001g)，将盛有试样的称量皿送入烘箱内温度计周围的烘网上(打开称量皿盖)，待烘箱温度升至(130 ± 2)℃，开始计时，烘45min后取出放干燥器内冷却，称重	水分测定：按GB/T 5497测定水分(W)； 试样制备：按GB/T 5497中的要求制备试样； 坩埚处理：取洁净干燥的瓷坩埚并编号，将编号的瓷坩埚放入(550 ± 10)℃马弗炉内灼烧30～60min，移动坩埚至炉门口处，待坩埚红热消失后，转移至干燥器内冷却至室温，取出并称量坩埚的质量，重复灼烧、冷却、称量，达到恒重(前后两次质量差不超过0.0002g)记录坩埚质量m_0； 样品测定：称取混匀试样2～3g(m)，准确至0.0002g，置于处理好的坩埚中，将坩埚放在电炉上，错开坩埚盖，加热试样至完全炭化为止。然后把坩埚放在(550 ± 10)℃马弗炉内，先放在炉片刻，再移入炉膛内，错开坩埚盖，关闭炉门。在$(550\pm)$10℃下灼烧2～3h，在灼烧过程中应将坩埚位置调换1～2次，样品灼烧至黑色碳粒全部消失变成灰白色为止，移动坩埚至炉门处，待坩埚红热消失后，转移至干燥器内冷却至室温，称量。再灼烧30min，冷却，称量，直至恒质(m_1)。最后一次灼烧的质量如果增加，取前一次质量计算		
计算公式	水分$(\%) = \left(1 - \dfrac{W_2 - W_0}{W_1}\right) \times 100$ 式中 W_0——称量皿(铝盒)重，g； W_1——烘前试样重，g； W_2——烘后试样和称量皿(铝盒)重，g。	$X = \dfrac{m_1 - m_0}{m \times (100 - W)} \times 10000$ 式中 W——试样的水分，g； m_0——坩埚质量，g； m_1——坩埚和灰分质量，g； m——试样质量，g。		

续表

计算公式	①双试验结果允许差不超过 0.2%,求其平均数,即为测定结果;②测定结果取小数点后第一位;③采取其他方法测定含水量时,其结果与此方法比较不超过 0.5%		①测定结果取小数点后第二位;②同一分析者使用相同仪器,相继或同时对同一试样进行两次测定,所得到的两个测定值的绝对差值不应超过 0.03%	
原始数据	平行 1	平行 2	平行 1	平行 2
	W_0	W_0	m_0	m_0
	W_1	W_1	m_1	m_1
	W_2	W_2	m	m
			W	W
计算结果				
均值			检验结论	
检验人:　　　签字日期:　　　年　月　日		复核人:　　　签字日期:　　　年　月　日		

▶【知识储备】

一、有效数字及其运算规则

1. 有效数字的定义

有效数字是指在分析工作中实际能够测量到的数字。能够测量到数字的包括准确数字和最后一位估计数字。通过直读获得的数字叫做准确数字,通过估读得到的数字叫做可疑数字。测量结果中能够反映被测量大小的带有一位可疑数字的全部数字叫有效数字。有效数字的位数和分析过程所用的分析方法、测量方法、测量仪器的准确度有关,可以理解为在可疑数字的位数上有 ±1 个单位的误差。

数字"0"在数据中具有双重意义:如 0.5650 这个数据是 4 位有效数字,0 是作为普通数字,在这里后面的 0 是不能随意舍弃的;如 0.0565 这个数据是 3 位有效数字,0 则是作为定位的数字。

常数 л、e、1/3、$\sqrt{3}$ 等认为有无限多位有效数字。

pH、pM、lgc、lg$K$ 等对数值,有效数字取决于小数部分数字的位数。

例:pM=5.00(二位)[M]=1.0×10^{-5};pH=10.23(二位);

首位数字是 8、9 时,有效数字可多计一位,如 8.59——四位有效数字,9.02——四位有效数字。

有效数字的单位变化时不能改变有效数字的位数。如 16.50ml——0.01650L。

2. 有效数字的修约规则("四舍六入五成双"规则)

对于位数很多的近似数,当有效位数确定后,其后面多余的数字应该舍去,这个过程称为数据修约,修约规则如下:

被修约数字≤4 时则舍去;

被修约数字≥6 时则进位;

被修约数字等于 5 而后面的数都为 0 时,5 前面为偶数则舍去,5 前面为奇数则进位;

被修约数字等于 5 而后面还有不为 0 的任何数字,无论 5 前面是奇或是偶都进位。

例:将下列数字修约为 4 位有效数字。

修约前　　　修约后

0.536647——0.5366

0.76266112——0.7627

11.23500——11.24

360.65000——360.6

10.085002——10.09

2366.46——2366

修约数字时只允许一次修约，不能分次修约。如：15.4748——15.47。

3. 有效数字的计算规则

加减法：先按小数点后位数最少的数据保留其他各数的位数，再进行加减计算，计算结果与小数点后位数最少的一致。

例：计算 $50.1+1.45+0.5812=?$

　　修约为：$50.1+1.4+0.6=52.1$

例：计算 $12.43+5.765+132.812=?$

　　修约为：$12.43+5.76+132.81=151.00$

乘除法：先按有效数字最少的数据保留其他各数的位数，再进行乘除运算，计算结果与小数点后位数最少的一致。

例：计算 $0.0121\times25.64\times1.05782=?$

　　修约为：$0.0121\times25.6\times1.06=?$

　　计算后结果为：0.3283456，结果仍保留三位有效数字。

　　记录为：$0.0121\times25.6\times1.06=0.328$

例：计算 $2.5046\times2.005\times1.52=?$

　　修约为：$2.50\times2.00\times1.52=?$

　　计算后结果为：7.6，结果仍保留三位有效数字。

　　记录为：$2.50\times2.00\times1.52=7.60$

二、检验报告书书写规范与要求

药品检验报告书是对药品质量作出的技术鉴定，是具有法律效力的技术文件，药品检验报告书书写是否规范可以反映药品检验机构实验室管理水平。药品检验人员应根据检验原始记录的内容正确书写检验报告书。

(1) 报告书应做到报告完整、字迹清晰、用语规范、结论明确。

(2) 报告书表头的填写　表头应涵盖以下内容：报告书编号、检品名称、检品编号、检品批号、有效期、规格、检品批量、报检数量、包装、检验目的、检验项目、供样单位、收检日期、报告日期、检验依据等。具体要求如下。

① 报告书编号：8 位数，前 4 位为年号，后 4 位为流水号，必要时在年号后可加分类代码。

② 检品名称：按法定名称，即质量标准上的名称书写。

③ 检品编号：检验机构内部对检品进行的编号。

④ 检品批号：按送检药品包装上书写。

⑤ 有效期：按送检药品包装上书写。

⑥ 规格：按质量标准规定填写。原料药填原料药（供口服用或供注射用）。片剂、胶囊剂填"××mg、××g"，液体制剂填"××ml"。软膏剂填"××g、××mg"。

⑦ 检品批量：检品所代表的批量。

⑧ 报检数量：按收到的原包装数乘以包装规格填写，如"50 片/瓶×3 瓶"，"15g/袋×20 袋"。

⑨ 包装：原料药指收检样品的包装，如"玻瓶分装"，"塑料袋"。制剂包装应填写直接接触药品的包装材料或容器，如"塑料瓶"或"铝塑板"。

⑩ 检验目的：抽验、委托检验、复验、注册检验。

⑪ 检验项目："全检"、"部分检验"；"单项检验"时直接填写检验项目名称，如"热

原"、"无菌"。

⑫ 供样单位：指样品的直接提供者。

⑬ 收检日期：填写收到检品的日期。

⑭ 报告日期：填写签发报告书的日期。

⑮ 检验依据：按药品的质量标准来源填写。如：《中华人民共和国药典》2010 年版二部或国家食品药品监督管理总局标准（试行）WS-135（X-119）—2000。

（3）报告书正文内容　报告书表头之下的首行，应横向列出三个项目，即检验项目、标准规定、检验结果。"检验项目"下纵向按质量标准列出［性状］、［鉴别］、［检查］、［含量测定］等大项。各大项目下也应按标准中的顺序列入分项目名称。具体要求如下。

［性状］在"标准规定"下按质量标准内容书写，内容太多，也可用简洁的语言描述。"检验结果"下，若检品合格，当标准中没有选择时，写"符合规定"，有选择时按实况描述；若检品不合格，应先写出不符合规定之处，再加写"不符合规定"。

［鉴别］应将标准中的序号（1）、（2）…列在检验项目下，每一序号之后应加注检验方法简称，如：化学反应、薄层色谱、高效液相色谱、紫外光谱、红外光谱、显微特征。分不清化学反应与物理反应时可写理化反应。显色或沉淀反应，在"标准规定"下写"应呈正反应"，"检验结果"下写"呈正反应"或"不呈正反应"；分光光度法或薄层色谱法，用简洁的文字书写，结果也可列出具体数据或与对照色谱一致（或不一致）、与对照品相同（或不相同）均在旁边加写"符合规定"或"不符合规定"。

［检查］①pH、水分、干燥失重、炽灼残渣、相对密度等，若质量标准中有明确数值要求的，在"标准规定"下要明确写出数值，"检验结果"下写出实测值，超出范围时加写"不符合规定"。②微生物限度：在"标准规定"下写"应符合规定"，在"检验结果"下，若检验合格，写"符合规定"，若检验不合格，应写具体数值。③其余项目：有明确数值要求的，在"标准规定"下要明确写出数值；不易用数字或简单语言确切表达的，可写"应符合规定"。检测结果则对应写出数据或"符合规定"或"不符合规定"。仅为限度，不能测得准确数值的，则写"符合（或不符合）规定"。

［含量测定］在"标准规定"下按质量标准规定书写，检验结果下写实测数据，并注明"符合规定"或"不符合规定"。

（4）检验结论　检验结论应包括检验依据和检验结论，举例如下。

全检：本品按××××检验，结果符合（或不符合）规定。

部分检验：本品按××××检验上述项目，结果符合（或不符合）规定。

（5）签名或盖章　最后由检验人、复核人及相关负责人签名或盖章。

（6）其他　结果满首页后可续页"转下页"，续页注明"接上页"；若某页未满，下一行加盖"以下空白"印章。报告书应盖药品检验专用章或骑缝章。

附：某药品成品检验报告书示例，详见表 1-4-3。

表 1-4-3　甲硝唑片成品检验报告书　　　　　　检验报告书编号：

检品名称	甲硝唑片	规　　格	
产品批号		包装规格	
检品来源		检品数量	
批　　量		有效期至	
检验目的		检验项目	
收样日期		报告日期	
检验依据			

续表

检验项目	标准规定	检验结果
性状	本品为白色或类白色片	本品为白色片
鉴别	(1)应呈正反应	(1)呈正反应
	(2)应呈正反应	(2)呈正反应
	(3)应呈正反应	(3)呈正反应
检查	(1)溶出度:应为标示量的 80%	(1)溶出度为标示量的 92%
	(2)片重差异:应符合规定	(2)符合规定
含量测定	应为标示量的 93.0%～107.0%	为标标示量的 98%

结论:本品按《中华人民共和国药典》2010 年版二部检验,结果符合规定。

检验人:	复核人:	批准人:

【课堂讨论】

1. 有效数字位数如何确定?
2. 有效数字的修约规则?
3. 检验报告书的书写有哪些要求?

【知识拓展】

检验记录的填写规范

检验记录是出具检验报告书的依据,是进行科学研究和技术总结的原始资料;为了保证药品检验工作的科学性和规范化,检验记录必须做到:真实、及时、完整、清晰和整洁。检验记录的填写规范如下。

① 原始检验记录应采用统一设计的各类专用检验记录表格,并用蓝黑墨水、碳素墨水及不易褪色的书写工具书写。凡用微机打印的数据与图谱,应剪贴或附加于原始记录上的适宜处,并有操作者签名。

② 检验记录中的检验依据,应列出标准名称、版本。

③ 按检验顺序依次记录各检验项目,内容包括:项目名称,检验日期,操作方法,实验条件(如实验温湿度、仪器名称型号、编号和校正情况等),观察到的现象(不要照抄标准,而应简要记录检验过程中观察到的真实情况;遇有反常的现象,则应详细记录)。

④ 原始记录的数据位数应与所用的计量设备的精度相同或估计一位,实验数据计算详见《中国药品检验标准操作规范》等。

⑤ 记录应及时、完整,严禁事后补记或转抄。如发现记录有误,可用单线划去并保持原有的字迹可辨,不得擦抹涂改;并应在修改处签名或盖章,以示负责。检验或试验结果,无论成败(包括必要的复试),均应详细记录、保存。对废弃的数据或失败的实验,应及时分析其可能的原因,并在原始记录上注明。

⑥ 检验中使用的标准品或对照品,应记录其来源、批号;用于含量(或效价)测定的,应注明其含量(或效价)。

⑦ 每个检验项目均应写明标准中规定的限度或范围,根据检验结果作出单项结论(符合规定或不符合规定)。

【做案例】

1. 请写出下列数据的有效数字的位数并按照要求进行修约。

数据	有效数字位数	保留 3 位有效数字
0.7036		
8.6501		
5.6508		
12.3935		
0.00295579		
10.047		
109.5930		

2. 在实验室中找到对应的实验仪器，记录其编号、型号。

仪器	编号	型号
万分之一天平		
十万分之一天平		
岛津高效液相色谱泵		
岛津高效液相色谱检测器		
酸度计		
紫外-可见分光光度计		
红外分光光度计		
溶出仪		
电位仪		

【提高案例】

1. 根据有效数字运算规则对下列数据进行计算

① $1.6369+7.04+10.23-8.6=$

② $11.2690+9.04+22.7356+1.03502=$

③ $26.2+2.37+5.5550+3.602=$

④ $2.5\times7.15\div0.62=$

⑤ $15.2654\times8.205\times5.9830\times22.289015=$

⑥ $(2.6458+7.035)\div8.1=$

2. 根据如下实验操作设计实验原始记录模板

吸收系数测定　取头孢唑肟钠，精密称定，加水溶解并定量稀释成每 1ml 约含 $10\mu g$ 的溶液，照紫外可见分光光度法（附录ⅣA），在 235nm 的波长处测定吸光度，吸收系数（$E_{1cm}^{1\%}$）为 410～450。

【知识拓展】

药厂质控实验室 GMP 流程及控制点

一、质控实验室 GMP 流程的含义

凡是对物料和产品的质量有影响的检查和测试过程，都属于质控实验室 GMP 流程。这些检查和测试主要包括：原辅料、包材、中间体、原液、半成品、成品；临床试验产品；中间控制样品、与产品接触的各类物料、验证样品、稳定性样品、留样、客户投诉样品、环境监控样品。

二、样品检定的主要步骤

样品检定的主要步骤见图 1-4-1。

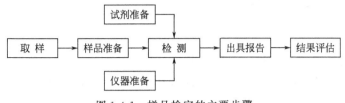

图 1-4-1 样品检定的主要步骤

三、质控实验室 GMP 流程中的质量控制点

（1）是否配备经过培训且具有检验能力等适当资质的人员，人员的素质直接影响药品的检验结果，只有配备符合 GMP 要求的人员，方可正确地完成药品质量的检验工作。

（2）是否配备适当的设备、仪器、化学试剂和设施，设备仪器是否经过校验，才能有效、可靠地完成所有质量控制的相关活动。

（3）是否制订了经过批准的操作规程，用于原辅料、包装材料、中间产品、待包装产品和成品的取样、检查、检验以及产品的稳定性考察，必要时进行环境监测，以确保符合 GMP 的要求。

（4）是否由经授权的人员按照规定的方法对原辅料、包装材料、中间产品、待包装产品和成品进行取样，强调取样的重要性，只有取样操作符合 GMP 要求，才能保证所检样品的代表性，才能保证检验结果的正确性。

（5）是否确定检验方法的可靠性，质控实验室 GMP 流程中所涉及的检验方法均应当经过验证或确认。

（6）是否明确检验依据，物料、中间产品、待包装产品和成品必须按照规定的质量标准进行检查和检验，并保留检验原始记录。

（7）是否保留了物料和最终包装成品的留样，以备必要的检查或检验；除最终包装容器过大的成品外，成品的留样包装应当与最终包装相同。

学习情境五　OOS 的调查与分析

【学习目标】

1. 知识目标
   （1）了解 OOS 的定义；
   （2）熟悉出现 OOS 不同岗位的职责。
2. 技能目标
   熟悉 QC OOS 调查的程序。

【背景知识】

检验结果超标：超出质量标准的检验结果（简称 OOS 结果）和超出趋势的检验结果（OOT 结果）的统称。

超出质量标准的检验结果（简称 OOS 结果）：不符合既定的质量标准或接受标准的检验结果。任何有 OOS 结果的产品都不能被放行。

超出趋势的检验结果（简称 OOT 结果）：此结果没有超出既定的质量标准或接受标准的限度，但已产生的适当数量的数据不符合正常的结果分布。任何出现 OOT 结果的产品仍将要被放行。OOS 只是用于内部管理控制。

【学案例】

某药厂生产维生素 C 注射液，含量要求 90.0％～110.0％，某一批号产品检测后发现含量为 89.3％，经过 OOS 调查发现由于注射液检测操作与 SOP 不符导致测定结果不合格。

【知识储备】

OOS 调查分析程序

1. QC 分析员一发现异常检验结果应保留供试液，并立即向 QC 组长报告，组长和 QC 分析员应根据异常测试结果的具体情况，填写《异常结果的调查记录》。QC 组长还有必要将对生产过程至关重要的异常检验结果立即以"异常结果调查通知单"通知 QA 及生产部门。

2. "异常结果调查通知单"写明样品名称、批号、批量、样品来源、工序、规格、异常检验项目，异常检验结果、异常项目的合格标准、样品准备过程描述、样品检验过程描述；QC 组长复核过程描述，报告人、复核人签名、签日期；将通知单交给 QC 主任，并通知车间主任及质量部 QA 检查员和 QA 经理。

3. 初步调查

（1）参加人员：QC 分析员、QC 组长，工作期限为一个工作日。

（2）确认 QC 分析员是否执行了正确的程序。

（3）检查分析所得原始数据，包括色谱和光谱，并识别出反常或可疑的信息。

（4）确定使用了合适的参照标准品、溶剂、试剂和其他溶液，并且它们符合质量控制标准。

（5）确定是否执行了标准检验方法，保证该标准是以方法验证数据为基础的。

（6）对被保留溶液进行检验，以确定假设（如：稀释错误、仪器故障）是否导致了 OOS 结果。

（7）一旦 OOS 结果被确定，QC 组长应该客观、及时地进行数据评估，确定结果是否归因于实验室错误，或该结果是否显示是生产过程的问题。

（8）初步调查结果处理

（9）如 OOS 结果是由实验室差错（化验员差错、仪器设备或试剂、标准、系统适用性失败）造成的，则保留原始结果并清楚注明测定结果无效，进行原样复验。同时对近阶段检验的样品进行重新检验，以排除可能的检测结果错误。

（10）若 OOS 结果原因明显，如外观、黑点等异物造成的，进厂原料，如结果远低于指标，决定退货处理；以上除有特殊需要，可不进行化验室调查，但需要详细解释原因，发放不合格报告。

（11）若 OOS 结果原因未找到，完成初步调查记录，及时通知 QA 或相关部门负责人，开始全面调查。

4. 全面调查

（1）实验室阶段的调查：调查 6 大因素，逐一排查：仪器设备、方法/规程、标准品/标准溶液、样品制备、环境（T、RH）、历史等影响因素，工作期限一周。

① 仪器设备有无经过确认和校验，校正参数是否正确。如没有进行确认或校验，或校验数据不正确，应重新进行确认或校验，同时对近阶段用该仪器设备检测的样品重新检测。如仪器校正不合格，则不能使用，并对近阶段用该仪器设备检测的样品重新检测。

② 检验方法有无经过验证，是否存在变更。如发现检验方法有误时，应立即废除该方法，并重新开发出一种检验方法，并进行验证。原数据作废。所有采用本检验方法进行的检验应重新用新的检验方法检验。

③ 标准品、溶液储存是否符合要求，标准品是否正确干燥，玻璃仪器是否符合要求。如不符合规定，应按照正常工作程序重新检验，原数据作废。并应向前追溯至合格，至少三批。

④ 样品及称量是否正确，有效成分是否溶解完全，稀释、振摇和萃取时间是否足够、方法是否合适。若判定是上述问题，则重新进行检验，原数据作废。并应向前追溯至合格，至少三批。

⑤ 在检验之前和检验期间有无进行必要的系统适应性试验，如没有或系统适应性试验不合格，则原数据作废。并应向前追溯至合格，至少三批。

⑥ 操作环境是否符合相应要求，如不符合要求，则原数据作废。调整操作环境至符合规定，重新检验，并调查是否牵涉到其他品种、批号的样品。

⑦ 人员有无经过适当培训，若发现属于培训不当，则原数据作废，在培训至符合要求前，该员工不得继续从事检验工作，同时由合格的人员对样品重新检测。并应向前追溯至合格，至少三批。

⑧ 记录有无错误、计算有无错误。如有误，则原数据作废，对原记录予以改正，重新计算。

⑨ 在这一阶段，对产生 OOS 结果的样品进行有限的检测会有助于调查。这种有限的检测不足以决定该批能否被接受，但也应收载于调查报告内。

⑩ 如果 OOS 结果的原因可以归咎于实验室检验问题，就要再次对原样进行检测。如果测试结果符合标准要求，则原 OOS 结果作废。应记录 OOS 的根本原因，并确定对其他数据的影响。并采取相应的纠正措施以防止造成该错误的原因再次发生。

⑪ 复验

a. 复验应由另一位有经验的分析人员完成，重新配制标准溶液、流动相等，用原方法重新测定，原则上复验一次即可。不可复验至取得满意结果。

b. 若肯定实验室差错，复验结果将取代原结果。同时保留原不合格结果的记录，并由调查人员注明"该结果无效"，并签名和记录日期。

⑫ 数据的平均处理

a. 当将分析数据平均处理时，决定于样品和检验目的。

b. 在旋光度分析中，将数次孤立的测量值平均，作为样品旋光度的分析结果。

c. 如果样品是均一的，使用平均值能得到更准确的结果。

d. 各类方法均应有相对偏差的要求。

e. 在含量检测中要使用平均化，前提是每个测试结果均应符合标准。有合格又有不合格的结果，不能平均，需调查。

（2）取样调查

① 当经过实验室调查确认 OOS 结果并非实验室差错时，质量部需进行取样过程及样品调查并填写取样调查记录。

② 如下情况重新取样是许可的：原样测定结果偏差大，原样不具有批代表性；当 QA 决定扩大调查，留做复验的样品不足时；原结果不合格，复验结果又合格，引起全面调查时。

③ 重新取样必须采用原取样方法进行，取样的数量与原样相同。若原取样方法不适合，新的取样方法应建立、确认和书面成文。

（3）制造过程调查：当经过实验室调查确认超标结果并非实验室误差、经过样品及取样调查确认超标结果并非样品及取样误差时，按以下步骤进行制造过程调查并填写制造过程调查记录。

① 将批记录及实验室调查报告进行回顾分析，缩小可能造成超标原因的范围；排除可能导致超标结果的生产步骤或因素。

② 物料因素：是否为合格供应商供应，生产过程有无发现异常，称量有无错误；前工序产品（即中间体）分析结果有无异常。

③ 员工因素：生产过程操作有无失误，关键操作有无复核。

④ 设备故障：生产过程设备有无出现异常情况或故障。

⑤ 生产环境：生产环境有无偏差。

⑥ 工艺因素：工艺有无经过验证，有无擅自改动相关内容，有无出现工艺参数偏差。

⑦ 查明以前是否出现过类似问题：类似问题的调查结果，所采取的措施。

⑧ 指定临时取样计划，用以查明制造过程产生超标的原因；分析所留样的物料或库存物料，将检验结果与标准及前次检验相比较，有无异常。抽取前工序产品（即中间体）进行分析，有无异常。

⑨ 调查表明需要进行返工时，应由有关部门及 QA 经理批准。

⑩ 制造过程调查后，应由质量管理部经理审核批准。

（4）调查结果评价　调查的最后阶段是对 OOS 结果调查以及生产过程调查结果的汇总。本调查阶段的目标就是确定 OOS 结果的最可能原因。如果确定了 OOS 结果是由实验室检验引起的，那么就需要对仪器进行维护校验，对检验员进行额外的培训。并应确定 OOS 结果对其他批号，继续进行的稳定性试验，已验证过的工艺和检测方法的影响。最终的报告应指派专人负责纠正措施的落实，以杜绝或防止此类 OOS 结果再发生。

本阶段调查应在规定的时间内完成，一般是发现 OOS 结果后的 15 日之内；最长是 30 天内完成。当在规定的时间内不能完成调查时应提供理由。

QC 组长应该特别警惕 OOS 结果发展趋势，如果频繁出现 OOS 结果，则表明检验员培训不充分，设备维护保养不善或没有得到正确校正，或工作粗心。QC 主任每年进行总结，填写 OOS 结果发展趋势表报质量部。

（5）通过调查，找到不合格原因，发现是由化验室因素造成后，需要进行如下工作。

① 进行"复验"。

② 若合格，则发合格报告，放行该批物料，产品或中间体。

③ 采取相应的纠正预防措施。

④ 若不合格，扩大调查。

（6）若不合格结果的原因没有找到：若无证据证明化验有误或原始样品是无效的，则取原始样品进行复验，若仍不合格，且原结果和复验结果的相对偏差在该方法规定的限度范围之内，则发不合格报告，否决该批物料。

▶【课堂讨论】

1. 如何分析出现 OOS 的原因？

2. OOS 调查与哪些部门或岗位有关？

▶【知识拓展】

一、QC 分析员的职责

（1）经过培训，化验目的是获得准确的分析结果。

（2）使用经过批准的方法。

（3）遵从科学的实验室规程。

（4）使用经过校验和适当维护的仪器、设备。

（5）系统适用性试验满足要求。

（6）使用现行的标准物质和合格的试剂、试液。

（7）异常操作及数据正确处理。

（8）出现不合格 OOS 结果，及时控制样品、溶液至调查结束。

（9）出现不合格 OOS 结果，通知 QC 组长，并协助调查。

（10）与 QC 组长等相关人员做出调查结论并完成相关的调查报告。

二、QC 组长的职责

（1）对 OOS 结果进行确认，对可能的原因进行客观及时的评估。

（2）确认 QC 分析员的经验和能正确使用方法的能力。

（3）与 QC 分析员讨论方法，根据验证数据评价方法的性能。

（4）检查原始分析中得到的记录，包括谱图、计算、溶液、检验用材料、仪器和玻璃器具。确定有无异常和可疑信息。

（5）检查仪器的性能、使用记录。

（6）检查标准品、试剂、溶剂和其他用到的溶液，应满足质量控制的要求。

（7）记录和保存整个调查过程中的记录和证据。

三、QC 主任的职责

（1）指导化验室进行不合格结果的调查，并对调查过程及相关记录进行检查。

（2）决定是否进行化验室调查，如需要调查，则要组织、参与调查过程，并协助 QA 的全面调查。

（3）如果不合格结果确定为化验室差错（培训、仪器、工作不仔细等），应组织相关人员进行根本原因分析，确定差错的来源，并采取纠正预防措施以避免再次发生；若属化验员错误，则需对化验员进行再培训。

（4）批准实验室调查报告。

四、QA 职责

（1）审核 OOS 结果的实验室初步调查报告；参与全面调查。

（2）若 OOS 是生产原因，参与生产等过程的调查。

（3）批准 OOS 调查报告。

（4）在产品的年度报告对 OOS 结果进行评价。

【做案例】

请根据前面所讲 OOS 调查的程序，设计一份检验室 OOS 的调查记录。

【提高案例】

《中华人民共和国药典》规定阿司匹林原料药溶液澄清度检查要求澄清，假设检查结果为有细小不溶物，你会如何做 OOS 调查？

【目标检测】

一、选择题

1. OOS 调查的参加人员有（　　）

A. QC 分析员　　　　B. QC 组长　　　　C. QA 检查员　　　　D. QA 经理

2. OOS 全面调查包括（　　）

A. 实验室阶段的调查　B. 取样调查　　　　C. 制造过程调查　　　D. 结果评价

3. 实验室调查主要排查下列内容（　　）

A. 仪器设备　　　　　B. 方法规程　　　　C. 样品、溶液　　　D. 环境

二、简答题

1. 进行 OOS 调查时，什么情况下可以重新取样？

2. 进行 OOS 调查时，检验部门需要做哪些工作？

三、计算题

请计算配制 1.0L 浓度为 0.1μg/ml 的氯化钠溶液，需要称量多少克的氯化钠？

模块二 分析样品前处理技术

学习情境一 中药样品的前处理技术

▶【学习目标】

1. 知识目标
   （1）理解中药分析前处理取样的原则；
   （2）熟悉中药分析前处理的常用方法及标准。
2. 技能目标
   掌握中药分析前处理操作方法。

▶【背景知识】

取样与样品保存

中药及其制剂的分析检验，一般多采取估计取样，即将整批中药抽出一部分具有代表性的供试品进行分析、观察，得出规律性"估计"的一种方法。对检测结果进行数据处理和分析，最后做出科学的评价。取样时应注意以下两点。

（1）取样要具有一定的代表性；取样的基本原则应该是均匀、合理。为使供试品能准确地反映整批中药及其制剂的质量，取样时必须抽取具有高度代表性的样品，以便得出正确的结论。

（2）应严格按照规定的取样方法进行取样：如取样的部位不当，操作方法不合理，则会影响到取样的代表性。对外观形状易发生变化者，应分别取样，并装入不同的容器内。

1. 中药材和饮片取样法

（1）抽取样品前，应核对品名、产地、规格等级及包件式样，检查包装的完整性、清洁程度以及有无水迹、霉变或其他物质污染等情况，详细记录。凡有异常情况的包件，应单独检验并拍照。

（2）从同批药材包件中抽取供检验用样品的原则：药材总包件数不足5件的，逐件取样；5～99件，随机抽5件取样；100～1000件，按5％比例取样；超过1000件的，超过部分按1％比例取样；贵重药材，不论包件多少均逐件取样。

（3）每一包件至少在2～3个不同部位各取样品1份；包件大的应从10cm以下的深处在不同的部位分别抽取；对破碎的、粉末状的或大小在1cm以下的药材和饮片，可用采样器（探子）抽取样品；对包件较大或个体较大的药材，可根据实际情况抽取有代表性的样品。

每一包件的取样量：一般药材抽取100～500g；粉末状药材抽取25～50g；贵重药材抽

取 5～10g。

（4）将抽取的样品混匀，即为抽取样品总量。若抽取样品总量超过检验用量数倍时，可按四分法再取样。

（5）最终抽取的供检验用样品量，一般不少于检验所需用量的 3 倍，即 1/3 供实验室分析用，另 1/3 供复核用，其余 1/3 留样保存。

2. 中药制剂取样法

各类中药制剂的取样量至少为检测用量的 3 倍，贵重药可酌情取样。

（1）粉状中药制剂（散剂或颗粒剂）一般取样 100g，将取出的供试品混匀，然后按四分法从中去除所需供试量。

（2）液体中药制剂（口服液、酊剂、酒剂、糖浆）一般取样数量为 200ml，同时须注意容器底是否有沉渣，应彻底摇匀，均匀取样。

（3）固体中成药（丸剂、片剂、胶囊）一般片剂取量 200 片，未成片前已制成颗粒者可取 100g，丸剂一般取 10 丸。胶囊按药典规定取样不得少于 20 个胶囊。

（4）注射剂取样要分为 2 次，配制后在灌装、熔封、灭菌前进行一次取样，经灭菌后的注射剂按原方法进行，分析检验合格后可供药用。已封好的安瓿取样量一般为 200 支。

（5）其他剂型的中药制剂可根据具体情况随意抽取一定数量作为随机抽样。

▶【知识储备】

中药材分析用样品制备

（1）超声提取法　超声波具有助溶作用，因此可用于样品中待测组分的提取。超声提取较冷法速度快，一般仅需数十分钟即可达到平衡。超声提取过程中溶剂可能会有一定的损失，所以进行含量测定时，应于超声振荡前先称定重量，提取完毕后，放冷至室温，再称重，并补足减失的重量，滤过，取续滤液备用。

超声提取法简便，不需加热，提取时间短，适用于固体制剂中待测组分的提取。应用于药材粉末的提取时，由于提取组分是由细胞内逐步扩散出来，速度较慢，加溶剂后先放置一段时间，再进行超声震荡提取。

（2）回流提取法　回流提取法是将样品粉末置烧瓶中，加入一定量的有机溶剂，加热进行回流提取的方法。在加热条件下组分溶解度增大，溶出速率加快，有利于提取。回流提取法主要用于固体制剂的提取。提取前应将样品粉碎成细粉，以利于组分提出。提取溶剂沸点不宜太高，对热不稳定或具有挥发性的组分不宜采用回流提取法提取。回流提取法提取速度快，但操作稍繁琐。

（3）连续回流提取法　连续回流提取法适用索氏提取器连续进行提取，操作简便，节省溶剂，蒸发的溶剂经冷凝流回样品管，因其中不含待测组分，所以提取效率高。本法应该选用低沸点的溶剂，如乙醇、甲醇等，提取组分对热应稳定。

（4）萃取法　萃取法是利用溶质在两种互不相溶的溶剂中溶解度不同，使物质从一种溶剂转移到另一种溶剂中，经过多次萃取，将测定组分提取出来的方法。萃取法主要用于液体制剂中待测组分的提取分离。

萃取用溶剂应根据待测组分的溶解性来选择。待测组分应在其中溶解度大，而杂质应在其中溶解度小。溶质在有机相和水相的分配比越大，萃取效率越高。根据相似相容原理，极性较强的有机溶剂正丁醇等适用于提取皂苷类成分，乙酸乙酯多用于提取黄酮类成分，三氯甲烷分子中的氢可于生物碱形成氢键，多用于提取生物碱类成分，挥发油等非极性组分则宜用非极性溶剂乙醚、石油醚等提取。

水相的 pH 值可影响弱酸弱碱性物质在两相的分配。酸性组分提取的 pH 值一般应比其 pK_a 低 1~2 个 pH 单位，碱性组分提取的 pH 值则应比其 pK_a 高 1~2 个 pH 单位。

酒剂和酊剂在萃取前应先挥去乙醇，否则乙醇可使有机溶剂部分或全部溶解于水中。

（5）水蒸气蒸馏法　部分具有挥发性并可随水蒸气蒸馏出的组分，可采用水蒸气蒸馏法提取，收集馏出液供分析使用。挥发油、一些小分子的生物碱如麻黄碱、槟榔碱，某些酚类化合物如丹皮酚等可以采用本法提取。用本法提取的组分对热应稳定。

（6）超临界流体萃取法　超临界流体是指当压力和温度达到物质的临界点时，所形成的单一相态，如 CO_2 的临界温度为 31℃，临界压力为 7390kPa，当压力和温度超过此临界点时，CO_2 便成为超临界流体。

最常使用的超临界流体是 CO_2，因为 CO_2 具有较低的临界温度和临界压力，同时还具有惰性、无毒、纯净、价格低廉等优点。本法适合于中药及其制剂中待测组分的提取分离，目前应用日益广泛。

使用超临界流体萃取仪提取时，将样品置于萃取池中，萃取池应恒定在试验温度下，用泵将超临界流体送入萃取池，萃取完毕后，再将溶液送入收集器中。

影响萃取的因素主要有温度、压力、改性剂和提取时间等。由于 CO_2 为非极性化合物，因此超临界 CO_2 对极性组分的溶解性较差。在提取极性组分时，可在超临界流体中加入适量的有机溶剂作为改性剂，如甲醇、三氯甲烷等。改性剂的种类可根据萃取组分的性质来选择，加入量一般通过实验来确定。

▶【学案例】

黄芪中黄芪甲苷的含量测定

色谱条件与系统适用性试验　以十八烷基硅烷键合硅胶为填充剂；以乙腈-水（32：68）为流动相；蒸发光散射检测器。理论板数以黄芪甲苷峰计算应不低于 4000。

对照品溶液的制备　精密称取黄芪甲苷对照品适量，加甲醇制成每 1ml 含 0.5mg 的溶液，即得。

供试品溶液的制备　取本品中粉约 4g，精密称定，置索氏提取器中，加甲醇 40ml，冷浸过夜，再加甲醇适量，加热回流 4h，提取液回收甲醇并浓缩至干，残渣加水 10ml，微热使溶解，用水饱和的正丁醇振摇提取 4 次，每次 40ml，合并正丁醇提取液，用氨试液充分洗涤 2 次，每次 40ml，弃去氨试液，正丁醇液蒸干，残渣加水 5ml 使溶解，放冷，通过 D101 型大孔吸附树脂柱，以水 50ml 洗脱，弃去水液，再用 40％乙醇 30ml 洗脱，弃去洗脱液，续用 70％乙醇 80ml 洗脱，蒸干，用甲醇溶解并转移至 5ml 量瓶内，加甲醇至刻度，摇匀，即得。

测定法　精密量取对照溶液 10μl、20μl，供试品溶液 20μl，注入液相色谱仪，测定，以外标两点法对数方程计算，即得。本品按干燥品计算，含黄芪甲苷（$C_{41}H_{68}O_{14}$）不得少于 0.040％。

▶【知识拓展】

超临界流体萃取技术

超临界流体萃取是用超临界流体作为萃取剂，从各种复杂的样品中，把所需要的组分分离提取出来的一种分离提取技术。超临界流体萃取技术用于色谱样品的处理中，可从复杂的样品中将预测组分分离提取出来，制备成合适于色谱分析的样品。

超临界流体的密度与液体相近，与液体一样，很容易溶解其他物质；另一方面，超临界流体的黏度略高于气体，溶质在超临界流体中的扩散系数比在液体中大得多，传质速率很高，这也有利于物质在超临界流体中的溶解。同时超临界流体的表面张力很小，很容易进入样品基质内，并能保持较高的流速，可使萃取过程在高效、快速和相对经济的条件下完成。

超临界流体萃取大致可以分为以下三步：

① 预测组分从样品基体中释放出来，并扩散、溶解到超临界流体中；

② 预测组分从萃取器转移到收集系统；

③ 将欲萃取组分与超临界流体分离。

超临界流体萃取广泛应用于从各种香料、草本植物、中草药中提取有效成分。

样品的分离和纯化   目前中药分析大都采用色谱法，因此兼具分离和分析的功能，样品经提取后可不经分离直接分析。当有些样品分析前仍需分离纯化和富集时，一般也多采用色谱法，如色谱柱法或固相萃取等方法。固相萃取所用的预处理小柱现已实现商品化，内装的填料除硅胶、氧化铝等吸附剂和大孔吸附树脂外，还有各类化学键合相，如 C_{18}、氰基、氨基化学键合相等，可适于各种极性化学成分的分离。预处理小柱一般为一次性使用，方便，但价格稍贵。

学习情境二   生物样品的前处理技术

【学习目标】

1. 知识目标

（1）熟悉生物样品的含义及生物样品采集一般方法；

（2）熟悉生物样品的一般分离分析技术。

2. 技能目标

掌握生物样品采集操作方法和分离分析方法。

【背景知识】

生物样品通常是指动物（包括人）的体液（如尿、血、唾液、胆汁、胃液、淋巴液及生物体的其他分泌液等）、毛发、肌肉和一些组织器官（如胸腺、胰腺、肝、肺、脑、胃、肾等）以及各种微生物。生物样品常有动物体内的药物及代谢产物、糖类及有关化合物、脂类及长链脂肪酸化合物、维生素及辅酶类化合物、核苷、核苷酸及其衍生物、磷酸酯类化合物、固醇类化合物、胺、酰胺、氨基酸、多肽、蛋白质及其衍生物和某些生物大分子（分子量在几千到数百万的生物大分子）。这些待测组分大多数都可以用色谱方法进行分析测定，其中用得最多的是 HPLC、GPC、电泳和毛细管电泳分析，一些小分子化合物也可直接或衍生化后用 GC 分析。当待测组分存在于体液或细胞外时，可采用各种萃取方法将待测组分提取后制备成适合于色谱分析的样品；也可将干扰组分（如蛋白质、DNA、多糖等）沉淀除去，然后再将待测组分制成适合于色谱分析的样品。当待测组分在生物细胞内时，首先要将细胞破碎，将待测组分释放出来后，再采用萃取或沉淀等方法将待测组分制备成适合于色谱分析的样品。

由于生物样品来自于动物、植物活体，故生物样品与自然界中的其他样品有所不同，采集样品的方法也有所不同，一般可采用注射器吸取，用手术刀、剪切割等方法采集。采集生物样品时要注意以下几个问题。

（1）生物样品的采集有时是在活体上采样，采样量不可能很大，如体液，有时只能采集几微升，最多也就几毫升，器官组织有时也只能采集几毫克。由于样品量很少，所以特别要注意样品的代表性。同时，又由于生物活体具有新陈代谢，要注意采样的时机。

（2）要注意采样部位的准确，特别是动物的器官组织，一定要认准。

（3）生物样品一般都有一定的生物活性，样品采集后要立即加以处理，如取好血样后要立即加抗血凝剂，取好某些器官组织后要立即加一些防腐剂，或者立即加以速冻处理（动物样品常用）或脱水处理（植物样品常用）。

（4）生物样品的采集大部分可在实验室内进行，采样工具要经过消毒，最好是在无菌的条件下采样。

【知识储备】

一、细胞的破碎

当待测组分（主要是各种多肽激素、各种酶以及各种基因工程的产物如胰岛素、生长激素等）存在于生物体细胞内及多细胞生物组织中时，需在分析测定之前将细胞和组织破碎，使这些待测组分充分释放到溶液中去，不同的生物体或同一生物体的不同组织，其细胞破碎的难易程度不一样，使用的方法也不完全相同。如动物胰脏、肝脏、脑组织一般比较柔软，用普通的匀浆器研磨即可，肌肉及心脏组织较韧，需预先绞碎再作成匀浆。植物肉组织可用一般研磨方法，含纤维较多的组织则必须在捣碎器内破碎或加砂研磨。许多微生物均具有坚韧的细胞壁，常用自溶、冷热交替、加砂研磨、超声波和加压处理等方法。总之，破碎细胞的目的就是为了破坏细胞的外壳，使细胞内含物质释放出来，获得有效的提取。

除了上述一些方法外，目前人们仍在探寻新的多细胞破碎方法。下面介绍几种在实验室中常用的破碎方法。

1. 机械法

机械法主要是通过机械切力的作用使组织细胞破碎，有以下几种装置和方法可用于组织细胞的破碎。

（1）高速组织捣碎机　由调速器、支架、马达、带杆刀叶、有机玻璃管（筒口加盖）等部分组成，操作时将样品配成稀糊状液，放置于筒内（约占1/3体积），固定筒上的盖子，将调速器拨至最慢处，开动马达后逐步加速至所需速度，一般市售商品转速最高可达20000r/min。高速组织捣碎机适宜于动物内脏组织、植物肉质种子、柔嫩的叶和菜籽材料的破碎。

（2）玻璃匀浆器　由一个内壁经过磨砂处理的玻璃管和一根一端为球状（表面经过磨砂）的杆组成。操作时，先把绞碎的组织置于管内，再套入研磨杆，手工来回研磨，或把杆装在电动搅拌器上，用手握住玻璃管上下移动，即可将细胞研碎。匀浆器的内杆球体与管壁之间一般只有十分之几毫米，细胞破碎程度比高速组织捣碎机高，机械切力对生物大分子破坏较少。制造匀浆器的材料除玻璃外，也可是不锈钢、硬质塑料等。

（3）研磨　常用的有研钵和研磨。细菌及植物材料应用较多，加入少量的玻璃砂效果更好。

2. 物理法

物理法主要通过各种物理因素的作用使组织细胞破碎，常用的有以下一些方法。

（1）反复冻融法　把待破碎样品冷至-20～-15℃使之冻固，然后缓慢融化，如此反复操作，大部分动物细胞及细胞内的颗粒可被破碎。

（2）冷热交替法　在细菌或病毒中提取蛋白质和核酸时可使用此法。操作时，将材料放入沸水中，在90℃左右维持数分钟，立即置于冰浴中，使之迅速冷却，绝大部分细胞被破坏。

（3）超声波处理法　此法多用于微生物材料，处理效果与样品浓度及使用频率有关。用大肠杆菌制备各种酶时，常选用 50～100mg/ml 菌体，在 1～10kMz 频率下处理 10～15min。

3. 化学及生物化学法

化学及生物化学法主要是通过化学试剂或酶破坏细胞壁而使细胞破碎，常用的有如下一些方法。

（1）自溶法　将待破碎的新鲜生物样品存放在一定 pH 值和适当的温度下，利用组织细胞中自身的酶系将细胞破坏，使细胞内含物释放出来的方法。自溶的温度，动物样品常选在 0～4℃，微生物材料则多在室温下进行。自溶时，需加少量防腐剂如甲苯、氯仿等以防止外界细菌的污染。

（2）溶菌酶处理　溶菌酶可用蛋清或微生物发酵方法制得，具有专一地破坏细菌细胞壁的功能。如用噬菌体感染的大肠杆菌细胞制备 DNA 时，采用 pH 8.0、0.1mol/L Tris-0.01mol/L EDTA 制成每毫升 2 亿个左右细胞的细胞悬液，然后加入 100pg～1mg 的溶菌酶，37℃ pH 8.0 条件下保温 10min，细胞壁即被破坏。溶菌酶作用专一性强，适用于多种微生物，人们较喜欢使用。除溶菌酶外，蜗牛酶、纤维素酶也常被选为破坏细菌及植物细胞之用。

（3）表面活性剂处理法　较常用的有十二烷基磺酸钠、氯化十二烷基吡啶、去氧胆酸钠等。

除上述方法外，通过改变细胞膜透性，破坏蛋白质与脂类的结合，也可达到破坏细胞的目的，有利于蛋白质、酶等物质的分离提取。这方面应用较多的有真空干燥和用丙酮处理制成丙酮粉的方法。在酶的制备中，用丙酮干燥，不仅是使细胞膜破碎的有效方法，而且可做成具有酶活力的干粉长时间保存，作为一个很方便的原料样品在需要分析测定时以水或缓冲液把酶提取出来。无论用哪一种方法破碎组织细胞，都在一定的稀盐溶液或缓冲溶液中进行，一般还需加入某些保护剂，以防止生物大分子的变性及降解。

二、蛋白质的提取

由于大部分蛋白质都能溶于水、稀盐、稀酸或稀碱溶液，所以蛋白质的提取一般是以水溶液为主，其中盐溶液和缓冲溶液对蛋白质的稳定性好、溶解度大，是提取蛋白质最常用的溶剂。当细胞粉碎后，用盐溶液或缓冲溶液提取蛋白质时，应注意以下一些条件。

（1）盐浓度　常用等渗盐溶液，尤其以 0.02～0.05mol/L 磷酸缓冲溶液和碳酸缓冲溶液、0.15mol/L 氯化钠溶液应用较多。但有些蛋白质在低盐浓度下溶解度较低，需用浓度较高的盐溶液，如脱氧核糖核蛋白需用 1mol/L 以上的氯化钠溶液提取；而另一些蛋白质则在低盐浓度溶液或水中溶解度较高，如某些霉菌中的脂肪酶用水提取效果更好。因此，在用水溶液提取蛋白质时，需根据所要提取的蛋白质来选择不同种类和不同浓度的盐溶液。

（2）pH 值　由于蛋白质的溶解度和稳定性与 pH 值关系很大，因此 pH 值的选择对蛋白质的提取十分重要。提取蛋白质时，提取溶液的 pH 值应选定在该蛋白质的稳定范围，在该蛋白质等电点的两侧，提取碱性蛋白质时要选在偏酸一侧，提取酸性蛋白质时要选在偏碱一侧，以增大蛋白质的溶解度，提高提取的效率。

三、RNA 的提取

用 0.14mol/L 氯化钠溶液将组织作匀浆并反复提取细胞质中的核蛋白，而留下含有 DNA 的细胞核物质，然后用 10% 乙酸调至 pH 4.2 沉淀，离心弃去上清液，先用 0.5mol/L 氯化钠溶液沉淀后用水洗涤沉淀，得核糖核蛋白后溶解于 0.5mol/L 碳酸氢钠溶液中，离心，取上清液，调至 pH 4.2 沉淀，以 0.5mol/L 氯化钠溶液再一次除脱氧核糖核蛋白。核糖核蛋白中的蛋白质可用含少量辛醇的氯仿抽提除去，核酸留在碳酸氢钠溶液中，加入乙醇，RNA 以钠盐形式沉淀出来。

破碎细胞做成匀浆时，加入去污剂十二烷基磺酸钠或二甲苯磺酸钠，加入含水苯酚，与匀浆一起振荡，DNA 与蛋白质沉淀于苯酚层，水层中含有 RNA 和多糖，然后用乙醇使 RNA 沉淀。苯酚法是目前提取不降解的 RNA 最有效的方法。

四、DNA 的提取

DNA 主要存在于细胞核中，绝大数以脱氧核糖核蛋白形式存在。以 1mol/L 氯化钠溶液提取，将得到的脱氧核苷酸核蛋白黏液与含少量辛醇和戊醇的氯仿一起摇荡，除去蛋白质。

▶【学案例】

案例　HPLC 测定血清和尿中厚朴酚与和厚朴酚时样品的制备

厚朴酚（magnolol）与和厚朴酚（honokiol）是木兰科植物厚朴干皮、根皮及枝皮的主要成分，主要有抗菌、抑制胃溃疡和防止应激性胃功能障碍、抑制血小板聚集、抑制中枢神经系统和降血压等作用，为此要测定血清和尿中的厚朴酚及和厚朴酚。从血清和尿中制备供 HPLC 分析的厚朴酚及和厚朴酚样品的方法如下。

制备厚朴酚及和厚朴酚样品的流程如下。

① 取 0.5ml 血清、1ml 尿液，分别加入 0.5ml 甲醇，沉淀蛋白质，离心（图 2-1-1）。

② 精确量取上清液 0.5ml，加入 0.1mol/L 的冰醋酸溶液 0.1ml，摇匀。

③ 用乙酸乙酯与乙醚混合液 2ml 萃取，离心后取有机相 1ml 置于尖底试管中。

④ 在 45℃ 水浴中用氮气吹干，加入 HPLC 流动相 0.1ml，以备 HPLC 分析使用。样品制备好后，应立即使用。

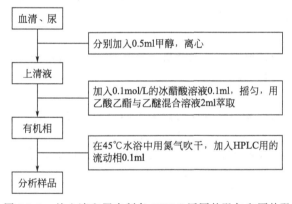

图 2-1-1　从血清和尿中制备 HPLC 用厚朴酚与和厚朴酚

▶【知识拓展】

生物样品常用分离技术

一、蛋白质的去除

应用色谱分析生物样品中的一些小分子化合物及一些多肽类化合物时，蛋白质的存在常常严重干扰分析，需要在制备色谱分析样品时将这些蛋白质除去：常用的除蛋白质方法如下所述。

1. 加热法

当待测组分热稳定性好时，可采用加热的方法将一些热变性蛋白质沉淀。加热温度视待测组分的热稳定性而定，通常可加热到 90℃。蛋白质沉淀后可用离心或过滤除去，这种方法最简单，但只能除去热变性蛋白质。

2. 盐析法

利用不同蛋白质在高浓度的盐溶液中溶解度不同程度的降低来沉淀除去蛋白质。在低盐浓度下，蛋白质溶解度随着盐浓度的升高而增加，称为盐溶作用。当盐浓度不断升高时，不同蛋白质的溶解度又以不同程度下降，并先后析出沉淀，称为盐析作用。这是由蛋白质分子内及分子间电荷的极性基团的静电引力造成的。由于水中加入了少量的盐，增加了溶液的极性，减弱了蛋白质分子间的作用力，促使其溶解度增大。当盐浓度增加到一定程度时，水活度被降低，蛋白质表面的电荷大量被中和，水化膜被破坏，蛋白质分子又相互聚集沉淀析出。

盐析法的优点是对设备和条件要求低，安全，应用范围广泛，一般可在室温下操作。常用的中性盐有硫酸铵、硫酸镁、硫酸钠、氯化钠、磷酸钠等。硫酸铵的盐析能力强，饱和液浓度大，溶解度受温度影响小，一般不会使蛋白质变性。缺点是缓冲能力差，pH 值常在 4.5～5.5。

盐析时要注意以下几个问题。

（1）盐的饱和度影响　盐的饱和度是影响蛋白质盐析的重要因素，不同的蛋白质盐析所要求的饱和度不同。

（2）pH 值的选择　蛋白质在等电点（pI）时的溶解度最小，最易从溶液中沉淀析出，因此进行盐析时的 pH 值要选择在被沉淀蛋白质的 pI 附近。

（3）蛋白质浓度的影响　在相同盐析条件下，蛋白质浓度越大，越易沉淀。

（4）温度的影响　一般可在室温下进行。

3. 等电点沉淀法

利用蛋白质在等电点时溶解度最低，用酸、碱调节 pH 值，可使蛋白质沉淀析出，但这时沉淀不完全，可与有机溶剂沉淀法、盐析法联合使用。

4. 膜分离法

膜分离技术包括超滤、反渗析、电渗析、微孔过滤等。利用膜分离技术可将样品小分子化合物和大分子的蛋白质很好地分离。

超滤是一种除去样品中蛋白质和其他大分子的方法，是能用分子分离的薄膜分离技术，依靠薄膜两侧压力差作为推动力来分离溶液中不同分子量的物质。与沉淀法相比，其优点是适用于小量样品，不用稀释样品也不用改变样品的 pH 值，尤其适用于对酸、碱不稳定的化合物，特别是待测组分易被某种酶分解时，用超滤可除去该酶，避免欲测物分解。但超滤可能会由于待测组分结合在膜上而影响回收率。

超滤膜的制作材料有醋酸纤维素、聚酰胺、聚砜等，其中醋酸纤维素滤膜最常用。

5. 凝胶色谱法

利用分子大小不同的物质在流过凝胶固定相时的保留时间不同，大分子首先流出，小分子最后流出，可将待测小分子化合物与大分子蛋白质分离。这时待测小分子化合物的浓度被流动相所稀释，必要时还要进行浓缩后再用色谱分析。

6. 柱色谱法

用能吸附蛋白质的材料装填成小柱，使欲除蛋白质的样品流过小柱，样品中的蛋白质被柱填料吸附，欲测组分不被吸附，从小柱中流出。现已有厂家将这种小柱做成商品出售，称为预柱。这种预柱可以直接连在 HPLC 的进样装置上，含蛋白质的样品通过预柱后可直接进入 HPLC 系统分析。如分析尿中的某些代谢产物时，可将样品通过预柱，除去蛋白质，直接进入 HPLC 分析。这种预柱有各种规格，适用于各种不同的目的。

学习情境三　药品质量标准分析方法验证

【学习目标】

1. 知识目标
   (1) 掌握分析方法验证目的；
   (2) 熟悉分析方法验证的相关指标。
2. 技能目标
   掌握重量差异和装量差异检查的操作方法和结果判断。

【背景知识】

药品质量标准分析方法验证的目的是证明采用的方法适合于相应的检测要求，在建立药品质量标准时，分析方法需经验证；在药品生产工艺变更、制剂的组分改变、原分析方法进行修订时，质量标准分析方法也需要进行验证，该验证过程亦被称为方法再验证，方法再验证的内容可以是全面验证或是部分验证。方法再验证理由、过程和结果均应记载在药品标准起草或修订说明中。

需验证的分析项目有：鉴别试验，杂质定量或限度检查，原料药或制剂中有效成分含量测定，以及制剂中有效成分含量测定，以及制剂中其他成分（如防腐剂等）的测定。药品溶出度、释放度等检查中，其溶出量等的测试方法也应作必要验证。验证内容有：准确度、精密度（包括重复性、中间精密度和重现性）、专属性、检测限、定量限、线性、范围和耐用性。视具体方法，拟定需要验证的内容。

【学案例】

当用高效液相色谱法测定维生素 C 含量时，测定方法应用前需要验证哪些指标？

【知识储备】

一、准确度

准确度系指用该方法测定的结果与真实值或参考值接近的程度，一般用回收率（％）表示。准确度应在规定的范围内测试。

（一）含量在测定方法的准确度

1. 原料药的含量测定

可用已知纯度的对照品或供试品进行测定，并按下式计算回收率；或用本法所得的结果与已知准确度的另一方法测定的结果进行比较。

$$回收率（\%）＝\frac{测得量}{加入量}×100\%$$

如该分析方法已经测试并求得精密度、线性和专属性，在准确度无法直接测试（采用对照品对照法计算含量的方法，如高效液相色谱法）或可推算出的情况下，该项目可不再进行验证。

2. 制剂的含量测定

主要测试制剂中其他组分及辅料对含量测定方法的影响。可用含已知量被测物的制剂各组分混合物（包括制剂辅料）进行测定，回收率的计算同原料药的含量测定。如不能获得制剂的全部组分，则可向制剂中加入已知量的被测物进行测定，回收率则应按下式计算；或用本法所得的结果与已知准确度的另一方法测定的结果进行比较。

$$回收率(\%) = \frac{测得量 - 本底量}{加入量} \times 100\%$$

（二）杂质定量测定方法的准确度

杂质定量测定方法多采用色谱法，其准确度可通过向原料药或制剂中加入已知量杂质进行测试。如不能获得杂质或降解产物，可用本法测定结果与另一成熟的方法进行比较，如药典标准方法或经过验证的方法。在不能测得杂质或降解产物的响应因子或不能测得其对原料药的相对响应因子的情况下，可用原料药的响应因子。同时，应明确表示单个杂质和杂质总量相当于主成分的重量比（%）或面积比（%）。

（三）数据要求

在规定范围内，至少用 9 个测定结果进行评价。例如，设计 3 个不同浓度，每个浓度各制备 3 份供试品溶液，进行测定。比如一般要求分别配制浓度为 80%、100% 和 120% 的供试品溶液各 3 份，分别测定其含量，将实测值与理论值比较，计算回收率。应报告已知加入量的回收率（%），或测定结果的平均值与真实值之差及其相对标准偏差或可信限。

二、精密度

精密度系指在规定的测试条件下，同一个均匀供试品，经多次取样测定所得结果之间的接近程度。精密度一般用标准偏差（standard deviation，s 或 SD）或相对标准偏差（relative standard deviation，RSD）表示，其计算式如下。

$$SD = \sqrt{\frac{\sum(x_i - x)^2}{n - 1}}$$

$$相对标准偏差(RSD) = \frac{标准偏差(SD)}{计算结果的算术平均值(\overline{X})} \times 100\%$$

精密度是考察分析方法在不同时间、由不同人员操作，或在不同的实验室所获得的结果重复性或重现性。涉及定量测定的项目，如含量测定和杂质定量测定均应验证方法的精密度。

（一）验证内容

精密度验证内容包括重复性、中间精密度和重现性。

1. 重复性

在较短的时间间隔内，在相同的操作条件下，由同一分析人员连续测定所得结果的精密度称为重复性，也称批内精密度或日内精密度。

在规定"范围"内，至少用 9 个测定结果进行评价。例如，制备 3 个不同浓度的样品，每个浓度分别制备 3 份供试品进行测定；或将相当于 100% 水平的供试品溶液，用至少测定 6 次的结果进行评价。

2. 中间精密度

在同一个实验室，由于实验室内部条件的改变，如不同时间不同分析人员用不同设备测定所得结果之间的精密度，称为中间精密度。其中，由不同分析人员用同一设备测定所得结果的中间精密度通常称为批间精密度或日间精密度。

为考察随机变动因素对精密度的影响，应设计方案进行中间精密度试验。变动因素为不同日期、不同分析人员、不同设备。

3. 重现性

在不同实验室由不同分析人员测定结果之间的精密度，称为重现性。

　　法定标准采用的分析方法应进行重现性试验。如建立药典分析方法时通过协同检验得出重现性结果，协同检验的目的、过程和重现性结果均应记载在起草说明中。应注意重现性试验用样品本身的质量均匀性和贮存运输中的环境因素，以免影响重现性结果。

　　（二）数据要求

　　精密度验证中所测数据均应报告标准偏差、相对标准偏差和可信限。

三、专属性

　　专属性系指在其他成分（如杂志、降解产物、辅料等）可能存在下，采用的方法能正确测定出被测物的特征。鉴别反应、杂质检查和含量测定的方法，均应考察其专属性。如方法不够专属，应采用多个方法予以补充。

　　（一）鉴别反应

　　应能与可能共存的物质或与结构相似化合物区分，不含被测成分的供试品，以及结构相似或组分中的有关化合物，均应呈负反应。

　　（二）含量测定和杂质测定

　　色谱法和其他分离方法应附代表性图谱，以说明方法的专属性，并应表明诸成分在图中的位置，色谱法中的分离度应符合要求。

　　在杂质可获得情况下，对于含量测定，试样中可加入杂质或辅料，考察测定结果是否受干扰，并可与未加杂质和辅料的试样比较测定结果；对于杂质测定，也可向试样中加入一定量的杂质，考察杂质之间能否得到分离。

　　在杂质或降解产物不能获得的情况下，可将含有杂志或降解产物的试样进行测定，与另一个经验证了的方法或药典方法比较结果；用强光照射、高温、高湿、酸（碱）水解或氧化的方法进行加速破坏，以研究可能的降解物质及其降解途径。含量测底方法应比对二法的结果，杂质检查应比对检出的杂质个数，必要时可采用光二极管阵列检测和质谱检测，进行纯度检查。

四、检测限

　　检测限（limit of detection，LOD）是指试样中被测物能检测出的最低浓度或量。LOD是一种限度检验效能指标，它反映方法是否具有灵敏的检测能力，即是否具备足够的灵敏度。它无需准确定量，只要指出高于或低于该规定的浓度或量即可。药品的鉴别试验和杂质检查方法均应通过测试确定方法的检测限。

　　（一）常用的方法

　　1. 目视法

　　用已知浓度的被测物，通过目视法试验出能被可靠地检测出的最低浓度或量。本法适用于可用目视法直接评价结果的分析方法，通常为非仪器分析法，如鉴别试验的显色法、杂质检查的薄层色谱法（TLC）等。

　　2. 信噪比法

　　用已知低浓度试样测出信号与空白样品测出的信号（基线噪声）进行比较，计算出能被可靠地检测出的最低浓度或量。一般以信噪比（S/N）3∶1或2∶1时的相应浓度或注入仪器的量确定 LOD 值。本法适用于能直观显示信号与基线噪声水平（强度）的仪器分析方法。

　　3. 标准偏差法

　　用空白样品进行分析，求其背景响应值的标准偏差 $S_{空}$，再将 3 倍空白标准偏差作为检测限的估算值。本法适用于不能直观比较信噪比的仪器分析方法，如紫外分光光度法。计算得到的 LOD 值与实际测得的 LOD 值相一致，可按下式进行校正。

$$LOD = f \times 3S_{空} = C_{样}/A_{样} \times 3S_{空}$$

　　式中，f 为校正因数（系将吸光度值单位转换为浓度单位）；$C_{样}$ 为低浓度样品溶液的浓度值；$A_样$ 为低浓度样品溶液的吸光度值。

（二）数据要求

无论用何种方法，均应用一定数量（如 6 份）的试样，其浓度为近于或等于检测限目标值，进行分析，以可靠地测定检测限。检测限的数据应附测试图谱，说明测试过程和检测限结果。

五、定量限

定量限（limit of quantitation，LOQ）系指试样中被测物质能被定量测定的最低量，其测定结果应具有一定准确度和精确度。LOQ 体现分析方法是否具备灵敏的定量检测能力。杂质和降解产物用定量测定方法研究时，应确定方法的 LOQ。

LOQ 的测定方法与 LOD 测定方法相同，只是相应的系数（倍数）不同。因为有关物质定量测定通常选用 HPLC 法，所以 LOQ 的确定常用信噪比法。可通过不同浓度（在低浓度区）的试样测定响应信号后，计算信噪比法 S/N＝10 时的相应浓度或注入仪器的量确定定量限。

数据要求：附测试图谱，并说明测试过程和定量限，以及测试结果的准确度与精密度。

六、线性

线性系指在设计的"范围"内，测试结果（响应值）与试样中被测物浓度直接呈正比关系的程度。线性是定量测定的基础，涉及定量测定的项目，如含量测定和杂质定量检查均需验证线性。

应在规定的"范围"内测定线性关系。可用一贮备液经精密稀释，或分别精密称样，制备一系列（至少 5 份）供试样品的方法进行测定。以测得的响应信号作为被测物浓度的函数作图，观察是否呈线性，再用最小二乘法进行线性回归。必要时，响应信号可经数学转换，再用线性回归计算。

数据要求：应列出回归方程、相关系数和线性图。

七、范围

范围系指能达到一定精密度、准确度和限性、测试方法适用的高低限浓度或量的区间。范围是规定值，应在试验研究开始前确定验证的范围和试验方法。可以采用符合要求的原料药配制成不同的浓度，按照相应的测定方法进行试验。

涉及定量测定的检测项目均需要对范围进行验证，如含量测定、含量均匀度、溶出度或释放度，以及特殊元素或特殊杂质的定量检查等。

范围应根据分析方法的具体应用和线性、准确度、精密度结果和要求确定。

（1）原料药和制剂含量测定　范围应为测试浓度的 $80\%\sim120\%$。

（2）制剂含量均匀度检查　范围应为测试浓度的 $70\%\sim130\%$，根据剂型特点，如气雾剂和喷雾剂，范围可适当放宽。

（3）溶出度或释放度中的溶出量测定　范围应为限度值的 $\pm20\%$，如规定了限度范围，则应为下限的 -20% 至上限的 $+20\%$。如规定了数个限度范围，则应为最低下限的 -20% 至最高上限的 $+20\%$。

（4）特殊元素含量测定　范围应为限度值的 $\pm20\%$，如规定限度范围，则应为下限的 -20% 至上限的 $+20\%$。

（5）杂质测定　范围应根据初步实测，拟定为规定限度的 $\pm20\%$。如果杂质检查与含量测定同时进行，且用峰面积按百分归一化法计算，则线性范围应为杂质规定限度的 -20% 至含量限度（或上限）的 $+20\%$。

八、耐用性

耐用性系指在测定条件有小的变动时，测定结果不受影响的承受程度。耐用性表明测定结果的偏差在可接受范围内，测定条件的最大允许变动范围。为使分析方法可为常规检验提供依据，开始研究分析方法时，就应考虑其耐用性。如果测试条件要求苛刻，则应在方法中写明。

典型的变动因素有：被测溶液的稳定性，样品提取次数、时间等。液相色谱法中的典型变动因素有：流动相的组成比例和 pH 值、不同厂牌或不同批号的同类型色谱柱、柱温、流速等。气相液相色谱法变动因素有：不同厂牌或批号的色谱柱、固定相、不同类型的担体、柱温、进样口和检测器温度等。

经试验，应说明小的变动能否通过设计的系统实用性试验，以确保方法有效。

▶ 【做案例】

某药厂质检中心工作人员采用新方法测定某药物中的含铁量，新方法在使用前应验证哪些指标？

▶ 【归纳】

分析样品前处理技术	中药样品前处理技术	粉碎、分散	针对固体中药制剂。增大固体中药的比表面积,有利于成分被提取
		样品提取	①萃取法；②冷浸法；③回流提取；④水蒸气蒸馏法；⑤超声提取；⑥超临界流体萃取
		样品纯化和富集	①液-液萃取法；②蒸馏法；③色谱法
	生物样品前处理技术	细胞破碎	机械法和非机械法
		蛋白质和 RNA 提取	盐溶液 缓冲溶液
		生物样品分离技术	①加热法；②盐析法；③等电点沉淀法；④膜分离法；⑤凝胶法；⑥柱色谱法；⑦高速离心法
	分析方法验证		①准确度；②精密度；③专属性；④检测限；⑤定量限；⑥线性；⑦范围；⑧耐用性
	分析样品前处理技术举例		HPLC 测定血清和尿中厚朴酚与和厚朴酚时样品的制备
			黄芪中黄芪甲苷的含量测定

▶ 【目标检测】

一、选择题

【A 型题】（最佳选择题，每题备选答案中只有一个最佳答案）

1. 对于贵重的中药材取样时，应取（　　　）

A. 取总数量的 5%　　　　B. 取总数量的 10%　　　　C. 取总数量的 20%

D. 逐渐取样　　　　　　　E. 只取三件

2. 下列可用于蛋白质提取的溶液是（　　　）

A. 0.15mol/L 氯化钠溶液　　　B. 75% 乙醇溶液　　　　C. 50% 碳酸钠

D. 水　　　　　　　　　　　　E. 纯化水

3. 提取不降解 RNA 的有效方法是（　　　）

A. 硫化钠法　　B. 苯酚法　　C. 甲苯法　　D. 斐林法　　E. 以上全部是

4. 下面不属于蛋白质去除方法的是（　　　）

A. 煮沸法　　B. 盐析法　　C. 膜分离法　　D. 柱色谱法　　E. 高速离心法

5. 分析方法验证中，用回收率表示（　　　）

A. 准确度　　　　B. 精密度　　　　C. 中间精密度　　D. 定量限　　　　E. 检测限

6. 在同一个实验室，由于实验室内部条件的改变，如不同时间不同分析人员用不同设备测定所得结果之间的精密度为（　　　）

A. 重复性　　　　B. 中间精密度　　C. 重现性　　　　D. 线性　　　　E. 准确度

7. 原料药和制剂含量测定范围应为测试浓度（　　　）

A. 90%～110%　　　　　　　　B. 70%～130%　　　　　　C. 80%～120%

D. 不得超过 101.0%　　　　　　E. 以上全部不是

二、简答题

1. 中药材分析前处理中，常用的提取方法有哪些？

2. 生物样品测定中，排除蛋白质干扰时常用的处理方法有哪些？

3. 新方法用于鉴别维生素 C，该新方法使用前需验证哪些指标？

模块三 药品专项检测技术

项目一 药物性状检测

药物性状检测概述

药品性状项下规定的试验方法，仅适用于鉴别药物的真伪；对于原料药，还应结合性状项下的外观和物理常数进行确认。

药物性状反映了药物特有的物理性质，一般包括外观、溶解度和物理常数等。

外观是指药品的外表感官和色泽，包括药品的聚集状态、晶型、色泽以及臭、味等性质。

溶解度是药品的一种物理性质，在一定程度上反映了药品的纯度、晶型或粒度，也可供精制或制备溶液时参考。药品的溶解度检查不合格，提示其纯度可能存在问题。一个化合物的表观溶解度是由其组成的各个成分的溶解度的加权和。尽管其含量测定可能是合格的，但是溶解度的不合格提示了其中的一个或几个相关杂质比较大地影响其表观溶解行为。另外溶解度不合格，也可能是由药品的晶型和粒度的差异造成的。ChP（2015）采用"极易溶解、易溶、溶解、略溶、微溶、极微溶解、几乎不溶或不溶"来描述在不同溶剂中的近似溶解度。通常考察药品在水及常用溶剂（与该药品溶解特性密切相关的、配制制剂、制备溶液或精制操作所需用的溶剂等）中的溶解度。

物理常数是评价药品质量的主要指标之一，其测定结果不仅对药品具有鉴别意义，也反映了该药品的纯度。ChP（2015）收载的物理常数包括：相对密度、馏程、熔点、凝点、比旋度、折射率、黏度、吸收系数、碘值、皂化值、酸值等。

常用物理常数测定

学习情境一 旋光度测定法

▶【学习目标】

1. 知识目标
   （1）掌握旋光度测定的原理；
   （2）熟悉旋光仪的结构。

2. 技能目标

(1) 能够正确使用旋光仪测定样品；

(2) 能正确进行旋光度测定结果计算。

【背景知识】

旋光度概述

许多有机化合物具有光学活性，即平面偏振光通过其液体或溶液时，能引起旋光现象，使偏振光的平面向左或向右发生旋转，偏转的度数称为旋光度。这种特性是由于物质分子中含有不对称元素（通常为不对称碳原子）所致。光学异构体数为 $2n$，n 为分子中不对称碳原子数。使偏振光向右旋转者（顺时针方向，朝光源观测）称为右旋物质，常以"＋"号表示；使偏振光向左旋转者则称为左旋物质，常以"－"号表示。影响物质旋光度的因素很多，除化合物的特性外，还与测定波长、偏振光通过的供试液浓度与液层的厚度以及测定时的温度有关。当偏振光通过长 1dm、每 1ml 中含有旋光性物质 1g 的溶液，测定的旋光度称为该物质的比旋度，以 $[\alpha]_\lambda^t$ 表示。t 为测定时的温度，λ 为测定波长。通常测定温度为 20℃，使用钠光谱的 D 线（589.3nm），表示为 $[\alpha]_D^{20}$。比旋度为物质的物理常数，可用以区别或检查某些物质的光学活性和纯杂程度。旋光度在一定条件下与浓度呈线性关系，故还可以用来测定含量。

【学案例】

案例 1 维生素 C 的比旋度测定

取本品，精密称定，加水溶解并定量稀释使成每 1ml 中约含 0.10g 的溶液，依法测定，比旋度为 ＋20.5°～＋21.5°。

旋光度测定方法

《中国药典》旋光度测定法主要用于某些药品性状项下比旋度的测定，还用于一些制剂的含量测定。

1. 比旋度的测定

按各品种项下的规定进行操作。除另有规定外，供试液的测定温度应为 20.0℃±0.5℃，使用波长 589.3nm 的钠 D 线（汞的 404.7nm 和 546.1nm 也有使用）。纯液体样品测定时以干燥的空白测定管校正仪器零点，溶液样品则用空白溶剂校正仪器零点。供试液与空白溶剂用同一测定管，每次测定应保持测定管方向、位置不变。旋光度读数应重复 3 次，取其平均值，按规定公式计算结果。以干燥品（药品标准中检查干燥失重）或无水物（药品标准中检查水分）计算。

2. 含量的测定

按各品种项下的规定进行操作，配制样品浓度尽量与要求的一致，其他同 1。

3. 注意事项

(1) 通电开机之前应取出仪器样品室内的物品，各示数开关应置于规定位置。先用交流供电使钠光灯预热启辉，启辉后光源稳定约 20min 后再进行测定，读数时应转换至直流供电。不读数时间如果较长，可置于交流供电，以延长钠光灯的寿命。连续使用时，仪器不宜经常开关。有的仪器测定波长可调，除钠光灯外，还装有其他光源，如汞灯、氙灯、钨灯等，可按操作说明书进行操作。

(2) 温度对物质的旋光度有一定影响，配制溶液测定时，均应调节温度至（20.0±0.5）℃（或各药品项下规定的温度）。测定时应注意环境温度，必要时，应对供试液进行恒温处理后再进行测定（如使用带恒温循环水夹层的测定管）。

（3）测定应使用规定的溶剂。供试液如不澄清，应滤清后再用；加入测定管时，应先用供试液冲洗数次；如有气泡，应使其浮于测定管凸颈处；旋紧测试管螺帽时，用力不要过大，以免产生应力，造成误差；两端的玻璃窗应用滤纸与镜头纸擦拭干净。

（4）测定管不可置干燥箱中加热干燥，因为玻璃管与两端的金属螺帽的线膨胀系数不同，加热易造成损坏，用后可晾干或用乙醇等有机溶剂处理后晾干。注意，使用酸碱溶剂或有机溶剂后，必须立刻洗涤晾干，以免造成金属腐蚀或使螺帽内的橡胶垫圈老化、变黏。仪器不用时，样品室内可放置硅胶以保持干燥。

（5）按规定或根据读数精度配制浓度适当的供试品溶液，通常是读数误差小于±1%。如供试品溶解度小，应尽量使用 2dm 的长测定管，以提高旋光度，减小测定误差。供试液配制后应及时测定，对于已知易发生消旋或变旋的供试品，应注意严格操作与测定时间。

（6）每次测定前应以溶剂做空白校正，测定后，再校正 1 次，以确定在测定时零点有变动，如第二次校正时发现零点有变动，则应重新测定旋光度。

（7）供试的液体或固体物质的溶液显混浊或含有混悬的小粒，如有上述情形时，应预先滤过，并弃去初滤液。

4. 计算与结果判定

（1）供试品的比旋度 $[\alpha]_\lambda^t$ 按下列公式计算：

$$液体样品[\alpha]_\lambda^t = \frac{\alpha}{ld}$$

$$固体样品[\alpha]_\lambda^t = \frac{100\alpha}{lc}$$

式中，λ 为使用光源的波长，如使用钠光灯的 D 线可用 D 代替；t 为测定温度；l 为测定管的长度，dm；α 为测得的旋光度；d 为液体的相对密度；c 为 100ml 溶液中含有被测物质的重量，g（按干燥品或无水物计算）。

（2）结果的判定　旋光法多用于比旋度测定，药典规定的比旋度多有上下限度或最低限度，可根据上述计算公式得出供试品的比旋度，判断样品是否合格。测定含量时，取 2 份供试品测定读数结果其极差应在 0.02° 以内，否则应重做。

案例 2　维生素 E 的比旋度测定

避光操作。取本品约 0.4g，精密称定，置 150ml 具塞圆底烧瓶中，加无水乙醇 25ml 使溶解，加硫酸乙醇溶液（1→7）20ml，水浴回流，放冷，用硫酸乙醇溶液（1→7）定量转移至 200ml 量瓶中并稀释至刻度，摇匀，精密量取 100ml 至分液漏斗中，加水 100ml，用乙醚提取 2 次（75ml，25ml），合并乙醚液，加铁氰化钾氢氧化钠溶液［取铁氰化钾 50g，加氢氧化钠溶液（1→125）溶解并稀释成 500ml］50ml，振摇 3min；取乙醚层，用水洗涤 4 次，每次 50ml，弃去洗涤液，乙醚液经无水硫酸钠脱水后，至水浴中减压或在氮气流下蒸干至 7～8ml 时，停止加热，继续挥干乙醚，残渣立即加异辛烷溶解，并定量转移至 25ml 量瓶中，加异辛烷稀释至刻度，依法测定（附录ⅥE）比旋度（按 d-α-生育酚计，即测得结果除以换算系数 0.911）不得低于 +24°（天然型）。

▶【知识储备】

一、旋光仪结构及校正

1. 旋光仪

又称旋光计，是药品检验工作中较早使用的仪器。早期的圆盘式旋光仪由钠光灯光源、起偏镜、测定管、检偏镜、半影板调零装置和支架组成。起偏镜是一组可以产生平面偏振光

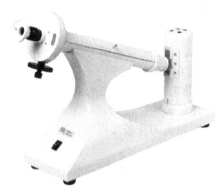

图 3-1-1　常用旋光仪外观示意图

的晶体，称为尼科尔棱镜，是用一种天然晶体如方解石按一定方法切割再用树胶黏合而制成。现今则多采用在塑料膜上涂上某些具有光学活性的物质，使其产生偏振光。早期旋光仪用人眼观测误差较大，读数精度为 0.05°。20 世纪 80 年代数显自动指示旋光仪和投影自动指示旋光仪相继出现，仪器的读数精度也提高到了 0.01° 和 0.005°。《中华人民共和国药典》2015 年版规定使用读数精度达到 0.01° 的旋光仪（图 3-1-1）。

2. 旋光仪结构及工作原理

测定旋光度的仪器叫旋光仪，我们常用 WXG-4 型旋光仪测定旋光物质的旋光度的大小，从而定量测定旋光物质的浓度，其光学系统见图 3-1-2。

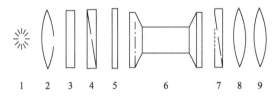

图 3-1-2　旋光仪的结构示意图

1—光源；2—透镜；3—滤光片；4—起偏镜；5—石英片；6—样品管；7—检偏镜；8，9—望远镜

旋光仪主要由起偏器和检偏器两部分构成。起偏器是由第一尼科尔棱镜构成，固定在仪器的前端，用来使各向振动的可见光产生偏振光。检偏器是由第二尼科尔棱镜组成，由偏振片固定在两保护玻璃之间，并随刻度盘同轴转动，用来测量偏振面的转动角度。

旋光仪就是利用检偏镜来测定旋光度的。如调节检偏镜使其透光的轴向角度与起偏镜的透光轴向角度互相垂直，则在检偏镜前观察到的视场呈黑暗，再在起偏镜与检偏镜之间放入一个盛满旋光物的样品管，则由于物质的旋光作用，使原来由起偏镜出来的偏振光转过了一个角度 a，这样视物不呈黑暗，必须将检偏镜也相应地转过一个 a 角度，视野才能重新恢复黑暗。因此检偏镜由第一次黑暗到第二次黑暗的角度差，即为被测物质的旋光度。

由于肉眼对签别黑暗的视野误差较大，为精确确定旋光角，常采用比较方法，即三分视野法。即在起偏镜后中部装一狭长的石英片，其宽度约为视野的三分之一，因为石英也具有旋光性，故在目镜中出现三分视野。如图 3-1-3 所示。当三分视野消失时，即可测得被测物质旋光度。

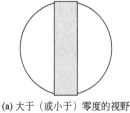
(a) 大于（或小于）零度的视野

(b) 零度视野

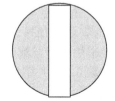
(c) 小于（或大于）零度的视野

图 3-1-3　三分视野

3. 仪器的性能测试

根据中华人民共和国"旋光仪及旋光糖量计检定规程"JJG 536—1998，目视旋光仪的

准确度等级有两种：0.02 与 0.05。自动旋光仪准确度的等级有三种：0.01、0.02 与 0.05。检定项目有准确度、重复性和稳定性，还有对测定管盖玻片内应力与长度误差等的检查《中华人民共和国药典》2015 年版附录规定准确度可用标准石英旋光管（+5°与−1°两支）进行校准，方法可参照 JJG 536—1998，在规定温度下，重复测定 6 次，两支标准石英旋光管的平均测定结果均不得超出示值±0.01°。测定管旋转不同角度与方向测定结果均不得超出示值±0.04°。

《中华人民共和国药典》1990 年版之前曾收载用蔗糖作为基准物进行校准。取经 105℃ 干燥 2h 的蔗糖（化学试剂一级），精密称定，加水溶解并定量稀释制成每 1ml 中含 0.2g 的溶液，依法测定，结果在 20℃时的比旋度应为 66.60°。但用蔗糖校准时，蔗糖的纯度与水分必须符合要求，必须准确称量与稀释，否则易造成误差。而且蔗糖溶液容易生霉，不能长时间放置，目前已很少采用。国际统一糖分析方法委员会（ICUMSA）也推荐用标准石英旋光管进行校验。

二、WZZ-2 自动旋光仪标准操作程序

1. 目的

规范自动旋光仪操作。

2. 适用范围

本程序适用于自动旋光仪的使用。

3. 责任人

仪器分析人员、质量控制室主管。

4. 程序

（1）原理　WZZ-2 自动旋光仪采用 20W 钠光灯做光源，由小孔光阑和物镜组成一个简单的点光源平行光管，平行光经偏振镜变为平面偏振光，其振动平面为 OO。当偏振光经过有法拉第效应的磁旋线圈时，其振动平面产生 50Hz 的 β 角往复摆动，光线经过检偏镜投射到光电倍增管上，产生交变的电讯号。

（2）仪器的性能

① 测定范围：±45°。

② 准确度：±(0.01°＋测量值×5/10000)。

③ 可测样品最低透过率：10%（对钠黄光而言）。

④ 显示器：自动数字显示　最小示值：0.005°　速度：1.30°/s。

⑤ 单色光源：钠光灯加滤色片。

⑥ 试管：200mm、100mm 两种。

⑦ 电源：(220±10)V　50Hz　220W

（3）操作方法

① 将仪器电源插头插入 220V 交流电源［要求使用交流电子稳压器（1kV·A），并将接地脚可靠接地］。

② 打开电源开关，这时钠光灯应启亮，并经 5min 的预热。

③ 打开灯源开关（若直流开关扳上后，灯熄灭。则再将直流开关上下重复扳动 1～2 次，使钠灯在直流下点亮），直流预热 2～3min。

④ 按【测量】键，这时液晶屏应有数字显示（注意：开机后按【测量】键只需按一次，如果再误按该键，则仪器停止测量，液晶屏无显示。可再按【测量】键，液晶屏重新显示）。

⑤ 将装有蒸馏水或其他空白溶剂的试样管放入样品室，盖上箱盖，待示数稳定后，按【清零】键（试管中若有气泡，应先让气泡浮在凸颈处，通光面两端的雾状水滴应擦干；试管螺帽不宜旋得过紧，以免产生应力，影响读数。试样管安放时应注意标记的位置和方向）。

⑥ 按复测按钮 3 次，若示数只差 0.01°，说明仪器正常。

⑦ 取出试样管，注入少量供试液，冲洗数次后装满供试液，按相同的位置和方向放入样品室内，盖好箱盖。液晶显示所测得旋光度值，此时指示灯"1"点亮。

⑧ 按【复测】键一次，指示灯"2"点亮，表示仪器显示第二次测量结果，再次按【复测】键，指示灯"3"点亮，表示仪器第三次测量结果。按【Shift/1 2 3】键，可切换显示各次测量的旋光度值。按【平均】键，显示平均值，指示灯"AV"亮。

5. 注意事项

（1）仪器应放干燥通风处，防止潮气侵蚀，镇流器应注意散热。搬动仪器应小心轻放，避免震动。

（2）光源积灰或损坏，可打开机壳擦净或更新。

（3）机械部门摩擦阻力增大，可以打开后门板，在伞形齿轮、蜗轮蜗杆处加稍许钟油。

（4）如果仪器发现停转或其他元件损坏的故障，应按电原理图样细检查。

（5）打开电源后，若钠光灯不亮，可检查 3A 保险丝。

【课堂讨论】

《中华人民共和国药典》（2015）旋光法应用不多的原因？

【做案例】

中国药典有关旋光度测定的查阅

请按照下列项目，查阅《中华人民共和国药典》2015 年版二部，记录所在页码及括号中内容的查阅结果。

顺序	查阅项目	页码	查阅结果
1	葡萄糖氯化钠注射液（葡萄糖含量测定）		

学习情境二　折射率测定法

【学习目标】

1. 知识目标

　　（1）掌握折射率测定的原理；

　　（2）熟悉折射仪的结构。

2. 技能目标

　　（1）能够正确使用折射仪测定样品；

　　（2）能正确进行折射率测定结果判断。

【背景知识】

折射率概述

当光线从一种透明介质进入另一种透明介质时，如两种介质的密度不同，则光线在这两种介质中的传播速度不同，其进行方向就会改变，使光线在两种介质平滑界面上发生折射。常用的折射率系指光线在空气中进行的速度与其在供试品中进行速度的比值。

根据折射定律折射率 n 也是光线入射角的正弦 $\sin i$ 与折射角的正弦 $\sin r$ 的比值。

$$n = \frac{\sin i}{\sin r}$$

式中 n——折射率；

$\sin i$——光线的入射角的正弦；

$\sin r$——光线的折射角的正弦。

当光线从光疏介质进入光密介质，它的入射角接近或等于 90°时，折射角就达到最高限度，此时的折射角称为临界角 rc，而此时的折射率应为：

$$n = \frac{\sin i}{\sin r} = \frac{\sin 90°}{\sin rc} = \frac{1}{\sin rc}$$

因此，只要测定了临界角，即可计算出折射率。折光计用以测定折射率的基本原理，主要就是利用临界角来设计的。折光计的种类有普氏（Puifrich）折光计、浸入式（Immersin）折光计和阿贝氏（Abbe）折光计等。通常使用的都是阿贝氏折光计。阿贝氏折光计主要由两个折射棱镜、色散棱镜、观测镜筒、刻度盘和仪器支架等组成。仪器的两个折射棱镜中间可放入液体样品，当光线从液层以 90°射入棱镜时，则其折射角 rc 为临界角，由于临界光线的缘故，使产生受光与不受光照射的地方，因而在观测镜筒内视野有明、暗区域，将明暗交界面恰好调至镜筒视野内的十字形发丝交叉处，此值在仪器上即显示为折射率。

折射率的大小与光线所经过的第二种物质性质有关，并与测定时的温度以及光线的波长有关，温度升高，折射率变小，光线的波长愈短，折射率就愈大，折射率常以 n_D^t 表示，D为钠光谱 D 线（589.3nm），t 为测定时的温度。温度除另有规定外，供试品温度应为 20℃。测定折射率可以区别不同油类或检查某些药物的纯杂程度。

▶【学案例】

折射率测定方法及注意事项

维生素 E 的折射率（2010 年版《中华人民共和国药典》二部附录ⅥF）为 1.494～1.499。

1. 样品测定操作方法

折射率的测定，主要用于一些油类性状项下的物理常数检查，也有些文献和资料用以测定纯度和含量，但后者由于专属性不高和测定时有一定误差，一般很少使用。药典规定的折射率均为上下限值，要求测定结果在此限度内即为合格。除另有规定外，要求测定温度均为 (20.0 ± 0.5)℃。

测定时应先将仪器置于有充足光线的平台上，但不可受日光直射，并装上温度计，置20℃恒温室中至少 1h，或连接 20℃恒温水浴至少半小时，以保持稳定温度，然后使折射棱镜上透光处朝向光源，将镜筒拉向观察者，使成一适当倾斜度，对准反射镜，使视野内光线最明亮为止。将上下折射棱镜拉开，用玻棒或吸管蘸取供试品 1～2 滴，滴于下棱镜面上，然后将上下棱镜关合并拉紧扳手。转动刻度尺调节钮，使读数在供试品折射率附近，旋转补偿旋钮，使视野内虹彩消失，并有清晰的明暗分界线。再转动刻度尺的调节钮，使视野的明暗分界线恰位于视野内十字交叉处，记下刻度尺上的读数。投影式折光计在读数时眼睛应与读数垂直，测量后要求再重复读数 2 次，取 3 次读数的平均值，即为供试品的折射率。

用标准玻片校正仪器时，应先将仪器置于光线明亮处，光线不经反射镜而直接射入棱镜，将下面的棱镜拉开，上面的棱镜平放，镜筒略向观察者下方，取标准玻片，大光滑面用溴萘（Monobromonaphthalene）黏附在上面棱镜的光滑面上，并使玻片的小光滑面朝向光线，然后旋转补偿旋钮，使视野内虹彩基本消失，并转动刻度的调节钮，使视野的明暗分界线恰位于视野内十字交叉处，记下刻度尺读数。此时明暗两半的位置与正常观察时方向相反，但不影响读数结果，测量后再重复测量 2 次，取 3 次读数的平均值。

如读数与玻片规定值相符，则折光计不需校正，否则可将棱镜恰好调至玻片规定的折射率处，再用附件的小钥匙插向镜筒旁的小方孔内螺丝上，轻微转动，直至明暗交界处恰好移至十字交叉处即可。投影式折光计校正方法同上，但标准玻片黏附在下面棱镜处。

2. 注意事项

（1）仪器必须置于干燥且有充足光线的房间，不可在有酸碱气或潮湿的实验室中使用，更不可放置仪器于高温炉或水槽旁。

（2）大多数供试品的折射率受温度影响较大，一般是温度升高折射率降低，但不同物质升高或降低的值不同，因此在测定时温度恒定至少半小时。

（3）上下棱镜必须清洁，勿用粗糙的纸或酸性乙醚擦拭棱镜，勿用折光计测试强酸性或强碱性供试品或有腐蚀性的供试品。

（4）滴加供试品时注意棒或滴管尖不要触及棱镜，防止棱镜造成划痕。加入量要适中，使在棱镜上生成一均匀的薄层，检品过多，会流出棱镜外部，检品太少，能使视野模糊不清，同时勿使气泡进入样品，以免气泡影响折射率。

（5）读数时视野中的黑白交叉线必须明显，且明确的位于十字交叉线上，除调节色散补偿旋钮外，还应调整下部反射镜或上棱镜透光处的光亮强度。

（6）测定挥发性液体时，可将上下棱镜关闭，将测定液沿棱镜进样孔流入，要随加随读，测固体样品或用标准玻片校正仪器时，只能将供试品或标准玻片置于测定棱镜上，而不能关闭上下棱镜。

（7）测定结束时，必须用能溶解供试品的溶剂如水、乙醇或乙醚将上下棱镜擦拭干净，晾干，放入仪器箱内，并放入硅胶防潮。

▶【知识储备】

折光计仪器与性能测试

折光计又名折射仪（图 3-1-4），是较早出现的商品分析仪器之一，在 20 世纪 60 年代前，我们使用的仪器大都是国外厂家生产的。读数可读至 0.0001，测定范围 1.3000～1.7000，上下棱镜可以用恒温水调节，使用比较方便。60 年代后我国也能生产阿贝氏折光计，开始生产时其结构比较简单，后期质量不断改进，基本能满足药品分析需要。80 年代后期又出现数字式阿贝氏折光计，观察读数方便可靠，减少了读数的误差。

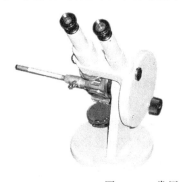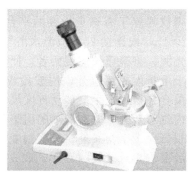

图 3-1-4　常用折射仪外观示意图

目前国内折光计测量范围多为 1.3000～1.7000，最小读数为 0.0001，能符合中国药典要求。仪器的准确度，可用仪器附有的标准折射率玻璃校正，上面注明使用温度和规定值，使用时核对读数值与规定值是否相符。如有误差，可在测定后加减误差值，或调整仪器读数使其符合规定值。最简单的校正方法是用纯水校正，20℃纯水折射率为1.3330。《中华人民共和国药典》2010年版附录规定，折光计应使用校正用玻璃或水进行校正，水的折射率20℃时为1.3330，25℃时为1.3325，40℃时为1.3305。

【做案例】

仪器标准操作规程

维生素 K_1 的折射率（《中华人民共和国药典》2010年版二部附录ⅥF）为1.525～1.528。

阿贝氏折光计操作规程

1. 目的

建立阿贝氏折光计的标准操作程序。

2. 范围

适用于阿贝氏折光计的样品分析。

3. 责任者

仪器使用人员。

4. 操作内容

（1）定义和原则

① 折射率是光线入射角的正弦与折射角的正弦的比值。

即
$$n=\frac{\sin i}{\sin r}$$

式中，n 为折射率；$\sin i$ 为光线的入射角的正弦；$\sin r$ 为光线的折射角的正弦。

因折射率随温度和光线波长不同而改变，温度升高，折射率变小，光线的波长越短，折射率就越大。

本仪器采用的光线不是钠灯发射的D线，而是自然（或白炽灯）光，除另有规定外，供试品温度为20℃，因而折射率以 n^{20} 表示。

② 折射率是纯化学物质的重要物理常数之一，在药物检定上，测定折射率可以区别不同的油类或检查某些药品的纯杂程度。

③ 本仪器的测量范围1.3000～1.7000，分度值0.001，估计读数0.0001，配有恒温器，符合《中华人民共和国药典》附录中《折射率测定法》的规定。

④ 如测定温度不在（20±5）℃时，可用校正公式校正：
$$n(校正)=n^t-[(20-t)\times 0.00038]$$

式中，t 为测定折射率时的温度，℃；n^t 为温度在 t℃时测得的折射率；0.00038为在10～30℃范围内，每差1℃时折射率的校正系数。

（2）主要仪器和器具

① ABBE折射仪。

② 循环恒温水浴。

③ 变压器。

④ 温度计0～50℃，分度值0～1℃。

（3）测定前的准备工作

① 折射仪接通恒温水浴 循环恒温水浴的泵出口用橡皮管与主棱镜下端水入口相连，主棱镜和水出口与付棱镜的水入口相连，付棱镜的出水口连至水浴回水口。

循环恒温水浴的水温控制到测定温度为（20.0±0.5）℃，温度由装配在主棱镜一侧的温度计读出。注意室温高于20℃时用水盒，低于20℃时加温控制。

② 光源变压器接上电源，电源插头插入变压器插口，打开变压器上电源开关。

③ 折射仪的读数标尺校正　揭开付棱镜，使主棱镜面和付棱镜面约成垂直状，靠付棱镜放一张光滑的纸，校正用小玻璃的抛光面，滴上一小滴 α-溴萘（直径约 2mm）抛光的端面与白色纸相对。将它放在主棱镜中间，然后调整标尺到校正玻片上标明的折射率。旋转折射仪右侧色散旋钮至界面线上色差消除。这时折光的野视里有十字交叉线及上亮下暗里面清晰的里面线，里面线正好通过交叉线的交叉点（图 3-1-5）。

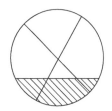　　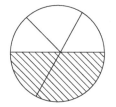

(a) 粗调：看到一个黑白明晰的分界线　　(b) 精调：分界线对准十字交叉线的中心

图 3-1-5　折射率测定示意图

或者用蒸馏水进行校正，将棱镜打开，用以乙醚湿润的棉花擦净棱镜表面，使乙醚蒸发干，滴一滴蒸馏水在主棱镜的镜面上，合紧付棱镜，调整色散旋钮和测量旋钮，使界面线正好通过交叉点。20℃时，水的折射率读数应为 1.3330。倘若校正玻片上标明的折射率与读数不符，或测得 20℃时水折射率不是 1.3330，应当调整标尺，方法是将测量旋钮转至校正片上标示的数值，用备件备有的螺丝刀转动右侧上端的刻度调整螺丝，至界面线正好通过交叉点。

（4）折射率测定

① 旋开棱镜闭合旋钮，揭开付棱镜，先后用乙醇、乙醚湿润的棉花清洗棱镜，乙醚蒸发干。

② 滴 1～2 滴供试品在主棱镜的镜面上。

③ 合紧付棱镜，旋转色散旋钮和测量旋钮，使交面线正好通过交叉点。

④ 读取折射率的数值。

（5）注意事项

① 保持清洁，镜筒和棱镜各部分不积尘。

② 不可用粗糙的布或纸擦拭棱镜表面，以免镜面损伤，每次用毕必须用乙醚擦拭检品接触过的零件，校正玻片等配件安放妥帖防止遗失。

③ 不允许用折射仪测定强酸、强碱或有腐蚀性物质的折射率。

▶【课堂讨论】

《中华人民共和国药典》（2015 年版）用折光法测定哪些药物？

学习情境三　熔点测定法

▶【学习目标】

1. 知识目标

　　（1）掌握熔点测定的原理；

　　（2）熟悉熔点仪的结构。

2. 技能目标
　　(1) 能够正确使用熔点仪测定样品;
　　(2) 能正确进行熔点测定结果判断。

▶【背景知识】

熔点概述

　　熔点系指一种物质按照规定的方法测定,由固相熔化成液相时的温度,是该物质的一项物理常数。依法测定熔点,可以鉴别或检查该药品的纯杂程度。

　　根据被测物质的不同性质,在药典附录"熔点测定法"项下列有三种不同的测定方法,分别用于测定易粉碎的固体药品、不易粉碎的固体药品或凡士林及其类似物质,并在正文各该品种项下明确规定应选用的方法。遇有在正文中未注明方法时,均系指采用第一法。在第一法中,又因熔融时是否同时伴有分解现象,而规定有不同的升温速度和观测方法,由于测定方法受热条件和判断标准的不同,常导致测得的结果有明显差异,因此在测定时必须根据药典正文该品种项下的规定选用方法,并严格遵照该方法中规定的操作条件和判断标准进行测定,才能获得准确的结果。

▶【学案例】

熔点测定方法及注意事项

　　格列本脲的熔点为170～174℃,熔融时同时分解。

　　1. 仪器与用具

　　(1) 熔点测定仪

　　(2) 温度计　具有0.5℃刻度的分浸型温度计,其分浸线的高度宜在50～80mm(分浸线低于50mm的,汞球距离液面太近,易受外界气温的影响;分浸线高于80mm的,毛细管容易漂浮,均不宜使用),温度计的汞球宜短,汞球的直径宜与温度计柱身的粗细接近(便于毛细管装有供试品的部位能紧贴在温度计汞球上),温度计除应符合国家质量监督检验检疫总局所规定外,还应经常采用药品检验用"熔点标准品"进行校正。

　　(3) 毛细管系用洁净的中性硬质玻璃管拉制而成,内径为0.9～1.1mm,壁厚为0.10～0.15mm,分割成10cm以上,最好将两端熔封,临用时再锯开其一端(用于第一法)或两端(用于第二法)以保证毛细管内洁净干燥。

　　(4) 传温液与熔点标准品

　　① 传温液

　　a. 水　用于测定熔点80℃以下者。用前应先加热至沸使脱气,并放冷。

　　b. 液状石蜡或硅油　用于测定熔点80℃以上者。液状石蜡或硅油长期使用后,液状石蜡色泽易变深而影响熔融过程的观察,硅油的黏度易增大而不易搅拌均匀,传温液应注意更换。

　　② 药品检验用熔点标准品(表3-1-1),由中国药品生物制品检定所分发,专供测定熔点时校正温度计用,用前应在研钵中研细,并按说明书中规定的条件干燥后,置五氧化二磷干燥器中干燥避光保存备用。

　　2. 第一法的操作及其注意事项

　　(1) 适用范围　本法适用于测定易粉碎的固体药品。

　　(2) 供试品的预处理　取供试品,置研钵中研细,移置扁形称量瓶中,按正文中各该药品项下"干燥失重"条件进行干燥。如该药品不检查干燥失重,对熔点低限在135℃以上而且受热不分解的品种,可采用105℃干燥;对熔点低限在135℃以下或受热分解的品种,可

表 3-1-1　熔点标准品

标准品名称	熔点/℃	干燥处理方法
偶氮苯	68	五氧化二磷干燥器干燥
香草醛	83	五氧化二磷干燥器干燥
乙酰苯胺	116	五氧化二磷干燥器干燥
非那西汀	136	105℃干燥
磺胺	166	105℃干燥
磺胺二甲嘧啶	200	105℃干燥
双氰胺	210.5	105℃干燥
糖精	228	105℃干燥
咖啡因	237	105℃干燥
酚酞	263	105℃干燥

在五氧化二磷干燥器中过夜，个别品种在正文中另有规定的则按规定处理。

（3）取两端熔封的毛细管，于临用前锯断其一端，将开口的一端插入上述供试品中，再反转毛细管，并用熔封一端轻叩桌面，使供试品落入管底，再借助长短适宜（约 60cm）的洁净玻璃管，垂直放在表面皿或其他适宜的硬质物体上，将上述装有供试品的毛细管放入玻璃管上口使自然落下，反复数次，使供试品紧密集结于毛细管底部，装入供试品的高度应为 3mm。

个别品种规定不能研磨、不能受热、并要减压熔封测定的可将供试品少许置洁净的称量纸上，隔纸迅速用玻璃棒压成粉末，迅速装入毛细管使其高度达 3mm；再将毛细管开口一端插入一根管壁有一小孔的耐压橡皮管的小孔中，橡皮管末端用玻璃棒密塞，另一端接在抽气泵上，在抽气减压的情况下熔封毛细管。

（4）将温度计垂直悬挂于加热用容器中，使温度计汞球的底端处于加热面（加热面）的上方 2.5cm 以上，加入适量的传温液，使传温液的液面约在温度计的分浸线处，加热传温液并不断搅拌，待温度上升到规定的熔点低限尚低 10℃时，调节升温速度使每分钟上升 1.0～1.5℃（用于熔融同时分解的供试品，则其升温速度为每分钟上升 2.5～3.0℃），待到达预计全熔的温度后降温；如此反应 2～3 次以掌握升温速度，并便于调整温度计的高度使其分浸线恰处于液面处。

（5）当传温液的温度上升至待测药品规定的熔点低限尚低 10℃时，将装有供试品的毛细管浸入传温液使贴附（或用毛细管夹或橡皮圈固定）在温度计上，要求毛细管的内容物适在汞球的中部；根据"（4）"掌握升温速度，继续加热并搅拌，注意观察毛细管内供试品的变化情况，记录供试品在毛细管内开始局部液化时的温度作为初熔温度，全部液化时的温度作为全熔温度。

凡在正文该品种的熔点下注明有"熔融时同时分解"的品种，除升温速度应调节为每分钟上升 2.5～3.0℃外，并应以供试品开始局部液化或开始产生气泡时的温度作为初熔温度，以供试品的固相消失、全部液化时的温度或供试品分解物开始膨胀上升的温度作为全熔温度；无法分辨初溶和全熔时，可记录其产生突变（例如颜色突变深，供试品突然迅速膨胀上升）时的温度，此时可只有一个温度数据。

（6）传温液的升温速度，毛细管的洁净与否，内径和壁厚，以及供试品装入毛细管高度及其紧密程度，均将影响测定结果，因此必须严格按规定进行操作。

（7）初熔之前，毛细管内供试物可能出现"发毛"、"收缩"、"软化"、"出汗"等过程，在未出现局部液化的明显液滴和持续熔融过程时，均不作初熔判断。但如上述现象严重，过程较长，或因之影响初熔点的观察时，应视为供试品纯度不高的标志而予以记录，并设法与正常的该药品作对照测定，以便于最终判断。

"发毛"系指毛细管内的柱状供试物因受热而在其表面呈现毛糙。

"收缩"系指柱状供试物向其中心聚集紧缩或贴在某一边壁上。

"软化"系指柱状供试物在收缩后变软，而形成软质柱状物，并向下弯塌。

"出汗"系指柱状供试物收缩后在毛细管内壁出现细微液滴，但尚未出现局部液化的明显液滴和持续的熔融过程。

（8）全熔时毛细管内的液体应完全澄清。个别药品在熔融成液体后会有小气泡停留在液体中，此时容易与未熔融的固体相混淆，应仔细辨别。

3. 第二法的操作及其注意事项

（1）适用范围　本法适用于脂肪、脂肪酸、石蜡、羊毛脂等的熔点测定。

（2）取供试品，注意用尽可能低的温度使之熔融，另取两端已锯开的毛细管，垂直插入上述熔融的供试品，使供试品吸入毛细管的高度达（10±1）mm。取出后，擦去毛细管外壁的残留物。在10℃以下的冷处放置24h，或置冰上放冷不少于2h，使之完全凝固。

（3）将上述装有供试品的毛细管用橡皮套固定在温度计上，使毛细管的内容物部分适在汞球的中部。将毛细管连同温度计垂直浸入传温液（只能用水，液面距离加热面应在6cm以上）中，并使供试品的上端适在传温液液面下（10±1）mm处（此时温度计的分浸线不可能恰在液面处，可不考虑）。

（4）缓缓加热并不断搅拌传温液，俟温度上升较规定的熔点低限尚低（5.0±0.5）℃时，调节加温速度，使每分钟升温0.3～0.5℃，注意观察毛细管内供试品的变化，检读供试品在毛细管内开始上升时的温度，即得。

4. 第三法的操作及其注意事项

（1）适用范围　本法适用于测定凡士林或其他类似物质的熔点。

（2）供试品的预处理　取供试品适量，缓缓搅拌并加热至温度达90～92℃，放入一平底耐热容器中使供试品的厚度为12mm±1mm，放冷至较规定的熔点上限高8～10℃。

（3）用温度计黏附供试品　事先取温度计插入试管所附的软木塞，并放冷至5℃，擦干。待完成"（2）"的操作时，立即将放冷至5℃的温度计汞球部垂直插入经预处理的供试品中，直至碰到容器底部（即浸没12mm±1mm），随即取出温度计并保持垂直悬置，俟黏附在温度计汞球部的供试品表面混浊，将温度计浸入16℃以下的水中5min，取出，将温度计插入一外径约25mm、长150mm试管中，塞紧固定软木塞于管口，使温度计悬于其中，并使温度计汞球部的底端距试管底部约15mm。

（4）近似熔点的测定　将上述插入有温度计与供试品的试管垂直固定于水浴中，并使试管底与烧杯底的距离为10～20mm；然后在水浴内注入约16℃的水，至水浴液面与温度计的分浸线相平；加热水浴并缓缓搅拌，使水浴温度以每分钟上升2℃的速度升至38℃，再继续以每分钟上升1℃的速率升温至供试品的第一滴脱离温度计为止；立即检读温度计上显示的温度（估读至0.1℃），即为该供试品的近似熔点。

（5）测定结果　取供试品，按"（2）～（4）"反复测定数次，如连续3次测得近似熔点的极差（最大值与最小值之差）未超过1.0℃时，即取3次的平均值（加上温度计的校正值）作为该供试品的熔点；如连续3次测得近似熔点的极差超过1.0℃时，可再测定2次，并取5次的平均值（加上温度计的校正值）作为该供试品的熔点。

5. 结果与判定

（1）对第一法中的初熔、全熔或分解突变时的温度，以及第二法中熔点的温度，都要估读到0.1℃，并记录突变时或不正常的现象，每一检品至少测定两次，两次读数之差小于0.5℃，且不在合格与不合格边缘，可取两次均值加温度计的校正值后作为熔点测定的结果。如两次读数之差为0.5℃或0.5℃以上时，或关系到可能判定为不合格时，应再重复测定两次，并取 4 次的均值加上温度计的校正值后作为熔点测定的结果。必要时可选用正常的同一药品再次进行测定，记录其结果并进行比较。

（2）测定结果的数据应按个位数的 0.5 单位修约，即 0.1～0.2℃舍去，0.3～0.7℃修约为 0.5℃，0.8～0.9℃进为 1℃。并以修约后的数据报告。

（3）经修约后的初熔、全熔或分解突变时的温度均在各该药品"熔点"项下规定的范围以内时，判为"符合规定"。但如有下列情况之一者，即判为"不符合规定"：①初熔温度低于规定范围的低限；②全熔温度超过规定范围的高限；③分解点或熔点温度处于规范范围之外；④初熔前出现严重的"发毛"、"收缩"、"软化"、"出汗"现象，且其过程较长，并与正常的该药品作对照比较后有明显的差异者。

▶【知识储备】

熔点测定用温度计的校正

（1）温度计的校正，温度计除应符合国家质量监督检验检疫总局的规定外，还因其规定的允差较大，且在较长期使用后，其标值因经受多次反复受热、冷却而产生误差，因此应经常采用中国食品药品检定研究院分发的熔点标准品进行校正，通常可在测定供试品时同时进行。

（2）熔点标准品在使用前先在研钵中研细，并将偶氮苯至乙酰苯胺置五氧化二磷干燥器中干燥，非那西汀至酚酞在 105℃干燥后存放在专用的避光五氧化二磷干燥器中，必要时也可在临用前再干燥。

（3）按前述的方法将熔点标准品装入毛细管中，所用毛细管的内径应尽量接近 1.0mm，内容物的高度应比较准确为 3mm。

（4）用待校正的温度计，以每分钟 1.5℃的升温速度检读熔点标准品到达全熔（因相刚刚全部消失）时的温度；重复测定两次并要求两次之差不得大于 0.3℃。以其均值与该标准品标示的温度相比较，得出该待校温度计在该点（或其附近）时应加上或减去的校正值（200℃以下的校正值不得大于 0.5℃，200℃以上的校正值不得大于 0.8℃）。

（5）通常采用与被测供试品熔点相近的上下两个熔点标准进行测定，得出此两点的校正值，并按供试品熔点在两点之间的位置，计算出该点的校正值。

（6）温度计的校正值应在大体上呈现有规律的变化，如果发现多个部位的校正值忽高忽低不呈现有规律性的变化时，则该支温度计应当停用。

▶【知识拓展】

（1）药典规定一般供试品均应在干燥后测定熔点，但对个别品种规定不经干燥，而采用含结晶水的供试品直接测定熔点，应予注意。如环磷酰胺、重酒石酸去甲肾上腺素和氯化琥珀胆碱均含 1 分子结晶水，规定在测定前不要进行干燥。

（2）硫酸阿托品含 1 分子结晶水，规定在 120℃干燥 3h 后立即依法测定；操作中应严格控制温度与时间，且因干燥后的无水物极易吸潮，在干燥后要立即装入毛细管并熔封，测定前再锯开上端。

（3）药典规定熔点在 80℃以下者的传温液用水，80℃以上者的传温液用硅油或液状石蜡，通常的概念认为液体石蜡也可以适用于 80℃以下物质的测定。但已知有两个品种，优奎宁和偶氮苯，用水做传温液和用液状石蜡做传温液得的熔点不一致，且偶氮苯为熔点标准之一，如果用液体石蜡做传温液，其全熔点较用水约高 1℃。因此，应严格按《中华人民共和国药典》的规定使用传温液。

（4）某些药品受热后除失去结晶水外，还会有晶型改变、分子重排等现象产生，如鬼臼毒素在其熔点前10℃放入，会立即熔融；而长时间缓缓升温到初熔点180℃时，可以测出其熔点。

（5）数字显示熔点仪见图3-1-6。

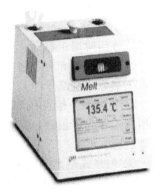

该熔点仪三通道同时测量，可快速、准确地检测物质的熔点并观察熔化过程。操作简便，只要选择起始温度、温度梯度、终止温度，按一下［START］，就能从熔点仪LCD显示屏上读出结果，使实验能在无人看管下进行。操作者可从熔点仪前面板观察样品。

► 【课堂讨论】

熔点测定法鉴别药物的优缺点？

图3-1-6　数字显示熔点仪

► 【做案例】

做案例一　中国药典有关熔点测定的查阅

请查阅《中华人民共和国药典》2015年版二部，有关对乙酰氨基酚的物理常数测定，并按照以下操作规程测定对乙酰氨基酚的熔点。

1. 目的

建立熔点测定仪标准操作程序。

2. 范围

适用于熔点样品分析。

3. 责任者

仪器操作人员。

4. 操作内容

（1）简述　熔点系指一种物质照规定方法测定，由固体熔化成液体的温度，融熔同时分解的温度或在熔化时自初熔至全熔经历的一段温度。

（2）熔点测定的仪器用具

① 一般仪器用具

a. 容器　供放置传温液用。可用硬质玻璃制成的烧杯、园底玻璃管或其他适宜的容器，能耐直火加热。

b. 搅拌器　系一粗细适宜的玻璃棒，末端弯成圈形，圈的直径较容器内径略小，然后弯成直角，上端略弯，以便搅动（亦可用电动马达带动）。当传温液用硅油、液状石蜡以电阻丝置容器内加热时，可采用磁力搅拌器搅拌。

c. 温度计　供测定传温液的温度及供试品熔点用。《中华人民共和国药典》规定可用分浸型（或全浸型）温度计，预先用熔点测定用标准品校正。校正时温度计浸入传温液的深度应与测定供试品时浸入传温液的深度一致，分度值宜为0.5℃或1℃。

温度计的校正常用测定多种化学纯品的熔点以校正温度计的方法。化学纯品的熔点恒定、熔距极短，中国食品药品检定研究院制备有熔点标准品专供校正温度计用。细心测得各熔点3次，取平均值，将其熔点温度作为横坐标，将温度应校正数值作为纵坐标，可绘得一温度计校正曲线，以后该温度计的校正值即由此曲线查得。亦可用已知熔点的标准品与供试品同时测定，以校正温度计的误差。

d. 熔点测定管（简称毛细管）供放置供试品用，应选用中性硬质玻璃管，先经洗刷干净，再用清洁液、常水、蒸馏水洗涤，晾干后拉制成的薄壁毛细管长9cm以上，当所用温度计浸入传温液在 6cm 以上时，管长应适当增加，使露出液面 3cm 以上，内径 0.9～1.1mm，壁厚 0.1～0.15mm，一端熔封。为便于保存，可拉制成两倍长度的毛细管，两端熔封，临用时居中截开，分成两支使用。

熔点测定管亦有市售，需用时用重铬酸钾硫酸液（清洁液）浸泡过夜，然后用自来水或常水、蒸馏水洗涤干净，干燥后即可应用。

e. 传温液　熔点在 80℃ 以下者用蒸馏水，熔点在 80℃ 以上用液状石蜡、硅油等。目前常用硅油作为传温液，其优点为无色透明、热稳定和无腐蚀性，使用后如变黑，可用活性炭处理脱色。

② 内热式熔点测定装置　本装置将电热丝直接浸入传温液内，利用调压变压器控制电热丝的电压，以间接控制传温液的温度和升温速度；并用磁力搅拌器进行搅拌。装置包括三个主要部分。

a. 电热加热传温液　在一只 600ml 硬质高型烧杯内装硅油或液状石蜡等不良导体，传温液内插入温度计及电热加热器，电热加热器的制法是将市售的 200V 的电热丝（300W、500W 或 800W 者均可），按需要截取相当于 200～300W 绕于一玻璃环或一块圆形小磁板上，电热丝两端通过玻璃管引出，用磁接线板与一般电线连接于调压变压器的输出接头上，玻璃管用橡皮固定烧杯壁部，另将温度计用橡皮塞固定在烧杯中部，使温度计汞球部的底端与加热器表面距离 2.5cm 以上。

b. 调压变压器　输入电压有 110V、220V 两种，一般多是 220V；输出电压 0～250V，最大功充 1kW（当电热丝功率较低时，也可用 0.5kW）。另用一只 0～250V（或 0～150V）交流伏特计并联于输出部分，以指示电热丝的实际工作电压，以便于控制传温液的温度。

c. 磁力搅拌器　一般采用市售的电磁搅拌器，但不宜用塑料面或玻板面，以免受热变形或破裂。另用一小段铁丝封在玻璃管作为搅拌棒。有时天冷，传温液较黏厚，小搅拌棒可能发生崩跳现象，可先将传温液升温至 30℃ 以上再行搅拌。

本套装置的特点是利用电热丝直接浸入传温液内加热，用调压变压器控制升温速度，并用磁力搅拌器进行搅拌，装置简单，使用方便，能准确控制升温速度，所测得熔点与外热式者相同，而且重现性很好。

（3）熔点测定方法

① 测定易碎的固体药品时，取供试品，研成细末，除另有规定外，应参照该药品项下干燥失重的温度干燥，如该药品不检查干燥失重，熔点范围低限在 135℃ 以上，受热不分解的供试品，可采用 105℃ 干燥，熔点在 135℃ 以下的或受热分解的供试品，可在五氧化二磷干燥器中干燥过夜或用其他适宜的干燥方法干燥。分取适量，置毛细管中，轻击管壁或借助长短适宜的洁净玻璃管，垂直放在表面皿或其他适宜的硬质物体上，将毛细管自上口放入，使自然落下，反复数次，使粉末紧密集结管底，装入供试品在管底高度为 3mm，另将温度计放入盛装传温液的容器中，使温度计汞球部的底端与容器的底部距离在 2.5cm 以上（用内加热的容器，温度计汞球与加热器上表面距离在 2.5cm 以上）。加入传温液以使传温液加热后的液面适浸至温度计的分浸线处，将传温液加热，俟温度上升至较规定的熔点低限尚低约 10℃ 时，将毛细管浸入传温液，贴附在温度计上，位置须使毛细管的内容物部分适在温度计汞部中部，继续加热，调节升温速度使温度每分钟上升 1.0～1.5℃。加热时必须不断搅拌使温度保持均匀。供试品在毛细管内开始局部液化时的温度，作为初熔温度；供试品全部液化（澄明）时的温度，作为全熔温度。

② 测定熔融时分解的供试品的熔点时，方法如上述。但调节升温速度，使每分钟上升 2.5～3℃。供试品开始局部液化时（或开始产生气泡时）的温度作为初熔温度；供试品固相消失全部液化时，有时固相消失不明显，应以供试品分解物开始膨胀上升时的温度作为全熔

温度。某些药品无法分辨初熔、全熔时，可记录其发生突变时的温度，该温度和初熔、全熔温度一样，均应在各该药品项下规定的范围以内。

（4）熔点测定注意事项

① 熔点测定毛细管的大小：由于毛细管内装入供试品量对熔点测定结果有影响，内径大了，全熔温度会偏高 0.2～0.4℃，故毛细管的内径必须按药典规定为 0.9mm，外径为 1.2mm，毛细管以 0.9mm 针头能插入，1.2mm 针头不能插入来控制。装入供试品应在管底高度 3mm 为宜。

熔点测定毛细管应用中性硬质玻璃管。

② 温度计　温度计必须经过校正，最好绘制校正曲线，否则测定结果是不准确的。

③ 传温液　应用不同传温液测定有些药物的熔点时，对某些供试品所得结果不一致。因此选择传温液必须按药典使用；或可先用确知对测定结果无影响的其他适宜的传温液。

④ 供试品必须研细并经干燥　为测得结果准确，供试品必须干燥，熔点范围低限在135℃以上，受热不分解的供试品，可应用 105℃干燥；熔点在 135℃以下或受热分解的供试品，可在五氧化二磷干燥器中干燥过夜。一般来说，除另有规定外，应参照该药品项下干燥失重的温度干燥。对于环磷酰胺和氯化琥珀胆碱等不宜在干燥后测熔点的，则在正文下说明，以免误测。

⑤ 供试品装入熔点测定管应尽量紧，可用一洁净长玻璃管，垂直放在玻璃板或其他适宜的硬质物体上，将毛细管自上口放入，使自由落下，反复数次，使粉末紧密集结管底为止。

⑥ 升温速度对熔点测定结果有明显影响，所以应严格控制升温速度。一般的供试品加热规定的熔点尚低约 10℃时，升温以每分钟上升 1.5℃为宜，熔融分解的供试品，升温速度尽可能保持每分钟上升 3℃为宜。

⑦ 熔点判断　供试品在熔点测定毛细管内受热出现"发毛"、"收缩"、"软化"及"出汗"等变化过程，均不作初熔判断。

在以上几个过程后形成"软质柱状物"，尚无液滴出现，是不能作初熔判断的，只能以熔点测定管内开始局部液化（出现明显液滴）时的温度作为初熔温度；供试品全部液化（澄明）时的温度作为全熔温度；供试品"发毛"、"收缩"及"软化"阶段过长时，反映供试品质量较差。测定熔点至少应测 3 次，求其平均值。

⑧ 熔融同时分解点的判断　熔融同时分解的药物，必须严格按药典规定的温度放入并升温（规定距熔点尚低 10℃±1℃时放入，即距初熔尚低 10℃时放入），供试品开始局部液化或开始产生气泡时的温度作为初熔温度；供试品固相消失全部液化时的温度为全熔温度，遇有固相消失不明显时，应以供试品分解物开始膨胀上升时的温度作为全熔温度。由于各物质熔融分解时的情况颇不一致，某些药品无法分辨初熔、全熔时，可记录其发生突变时的温度，该温度和初熔、全熔温度一样，均应在该药品项下规定的范围以内。

⑨ 测定时读取温度计（0.5～1.0℃分度）读数均宜估计到 0.1，报告时有的采取 0.1℃及 0.2℃以下舍去，0.3～0.7℃写为 0.5℃，0.8℃及 0.9℃进为 1℃，一般均采用四舍五入。

⑩ 供试品测定结果在该品规定熔点范围边缘时，应至少重复 3 次，以减少观察误差。

⑪ 传温液用后要盖好，以免污染。

⑫ 须按国外药品标准测定时，各国药典对药品的熔点都有特殊的规定，测定时宜仔细研究，以保证得到准确数据。

做案例二　标准操作程序

白凡士林的熔点（2010 年版《中华人民共和国药典》二部附录ⅥC 第三法）为 45～60℃。

熔点测定仪标准操作规程

【归纳】

旋光法	原理	平面偏振光通过其液体或溶液时,能引起旋光现象,使偏振光的平面向左或向右发生旋转,偏转的度数称为旋光度。 比旋度为物质的物理常数,可用以区别或检查某些物质的光学活性和纯杂程度。 旋光度在一定条件下与浓度呈线性关系,可以用来测定含量
	仪器检定	检定项目:有准确度、重复性和稳定性 检定方法:可用标准石英旋光管(＋5°与−1°两支)进行校准 检定要求:在规定温度下,重复测定 6 次,两支标准石英旋光管的平均测定结果均不得超示值±0.01°。测定管旋转不同角度与方向测定,结果均不得超出示值±0.04°
	结果计算	液体样品$[\alpha]_\lambda^t=\alpha/ld$ 固体样品$[\alpha]_\lambda^t=100\alpha/lc$
折光法	原理	折射率系指光线在空气中进行的速度与其在供试品中进行速度的比值。测定折射率可以区别不同油类或检查某些药物的纯杂程度
	常用仪器	阿贝氏折射仪由两个折射棱镜、色散棱镜、观测镜筒、刻度盘和仪器支架等组成
	仪器的校正和检定	仪器准确度:《中华人民共和国药典》2010 年版附录规定,折光计应使用校正用玻璃或水进行校正,水的折射率 20℃时为 1.3330,25℃时为 1.3325,40℃时为 1.3305
	结果判断	药典规定的折射率均为上下限值,要求测定结果在此限度内即为合格。除另有规定外,要求测定温度均为(20.0±0.5)℃
熔点测定法	原理	熔点系指一种物质按照规定的方法测定,由固相熔化成液相对的温度,是该物质的一项物理常数。依法测定熔点,可以鉴别或检查该药品的纯杂程度
	熔点测定仪器的基本组成	熔点测定仪、温度计、传温液、毛细管
	熔点测定法	在药典附录"熔点测定法"项下列有 3 种不同的测定方法,分别用于测定易粉碎的固体药品、不易粉碎的固体药品或凡士林及其类似物质
	结果判断	对第一法中的初熔、全熔或分解突变时的温度,以及第二法中熔点的温度,都要估读到 0.1℃,每一检品至少测定 2 次。 测定结果的数据应按个位数的 0.5 单位修约,即 0.1～0.2℃舍去,0.3～0.7℃修约为 0.5℃,0.8～0.9℃进为 1℃。 经修约后的温度在该药品"熔点"项下规定的范围以内时,判为"符合规定"。但如有下列情况之一者,即判为"不符合规定":①初熔温度低于规定范围的低限;②全熔温度超过规定范围的高限;③分解点或熔点温度处于规范范围之外;④初熔前出现严重的"发毛"、"收缩"、"软化"、"出汗"现象,且其过程较长,并与正常的该药品作对照比较后有明显的差异者

【目标检测】

一、选择题

【A 型题】(最佳选择题,每题备选答案中只有一个最佳答案)

1. 哪些物质具有旋光性 (　　)
A. 所有有机化合物　　　B. 油性有机药物　　　C. 气体药物
D. 含手性碳的有机药物　　E. 固体有机药物

2. 折射率测定主要用于哪些药物 (　　)
A. 所有有机化合物　　　B. 油性有机药物　　　C. 气体药物
D. 含手性碳的有机药物　　E. 不饱和有机药物

3. 熔点测定第一法适用于测定哪类药物（　　）
A. 易粉碎的固体药品　　　B. 不易粉碎的固体药品　　C. 凡士林及其类似物质
D. 含手性碳的有机药物　　E. 不饱和有机药物

4. 熔点测定第二法适用于测定哪类药物（　　）
A. 易粉碎的固体药品　　　B. 不易粉碎的固体药品　　C. 凡士林及其类似物质
D. 含手性碳的有机药物　　E. 不饱和有机药物

5. 熔点测定第三法适用于测定哪类药物（　　）
A. 易粉碎的固体药品　　　B. 不易粉碎的固体药品　　C. 凡士林及其类似物质
D. 含手性碳的有机药物　　E. 不饱和有机药物

6. 旋光度、折射率测定常用温度均为（　　）
A. 室温　　　　　　　　　B. 10℃　　　　　　　　　C. 20℃
D. 25℃　　　　　　　　　E. 30℃

7. 旋光度、折射率测定的光线均为（　　）
A. 钠光谱的 A 线　　　　　B. 钠光谱的 B 线　　　　　C. 钠光谱的 C 线
D. 钠光谱的 D 线　　　　　E. 钠光谱的 E 线

8. 水的折射率20℃时为（　　）
A. 1.3330　　　　　　　　B. 1.3325　　　　　　　　C. 1.3305
D. 66.60　　　　　　　　E. 0.001。

9. 需要进行空白校正的测定方法为（　　）
A. 熔点测定　　　　　　　B. 旋光度测定　　　　　　C. 折射率测定
D. 温度计校正　　　　　　E. 折射仪校正

10. 旋光度测定时旋光度读数应重复几次后取平均值计算（　　）
A. 2　　　B. 3　　　C. 4　　　D. 5　　　E. 不需重复读数

11. 旋光度测定法测定含量时，取 2 份供试品测定读数结果其极差应在（　　）以内，否则应重做。
A. 0.01　　B. 0.02　　C. 0.03　　D. 0.04　　E. 0.05

12. 阿贝氏折射仪的最小读数是（　　）
A. 0.1　　B. 0.01　　C. 0.001　　D. 0.0001　　E. 0.00001

13. 下列哪种测定在供试的液体或固体物质的溶液显混浊或含有混悬的小粒，应预先滤过，并弃去初滤液（　　）
A. 熔点测定　　　　　　　B. 旋光度测定　　　　　　C. 折射率测定
D. 沸点测定　　　　　　　E. 相对密度测定

14. 下列哪种测定每次测定前应以溶剂做空白校正，测定后，再校正 1 次，以确定在测定时零点是否有变动，如第二次校正时发现零点有变动，则应重新测定（　　）
A. 熔点测定　　　　　　　B. 旋光度测定　　　　　　C. 折射率测定
D. 沸点测定　　　　　　　E. 相对密度测定

15. 用熔点测定第一法测定样品熔点时，供试品需要预先干燥，如该药品不检查干燥失重，对熔点低限在135℃以上而且受热不分解的品种，可以采用什么方法进行干燥（　　）
A. 五氧化二磷干燥器中过夜　　　　　　　B. 95℃干燥
C. 105℃干燥　　　　D. 120℃干燥　　　　E. 135℃干燥

16. 用熔点测定第一法测定样品熔点时，供试品应该装入毛细管，要求供试品紧密集结于毛细管底部，毛细管中装入供试品的高度应为（　　）
A. 1mm　　B. 2mm　　C. 3mm　　D. 4mm　　E. 5mm

17. 用熔点测定第二法测定样品熔点时：取供试品，注意用尽可能低的温度使之熔融，另取两端已锯开的毛细管，垂直插入上述熔融的供试品，使供试品吸入毛细管，毛细管中装入供试品的高度应为（　　　）

A. (5±1)mm　　　　　　　B. (8±1)mm　　　　　　　C. (10±)1mm

D. (12±1)mm　　　　　　E. (15±1)mm

18. 第三法测定凡士林熔点时，供试品的预处理要求：取供试品适量，缓缓搅拌并加热至温度达（　　　），放入一平底耐热容器中使供试品的厚度为12mm±1mm，放冷至较规定的熔点上限高8～10℃。然后用温度计黏附供试品。

A. 70～72℃　　　　　　　B. 80～82℃　　　　　　　C. 90～92℃

D. 105℃　　　　　　　　E. 120℃

19. 第三法熔点测定结果：　取供试品，反复测定数次，如连续3次测得近似熔点的极差（最大值与最小值之差）未超过（　　　）℃时，即取3次的平均值（加上温度计的校正值）作为该供试品的熔点；如连续3次测得近似熔点的极差超过规定限度时，可再测定2次，并取5次的平均值（加上温度计的校正值）作为该供试品的熔点。

A. 0.1　　　B. 0.5　　　C. 1.0　　　D. 1.5　　　E. 2.0

20. 熔点测定结果记录：对第一法中的初熔、全熔或分解突变时的温度，以及第二法中熔点的温度，都要估读到（　　　）℃，并记录突变时或不正常的现象。

A. 0.01　　　B. 0.1　　　C. 0.5　　　D. 1.0　　　E. 2.0

21. 熔点测定结果与判定：对第一法中的初熔、全熔或分解突变时的温度，以及第二法中熔点的温度，每一检品至少测定两次，两次读数之差小于（　　　）℃，且不在合格与不合格边缘时，可取两次均值加温度计的校正值后作为熔点测定的结果。

A. 0.01　　　B. 0.1　　　C. 0.5　　　D. 1.0　　　E. 2.0

22. 熔点测定结果与判定：对第一法中的初熔、全熔或分解突变时的温度，以及第二法中熔点的温度，每一检品应少测定两次，两次读数之差小于规定限度，且不在合格与不合格边缘时，可取两次均值加温度计的校正值后作为熔点测定的结果。如两次读数之差为超过规定限度时，或关系到可能判定为不合格时，应再重复测定（　　　）次，并取前后几次的均值加上温度计的校正值后作为熔点测定的结果。

A. 1　　　B. 2　　　C. 3　　　D. 4　　　E. 5

【B型题】（配伍选择题，备选答案在前，试题在后。每题只有一个正确答案，每个备选答案可重复选用，也可不选用）

(1～5题备选答案)

A. 熔点测定中的"发毛"　B. 熔点测定中的"软化"　C. 熔点测定中的"收缩"

D. 熔点　　　　　　　　　E. 熔点测定中的"出汗"

1. 系指毛细管内的柱状供试物因受热而在其表面呈现毛糙（　　　）

2. 系指柱状供试物向其中心聚集紧缩，或贴在某一边壁上（　　　）

3. 系指柱状供试物在收缩后变软，而形成软质柱状物，并向下弯塌（　　　）

4. 系指柱状供试物收缩后在毛细管内壁出现细微液滴，但尚未出现局部液化的明显液滴和持续的熔融过程（　　　）

5. 系指一种物质按照规定的方法测定，由固相熔化成液相时的温度（　　　）

A. 右旋物质　　　　　　　B. 左旋物质　　　　　　　C. 比旋度

D. 折射率　　　　　　　　E. 旋光度测定用器械

1. 能使偏振光向右旋转者（顺时针方向，朝光源观测）的物质为（　　　）

2. 能使偏振光向左旋转者的物质为（　　　）

3. 当偏振光通过长 1dm、每 1ml 中含有旋光性物质 1g 的溶液，测定的旋光度为（　　　）

4. 光线入射角的正弦 sini 与折射角的正弦 sinr 的比值为（　　　）

5. 尼科尔棱镜是（　　　）

A. 旋光仪校正用器械　　　B. 折射仪校正用试剂　　　C. 温度计校正用试剂

D. 熔点测定第三法适用于测定的药物　　　　　　　E. 旋光法可以测定的药物

1. 水（　　　）

2. 标准石英旋光管（　　　）

3. 偶氮苯（　　　）

4. 凡士林（　　　）

5. 葡萄糖（　　　）

A. 水　　　B. 液状石蜡　　　C. 硅油　　　D. 偶氮苯　　　E. 磺胺

1. 用于测定熔点 80℃ 以下物质的传温液是（　　　）

2. 用于测定熔点 80℃ 以上物质的传温液是（　　　）

3. 应该在 105℃ 干燥的是（　　　）

4. 应该在五氧化二磷干燥器中过夜的是（　　　）

5. 应该在 120℃ 干燥的是（　　　）

A. 应该在 105℃ 干燥　　　B. 按正文中该药品项下"干燥失重"条件进行干燥

C. 不需要干燥　　　　　　D. 应该在五氧化二磷干燥器中过夜

E. 应该在 120℃ 干燥 3h 后立即依法测定

1. 用熔点测定第一法测定样品熔点时，供试品需要预先干燥，一般的干燥方法是（　　　）

2. 用熔点测定第一法测定样品熔点时，供试品需要预先干燥，如该药品不检查干燥失重，对熔点低限在 135℃ 以上而且受热不分解的品种，采用的干燥方法是（　　　）

3. 用熔点测定第一法测定样品熔点时，供试品需要预先干燥，如该药品不检查干燥失重，对熔点低限在 135℃ 以下的品种，采用的干燥方法是（　　　）

4. 熔点测定第一法测定样品熔点时，供试品需要预先干燥，如该药品不检查干燥失重，对受热分解的品种（　　　）

5. 硫酸阿托测定熔点前的干燥方法是（　　　）

A. 1.0～1.5℃　　　B. 10℃　　　C. 5.0±0.5℃

D. 0.3～0.5℃　　　E. 2.5～3.0℃

1. 第一法测定药物熔点时要求：加热传温液并不断搅拌，俟温度上升到较规定的熔点低限尚低（　　　）时，调节升温速度。

2. 第二法测定药物熔点时要求：缓缓加热并不断搅拌传温液，俟温度上升较规定的熔点低限尚低（　　　）时，调节加温速度。

3. 第一法测定药物熔点时一般要求：加热传温液并不断搅拌，达到规定温度后，调节升温速度使每分钟上升（　　　）

4. 第一法测定药物熔点时，如遇熔融同时分解的供试品则要求：加热传温液并不断搅拌，达到规定温度后，调节升温速度使每分钟上升（　　　）

5. 第二法测定药物熔点时要求：缓缓加热并不断搅拌传温液，俟温度上升至规定后，调节加温速度使每分钟升温（　　　）

A. 100.0℃　　　B. 101.5℃　　　C. 102.0℃　　　D. 101.8℃　　　E. 101℃

1. 熔点测定结果为 101.2℃ 则应记录为（　　　）

2. 熔点测定结果为 101.3℃ 则应记录为（　　　）

3. 熔点测定结果为 101.6℃ 则应记录为（　　　）

4. 熔点测定结果为101.8℃则应记录为（　　　）

5. 熔点测定结果为101.9℃则应记录为（　　　）

【X型题】（多项选择题，每题的备选答案中有2个或2个以上正确答案）

1.《中华人民共和国药典》附录中的物理常数测定内容包括（　　　）

A. 熔点　　　　　B. 旋光度　　　C. 相对密度　　D. 折射率　　　E. 沸点

2. 影响物质旋光度的因素（　　　）

A. 化合物的特性　　　　　　　　　B. 测定波长

C. 偏振光通过的供试液浓度　　　　D. 偏振光通过的供试液的液层厚度

E. 测定温度

3. 影响折射率测定的因素（　　　）

A. 化合物的特性　　　　　　　　　B. 测定波长　　　C. 供试液浓度

D. 供试液的液层厚度　　　　　　　E. 测定温度

4. 阿贝氏折光计的组成（　　　）

A. 折射棱镜　　　B. 色散棱镜　　　C. 观测镜筒　　D. 刻度盘　　　E. 记录仪

5. 熔点测定所需仪器设备（　　　）

A. 温度计　　　　B. 毛细管　　　　C. 恒温水浴

D. 传温液　　　　E. 钠光谱D线

6. 下列哪些标准品必须在五氧化二磷干燥器中干燥（　　　）

A. 偶氮苯　　　　B. 非那西汀　　　C. 香草醛　　　D. 磺胺　　　E. 乙酰苯胺

7. 对乙酰氨基酚的熔点在168～172℃，现测定其熔点的温度计需要校正，应该选用哪两种熔点标准品校正该温度计（　　　）

A. 磺胺二甲嘧啶　B. 非那西汀　　　C. 双氰胺　　　D. 磺胺　　　E. 乙酰苯胺

8. 熔点测定结果如有下列情况之一者，即判为"不符合规定"（　　　）

A. 初熔温度低于规定范围的低限

B. 全熔温度超过规定范围的高限

C. 分解点或熔点温度处于规范范围之外

D. 初熔前出现严重的"发毛"、"收缩"、"软化"、"出汗"现象，且其过程较长，并与正常的该药品作对照比较后有明显的差异者

E. 药品测定时发生分解突变

二、简答题

1.《中华人民共和国药典》规定的旋光仪的校正方法是什么？如何进行校正？

2. 简述比旋度测定方法。

3. 简述比旋度测定注意事项

4. 比旋度测定结果的判断方法是什么？

5.《中华人民共和国药典》规定的折射仪的校正方法是什么？如何进行校正？

6. 简述折射率测定方法。

7. 简述比旋度测定注意事项。

8. 比旋度测定结果的判断方法是什么？

9. 简述熔点测定第一法的具体操作及注意事项。

10. 简述熔点测定第二法的具体操作及注意事项。

11. 简述熔点测定第三法的具体操作及注意事项。

项目二 药物鉴别技术

学习情境一 化学鉴别法

【学习目标】

1. 知识目标
   (1) 明确药物鉴别的目的，熟悉药物鉴别的内容；
   (2) 掌握药物化学鉴别的常用方法，并能对药物进行鉴别和药物真伪的判断。
2. 技能目标
   熟练应用化学鉴别的常用方法对药物进行鉴别。

【背景知识】

一、药物鉴别的概念及目的

药物鉴别是根据药物的组成、结构、理化性质，利用物理、化学及生物学等方法来判断药物真伪的分析方法。药物鉴别的主要目的就是判断已知药物的真伪。

二、药物鉴别的特点

1. 药物鉴别是药物分析的首要任务

在进行药物分析时，首先对药物进行鉴别，只有药物鉴别结果无误、且肯定的情况下，进行药物的杂质检查和含量测定等分析工作才有意义。

2. 药物鉴别为已知药物的确证试验

根据药典方法鉴别药物时，供试品都是已知物。《中华人民共和国药典》和世界各国药典所收载的药品项下的鉴别试验方法，均为证实有标签的容器中的药物是否为所标示的药物，而不是鉴定未知物的组成和结构。药典中鉴别项下规定的试验方法，仅反映该药品某些物理性质、化学性质或生物性质的特性，不完全代表对该药品化学结构的确证。

3. 鉴别试验条件要准确

利用物理、化学及生物学等方法进行药物鉴别时，试验要按照药典规定的条件进行。用不同方法鉴别同一种供试品，要综合分析实验结果，做出判断，得出可靠结果。

4. 药物鉴别的方法要求有专属性强、灵敏度高、再现性好以及操作简便、快速等特点。

5. 制剂鉴别应考虑干扰成分的影响

对于制剂的鉴别，不仅要考虑附加成分的干扰，还要考虑各有效成分之间的相互干扰。由于制剂是用合格的原料药制备的，所以一些制剂的鉴别项目比原料药鉴别的项目少。

三、药物鉴别的内容

药物鉴别的内容主要包括性状、一般鉴别试验和专属鉴别试验等内容。《中华人民共和国药典》现行版中鉴别项下规定的鉴别方法，适用于鉴别药物的真伪，对于原料药还应结合性状项下的外观、溶解度和物理常数进行确认。

（一）一般鉴别试验

一般鉴别试验是依据某一类药物的化学结构、理化性质的特征，通过化学反应来鉴别药物的真伪。对无机药物是根据其组成的阴离子和阳离子的特性反应；对有机药物则大多采用药物的官能团反应。因此，一般鉴别试验只能证实是某一类药物，而不能证实是某一个药物。

一般鉴别试验的内容及方法收载在《中华人民共和国药典》附录项下。《中华人民共和国药典》（2010年版，二部）收载的一般鉴别试验包括有：丙二酰脲类、托烷生物碱类、芳香第一胺类、有机氟化物类、无机金属盐类（钠盐、钾盐、锂盐、钙盐、钡盐、铵盐、镁盐、铁盐、铝盐、锌盐、铜盐、银盐、汞盐、铋盐、锑盐、亚锡盐）、有机酸盐（水杨酸盐、枸橼酸盐、乳酸盐、苯甲酸盐、酒石酸盐）、无机酸盐（亚硫酸盐或亚硫酸氢盐、硫酸盐、硝酸盐、硼酸盐、碳酸盐与碳酸氢盐、醋酸盐、磷酸盐、氯化物、溴化物、碘化物）。下面主要介绍几种常见的鉴别试验。

1. 芳香第一胺类

取供试品约50mg，加稀盐酸1ml，必要时缓缓煮沸使溶解，放冷，加0.1mol/L亚硝酸钠溶液数滴，滴加碱性β-萘酚试液数滴，视供试品不用，生成由橙黄到猩红色沉淀。

2. 水杨酸盐

（1）取供试品的稀溶液，加三氯化铁试液1滴，即显紫色。

（2）取供试品溶液，加稀盐酸，即析出白色水杨酸沉淀；分离，沉淀在醋酸铵试液中溶解。

3. 丙二酰脲类

（1）取供试品约0.1g，加碳酸钠试液1ml与水10ml，振摇2min，滤过，滤液中逐滴加入硝酸银试液，即生成白色沉淀，振摇，沉淀即溶解；继续滴加过量的硝酸银试液，沉淀不再溶解。

（2）取供试品约50mg，加吡啶溶液（1→10）5ml，溶解后，加铜吡啶试液1ml，即显紫色或生成紫色沉淀。

4. 有机氟化物

取供试品约7mg，照氧瓶燃烧法（附录Ⅶ C）进行有机破坏，用水20ml与0.01mol/L氢氧化钠溶液6.5ml为吸收液，俟燃烧完毕后，充分振摇；取吸收液2ml，加茜素氟蓝试液0.5ml，再加12％醋酸钠的稀醋酸溶液0.2ml，用水稀释至4ml，加硝酸亚铈试液0.5ml，即显蓝紫色；同时做空白对照试验。

5. 托烷生物碱类

取供试品约10mg，加发烟硝酸5滴，置水浴上蒸干，得黄色的残渣，放冷，加乙醇2～3滴湿润，加固体氢氧化钾一小粒，即显深紫色。

（二）专属鉴别试验

药物的专属鉴别试验是证实某一种药物的依据，它是根据每一种药物化学结构上的差异所引起的物理化学特性，选用某些特有的灵敏度高的反应来鉴别药物的真伪。如巴比妥类药物含有丙二酰脲的相同母核，可根据其母核上取代基不同，而具有不同的理化性质来鉴别不同的丙二酰脲类药物：苯巴比妥其母核上连接的基团为苯基，利用其苯基硝化和缩合反应进行专属鉴别试验的确证鉴别；司可巴比妥母核上连有不饱和烃键，利用加成特性和还原特性进行专属鉴别的确证鉴别。

一般鉴别试验与专属鉴别试验的不同点在于，一般鉴别试验是以某些药物的共同化学结构为依据，根据相同的物理化学性质进行药物真伪的鉴别，以区别不同类别的药物。而专属鉴别试验则是在一般鉴别试验的基础上，利用各种药物的化学结构差异来鉴别药物的，以区别同类药物或区别具有相同化学结构中的某一个药物，达到最终确证药物真伪的目的。特征鉴别试验方法收载在药物质量标准的正文的鉴别项下。

【学案例】

苯巴比妥片的鉴别：

(1) 取苯巴比妥片细粉适量（约相当于苯巴比妥 0.1g），加无水乙醇 10ml，充分振摇，滤过，滤液置水浴上蒸干。取残渣加入碳酸钠试液 1ml 与水 10ml，振摇 2min，滤过。在滤液中逐滴加入硝酸银试液（0.1mol/L），即发生白色沉淀。振摇，沉淀溶解，继续滴加过量的硝酸银试液，沉淀不再溶解。

(2) 取苯巴比妥片细粉适量（约相当于苯巴比妥 50mg），加无水乙醇 10ml，充分振摇，滤过，滤液置水浴上蒸干。取残渣，加入吡啶溶液（1→10）5ml 溶解后，加铜吡啶试液 1ml，即显紫色或产生紫色沉淀。

【知识储备】

化学鉴别法是根据药物与化学试剂在一定条件下发生化学反应所产生的颜色、沉淀、气体、荧光等现象，鉴别药物真伪的方法。供试品按质量标准中的鉴别项目的要求进行鉴别试验，若试验现象相同，则认定为同一种药物。

化学鉴别法对无机药物主要是利用其阴、阳离子的性质进行鉴别；对有机药物主要是利用其官能团或整个分子结构表现的性质进行鉴别。

化学鉴别法是药物分析中最常用的鉴别方法。其主要包括以下内容。

1. 显色反应鉴别法

即向供试品溶液中加入适当试剂，在一定条件下发生化学反应，生成易于观测的有色产物。常见的反应类型如下。

(1) 茚三酮呈色反应——多为含脂肪氨基结构的药物；

(2) 异羟肟酸铁反应——多为含芳酸及其酯类和酰胺类结构的药物；

(3) 三氯化铁呈色反应——多为含酚羟基或水解后产生酚羟基的药物；

(4) 重氮化偶合呈色反应——多为芳伯氨基或能产生芳伯氨基结构的药物；

(5) 氧化还原呈色反应或其他颜色反应。

2. 沉淀反应鉴别法

供试品溶液中加入适当试剂，在一定条件下发生化学反应，生成不同颜色的沉淀物，有的具有特殊的沉淀形状。常见的反应类型如下。

(1) 与硫氰化铬胺（雷氏盐）的沉淀反应——多为生物碱及其盐类药物和具有芳香环的有机碱及其盐类药物。

(2) 与重金属离子的沉淀反应——在一定条件下，药物和重金属离子反应，生成沉淀物。

(3) 其他沉淀反应。

3. 气体生成反应鉴别法

供试品溶液中加入适当试剂，在一定条件下发生化学反应，生成气体。常见的反应类型如下。

(1) 产生氨气，利用其特殊的气味鉴别——多为胺（铵）类药物、酰胺类药物经强碱处理后，加热，产生氨气。

(2) 产生硫化氢气体，利用其特殊的气味鉴别——多为化学结构中含硫的药物，经强碱处理后，加热，产生硫化氢气体。

(3) 含碘有机药物，直火加热后，可产生紫色碘蒸气。

(4) 含醋酸酯和乙酰胺类药物，经硫酸水解后可产生醋酸乙酯的香味。

4. 荧光反应鉴别法

常见的荧光发射形式有以下几种类型。

（1）药物本身在可见光下发射荧光。

（2）药物溶液加硫酸呈酸性后，在可见光下发射荧光。

（3）药物和溴反应后，在可见光下发射荧光。

（4）药物和间苯二酚反应后以及经其他反应后，发射荧光。

【课堂讨论】

化学鉴别法的特点？

【知识拓展】

化学鉴别法要注意鉴别试验的条件。影响鉴别反应的条件因素主要有：发生化学反应时溶液的浓度、溶液的温度、溶液的酸碱度、反应时间和共存的干扰物质等。化学鉴别法在选择鉴别的化学反应时要注意其反应的灵敏性和专属性。

根据中国药品检验标准操作规范，进行鉴别时要注意以下内容。

（1）仪器　所有仪器要求洁净，以免干扰化学反应。

（2）试药与试液　试药应符合《中华人民共和国药典》现行版附录中试药试液项下的相关要求，使用时应研成粉末或配成试液；供试品研成细粉，液体供试品如果太稀可浓缩，如果太浓可稀释。

试液除另有规定外，均应按要求的方法进行配制和贮藏，要求新配制的，必须临用新制。

（3）试药和试液的加入量、方法和顺序均应按各试验项下的规定；如未作规定，试液应逐滴加入，边加边振摇，并注意观察反应现象。

（4）试验在试管或离心管中进行，如需加热，应小心仔细，并使用试管夹，边加热边振摇，试管口不要对着试验操作者。

（5）试验中需要蒸发时，应置于玻璃蒸发皿或瓷蒸发皿中，在水浴上进行。

（6）沉淀反应　有色沉淀反应宜在白色点滴板上进行，白色沉淀反应应在黑色或蓝色点滴板上进行，也可在试管或离心管中进行；如沉淀少不易观察时，可加入适量的某种与水互不混溶的有机溶剂，使原来悬浮在水中的沉淀集中于两液层之间，以便观察。

（7）试验中需分离沉淀时，采用离心机分离，经离心沉降后，用吸出法或倾泻法分离沉淀。

（8）颜色反应须在玻璃试管中进行，并注意观察颜色的变化。

（9）试验温度，一般温度上升$10℃$，可使反应速度增加$2\sim4$倍，应按各试验项下规定的温度进行试验，如达不到时，可适当加温。

（10）反应灵敏度极高的试验，必须保证试剂的纯度和仪器的洁净，为此应同时进行空白试验，以资对照。

（11）反应不够灵敏，试验条件不易掌握的试验，可用对照品进行对照试验。

（12）一般鉴别试验中列有一项以上的试验方法时，除正文中已明确规定外，应逐项进行试验，方能证实，不得任选其中之一作为依据。

【做案例】

完成以下典型药物的一般鉴别试验。

1. 水杨酸盐的鉴别

（1）取5%水杨酸钠的水溶液1滴，加水稀释为5ml，加入三氯化铁试液1滴，溶液应显紫色。

（2）取 5％水杨酸钠溶液 2ml 置于离心管中，加稀盐酸（9.5％～10.5％）8 滴，即析出水杨酸白色沉淀，离心沉降，弃去上清液，逐滴加入醋酸铵试液，用细玻璃棒搅拌，观察是否溶解。

2. 有机氟化物的鉴别（氧瓶燃烧法，图 3-2-1）

取醋酸地塞米松片细粉适量（约相当于醋酸地塞米松 7mg），加乙醇 25ml，浸渍15min，时时振摇，滤过，滤液置水浴上蒸干。取残渣，置于无灰滤纸（如图 3-2-2）中心，按虚线折叠（如图 3-2-3）后，固定于铂丝下端的网内或螺旋内，使尾部露出。另在燃烧瓶内加水 20ml 与氢氧化钠溶液（0.01mol/L）6.5ml 作为吸收液，并将瓶颈用水润湿，小心急速通入氧气约 1min（通气管应接近液面，使瓶内空气排尽），立即用表面皿覆盖瓶口，移至它处；点燃包有供试品的滤纸尾部，迅速放入燃烧瓶中，按紧瓶塞，待燃烧完毕（应无黑色碎片），用少量水封闭瓶口，充分振摇，使生成的烟雾完全吸入吸收液中，放置 15min，用少量水冲洗瓶塞及铂丝，合并洗液及吸收液，转移至干燥的烧杯中，用水洗净燃烧瓶，洗液并入烧杯中。取该溶液 2ml，加茜素氟蓝试液 0.5ml，再加 12％醋酸钠的稀醋酸溶液0.2ml，用水稀释至 4ml，加入硝酸亚铈试液 0.5ml，即显蓝紫色。

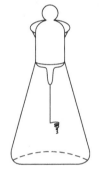

图 3-2-1　氧瓶燃烧法

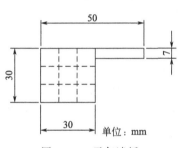

单位：mm

图 3-2-2　无灰滤纸

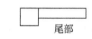

尾部

图 3-2-3　折叠后的无灰滤纸

3. 托烷生物碱类的鉴别

取硫酸阿托品片细粉适量（约相当于硫酸阿托品 1mg），置分液漏斗中，加氨试液约5ml，混匀，用乙醚 10ml 振摇提取后，分取乙醚层，置白瓷皿中，挥尽乙醚。取残渣加发烟硝酸 5 滴，置于水浴上蒸干，即得黄色的残渣。放冷，加入乙醇 2～3 滴湿润，加固体氢氧化钾一小粒，即显深紫色。

4. 芳香第一胺的鉴别

取对乙酰氨基酚片细粉适量（约相当于对乙酰氨基酚 0.5g)，用乙醇 20ml 分次研磨使对乙酰氨基酚溶解，滤过，合并滤液，蒸干。取残渣约 0.1g，加稀盐酸 5ml，置水浴中加热 40min，放冷；取 0.5ml，滴加亚硝酸钠试液 5 滴，摇匀，用水 3ml 稀释后，加碱性 β-萘酚试液 2ml，振摇，即显红色。

学习情境二　光谱鉴别法

【学习目标】

1. 知识目标

（1）掌握紫外-可见分光光度法鉴别药物的方法；

　　（2）掌握红外光谱法鉴别药物的方法。

2. 技能目标

　　熟练应用药物光谱鉴别的常用方法对药物进行鉴别，并能作出正确的结果判断。

【背景知识】

　　含有共轭体系的有机药物在紫外-可见光区有特征吸收，可根据药物的吸收光谱特征，如吸收光谱的形状、最大吸收波长、吸收峰数目、各吸收峰的位置、强度和相应的吸收系数等采用紫外-可见分光光谱法进行药物鉴别，最大吸收波长和吸收系数是鉴别药物的常用参数。

　　红外光谱鉴别法是通过测定药物在红外光区（2.5～25μm）的吸收光谱对药物进行鉴别的方法。有机药物的组成、结构、官能团不同时，其红外光谱也不同。药物的红外光谱能反映出药物分子的结构特点，具有专属性强、准确度高、应用广的特点，是验证已知药物的有效方法。其主要用于组分单一或结构明确的原料药，特别适用于用其他方法不易区分的同类药物的鉴别。如磺胺类、甾体激素类和半合成抗生素类等药物的鉴别。由于红外光谱的高度专属性，在药品检验中，红外光谱法常与其他理化方法联合使用，作为有机药品重要的鉴别方法。鉴于有机药品品种不断增加，特别是许多药品化学结构比较复杂或相互之间化学结构差异较小，当用颜色反应、沉淀、结晶形成或紫外-可见分光光度法等常用方法不足以相互区分时，红外光谱法是行之有效的鉴别手段。

【学案例】

　　1. 维生素 B_2 的鉴别试验

　　取含量测定项下的溶液，照分光光度法测定，在 267nm、375nm 与 444nm 的波长处有最大吸收；在 375nm 与 267nm 处的吸收度比值应为 0.31～0.33；在 444nm 与 267nm 处的吸收度比值应为 0.36～0.39。

　　2. 氯羟去甲安定的鉴别试验

　　取本品，经干燥后用溴化钾压片法测定，其红外光吸收图谱中 3440cm^{-1}、3220cm^{-1}、1695cm^{-1}、1614cm^{-1}、1324cm^{-1}、1132cm^{-1} 以及 828cm^{-1} 波数附近处有吸收。

【知识储备】

　　（一）紫外-可见分光光度鉴别法

　　紫外-可见分光光度鉴别法是通过测定药物在紫外-可见光区（200～760nm）的吸收光谱特征对药物进行鉴别的方法。常用的鉴别方法如下。

　　（1）比较吸收系数（$E_{1cm}^{1\%}$）一致性　不同的药物，其在 λ_{max} 因分子量不同，其 $E_{1cm}^{1\%}$ 值有明显差异。因此，$E_{1cm}^{1\%}$ 作为化合物的特性常数，常用于药物鉴别。如《中华人民共和国药典》现行版规定，马来酸噻吗洛尔的 20μg/mL 溶液，在 295nm 波长处有最大吸收，相应的吸收系数（$E_{1cm}^{1\%}$）为 199～211。

　　取本品，精密称定，加无水乙醇溶解并定量稀释制成每 1ml 中约含 10μg 的溶液，照紫外-可见分光光度法（附录ⅣA），在 242nm 波长处测定吸光度，吸收系数（$E_{1cm}^{1\%}$）为 422～448。

　　（2）比较吸收光谱特性的一致性　有些药物的吸收峰虽较多，但各峰对应的吸光度的比值是一定的，可作为鉴别的标准。如《中华人民共和国药典》现行版中硝西泮的鉴别：硝西泮加无水乙醇制成每 1ml 约含 8μg 的溶液，在 220nm、260nm 与 310nm 波长处有最大吸收，规定 260nm 与 310nm 波长处的吸光度的比值应为 1.45～1.65。

　　（3）利用药物具有紫外吸收的特性或利用药物经化学处理后，测定其反应产物的吸收特性进行鉴别。如《中华人民共和国药典》现行版中氟胞嘧啶的鉴别：取氟胞嘧啶适量，加盐酸溶液（9→100）制成每1ml中约含10μg的溶液，在286nm波长处有最大吸收，吸光度约为0.71。

用紫外-可见分光光度法鉴别药物时，对仪器的准确度要求很高，必须按要求严格校正合格后方可使用，样品的纯度必须达到要求才能测定。

（二）红外分光光度鉴别法

用红外分光光度法鉴别药物时，《中华人民共和国药典》现行版均采用标准图谱对照法。即按规定条件测定供试品的红外吸收光谱图，将测得的供试品的红外吸收光谱图与《药品红外光谱集》中的相应标准图谱对比，如果峰位、锋形、相对强度都一致，即为同一药物。

1. 供试品的制备及测定

（1）原料药鉴别　除另有规定外，应按照国家药典委员会编订的《药品红外光谱集》各卷所收载各光谱图所规定的制备方法制备供试品。

（2）制剂鉴别　药典品种项下明确规定了供试品的处理方法。若处理后辅料无干扰，则可直接与原料药的标准光谱进行对比；若辅料仍存在不同程度的干扰，则可参照原料药的标准光谱在指纹区内选择3～5个辅料无干扰的待测成分的特征吸收峰，列出它们的波数位置作为鉴别的依据，实测谱带的波数误差应小于规定波数的0.5%。

2. 注意事项

（1）药典各品种项下规定"应与对照的图谱（光谱集××图）一致，"系指《药品红外光谱集》第一卷（1995年版）、第二卷（2000年版）和第三卷（2005年版）的图谱。同一化合物的图谱若在不同卷上均有收载时，则以后卷所收载的光谱为准。

（2）具有多晶型现象的固体药物，由于供测定的供试品晶型可能不同，导致绘制的光谱图与《药品红外光谱集》所收载的光谱图不一致。遇此情况，应按该药品光谱图中备注的方法或各品种项下规定的方法进行预处理后再绘制对比。如未规定药用晶型与合适的预处理方法，则可使用对照品，并采用适当的溶剂对供试品与对照品在相同条件下同时进行重结晶后，再依法测定对比。如已规定药用晶型的，则应采用相应药用晶型的对照品依法对比。

（3）由于各种型号的仪器性能不同，供试品制备时研磨程度的差异或吸水程度不同等原因，均会影响光谱的形状。因此，进行光谱对比时，应考虑各种因素可能造成的影响。

【课堂讨论】

药物鉴别时为什么采用不同方法鉴别同一种供试品，综合分析试验结果，做出判断？

【知识拓展】

药品红外光谱集

《药品红外光谱集》是中国药典配套系列丛书之一，收载《中华人民共和国药典》、国家药品标准中采用红外鉴别的药品的标准图谱及其他药品的参考图谱。《药品红外光谱集》分为三个部分，即说明、光谱图和索引。每幅光谱图并记载该药品的中文名、英文名、结构式、分子式、试样的制备方法及光谱号。

《中华人民共和国药典》（二部）自1977年版开始采用红外光谱法用于一些药品的鉴别，在该版药典附录中收载了对照图谱。为了适应我国对药品监督检验的需要，中国药典委员会决定续集出版药品红外光谱集。

历次出版情况如下。

（1）1985年，中国药典委员会委托部分省、市药品检验所收集绘制了国产药品红外光谱图423幅，编制出版了《药品红外光谱集》1985年版，作为药品鉴别用红外对照图谱。

鉴于《中华人民共和国药典》及国家药品标准均收载红外光谱法，应用红外光谱鉴别的品种不断增加，有必要在原有基础上扩大收载范围，为此，国家药典委员会正式组织编制出版《药品红外光谱集》作为国家标准系列配套丛书，广泛用于药品的鉴别检验。

（2）1986年，中国药典委员会组织中国药品生物制品检定所及湖北、北京、湖南、上海、天津、辽宁、黑龙江、江苏等省市药品检验所的部分专家组成编审组，负责绘制和审定图谱。

（3）1990年，出版了《药品红外光谱集》1990年版，该版光谱集共收载582幅图谱。为了适应光谱集编制工作的延续性，经编审组研究决定，分卷出版《药品红外光谱集》。

（4）1995年出版了第一卷，收载了光栅型红外分光光度计绘制的药品红外光谱图共685幅。

（5）2000年出版了第二卷，收载药品红外光谱图208幅，并全部改由傅立叶红外光谱仪绘制。

（6）2005年出版了第三卷，共收载药品红外光谱图210幅（其中172个为新增品种，38个老品种重新绘制了图谱）。

（7）2010年出版了第四卷，共收载药品红外光谱图124幅。凡在《中华人民共和国药典》和国家药品标准中收载红外鉴别或检查的品种，除特殊情况外，本光谱集中均有相应收载，以供比对。《中华人民共和国药典》和国家药品标准中不另收载红外光谱图。其他光谱图可供药品检验中做对照用。

▶【做案例】

布洛芬片的紫外吸收光谱法及红外吸收光谱法鉴别

1. 紫外吸收光谱法鉴别

（1）绘制紫外吸收光谱　称取25mg布洛芬片剂溶于100ml 0.4%的氢氧化钠溶液中，其浓度为0.25mg/mL，振摇，使溶解，放置20min后，在紫外-可见分光光度计上，以0.4%氢氧化钠溶液为参比溶液，用1cm吸收池，从220nm开始，每次增加5nm，依次测定其吸光度，测定至300nm。

利用上述在不同波长处测得的吸光度数据，在方格坐标纸上以吸光度A为纵坐标，以波长λ为横坐标，绘制出布洛芬的A-λ曲线，即得到布洛芬的吸收光谱。

（2）检查最大吸收和最小吸收　根据所绘制的吸收光谱，检查在265nm处是否有最大吸收，在273nm处是否有次最大吸收，在245nm处是否有最小吸收，在271nm处是否有次最小吸收，在259nm处是否有一肩峰出现。

（3）与布洛芬标准紫外线吸收光谱图比较　将所绘制的布洛芬紫外吸收光谱与布洛芬对照品的紫外吸收光谱相对照，最后进行定性。

2. 红外吸收光谱法鉴别

（1）供试品处理　取供试品5片，研细，加丙酮20ml使溶解，滤过，取滤液挥干，真空干燥。

（2）溴化钾压片　称取1mg布洛芬供试品，置于玛瑙研钵中，加入干燥的光谱纯溴化钾或氯化钾约200mg，充分研磨均匀，使其粒度在2.5μm（通过250目筛孔）以下。取少量上述混合样品装入压片机的模具内，尽量使样品在模具内铺布均匀，将模具装载压片机上，边抽气边加压，加压至0.8~1GPa，保持10min，压成1mm厚薄片。注意压片应均匀、表面光洁，无裂缝。用同法压制空白溴化钾或氯化钾片。

（3）测定红外光谱　将空白溴化钾片置于参比光路中进行空白扣除。再将布诺分压片置于红外光谱仪的测量光路中，从400~4000cm波数范围内对样品进行红外扫描，测定并录取其红外吸收光谱图。

（4）结果判断　与布洛芬标准红外光谱图（光谱集 943 图）逐一进行对照比较，比较主要吸收峰的峰位、峰形及相对强度是否一致。如一致则判为符合规定，否则判为不符合规定。

学习情境三　色谱鉴别法

【学习目标】

1. 知识目标
　　（1）掌握色谱鉴别法鉴别药物的方法；
　　（2）掌握色谱鉴别法鉴别药物结果的判断方法。
2. 技能目标
　　熟练应用色谱鉴别法对药物进行鉴别。

【背景知识】

色谱鉴别法是利用药物在一定色谱条件下，产生特征色谱行为，利用其特征参数（比移值或保留时间）进行鉴别。比较药物的色谱行为及特征参数的检测结果是否与药品质量标准要求的一致，以此来验证药物真伪的方法。色谱鉴别的方法主要有平面色谱法（包括薄层色谱法、纸色谱法）及柱色谱法（高效液相色谱法及气相色谱法）。

【学案例】

诺氟沙星的鉴别反应：取本品与诺氟沙星对照品适量，分别加三氯甲烷-甲醇（1∶1）制成每 1ml 中含 2.5mg 的溶液，作为供试品溶液与对照品溶液，照薄层色谱法（附录ⅤB）试验，吸取上述两种溶液各 10μl，分别点于同一硅胶 G 薄层板上，以三氯甲烷-甲醇-浓氨溶液（15∶10∶3）为展开剂，展开，晾干，置紫外光灯（365nm）下检视。供试品溶液所显主斑点的位置与荧光应与对照品溶液主斑点的位置与荧光相同。（摘至《中华人民共和国药典》（2010 年二部）。

【知识储备】

一、薄层色谱鉴别法
1. 方法
薄层色谱鉴别法是将供试品及规定的对照物按相同的方法，控制相同的条件点样于同一薄层板上，经展开、检视所得的色谱斑点做对比，进行药物的鉴别。
2. 操作与结果要求
（1）采用同浓度的供试品溶液及对照品溶液，在同一块薄层板上分别点样、展开与检视。供试品所显的主斑点的颜色（或荧光）与位置（R_f）应与对照品所显的主斑点一致，而且主斑点大小与颜色深浅也应大致相同。
（2）采用同浓度的供试品溶液与对照品溶液等体积混合，应显单一、紧致的斑点。
（3）或选用与供试品化学结构相似的药物作为对照品，进行薄层实验，主斑点应显两个不同（R_f 值）的斑点。
药物分析中以（1）应用最多。

二、纸色谱鉴别法

纸色谱是以纸为载体，以纸上所含的水分或负载的其他物质为固定相，用展开剂进行展开的分配色谱。供试品展开后，可用比移值（R_f）表示各组分的位置，但由于其影响因素较多，所以纸色谱的操作方法基本同薄层色谱操作方法中的（1），及与对照品比较其色谱行为。

三、柱色谱鉴别法

柱色谱包括气相色谱法和高效液相色谱法。在气相色谱法和高效液相色谱法中，在色谱条件及操作条件一定的情况下，被测物质（药物）在色谱柱上的保留值（保留时间或保留体积）是一定的，故可以利用保留值进行药物鉴别，常用保留时间作为鉴别的参数。要求供试品的保留时间与对照品一致。

例如盐酸去甲万古霉素的高效液相色谱法鉴别试验：取本品与盐酸去甲万古霉素标准品，分别加水制成每1ml中约含有5mg的溶液，照盐酸去甲万古霉素含量测定项下的高效液相色谱法试验，供试品与标准品主峰的保留时间应一致。

▶【课堂讨论】

药物的一般鉴别试验具体方法收载在药典的哪个部分？

▶【做案例】

六味地黄丸中牡丹皮的 TLC 鉴别

1. 薄层板制备

取数块 10cm×10cm 薄层板并排放置在水平台上，称取硅胶 G 6g 置研钵中，加水 18ml，按顺时针方向充分研磨混合，调成均匀糊状物，去除表面气泡后，倒入涂布器中，在玻璃板上平稳地移动涂布器进行涂布，取下涂好薄层的玻板，于室温下置水平台上晾干后，在 110℃烘 30min，冷却后置于干燥器中备用。

2. 供试品溶液的制备

称取小蜜丸 9g 或大蜜丸 1 丸，切成小块置研钵中，加硅藻土 4g，研匀，细粉倒入 100ml 圆底烧瓶中，用量筒加入 40ml 乙醚，水浴低温（约 50℃）回流 1h，滤纸滤过，滤液置于蒸发皿中，60℃水浴上挥去乙醚，残渣加丙酮 1ml 使溶解，作为供试品溶液。

3. 对照品溶液的制备

称取丹皮酚对照品 10mg，置 10ml 容量瓶中，用丙酮溶解并稀释至刻度，作为对照品溶液。

4. 展开剂的配制

用刻度吸管吸取环己烷 18ml、乙酸乙酯 6ml 混合备用。

5. 点样

从干燥器中取出薄层板，检查其均匀度，在反射光及透射光下检视，取表面均匀、平整、无麻点、无气泡、无破损及污染的薄层板点样，用微升定量毛细管吸取上述两种溶液各 5μl，以垂直方向小心接触板面使成圆点状，点样基线距底边 10mm，点间距离为 10mm，每种溶液分别点两次。

6. 展开

在双槽展开箱一侧中加入展开剂 20ml，密闭放置 30min，迅速放入薄层板，密闭，展开，在展开约 8cm 时将薄层板取出，迅速在展开剂的前沿处做记号，晾干。

7. 显色和检视

用喷雾瓶喷以盐酸酸性 5%三氯化铁乙醇溶液，电吹风加热至呈现蓝褐色斑点。供试品色谱中，在与对照品色谱相应的位置上，显相同颜色的斑点。

【归纳】

药物的鉴别	鉴别目的、特点	鉴别已知药物的真伪;是首要项试验	
	药物鉴别的内容	一般鉴别试验及专属鉴别试验	
	药物鉴别的方法	化学鉴别法	显色反应鉴别法
			气体生成反应鉴别法
			沉淀生成反应鉴别法
			荧光反应鉴别法
			测定生成物的熔点
		光谱鉴别法	紫外-可见分光光度鉴别法
			红外光谱鉴别法
		色谱鉴别法	平面色谱鉴别法
			柱色谱鉴别法

【目标检测】

一、不定项选择题(每题备选答案中至少只有一个正确答案)

1. 药物的鉴别试验是证明( )

A. 未知药物的真伪 B. 已知药物的真伪

C. 已知药物的含量 D. 已知药物的结构和组成

E. 药物的纯度

2. 鉴别药物的化学反应包括( )

A. 显色反应 B. 沉淀反应 C. 生成气体反应

D. 制备衍生物测定熔点反应

3. 药物的鉴别方法包括( )

A. 化学鉴别法 B. 光谱鉴别法 C. 生物学鉴别法 D. 色谱鉴别法

4. 药物的性状应包括( )

A. 外观 B. 嗅味 C. 溶解度 D. 物理常数

5. 药物的鉴别方法包括( )

A. 化学鉴别法 B. 光谱鉴别法 C. 生物学鉴别法 D. 色谱鉴别法

6. 鉴别药物的光谱法包括( )

A. 生物学法 B. 紫外-可见分光光度法

C. 红外光谱法 D. 色谱鉴别法

7. 利用微生物或实验动物进行药物鉴别的方法应属于( )

A. 生物学方法 B. 物理化学的方法 C. 化学方法 D. 色谱鉴别法

8. 有机氟化物鉴别中所用的特殊试剂为( )

A. 亚硝酸钠试液 B. 三氯化铁试液 C. 碱性β-萘酚试液 D. 茜素氟蓝试液

9. 红外光谱法( )

A. 主要用于组成单一、结构明确的原料药的鉴别

B. 特别适合于结构复杂、用其他化学方法不易鉴别的同类药物

C. 适用于多组分药物的鉴别

D. 存在多晶现象而又无可重复转晶方法的药物

10. 用紫外分光光度法鉴别药物时,若两种药物在同一条件下测得的紫外吸收光谱完全

一致，则（　　　）

  A. 二者肯定是同一种药物   B. 二者可能是同一种药物，还需进一步鉴别

  C. 二者肯定不是同一种药物 D. 无法判断

二、简答题

1. 什么叫化学鉴别法？常用的化学鉴别反应有哪几种？化学鉴别法的优点是什么？

2. 简述紫外-可见分光光度法鉴别药物的适用范围和具体做法。

3. 简述红外光谱法鉴别药物的方法及特点。

项目三　药物杂质检查技术

学习情境一　药物杂质检查

▶【学习目标】

1. 知识目标
    （1）掌握药物的纯度的含义、杂质的来源；
    （2）掌握杂质种类的分类，熟悉杂质限量的计算。
2. 技能目标
    （1）能进行杂质限量的计算；
    （2）能对检验结果做出正确的判断。

▶【背景知识】

药品安全的重要性

2006 年 7 月 24 日，青海省西宁市部分患者使用上海华源股份有限公司（以下简称"安徽华源"）生产的克林霉素磷酸酯葡萄糖注射液（即"欣弗"注射液）后，出现胸闷、心悸、心慌、寒战、肾区疼痛、腹痛、腹泻、恶习、呕吐、过敏性休克、肝功能损害等临床症状。随后，黑龙江、广西、浙江、山东等地区也分别报告发现类似病例。

8 月 3 日，国家通报了这一严重药品不良事件，并采取紧急控制措施。同日，卫生部连夜叫停"欣弗"注射液的使用。8 月 4 日，国家局公布全国"欣弗"病例数已达 38 例，涉及药品 9 个批号。也在这一天，首次公开因使用"欣弗"注射液导致死亡的病例。

8 月 15 日，国家局通报了"欣弗"事件的调查结果。导致这起不良事件的主要原因是，"安徽华源"2006 年 6～7 月生产的"欣弗"注射液未按批准的工艺参数灭菌，降低灭菌温度、缩短灭菌时间、增加灭菌柜装载量（该药品按规定应经过 105℃、30min 的灭菌过程。但"安徽华源"却擅自将灭菌温度降低到 100～104℃不等，将灭菌时间缩短到 1～4min 不等），影响了灭菌效果。经中国药品生物制品检定所对相关样品进行检验，结果表明无菌检查和热原检查不符合规定。

由此可见，药品安全工作关系广大群众的身体健康和生命安危，关系社会稳定，必须严格按照生产规程生产，加强药品质量管理，保证药品质量，保障人民群众用药安全、有效、方便、及时。

▶【学案例】

布洛芬的杂质检查

［检查］氯化物　取本品 1.0g，加水 50ml，振摇 5min，滤过，取续滤液 25ml，依法检查，与标准氯化钠溶液 5.0ml 制成的对照液比较，不得更浓（0.010%）。

　　有关物质　取本品，加三氯甲烷制成每1ml中含100mg的溶液，作为供试品溶液；精密量取适量，加三氯甲烷稀释成每1ml中含1.0mg的溶液，作为对照溶液。照薄层色谱法试验，吸取上述两种溶液各5μl，分别点于同一硅胶G薄层板上，以正己烷-乙酸乙酯-冰醋酸（15:5:1）为展开剂，展开，晾干，喷以1%高锰酸钾的稀硫酸溶液，在120℃加热20min，置紫外光灯（365nm）下检视。供试品溶液如显杂质斑点，与对照溶液的主斑点比较，不得更深。

　　干燥失重　取本品，置五氧化二磷干燥器中减压干燥至恒重，减失重量不得过0.5%。

　　炽灼残渣　不得过0.1%。

　　重金属　取本品1.0g，加乙醇22ml溶解后，加醋酸盐缓冲液（pH3.5）2ml与水适量使成25ml，依法检查，含重金属不得过百万分之十。

　　问题1. 何谓药物中的杂质？药物中的杂质来源于哪些方面？药物中杂质检查项目制定的依据是什么？

　　问题2. 简述布洛芬杂质检查项下各杂质检查的原理及注意事项。

【知识储备】

　　一、知识储备

　　药物的杂质是指药物中存在的无治疗作用或影响药物的疗效和稳定性、甚至对人体健康有害的物质。这些物质的存在不仅影响药物的质量，有的还反映出生产中存在的问题。对药物所含杂质进行检查，既可保证用药的安全、有效，同时也为生产、流通过程的质量保证和企业管理的考核提供依据。

　　二、药物中杂质的种类及来源

　　（一）杂质的种类

　　药物中的杂质按来源可分为一般杂质和特殊杂质。一般杂质是指在自然界中分布广泛，在多数药物的生产和贮藏过程中容易引入的杂质，如酸、碱、水分、氯化物、硫酸盐、砷盐、重金属等。特殊杂质是指某些个别药物，在特定的生产和贮藏过程中引入的杂质。如阿司匹林中的游离水杨酸，是因为乙酰化反应不完全而引入的。

　　杂质按其毒性可分为信号杂质和有害杂质，信号杂质本身一般无害，但其含量的多少可反映出药物的纯度水平，如含量过高，表明药物的纯度差，提示药物的生产工艺不合理或生产控制存在问题。如氯化物、硫酸盐等属于信号杂质。有害杂质如砷盐、重金属、氰化物对人体有害，在质量标准中要严格控制，以保证用药安全。

　　杂质按其结构性质又可分为无机杂质和有机杂质。无机杂质主要来源于生产过程所用到的试剂、器皿等，如氯化物、硫化物、氰化物、重金属等。有机杂质在生产和贮藏中引入，如未反应完的原料、中间体、副产物、分解产物、异构体和残留溶剂等。

　　药典中各药物品种项下规定的杂质检查项目，系指该药品在按既定工艺进行生产和正常贮藏过程中可能含有或产生并需要控制的杂质。凡药典未规定检查的杂质，一般不需要检查。对危害人体健康、影响药物稳定性的杂质，必须严格控制其限量。

　　（二）杂质的来源

　　药物中的杂质主要有两个来源，即药物生产过程中引入和药品贮藏过程中产生的。

　　1. 生产过程中引入的杂质

　　生产过程中引入的杂质主要来源于以下几个方面：①所用原料不纯；②部分原料反应不完全；③反应中间产物或副产物在精制时未能完全除去；④生产过程中加入试剂、溶剂的残留以及与生产器皿接触等都有可能使产品存在有关杂质。

　　如阿司匹林是由水杨酸乙酰化制成，如原料不纯会引入苯酚，并在合成过程中生成一系列副产物，如乙酸苯酯、水杨酸苯酯、乙酰水杨酸苯酯等，同时合成过程中乙酰化反应不完全会残存水杨酸。

在药物制剂的生产过程中也可能产生新的杂质，如肾上腺素注射液中常加入抗氧剂焦亚硫酸钠，在亚硫酸根存在下，肾上腺素会生成无生理活性和无光学活性的肾上腺素磺酸。

生产中所用试剂、溶剂，若不能完全除去，也会引入有关杂质。如使用酸碱试剂处理后，可能使产品引入酸性或碱性杂质；有机溶剂提取、精制后，在产品中可能有残留溶剂。

另外生产中接触到的器皿、工具等金属设备都可能使产品中引入砷盐及铅、铁、铜等金属杂质。

2. 贮藏过程中产生的杂质

药物在运输或贮藏过程中，由于贮藏保管不善或贮藏时间过长，因外界条件如温度、湿度、日光、空气等影响，或因微生物的作用，发生水解、氧化、分解、异构化、晶型转变、聚合、潮解和发霉等，生成其他物质而产生杂质。这类杂质的产生不仅使药物的外观性状发生改变，更重要的是降低了药物的稳定性和质量，甚至失去疗效或对人体产生毒害。如阿司匹林水解产生水杨酸；麻醉乙醚在日光、空气及水分的作用下，易氧化分解为醛及有毒的过氧化物；肾上腺素在光和氧气存在下，发生氧化、聚合而变色；维生素 C 在空气中氧化成去氢维生素 C 等。以上这些杂质对人体危害大，必须进行检查。

三、杂质的限量检查及有关计算

（一）杂质的限量

单从杂质的含量来看，似乎杂质越少越好，但从杂质的来源考虑，完全除去药物的杂质，既不可能也没有必要。一方面把药品中杂质完全去掉，势必造成生产操作处理困难，并导致产品成本增加；另一方面，要分离除尽杂质，从药物的效用、调剂、贮存上来看，也没有必要，而且也不可能完全除尽。所以在不影响疗效和不发生毒副作用的原则下，综合考虑杂质的安全性、生产的可行性、产品的稳定性，对于药物中可能存在的杂质，允许有一定限度。所以只要把杂质的量控制在一定的限度以内，就能够保证用药的安全与有效。药物中所含杂质的最大容许量称为杂质限量。通常用百分含量或百万分含量表示。药物中的杂质检查，通常不要求测定其准确含量，而只检查杂质的量是否超过限量，这种杂质检查的方法称为杂质的限量检查。

药物中杂质的限量检查方法有以下三种。

1. 对照法

系指取一定量待检杂质的对照液与一定量供试液，在相同条件下处理后，比较反应结果，从而判断供试品中所含杂质是否超过限量。使用本法检查药物的杂质，须遵循平行原则。该法通常不需要准确测定杂质的含量，而是判断药物所含杂质是否符合限量规定，中国药典主要采用本法检查药物的杂质。

2. 灵敏度法

系指在供试品溶液中加入试剂，在一定反应条件下，观察有无阳性反应出现，以不出现阳性反应为合格，即以检测条件下的灵敏度来控制杂质限量。本法的特点是不需要对照物质。

如纯化水中的氯化物检查，是在 50ml 纯化水中加入硝酸 5 滴及硝酸银试液 1ml，不发生混浊为合格。由于 50ml 水中含有 0.2mg Cl⁻ 时，所显混浊已较明显。所以氯化物的限量就是以在测定条件下不产生氯化银的混浊为限。

3. 比较法

系指取供试品一定量依法检查，测得待检杂质的吸收度或旋光度等与规定的限量比较，不得更大。本法的特点是不需要对照物质。

如维生素 B_2 中感光黄素的检查：取本品 25mg，加无水乙醇三氯甲烷 10ml，振摇 5min，滤过，滤液照紫外-可见分光光度法，在 440nm 波长处测定，吸光度不得过 0.016。

（二）杂质限量的有关计算

$$杂质限量=\frac{杂质最大允许量}{供试品量}\times100\%$$

因一定量的供试品（S）中所含杂质的量是通过一定量标准溶液进行比较，杂质最大允许量＝标准溶液体积（V）×标准溶液浓度（C），所以杂质限量（L）可表示为：

$$L=\frac{V\times C}{S}\times100\%$$

【课堂讨论】

2015 年版《中华人民共和国药典》对杂质检查有何修订？

【知识拓展】

资料卡——药物的纯度与化学试剂的纯度

药物的纯度是指药物的纯净程度，它是反映药品质量的一项重要指标，与化学试剂的纯度不能相互混淆。药物的纯度主要从用药安全、有效以及药物稳定性的角度等方面考虑，要求检测药物本身及所含成分是否对生物体造成生理及毒副作用，它的检测标准只有合格与不合格之分。

化学试剂的纯度是从杂质可能引起的化学变化对使用所产生的影响，以及根据它们的使用范围和使用目的来加以规定，并不考虑杂质对生物体的生理作用及不良反应。化学试剂根据杂质含量的高低分为不同等级，即基准试剂、优级纯、分析纯及化学纯。因此，严禁将化学试剂的规格代替药品质量标准，更不能把化学试剂当作药品应用于临床治疗中。这两个是不同领域的质量标准。

【做案例】

阿司匹林中重金属检查的限量计算。

取本品 1.0g，加乙醇 23ml 溶解后，加醋酸盐缓冲液（pH3.5）2ml，依法检查，含重金属不得过百万分之十。问应取标准铅溶液多少毫升（每 1ml 相当于 $10\mu g$ 的 Pb）？

解：$10\times10^{-6}=\frac{V\times0.01}{1.0\times1000}$ $V=\frac{10\times10^{-6}\times1.0\times1000}{0.01}=1.0ml$

学习情境二 一般杂质检查

【学习目标】

1. 知识目标

掌握一般杂质含义、检测原理及检查方法。

2. 技能目标

（1）能熟练进行药物的一般杂质的检验操作；

（2）能对检验结果做出正确的判断；

（3）能正确书写原始记录及检验报告。

【背景知识】

一般杂质的检查项目

一般杂质的检查项目有氯化物、硫酸盐、铁盐、砷盐、重金属、酸碱度、硫化物检查法、硒盐、炽灼残渣、干燥失重、水分、溶液颜色、易炭化物、溶液澄清度等。一般杂质的检查方法在药典附录中加以规定，药品正文中各药品的质量标准检测，可直接从附录中引用，在日常检测中，注意平行的原则，注意所用仪器、器皿的对称性及供试品与对照品的平行操作。

【学案例】

查阅《中华人民共和国药典》（2015 年版）葡萄糖中杂质检查的项目及检查方法。

【知识储备】

一、氯化物检查法

氯化物广泛存在于自然界，在生产过程中常用到盐酸、盐酸盐等试剂，因此氯化物极易引入到药物中。氯化物对人体无害，但氯化物检查结果可以显示药品的纯度，间接考核药物的生产、贮藏过程是否正常，因此氯化物常作为信号杂质检查。

1. 原理

药物中的微量氯化物在硝酸酸化条件下与硝酸银反应，生成氯化银胶体微粒而显白色混浊，与一定量的标准氯化钠溶液在相同条件下产生的氯化银混浊程度比较，判断供试品中氯化物是否符合限量规定。

$$Cl^- + Ag^+ \longrightarrow AgCl\downarrow \text{（白色）}$$

2. 操作方法

除另有规定外，取各药品项下规定量的供试品，加水溶解使成 25ml（溶液如显碱性，可滴加硝酸使成中性），再加稀硝酸 10ml；溶液如不澄清，应滤过；置 50ml 纳氏比色管中，加水使成约 40ml，摇匀，即得供试液。另取各药品项下规定量的标准氯化钠溶液，置 50ml 纳氏比色管中，加稀硝酸 10ml，加水使成 40ml，摇匀，即得对照溶液。于供试溶液与对照溶液中，分别加入硝酸银试液 1.0ml，用水稀释至 50ml，摇匀，在暗处放置 5min，同置黑色背景上，从比色管上方向下观察，比较，即得。

3. 测定条件

（1）标准氯化钠溶液的制备　称取氯化钠 0.165g，置于 1000ml 量瓶中，加水溶解稀释至刻度，摇匀，作为贮备液。临用前，精密量取该溶液 10ml，于 100ml 量瓶中定容（每 1ml 相当于 10μg 的 Cl）。

（2）测定条件下，氯化物浓度以 50ml 中含 50～80μg 的 Cl^- 为宜，相当于标准氯化钠溶液 5～8ml。此范围内氯化物所显混浊度明显，便于比较。应以此计算供试品取样量范围。

（3）加硝酸可避免弱酸银盐如碳酸银、磷酸银及氧化银沉淀的干扰，且可加速氯化银沉淀的生成并产生较好的乳浊。酸度以 50ml 供试溶液中含稀硝酸 10ml 为宜。

（4）供试品溶液如不澄明，应过滤，应先用含硝酸的蒸馏水洗净滤纸中的氯化物。

（5）供试品如带颜色，常采用内消色法处理，即取供试品溶液两份，分置 50ml 纳氏比色管中，一份加硝酸银试液 1.0ml，摇匀，放置 10min，如显混浊，可反复过滤，至滤液完全澄清，再加规定量的标准氯化钠溶液与水适量使成 50ml，摇匀，在暗处放置 5min，作为对照溶液；另一份加硝酸银试液 1.0ml 与水适量使成 50ml，摇匀，在暗处放置 5min，对两管进行比浊。

(6) 操作时的温度一般控制在 30～40℃，以产生最大的混浊度，结果也较恒定；若在 20℃以下，生成氯化银混浊的速度较慢，也不恒定。

(7) 检查氯化物时，应按规定操作程序进行，先制成约 40ml 水溶液后，再加硝酸银试液，以免有较高浓度的氯化物存在时产生沉淀，影响比浊结果。加入硝酸银试液后，宜缓慢地混匀，如过快则生成的混浊减少。另外，标准管与供试管必须平行进行实验，如加入试剂的程序及放置时间应一致，所用纳氏比色管的规格应一致，比浊时同置于黑色衬底上自上而下观察。

二、硫酸盐检查法

硫酸盐是广泛存在于自然界的信号杂质，许多药物都要检查硫酸盐杂质。

1. 原理

硫酸盐在稀盐酸酸性条件下与氯化钡反应，生成硫酸钡微粒显白色混浊，与一定量标准硫酸钾溶液在相同条件下产生的硫酸钡混浊程度比较，判定供试品硫酸盐是否符合限量规定。

$$SO_4{}^{2-} + Ba^{2+} \longrightarrow BaSO_4\downarrow \text{（白色）}$$

2. 操作方法

除另有规定外，取各药品项下规定量的供试品，加水溶解使成约 40ml（溶液如显碱性，可滴加盐酸使成中性）；溶液如不澄清，应滤过；置 50ml 纳氏比色管中，加稀盐酸 2ml，摇匀，即得供试液。另取各药品项下规定量的标准硫酸钾溶液，置 50ml 纳氏比色管中，加水使成约 40ml，加稀盐酸 2ml，摇匀，即得对照溶液。于供试溶液与对照溶液中，分别加入 25％氯化钡溶液 5ml，用水稀释成 50ml，充分摇匀，放置 10min，同置黑色背景上，从比色管上方向下观察，比较，即得。

3. 测定条件

(1) 标准硫酸钾溶液的制备：称取硫酸钾 0.181g，置于 1000ml 量瓶中，加水稀释至刻度，摇匀，即得（每 1ml 相当于 0.1mg 的 SO_4^{2-}）。

(2) 在测定条件下，50ml 溶液中含 100～500μg 的 SO_4^{2-} 为宜，相当于标准硫酸钾溶液 1.0～5.0ml，在此范围内，混浊梯度明显，便于比较。

(3) 供试品溶液加入盐酸使成酸性，可防止碳酸钡或磷酸钡等沉淀生成，影响比浊。以 50ml 供试品中含 2ml 稀盐酸为宜，若酸度过大可使硫酸钡溶解，降低检查灵敏度。

(4) 采用 25％氯化钡溶液，呈现的混浊度较稳定，使用时不必新配。

(5) 供试溶液如需滤过，应预先用盐酸酸化的蒸馏水洗净滤纸中的硫酸盐。

(6) 供试品如有色，采用内消色法处理。

(7) 温度对混浊有影响，操作温度一般控制在 25～30℃，若温度太低，产生的白色混浊既慢又少，且不稳定。故室温低于 10℃时应将比色管在 25～30℃水浴中放置 10min，再进行比较。

三、铁盐检查法

微量铁盐的存在可能会加速药物的氧化和降解，因此需控制其存在量，《中华人民共和国药典》（2015）采用硫氰酸盐法。

1. 原理

铁盐在盐酸酸性溶液中，与硫氰酸盐作用生成红色可溶性的硫氰酸铁配离子，与一定量标准铁溶液用同法处理后进行比较。

$$Fe^{3+} + 6SCN^- \rightleftharpoons [Fe(SCN)_6]^{3-}$$

2. 操作方法

除另有规定外，取一定量的供试品，加水溶解成 25ml，移置 50ml 纳氏比色管中，加稀盐酸 4ml 与过硫酸铵 50mg，用水稀释成 35ml 后，加 30％硫氰酸铵溶液 3ml，再加水适量稀释成 50ml，摇匀；如显色，立即与标准铁溶液一定量制成的对照溶液（取各药品项下规定量的标准铁溶液，置 50ml 纳氏比色管中，加水使成 25ml，加稀盐酸 4ml 与过硫酸铵 50mg，用水稀释使成 35ml，加 30％硫氰酸铵溶液 3ml，再加水适量稀释成 50ml，摇匀）比较，即得。

如供试液管与对照液管色调不一致时，可分别移入分液漏斗中，各加正丁醇 20ml 提取，使分层后，将正丁醇层移至 50ml 纳氏比色管中，再用正丁醇稀释至 25ml，比较，即得。

3. 测定条件

（1）标准铁溶液的制备 称取硫酸铁铵 0.863g 于 1000ml 量瓶中，加水溶解后，加硫酸 2.5ml，用水稀释至刻度，摇匀，作为贮备液。临用前，精密量取贮备液 10ml，置 100ml 量瓶中，定容（每 1ml 相当于 10μg 的铁）。

（2）在测定条件下，适宜的比色浓度为 50ml 中含铁 10～50μg，相当于标准铁溶液 1.0～5.0ml，在此范围内色泽梯度明显。

（3）加入盐酸，可加速 Fe^{3+} 的水解，以 50ml 溶液中含稀盐酸 4ml 为宜。

（4）加入氧化剂过硫酸铵将供试品中 Fe^{2+} 氧化成 Fe^{3+}，同时可防止硫氰酸铁因光照还原或分解褪色。

$$2Fe^{2+} + (NH_4)_2S_2O_8 \longrightarrow 2Fe^{2+} + (NH_4)_2SO_4 + SO_4^{2-}$$

（5）铁盐与硫氰酸根离子的反应为可逆反应，加入过量的硫氰酸铵可增加产物配离子的稳定性，提高反应灵敏度，还能消除 Cl^-、PO_4^{3-}、SO_4^{2-}、枸橼酸等离子与 Fe^{3+} 形成有色配合物而干扰检查。

（6）某些药物如葡萄糖、糊精、硫酸氢钠和硫酸镁等在检查过程中加硝酸处理，则不再加过硫酸铵，但必须加热煮沸除去一氧化氮，因硝酸中可能含亚硝酸，能与硫氰酸根离子作用，生成红色亚硝酰硫氰化物，影响比色。

$$HNO_2 + SCN^- + H^+ \longrightarrow NO \cdot SCN + H_2O$$

四、重金属检查法

重金属系指在实验条件下能与硫代乙酰胺或硫化钠作用显色的金属杂质。如银、铅、汞、铜、镉、铋、锡、砷、锑、镍、钴、锌等。药物中重金属的存在影响药物的稳定性及安全性。因生产中遇到铅的机会较多，且铅在体内又易积蓄中毒，故以铅作为重金属的代表。《中华人民共和国药典》（2015）收载了重金属检查的三种方法。

（一）第一法（硫代乙酰胺法）

本法用于溶于水、稀酸和乙醇的药物。

1. 原理

硫代乙酰胺在弱酸性（pH3.5）条件下水解，产生硫化氢，与重金属离子生成黄色到棕黑色的硫化物混悬液，与一定量标准铅溶液经同法处理后所呈颜色比较，判断供试品中重金属是否符合限量规定。

$$CH_3CSNH_2 + H_2O \longrightarrow CH_3CONH_2 + H_2S$$
$$Pb^{2+} + H_2S \longrightarrow PbS \downarrow + 2H^+$$

2. 操作方法

除另有规定外，取 25ml 纳氏比色管 3 支，甲管中加标准铅溶液一定量与醋酸盐缓冲液（pH3.5）2ml 后，加水或各药品项下规定的溶剂稀释成 25ml，乙管中加入按各药品项下规定的方法制成的供试液 25ml，丙管中加入与乙管相同量的供试品，加配制供试品溶液的溶剂适量使溶解，再加与甲管相同量的标准铅溶液与醋酸盐缓冲液（pH3.5）2ml 后，用溶剂稀释成 25ml；若供试液带颜色，可在甲管中滴加少量的稀焦糖溶液或其他无干扰的有色溶液，使之与乙管、丙管一致；再在甲、乙、丙三管中分别加硫代乙酰胺试液各 2ml，摇匀，放置 2min，同置白纸上，自上向下透视，当丙管中显出的颜色不浅于甲管时，乙管中显出的颜色与甲管比较，不得更深。如丙管中显出的颜色浅于甲管，应取样按第二法重新开始；如在甲管中滴加稀焦糖溶液或其他无干扰的有色溶液，仍不能使颜色一致时，应取样按第二法检查。

3. 测定条件

（1）标准铅溶液的制备　称取硝酸铅 0.1599g，置 1000ml 量瓶中，加硝酸 5ml 与水 50ml 溶解后，用水稀释至刻度，摇匀，作为贮备液。精密量取贮备液 10ml，置 100ml 量瓶中，加水稀释至刻度，摇匀，即得（每 1ml 相当于 10μg 的 Pb）。本液仅供当日使用。配制与贮存用的玻璃容器均不得含铅。

（2）在测定条件下，适宜目视比色的浓度范围为每 27ml 溶液中含 10～20μg 的 Pb^{2+}，相当于标准铅溶液 1.0～2.0ml。

（3）检查是在醋酸盐缓冲溶液（pH3.5）2ml 中进行。在 pH3～3.5 时，硫化铅沉淀较完全。酸度增大，重金属离子与硫化氢呈色变浅，酸度太大时甚至不显色。

（4）供试品如含高铁盐影响重金属检查时，可在甲、乙、丙三管中分别加入相同量的维生素 C 0.5～1.0g，再照上述方法检查。配制供试品溶液时，如使用的盐酸超过 1.0ml，氨试液超过 2ml，或加入其他试剂进行处理者，除另有规定外，甲管溶液应取同样同量的试剂置瓷皿中蒸干后，加醋酸盐缓冲液（pH＝3.5）2ml 与水 15ml，微热溶解后，移置纳氏比色管中，加标准铅溶液一定量，再用水或各种项下规定的溶剂稀释成 25ml。

（二）第二法

适用于含芳环、杂环以及不溶于水、稀酸及乙醇的有机药物。

1. 原理

重金属可与芳环、杂环形成较牢固的价健，可先炽灼破坏，所得残渣加硝酸进一步破坏，蒸干。再加盐酸转化为易溶于水的氯化物，再按第一法检查。

2. 操作方法

除另有规定外，必须改用第二法检查时，取各项下规定量的供试品，按炽灼残渣检查法进行炽灼处理，然后取遗留的残渣；或直接取炽灼残渣项下遗留的残渣；如供试品为溶液，则取各品种项下规定量的溶液，蒸发至干，再按上述方法处理后取遗留的残渣；加硝酸 0.5ml，蒸干，至氧化氮蒸气除尽后（或取供试品一定量，缓缓炽灼至完全炭化，放冷，加硫酸 0.5～1.0ml，使恰湿润，用低温加热至硫酸除尽后，加硝酸 0.5ml，蒸干，至氧化氮蒸气除尽后，放冷，在 500～600℃炽灼使完全灰化），放冷，加盐酸 2ml，置水浴上蒸干后加水 15ml，滴加氨试液至对酚酞指示液显微粉红色，再加醋酸盐缓冲液（pH3.5）2ml，微热溶解后，移置纳氏比色管中，加水稀释成 25ml，作为甲管；另取配制供试品溶液的试剂，置瓷皿中蒸干后，加醋酸盐缓冲液（pH3.5）2ml 与水 15ml，微热溶解后，移至纳氏比色管中，加标准铅溶液一定量，再用水稀释成 25ml，作为乙管；再在甲、乙两管中分别加硫代乙酰胺试液各 2ml，摇匀，放置 2min，同置白纸上，自上向下透视，乙管中显出的颜色与甲管比较，不得更深。

（三）第三法

适用于溶于碱而不溶于稀酸或在稀酸中即生成沉淀的药物。

1. 原理

在碱性介质中，以硫化钠为显色剂，Pb^{2+} 与 S^{2-} 作用生成 PbS 微粒混悬液，与一定量标准铅溶液经同法处理后所呈颜色比较。

$$Pb^{2+}+Na_2S \xrightarrow{NaOH} PbS+2Na^+$$

2. 操作方法

除另有规定外，取供试品适量，加氢氧化钠试液 5ml 与水 20ml 溶解后，置纳氏比色管中，加硫化钠试液 5 滴，摇匀，与一定量的标准铅溶液同样处理后的颜色比较，不得更深。

除另有规定外，取 25ml 纳氏比色管 3 支，甲管中加标准铅溶液一定量与醋酸盐缓冲液（pH3.5）2ml 后，加水或各药品项下规定的溶剂稀释成 25ml，乙管中加入按各药品项下规定的方法制成的供试液 25ml，丙管中加入与乙管相同量的供试品，加配制供试品溶液的溶剂适量使溶解，再加与甲管相同量的标准铅溶液与醋酸盐缓冲液（pH3.5）2ml 后，用溶剂稀释成 25ml；若供试液带颜色，可在甲管中滴加少量的稀焦糖溶液或其他无干扰的有色溶液，使之与乙管、丙管一致；再在甲、乙、丙三管中分别加硫代乙酰胺试液各 2ml，摇匀，放置 2min，同置白纸上，自上向下透视，当丙管中显出的颜色不浅于甲管时，乙管中显出的颜色与甲管比较，不得更深。如丙管中显出的颜色浅于甲管，应取样按第二法重新开始检查。如在甲管中滴加稀焦糖溶液或其他无干扰的有色溶液，仍不能使颜色一致时，应取样按第二法检查。

五、砷盐检查法

砷盐多由药物生产中使用的无机试剂及搪瓷反应器引入，砷为毒性杂质，须严格控制其限量。

（一）古蔡氏检砷法

1. 原理

金属锌与酸作用产生新生态氢，将药物中微量砷还原为砷化氢，当砷化氢气体遇溴化汞试纸时，根据含砷量不同产生黄色至棕色的砷斑，与同一条件下定量标准砷溶液所生成的砷斑比较，判定供试品砷盐是否符合限量规定。

$$As^{3+}+3Zn+3H^{+}\longrightarrow 3Zn^{2+}+AsH_3$$
$$AsO_3^{3-}+3Zn+9H^{+}\longrightarrow 3Zn^{2+}+3H_2O+AsH_3$$
$$AsO_4^{3-}+4Zn+11H^{+}\longrightarrow 4Zn^{2+}+4H_2O+AsH_3$$
$$AsH_3+3HgBr_2\longrightarrow 3HBr+As(HgBr)_3（黄色）$$
$$As(HgBr)_3+AsH_3\longrightarrow 3AsH(HgBr)_2（棕色）$$
$$As(HgBr)_3+AsH_3\longrightarrow 3HBr+As_2Hg_3（棕黑色）$$

2. 仪器装置（如图 3-3-1）

3. 操作方法

（1）标准砷斑的制备　精密量取标准砷溶液 2ml，置 A 瓶中，加盐酸 5ml 与水 21ml，再加碘化钾试液 5ml 与酸性氯化亚锡试液 5 滴，在室温放置 10min 后，加锌粒 2g，立即将照上法装妥的导气管 C 密塞于 A 瓶上，并将 A 瓶置 25～40℃水浴中，反应 45min，取出溴化汞试纸，即得。

若供试品需经有机破坏后再行检砷，则应取标准砷溶液代替供试品，照该药品种项下规定的方法同法处理后，依法制备标准砷斑。

（2）检查法　于导气管 C 中装入醋酸铅棉花 60mg（装管高度为 60～80mm），再于旋塞 D 的顶端平面上放一片溴化汞试纸（试纸大小以能覆盖孔径而不露出平面外为宜），盖上旋塞盖 E 并旋紧。取按各药品项下规定方法制成的供试液，置 A 瓶中，照标准砷斑的制备，自"再加碘化钾试液 5ml"起，依法操作。将生成的砷斑与标准砷斑比较，不得更深。

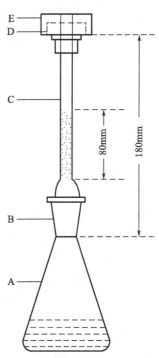

图 3-3-1　古蔡法检砷装置

A—砷化氢发生瓶；B—中空磨口塞；
C—导气管；D—具孔的有机玻璃旋塞；
E—具孔的有机玻璃旋塞盖，
与 D 紧密吻合

4. 测定条件

（1）标准砷溶液的制备　称取三氧化二砷 0.132g，置 1000ml 量瓶中，加 20% 氢氧化钠溶液 5ml 溶解后，用适量的稀硫酸中和，再加稀硫酸 10ml，用水稀释至刻度，摇匀，作为贮备液。临用前，精密量取贮备液 10ml，置 1000ml 量瓶中，加稀硫酸 10ml，用水稀释至刻度，摇匀，即得（每 1ml 相当于 $1\mu g$ 的 As）。

（2）标准砷斑应用 2ml 标准砷溶液制成。药物含砷限量不同，可按规定限量改变供试品取用量，不可改变标准砷溶液取量。

（3）因为 As^{5+} 生成砷化氢的速度慢，在反应液中加入还原剂酸性氯化亚锡及碘化钾，将供试品中可能存在的 As^{5+} 还原为 As^{3+}；氧化生成的碘又被氯化亚锡还原为碘离子，与反应中产生的锌离子形成稳定的络离子，使生成砷化氢的反应不断进行。

$$AsO_4^{3-}+2I^-+2H^+\longrightarrow AsO_3^{3-}+I_2+H_2O$$
$$AsO_4^{3-}+Sn^{2+}+2H^+\longrightarrow AsO_3^{3-}+Sn^{4+}+H_2O$$
$$I_2+Sn_2^+\longrightarrow 2I^-+Sn^{4+}$$
$$4I^-+Zn_2^+\longrightarrow ZnI_4^{2-}$$

（4）供试品及锌粒中可能含有少量硫化物，在酸性条件下将产生硫化氢气体。该气体遇溴化汞试纸生成硫化汞色斑，产生假阳性，干扰试验结果。采用醋酸铅棉花，可预先吸收硫化氢，避免其与溴化汞试纸作用。醋酸铅棉花用量太少，可能除不尽硫化氢，太多或塞得太紧会阻碍砷化氢的通过。所以药典规定取醋酸铅棉花 60mg，装管高度为 60～80mm，这样即使在 $1000\mu g$ 硫存在下也不干扰测定。

5. 注意事项

（1）若供试品为硫化物、亚硫酸盐、硫代硫酸盐等，在酸性溶液中生成硫化氢或二氧化硫气体，与溴化汞作用生成黑色硫化汞或金属汞，干扰比色。应先加硝酸处理，使氧化成无干扰的硫酸盐，过量的硝酸及产生的含氮氧化物应蒸干除尽。

（2）供试品若为铁盐，不仅消耗还原剂，影响测定条件，且能氧化砷化氢。应先加酸性氯化亚锡试液，将 Fe^{3+} 还原为 Fe^{2+}，再依法检查。

（3）供试品若为强氧化剂或在酸性溶液中能产生强氧化性物质者，如亚硝酸钠在酸性溶液中能产生亚硝酸和硝酸，不仅消耗锌粒且产生含氮的氧化物氧化新生态的氢，影响砷化氢的生成。因此，需加入硫酸先行分解后依法测定。

（4）具环状结构的有机药物，因砷可能以共价键与其结合，需进行有机破坏后再检查，常用的有机破坏法有碱破坏法和酸破坏法。

若供式品需经有机破坏后再行检砷，则制备标准砷斑时，应取标准砷溶液 2.0ml 代替供试品，照各品种项下规定的方法同法处理后，依法制备标准砷斑。

（5）砷斑遇光、热及湿气则褪色。如需保存，可将砷斑在石蜡饱和的石油醚溶液中浸过晾干或避光置于干燥器内，也可将砷斑用滤纸包好夹在记录本中保存。

（二）二乙基二硫代氨基甲酸银法（Ag-DDC）

该法不仅可用于限量检查，也可用作微量砷盐的含量测定。

1. 原理

金属锌与酸作用产生新生态氢，与微量砷盐反应，生成具挥发性的砷化氢，砷化氢与二乙基二硫代氨基甲酸银（Ag-DDC）作用，游离出银，此胶态的银呈红色，与同条件下一定量标准砷溶液所产生的颜色比较，或在 510nm 波长处测定吸光度，以判断砷盐限量。

$$AsH_3+6Ag(DDC)\Longleftrightarrow 6Ag+3HDDC+As(DDC)_3$$

2. 操作方法

（1）标准砷对照液的制备　精密量取标准砷溶液 5ml，置图 3-3-2 A 瓶中，加盐酸 5ml

与水 21ml，再加碘化钾试液 5ml 与酸性氯化亚锡试液 5 滴，在室温放置 10min 后，加锌粒 2g，立即将导气管 C 与 A 瓶密塞，使生成的砷化氢气体导入 D 管中，并将 A 瓶置 25～40℃ 水浴中反应 45min，取出 D 管，添加氯仿至刻度，混匀，即得。

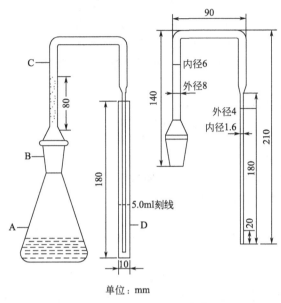

单位：mm

图 3-3-2　Ag-DDC 法检砷装置

若供试品需经有机破坏后再行检砷，则应取标准砷溶液代替供试品，照各药品项下规定的方法同法处理后，依法制备标准砷对照液。

（2）检查法　于导气管 C 中装入醋酸铅棉花 60mg（装管高度约 80mm），并于 D 管中精密加入二乙基二硫代氨基甲酸银试液 5ml。取照各药品项下规定方法制成的供试液置 A 瓶中，照标准砷对照液的制备，自"再加碘化钾试液 5ml"起，依法操作。将所得溶液与标准砷对照液同置白色背景上，从 D 管上方向下观察、比较，所得溶液的颜色不得比标准砷对照液更深。必要时，可将所得溶液转移至 1cm 吸收池中，用适宜的分光光度计或比色计在 510nm 波长处以二乙基二硫代氨基甲酸银试液做空白，测定吸收度，与标准砷对照液按同法测得的吸收度比较，即得。

六、硫化物检查法

硫化物为有毒物质。检查原理：是利用硫化物与盐酸作用产生硫化氢气体，遇醋酸铅试纸产生棕色的硫化铅"硫斑"，与一定量标准硫化钠溶液在相同条件下生成的硫斑比较，判断供试品中硫化物是否符合限量规定。

仪器装置同古蔡法检砷装置，但导气管中不装醋酸铅棉花，溴化汞试纸改用醋酸铅试纸。反应温度为 80～90℃水浴中加热 10min。

七、硒盐检查法

药物中混入的微量硒主要来自生产中使用的试剂。元素状态的硒无毒，但硒化物（二氧化物）有剧毒，因此对有可能引入硒的药物要对残留硒进行限量检查。检查时先将有机药物用氧瓶燃烧法进行有机破坏，使硒成为高价氧化物（SeO_3），被硝酸溶液吸收，再用盐酸羟胺将 Se^{6+} 还原为 Se^{4+}，在 pH＝2.0±2 的条件下，加二氨基萘试液反应 100min，生成 4,5-苯并苯硒二唑，用环己烷提取后在 378nm 波长处测定吸光度，结果应不大于对照液的吸收度。

八、炽灼残渣检查法

炽灼残渣检查法是控制有机药物和挥发性无机药物中非挥发性无机杂质（金属氧化物或

无机盐类）限量的方法。有机药物经炭化或无机药物加热分解后，加硫酸湿润，先低温再高温（700～800℃）炽灼，使完全灰化，有机物分解挥发，残留的非挥发性无机杂质成为硫酸盐，称为炽灼残渣。

取供试品 1.0～2.0g 或各药品项下规定的重量，置已炽灼至恒重的坩埚（如供试品分子结构中含有碱金属或氟元素，则应使用铂坩埚）中，精密称定，缓缓炽灼至完全炭化，放冷至室温，除另有规定外，加硫酸 0.5～1ml 使湿润，低温加热至硫酸蒸气除尽后，在 700～800℃炽灼使完全灰化，移至干燥器内，放冷至室温，精密称定后，再在 700～800℃炽灼至恒重，计算限量。

如供试品需将残渣留作重金属检查，则炽灼温度须控制在 500～600℃。

$$炽灼残渣\% = \frac{残渣加坩埚重 - 空坩埚重}{供试品重} \times 100\%$$

九、干燥失重测定法

干燥失重指药品在规定的条件下，经干燥后所减失的重量，以百分率表示。干燥失重的物质主要是水分，也有其他挥发性物质。

1. 检查方法

取供试品，混合均匀（如为较大的结晶，应先迅速捣碎使成 2mm 以下的小粒），取约 1g 或各品种项下规定的重量，置于与供试品相同条件下干燥至恒重的扁形称量瓶中，精密称定，除另有规定外，在 105℃干燥至恒重。由减失的重量和取样量计算供试品的干燥失重。

$$干燥失重\% = \frac{供试品重加称量瓶重 - 干燥恒重后供试品重加称量瓶重}{供试品重} \times 100\%$$

2. 注意事项

（1）供试品干燥时，应平铺在扁形称量瓶中，厚度不可超过 5mm，如为疏松物质，厚度不可超过 10mm。放入烘箱或干燥器进行干燥时，应将瓶盖取下，置称量瓶旁，或将瓶盖半开进行干燥；取出时，须将称量瓶盖好。置烘箱内干燥的供试品，应在干燥后取出置干燥器中放冷，然后称定重量。

（2）供试品如未达规定的干燥温度即融化时，应先将供试品在低于熔点 5～10℃的温度下干燥至大部分水分除去后，再按规定条件干燥。

（3）该法适用于受热较稳定的药物。

（4）对于受热分解且易挥发的药物，采用干燥剂干燥法，将供试品置干燥器中，利用干燥器内的干燥剂吸收水分至恒重。干燥剂应保持在有效状态，常用的干燥剂有硅胶、无水氯化钙和五氧化二磷。

（5）对于熔点低、受热不稳定及水分难以去除的药物，采用减压干燥法。使用减压干燥器或恒温减压干燥箱，控制压力在 2.67kPa（20mmHg）以下，使药物中水分在减压下以较低的干燥温度和较短的干燥时间内得以排除。

十、水分测定法

药品中的水包括结晶水和吸附水。过多的水分不仅使药物的有效成分含量降低，还易使药物水解、霉变，影响其理化性状和生理作用。因此，《中华人民共和国药典》（2015）采用卡尔-费休（Karl Fischer，简称费休）法、烘干法、减压干燥法和甲苯法测定。费休法，操作简便、专属性强、准确度高，适用于受热易被破坏的药物，因而成为国际上通用的水分测定法。本节只介绍费休法。

1. 原理

该法为非水氧化还原滴定反应，采用由碘、二氧化硫、吡啶和甲醇按一定比例组成的卡尔-费休试液做标准滴定液。利用碘氧化二氧化硫时，需一定量水分参加反应。

$$I_2 + SO_2 + H_2O \xrightleftharpoons{} 2HI + SO_3$$

因上述反应可逆，加无水吡啶和无水甲醇使反应顺利进行。总反应为：

$$I_2 + SO_2 + 3C_5H_5N + CH_3OH + H_2O \longrightarrow 2C_5H_5N \cdot HI + C_5H_5N \cdot HSO_4CH_3$$

2. 容量滴定法

（1）费休试液的配制和标定

① 配制　称取碘（置硫酸干燥器内 48h 以上）110g，置干燥的具塞锥形瓶中，加无水吡啶 160ml，注意冷却，振摇至碘全部溶解后，加无水甲醇 300ml，称定重量，将锥形瓶置冰浴中冷却，在避免空气中水分侵入的条件下，通入干燥的二氧化硫至重量增加 72g，再加无水甲醇使成 1000ml，密塞，摇匀，在暗处放置 24h。

② 标定　精密称取纯化水 10～30mg，用水分测定仪直接标定。或精密称取纯化水 10～30mg，置干燥的具塞玻瓶中，除另有规定外，加无水甲醇适量，在避免空气中水分侵入的条件下，用费休试液滴定至溶液由浅黄色变为红棕色，或用电化学方法［如永停滴定法（附录ⅦA）］指示终点；另作空白试验，按下式计算：

$$F = \frac{W}{A - B}$$

式中　F——每 1ml 费休试液相当于水的质量，mg；

　　　W——称取纯化水的重量，mg；

　　　A——滴定所消耗费休试液的容积，ml；

　　　B——空白所消耗费休试液的容积，ml。

（2）测定方法　精密称取供试品适量（约消耗费休试液 1～5ml），除另有规定外，溶剂为无水甲醇，用水分测定仪直接测定。或精密称取供试品适量，置干燥的具塞玻瓶中，加溶剂适量，在不断振摇（或搅拌）下用费休试液滴定至溶液由浅黄色变为红棕色，或用永停滴定法（附录ⅦA）指示终点；另作空白试验，按下式计算：

$$供试品中水分含量 = \frac{(A - B) \times F}{W} \times 100\%$$

式中　A——供试品所消耗费休试液的容积，ml；

　　　B——空白所消耗费休试液的容积，ml；

　　　F——每 1ml 费休试液相当于水的重量，mg；

　　　W——供试品的重量，mg。

3. 库仑滴定法

本法仍以卡尔-费休反应为基础，与容量滴定法相比不同的是用永停滴定法指示终点。本法主要用于测定含微量水分（0.0001%～0.1%）的物质，特别适用于测定化学惰性物质如烃类、醇类和酯类中的水分，且无需标定滴定液。

于滴定杯加入适量费休试液，先将试液和系统中的水分预滴定除去，然后精密量取供试品适量（含水量为 0.5～5mg），迅速转移至滴定杯中，以永停滴定法（附录ⅦA）指示终点，从仪器显示屏上直接读取供试品中水分的含量，其中每 1ml 水相当于 10.72C 的电量。

4. 注意事项

（1）配制费休试液对试剂的纯度要求较高，特别对试剂含水量的要求应控制在 0.1% 以下。所用的碘应置硫酸干燥器内干燥 48h 以上。二氧化硫如取自贮气钢瓶，应使其通过浓硫酸洗气瓶脱水。所用仪器应干燥，并能避免空气中的水分侵入。整个测定操作应迅速，并在干燥处进行。

（2）费休试液不稳定，应遮光、密封，置阴凉干燥处保存，下次临用前应重新标定。费休试液的 F 值在 4.0mg/ml 上下为宜，若 F 值降低至 3.0mg/ml 以下时，滴定终点不敏锐，不宜再用。

（3）费休法不适于测定氧化剂、还原剂以及能与试液生成水的化合物的测定，如铬酸盐、过氧化物、硫代硫酸盐、硫化物、碱性氧化物以及含氧弱酸盐等。一些羰基化合物如活泼的醛、酮可与试剂中的甲醇作用，生成缩醛和水，也会干扰测定。

十一、溶液颜色检查法

本法系将药物溶液的颜色与规定的标准比色液比较，或在规定的波长处测定其吸光度。

品种项下规定的"无色"系指供试品溶液的颜色相同于水或所用溶剂，"几乎无色"系指供试品溶液的颜色不深于相应色调 0.5 号标准比色液。

1. 目视比色法

除另有规定外，取各品种项下规定量的供试品，加水溶解，置 25ml 纳氏比色管中，加水稀释至 10ml，另取规定色调和色号的标准比色液 10ml，置于另一 25ml 纳氏比色管中，两管同置白色背景上，自上向下透视，或同置白色背景前平视观察，供试品管呈现的颜色与对照管的颜色比较，不得更深。如供试管呈现的颜色与对照管的颜色深浅非常接近或色调不完全一致，使目视观察无法辨别两者的深浅时，应改用第三法（色差计法）测定，并将其测定结果作为判定依据。

药典规定用重铬酸钾液（每 1ml 含 0.800mg 的 $K_2Cr_2O_7$）为黄色原液，硫酸铜液（每 1ml 含 62.4mg 的 $CuSO_4 \cdot 5H_2O$）为蓝色原液，氯化钴液（每 1ml 中含 59.5mg $CoC_{12} \cdot 6H_2O$）为红色原液。

分别取不同比例的以上三种比色液与水，配成深黄色、黄绿色、黄色、橙黄色、橙红色和棕红色六种色调的标准贮备液（表 3-3-1）。

表 3-3-1　各种色调标准贮备液的配制

色调	比色用氯化钴液/ml	比色用重铬酸钾液/ml	比色用硫酸铜液/ml	水/ml
深黄色	—	27	15	58
黄绿色	1.2	22.8	7.2	68.8
黄色	4.0	23.3	0	72.7
橙黄色	10.6	19.0	4.0	66.4
橙红色	12.0	20.0	0	68.0
棕红色	22.5	12.5	2.0	45.0

按表 3-3-2 量取各种色调标准贮备液，加水稀释至 10ml，即得黄绿色、黄色、橙黄色、橙红色和棕红色的 1~10 号的标准比色液。

表 3-3-2　各种色调色号标准比色液配制

色号	0.5	1	2	3	4	5	6	7	8	9	10
贮备液/ml	0.25	0.5	1.0	1.5	2.0	2.5	3.0	4.5	6.0	7.5	10.0
加水量/ml	9.75	9.5	9.0	8.5	8.0	7.5	7.0	5.5	4.0	2.5	0

检查时根据药物有色杂质的颜色以及对其限量要求，选择相应颜色一定色号的标准比色液作为对照液，进行比较。如注射用对氨基水杨酸钠溶液颜色的检查方法：取供试品一瓶，加水溶解制成每 1ml 含 0.2g 的溶液，与黄色 6 号标准比色液比较，不得更深。

2. 分光光度法

用分光光度法检查有色杂质，通过测定溶液的吸收度而更能反映溶液的颜色变化。除另有规定外，取各供试品项下规定量的供试品，加水溶解并使成 10ml，必要时滤过，滤液照紫外-可见分光光度法（通则 0401）于规定波长处测定，吸光度不得超过规定值。

如维生素 C 易受外界条件影响而变色，规定取本品 3.0g，加水 15ml，振摇使溶解，溶液经 4 号垂熔玻璃漏斗滤过，滤液于 420nm 波长处测定吸收度，不得过 0.03。

3. 色差计法

本法是通过色差计直接测定溶液的色差值，对其颜色进行定量表述和分析的方法。当目视比色法较难判定供试品与标准比色液之间的差异时，应考虑采用本法进行测定与判断。

供试品与标准比色液之间的颜色差异，可以通过分别比较供试品与水之间的色差值来得到，也可以通过直接比较它们之间的色差值来得到。

测定时除另有规定外，用水对仪器进行校准。取按各品种项下规定的方法制得的供试品溶液和标准比色液，置仪器上进行测定，供试品溶液与水的色差值 ΔE^* 应不超过相应色调的标准比色液与水的色差值 ΔE_0^*。

也可以将预先测定好的各色调色号的标准比色液对水的标准色差值 ΔE_0^* 输入到仪器，然后直接测量供试品溶液对水的色差值 ΔE^*；若 ΔE^* 值小于等于 ΔE_0^*，供试品溶液颜色合格，反之为不合格。

十二、易炭化物

易炭化物是指药物中夹杂的遇硫酸易炭化或易氧化而呈色的有机杂质。此类杂质多数结构未知，用硫酸呈色的方法可以简便地控制此类杂质的总量。检查时取内径一致的比色管两支；甲管中放入各品种项下规定的对照液 5ml；乙管中加 94.5%～95.5%（g/g）硫酸 5ml 后，分次缓缓加入规定量的供试品，振摇使溶解。除另有规定外，静置 15min 后，将两管同置白色背景前，平视观察，乙管中所显颜色不得较甲管更深。

供试品如为固体，应先研成细粉，如需加热才能溶解时，可取供试品与硫酸混合均匀，加热溶解后，放冷至室温，再移置比色管中。

对照液主要有三类：①用"溶液颜色检查"项下的标准比色液作为对照液；②用比色用氯化钴液、比色用重铬酸钾液和比色用硫酸铜液按规定方法配成的对照液；③一定浓度的高锰酸钾液。

十三、溶液澄清度检查

澄清度是检查药品溶液中的微量不溶性杂质，在一定程度上可反映药品的质量和生产工艺水平，是控制药品纯度的重要指标，对于注射用原料药，检查其溶液的澄清度尤为重要。

1. 浊度标准贮备液制备

称取 105℃ 干燥至恒重的 1.00g 硫酸肼，置 100ml 量瓶中，加水适量使溶解，必要时在40℃的水浴中温热溶解，并用水稀释至刻度，摇匀，放置 4～6h；取此溶液与等量的 10% 乌洛托品溶液混合，摇匀，于 25℃ 避光静置 24h，即得。由于乌洛托品在偏酸性条件下水解产生甲醛，甲醛与肼缩合生成甲醛腙，不溶于水，形成白色浑浊。其反应原理如下。

$$(CH_2)_6N_4 + 6H_2O \longrightarrow 6HCHO + 4NH_3$$

$$\underset{H}{H-C}=O + H_2N-NH_2 \longrightarrow \underset{H}{H-C}=N-NH_2\downarrow + H_2O$$

该贮备液置冷处避光保存，可在两个月内使用。

2. 浊度标准原液的制备

取上述浊度标准贮备液 15.0ml，置 1000ml 量瓶中，加水稀释至刻度，摇匀，即得浊度标准原液。该溶液用紫外-分光光度法，在 550nm 波长处测定的吸收度应在 0.12～0.15 范围内。配制的浊度标准原液应在 48h 内使用，用前摇匀。

3. 浊度标准液的制备

取浊度标准原液与水，按表 3-3-3 配制，即得不同级号的浊度标准液。该液应临用时制备，使用前充分摇匀。

表 3-3-3　浊度标准液的配制

级别	0.5	1	2	3	4
浊度标准原液/ml	2.5	5.0	10.0	30.0	50.0
水/ml	97.5	95.0	90.0	70.0	50.0

4. 检查方法

本法系在室温条件下，将用水稀释至一定浓度的供试品溶液与等量的浊度标准液分别置于配对的比浊用玻璃管中，在浊度标准液制备 5min 后，在暗室内垂直同置于伞棚灯下，照度为 1000lx，从水平方向观察、比较；用以检查溶液的澄清度或其混浊程度。除另有规定外，供试品溶解后应立即检视，判断供试品澄清度是否合格。

当供试品的澄清度与所用溶剂相同或未超过 0.5 级浊度标准液时，称为澄清；当供试品溶液的乳色比 0.5 级明显，而不及 1 级时，称为浊度 0.5 级；其余依此类推，分别称为浊度 1、2、3 级。

十四、残留溶剂检查法

药物中的残留溶剂系指在原料药或辅料的生产中，以及在制剂制备过程中使用的，但在工艺过程中未能完全去除的有机溶剂。药品中常见的残留溶剂及限度见表 3-3-4，除另有规定外，第一、第二、第三类溶剂的残留限度应符合表中的规定；对其他溶剂，应根据生产工

表 3-3-4　药品中常见的残留溶剂及限度

溶剂名称	限度/%	溶剂名称	限度/%	溶剂名称	限度/%
第一类溶剂(应避免使用)		N-甲基吡咯烷酮	0.053	正庚烷	0.5
苯	0.0002	硝基甲烷	0.005	乙酸异丁酯	0.5
四氯化碳	0.0004	吡啶	0.02	乙酸异丙酯	0.5
1,2-二氯乙烷	0.0005	四氢噻吩	0.016	乙酸甲酯	0.5
1,1-二氯乙烯	0.0008	四氢化萘	0.01	3-甲基-1-丁醇	0.5
1,1,1-三氯乙烷	0.15	四氢呋喃	0.072	丁酮	0.5
第二类溶剂(应限制使用)		甲苯	0.089	甲基异丁基酮	0.5
乙腈	0.041	1,1,2-三氯乙烯	0.008	异丁醇	0.5
氯苯	0.036	二甲苯①	0.217	正戊烷	0.5
氯仿	0.006	第三类溶剂(GMP 或其他质量要求限制使用)		正戊醇	0.5
环己烷	0.388			正丙醇	0.5
1,2-二氯乙烯	0.187	醋酸	0.5	异丙醇	0.5
二氯甲烷	0.06	丙酮	0.5	乙酸丙酯	0.5
1,2-二甲氧基乙烷	0.01	甲氧基苯	0.5	第四类溶剂②(尚无足够毒理学资料)	
N,N-二甲基乙酰胺	0.109	正丁醇	0.5	1,1-二乙氧基丙烷	
N,N-二甲基甲酰胺	0.088	仲丁醇	0.5	1,1-二甲氧基甲烷	
1,4-二氧六环	0.038	乙酸丁酯	0.5	2,2-二甲氧基丙烷	
2-乙氧基乙醇	0.016	叔丁基甲基醚	0.5	异辛烷	
乙二醇	0.062	异丙基苯	0.5	异丙醚	
甲酰胺	0.022	二甲亚砜	0.5	甲基异丙基酮	
正己烷	0.029	乙醇	0.5	甲基四氢呋喃	
甲醇	0.3	乙酸乙酯	0.5	石油醚	
2-甲氧基乙醇	0.005	乙醚	0.5	三氯醋酸	
甲基丁基酮	0.005	甲酸乙酯	0.5	三氟醋酸	
甲基环己烷	0.118	甲酸	0.5		

① 通常含有 60%间二甲苯、14%对二甲苯、9%邻二甲苯和 17%乙苯。

② 药品生产企业在使用时应提供此类溶剂在制剂中残留水平的合理性论证报告。

艺的特点，制定相应的限度，使其符合产品规范、《药品生产质量管理规范》（GMP）或其他基本的质量要求。

（一）色谱柱

1. 毛细管柱

除另有规定外，极性相近的同类色谱柱之间可以互换使用。

（1）非极性色谱柱　固定液为 100％的二甲基聚硅氧烷的毛细管柱。

（2）极性色谱柱　固定液为聚乙二醇（PEG-20M）的毛细管柱。

（3）中极性色谱柱　固定液为（35％）二苯基-（65％）甲基聚硅氧烷、（50％）二苯基-（50％）二甲基聚硅氧烷、（35％）二苯基-（65％）二甲基聚硅氧烷、（14％）氰丙基苯基-（86％）二甲基聚硅氧烷、（6％）氰丙基苯基-（86％）二甲基聚硅氧烷的毛细管柱等。

（4）弱极性色谱柱　固定液为（5％）苯基-（95％）甲基聚氧硅烷、（5％）二苯基-（95％）二甲基硅氧烷共聚物的毛细管柱等。

2. 填充柱

以直径为 0.18～0.25mm 的二乙烯苯-乙基乙烯苯型高分子多孔小球或其他适宜的填料作为固定相。

（二）系统适用性试验

（1）用待测物的色谱峰计算，毛细管色谱柱的理论板数一般不低于 5000；填充柱法的理论板数一般不低于 1000。

（2）色谱图中，待测物色谱峰与其相邻色谱峰的分离度应大于 1.5。

（3）以内标法测定时，对照品溶液连续进样 5 次，所得待测物与内标物峰面积之比的相对标准偏差（RSD）应不大于 5％；若以外标法测定，所得待测物峰面积的 RSD 应不大于 10％。

（三）供试品溶液的制备

1. 顶空进样

除另有规定外，精密称取供试品 0.1～1g；通常以水为溶剂；对于非水溶性药物，可采用 N,N-二甲基甲酰胺、二甲基亚砜或其他适宜溶剂；根据供试品和待测溶剂的溶解度，选择适宜的溶剂且应不干扰待测溶剂的测定。根据品种项下残留溶剂的限度规定配制供试品溶液，其浓度应满足系统定量测定的需要。

2. 溶液直接进样

精密称取供试品适量，用水或合适的有机溶剂使溶解；根据品种项下残留溶剂的限度规定配制供试品溶液，其浓度应满足系统定量测定的需要。

（四）对照品溶液的制备

精密称取各品种项下规定检查的有机溶剂适量，采用与制备供试品溶液相同的溶剂制备对照品溶液；如用水做溶剂，应先将待测有机溶剂溶解在 50％二甲亚砜或 N,N-二甲基甲酰胺溶液中，再用水逐步稀释。若为限度检查，根据残留溶剂的限度规定确定对照品溶液的浓度；若为定量测定，为保证定量结果的准确性，应根据供试品中残留溶剂的实际残留量确定对照品溶液的浓度；通常对照品溶液的色谱峰面积与供试品溶液中对应的残留溶剂的色谱峰面积以不超过 2 倍为宜。必要时，应重新调整供试品溶液或对照品溶液的浓度。

（五）测定法

1. 毛细管柱顶空进样等温法

当需要检查的有机溶剂的数量不多，极性差异较小时，可采用此法。

（1）色谱条件　柱温一般为 40～100℃；常以氮气为载气，流速为每分钟 1.0～2.0ml；以水为溶剂时顶空瓶平衡温度为 70～85℃，顶空瓶平衡时间为 30～60min；进样口温度为

200℃；如采用火焰离子化检测器（FID），温度为250℃。

（2）测定法　取对照品溶液和供试品溶液，分别连续进样不少于 2 次，测定待测峰的峰面积。

2. 毛细管柱顶空进样系统程序升温法

当需要检查的有机溶剂数量较多，且极性差异较大时，可采用此法。

（1）色谱条件　柱温一般先在40℃维持8min，再以每分钟8℃的速度升至120℃，维持10min；以氮气为载气，流速为每分钟2.0ml；以水为溶剂时顶空瓶平衡温度为70～85℃，顶空瓶平衡时间为30～60min；进样口温度为200℃；如采用 FID 检测器，温度为250℃。

具体到某个品种的残留溶剂检查时，可根据该品种项下残留溶剂的组成调整升温程序。

（2）测定法　取对照品溶液和供试品溶液，分别连续进样不少于 2 次，测定待测峰的峰面积。

3. 溶液直接进样法

可采用填充柱，亦可采用适宜极性的毛细管柱。

测定法　取对照品溶液和供试品溶液，分别连续进样 2～3 次，测定待测峰的峰面积。

（六）计算法

1. 限度检查

除另有规定外，按品种项下规定的供试品溶液浓度测定。以内标法测定时，供试品溶液所得被测溶剂峰面积与内标峰面积之比不得大于对照品溶液的相应比值。以外标法测定时，供试品溶液所得被测溶剂峰面积不得大于对照品溶液的相应峰面积。

2. 定量测定

按内标法或外标法计算各残留溶剂的量。

▶【课堂讨论】

采用对照法检查杂质时，操作过程中应注意哪些问题？

▶【知识拓展】

资料卡——中药材、中药制剂的杂质检查

一、杂质检查法

（1）药材中混存的杂质系指下列各类物质：

① 来源与规定相同，但其性状或部位与规定不符；

② 来源与规定不同的有机质；

③ 无机杂质，如砂石、泥块、尘土等。

（2）检查方法

① 取规定量的供试品，摊开，用肉眼或放大镜（5～10 倍）观察，将杂质拣出；如其中有可以筛分的杂质，则通过适当的筛，将杂质分出。

② 将各类杂质分别称重，计算其在供试品中的含量（%）。

（3）注意事项

① 药材中混存的杂质如与正品相似，难以从外观鉴别时，可称取适量，进行显微、化学或物理鉴别试验，证明其为杂质后，计入杂质重量中。

② 杂质检查所用的供试品量，除另有规定外，按药材和饮片取样法称取。

二、灰分

1. 总灰分测定法

测定用的供试品须粉碎，使能通过二号筛，混合均匀后，取供试品 2～3g（如需测定酸不溶性灰分，可取供试品 3～5g），置炽灼至恒重的坩埚中，称定重量（准确至 0.01g），缓缓炽热，注意避免燃烧，至完全炭化时，逐渐升高温度至 500～600℃，使完全灰化并至恒重。根据残渣重量，计算供试品中总灰分的含量（％）。

如供试品不易灰化，可将坩埚放冷，加热水或 10％硝酸铵溶液 2ml，使残渣湿润，然后置水浴上蒸干，残渣照前法炽灼，至坩埚内容物完全灰化。

2. 酸不溶性灰分测定法

取上项所得的灰分，在坩埚中小心加入稀盐酸约 10ml，用表面皿覆盖坩埚，置水浴上加热 10min，表面皿用热水 5ml 冲洗，洗液并入坩埚中，用无灰滤纸滤过，坩埚内的残渣用水洗于滤纸上，并洗涤至洗液不显氯化物反应为止。滤渣连同滤纸移置同一坩埚中，干燥，炽灼至恒重。

根据残渣重量，计算供试品中酸不溶性灰分的含量（％）。

三、农药残留量测定法

本法系用气相色谱法测定药材、饮片及制剂中部分有机氯、有机磷和拟除虫菊酯类农药，除另有规定外，按下列方法测定。

（一）有机氯类农药残留量测定

1. 色谱条件与系统适用性试验

以（14％-氰丙基-苯基）甲基聚硅氧烷或（5％苯基）甲基聚硅氧烷为固定液的弹性石英毛细管柱（30m×0.32mm×0.25μm），^{63}Ni-ECD 电子捕获检测器。进样口温度 230℃，检测器温度 300℃，不分流进样。程序升温：初始 100℃，每分钟 10℃升至 220℃，每分钟 8℃升至 250℃，保持 10min。理论板数按 α-BHC 峰计算应不低于 $1×10^6$，两个相邻色谱峰的分离度应大于 1.5。

2. 对照品储备液的制备

精密称取六六六（BHC）（α-BHC，β-BHC，γ-BHC，δ-BHC）、滴滴涕（DDT）（P，P'-DDE，P,P'-DDD，O,P'-DDT，P,P'-DDT）及五氯硝基苯（PCNB）农药对照品适量，用石油醚（60～90℃）分别制成每 1ml 含 4～5μg 的溶液，即得。

3. 混合对照品储备液的制备

精密量取上述各对照品储备液 0.5ml，置 10ml 量瓶中，用石油醚（60～90℃）稀释至刻度，摇匀，即得。

4. 混合对照品溶液的制备

精密量取上述混合对照品储备液，用石油醚（60～90℃）制成每 1L 分别含 0μg、1μg、5μg、10μg、50μg、100μg、250μg 的溶液，即得。

5. 供试品溶液的制备

药材或饮片　取供试品，粉碎成粉末（过三号筛），取约 2g，精密称定，置 100ml 具塞锥形瓶中，加水 20ml 浸泡过夜，精密加丙酮 40ml，称定重量，超声处理 30min，放冷，再称定重量，用丙酮补足减失的重量，再加氯化钠约 6g，精密加二氯甲烷 30ml，称定重量，超声处理 15min，再称定重量，用二氯甲烷补足减失的重量，静置（使分层），将有机相迅速移入装有适量无水硫酸钠的 100ml 具塞锥形瓶中，放置 4h。精密量取 35ml，于 40℃水浴上减压浓缩至近干，加少量石油醚（60～90℃）如前反复操作至二氯甲烷及丙酮除净，用石油醚（60～90℃）溶解并转移至 10ml 具塞刻度离心管中，加石油醚（60～90℃）精密稀释至 5ml，小心加入硫酸 1ml，振摇 1min，离心（3000r/min）10min，精密量取上清液 2ml，置具刻度的浓缩瓶中，连接旋转蒸发器，40℃下（或用氮气）将溶液浓缩至适量，精密稀释至1ml，即得。

6. 制剂

取供试品，研成细粉（蜜丸切碎，液体直接量取），精密称取适量（相当于药材2g），以下按上述供试品溶液制备法制备，即得供试品溶液。

7. 测定法

分别精密吸取供试品溶液和与之相对应浓度的混合对照品溶液各1μl，注入气相色谱仪，按外标法计算供试品中9种有机氯农药残留量。

（二）有机磷类农药残留量测定

1. 色谱条件与系统适用性试验

以50％苯基50％二甲基聚硅氧烷或（5％苯基）甲基聚硅氧烷为固定液的弹性石英毛细管柱（30m×0.25mm×0.25μm），氮磷检测器（NPD）或火焰光度检测器（PPD）。进样口温度220℃，检测器温度300℃，不分流进样。程序升温：初始120℃，每分钟10℃升至200℃，每分钟5℃升至240℃，保持2min，每分钟20℃升至270℃，保持0.5min。理论板数按敌敌畏峰计算应不低于6000，两个相邻色谱峰的分离度应大于1.5。

2. 对照品储备液的制备

精密称取对硫磷、甲基对硫磷、乐果、氧化乐果、甲胺磷、久效磷、二嗪磷、乙硫磷、马拉硫磷、杀扑磷、敌敌畏、乙酰甲胺磷农药对照品适量，用乙酸乙酯分别制成每1ml约含100μg的溶液，即得。

3. 混合对照品储备溶液的制备

分别精密量取上述各对照品储备液1ml，置20ml棕色量瓶中，加乙酸乙酯稀释至刻度，摇匀，即得。

4. 混合对照品溶液的制备

精密量取上述混合对照品储备溶液，用乙酸乙酯制成每1ml含0.1μg、0.5μg、1μg、2μg、5μg的浓度系列，即得。

5. 供试品溶液的制备

药材或饮片　取供试品，粉碎成粉末（过三号筛），取约5g，精密称定，加无水硫酸钠5g，加入乙酸乙酯50～100ml，冰浴超声处理3min，放置，取上层液滤过，药渣加入乙酸乙酯30～50ml，冰浴超声处理2min，放置，过滤，合并两次滤液，用少量乙酸乙酯洗涤滤纸及残渣，与上述滤液合并，取滤液于40℃以下减压浓缩至近干，用乙酸乙酯转移至5ml量瓶中，并稀释至刻度；精密吸取上述溶液1ml，置石墨化炭小柱（250mg/3ml用乙酸乙酯5ml预洗）上，用正己烷-乙酸乙酯（1∶1）混合溶液5ml洗脱，收集洗脱液，置氮吹仪上浓缩至近干，加乙酸乙酯定容至1ml，涡旋使溶解，即得。

6. 测定法

分别精密吸取供试品溶液和与之相对应浓度的混合对照品溶液各1μl，注入气相色谱仪，按外标法计算供试品中12种有机磷农药残留量。

【做案例】

葡萄糖的炽灼残渣检查

炽灼残渣　不得过0.1％。

取干净、干燥的瓷坩埚两个，700～800℃炽灼60min，放冷，称重；以同样条件继续炽灼30min，放冷，称重，数据如下。

样品	（1）	（2）
第一次炽灼	35.4308	34.6578
第二次炽灼	35.4307	34.6576
相差（≤0.3mg）	0.0001	0.0002

称取葡萄糖 1.0g，置已炽灼至恒重的坩埚中，精密称定；置电炉上炽灼至供试品全部炭化呈黑色，放冷，滴加硫酸 0.5～1ml，继续在电炉上加热至硫酸蒸气除尽，然后在 700～800℃炽灼 60min，放冷，称重；以同样条件继续炽灼 30min，放冷，称重。数据如下。

样品	（1）	（2）
供试品及坩埚重/g	36.4362	35.6583
第一次炽灼	35.4314	34.6586
第二次炽灼	35.4313	34.6583
相差（≤0.3mg）	0.0001	0.0003

计算葡萄糖的炽灼残渣是否合格？

结果计算：（1）炽灼残渣（％）$=\dfrac{35.4313-35.4307}{36.4362-35.4307}\times100\%=0.060\%$

（2）炽灼残渣（％）$=\dfrac{34.6583-34.6576}{35.6583-34.6576}\times100\%=0.070\%$

检查结果：两份样品的炽灼残渣均小于 0.1％。

结论：符合规定。

学习情境三　特殊杂质检查法

【学习目标】

1. 知识目标

掌握特殊杂质的检测原理及检查方法。

2. 技能目标

（1）能熟练进行药物特殊杂质的检验操作；

（2）能对检验结果做出正确的判断；

（3）能正确书写原始记录及检验报告。

【背景知识】

梅花 K 胶囊事件

"梅花 K"黄柏胶囊是国内某制药集团 2001 年生产的用于治疗泌尿系统疾病的消炎药，许多患者服用后出现呕吐、腹泻、消化道出血等症状，甚至出现肾功能衰竭、心脏骤停等严重后果。检测表明：该厂擅自添加了过期的四环素，使产品含有的毒性四环素降解产物远远超过国家允许的安全范围。

特殊杂质是指在特定药物的生产和贮藏过程中引入的杂质，从上述事件中可以看出药品中特殊杂质能否得到合理有效的控制，直接关系到药品质量的可控性和安全性，所以对特殊杂质的研究备受重视。

【知识储备】

一、物理法

1. 臭味及挥发性差异

利用药物中存在的杂质具有特殊臭味，判断该杂质的存在。

例如：麻醉乙醚中检查异臭，取本品 10ml，置瓷蒸发器中，使自然挥发，挥散完毕后，不得有异臭。

2. 颜色差异

利用某些药物无色，而其分解产物有色，或从生产中引入了有色的有关物质，可通过检查供试品溶液的颜色来控制其有色杂质的量。

例如：葡萄糖的颜色检查，取本品 5.0g，加热水溶解后，放冷，用水稀释至 10ml，如显色，与对照液 1.0ml 加水稀释至 10ml 比较，不得更深。

3. 溶解行为差异

利用药物和杂质溶解行为的差异进行检查。

例如：葡萄糖中糊精的检查，利用葡萄糖可溶于热乙醇，而糊精溶解度小，检查乙醇溶液的澄清度，规定取本品 1.0g，加乙醇 20ml，置水浴上加热回流约 40min，要求溶液应澄清。

4. 旋光法差异

药物在制备过程中易引入光学异构体，利用它们旋光性质的差异，通过测定旋光度可以控制杂质的限量。

例如：硫酸阿托品中莨菪碱的检查，利用硫酸阿托品为消旋体，无旋光性，而莨菪碱为左旋体，规定供试品溶液（50mg/ml）的旋光度不得过 $-0.4°$，以控制莨菪碱的量。

二、化学法

1. 显色反应

利用杂质与一定试剂反应产生颜色进行检查。

例如：盐酸吗啡中罂粟酸的检查，利用罂粟酸在微酸性溶液中与三氯化铁生成红色罂粟酸铁，规定取本品 0.15g，加水 5ml 溶解后，加稀盐酸 5ml 与三氯化铁试液 2 滴，不得显红色。

2. 沉淀反应

利用杂质与一定试剂反应产生沉淀进行检查。

例如：氯化钠中钡盐的检查，利用钡离子与硫酸根离子生成沉淀，而药物不干扰的特点，规定取本品 4.0g，加水 20ml 溶解后，滤过，滤液分为两等份，一份中加稀硫酸 2ml，另一份中加水 2ml，静置 15min，两液应同样澄清。

3. 气体反应

利用杂质与一定试剂反应产生气体进行检查。

例如：氧化镁中碳酸盐的检查，利用碳酸盐加醋酸即生成醋酸镁和二氧化碳的特性，规定取本品 0.10g，加水 5ml，煮沸，放冷，加醋酸 5ml，不得泡沸。

4. 酸碱性的差异

利用药物与杂质酸碱性的差异对药物中的杂质进行检查。

例如：维生素 E 的酸度检查，取乙醇与乙醚各 15ml，置锥形瓶中，加酚酞指示液 0.5ml，滴加氢氧化钠滴定液（0.1mol/L）至微显粉红色，加本品 1.0g，溶解后，用氢氧化钠滴定液（0.1mol/L）滴定，消耗的氢氧化钠滴定液（0.1mol/L）不得过 0.5ml。

5. 氧化还原性的差异

利用药物与杂质的氧化性或还原性的差异对药物中的杂质进行检查。

例如：盐酸吗啡中阿扑吗啡的检查，利用阿扑吗啡还原性强，其水溶液在碳酸氢钠碱性条件下，经碘试液氧化，生成水溶性绿色化合物，此产物能溶于乙醚，乙醚层显深宝石红色，水层仍显绿色的特点，规定取本品 50mg，加水 4ml 溶解后，加碳酸氢钠 0.10g 与 0.1mol/L 碘溶液 1 滴，加乙醚 5ml，振摇提取，静置分层后，乙醚层不得显红色，水层不得显绿色。

三、光谱法

1. 紫外分光光度法

利用药物与杂质紫外特征吸收的差异进行检查。

例如：肾上腺素中酮体的检查，利用酮体在 310nm 处有较强吸收，而肾上腺素在此波长处无吸收的特点。规定取本品加盐酸（9→2000）制成每 1ml 中含 2.0mg 的溶液，照紫外-可见分光光度法，在 310nm 波长处测定，吸光度不得过 0.05。已知酮体在该波长处吸收系数（$E_{1cm}^{1\%}$）为 453，通过计算可知控制酮体的限量为 0.06%。再如两性霉素 B 中两性霉素 A 的检查，利用两性霉素 A 在 305nm 处吸收最强，而两性霉素 B 在此波长处几乎无吸收。规定取本品，加少量二甲基亚砜溶解后，加甲醇定量稀释制成每 1ml 中含 100μg 的溶液，照紫外-可见分光光度法，在 305nm 波长处测定吸光度，不得过 0.40。

2. 原子吸收分光光度法

原子吸收分光光度法是一种灵敏度高、专属性强的测定方法，主要用于微量金属元素的测定。通常采用标准加入法控制药物中金属杂质的限量：取供试品，按各品种项下的规定，制备供试品溶液；另取等量的供试品，加入限度量的待测元素溶液，制成对照品溶液。设对照溶液的读数为 a，供试品溶液的读数为 b，b 值应小于（$a-b$）。

例如：碳酸锂中钾的检查。取本品 0.10g 两份，分别置 50ml 量瓶中，各加盐酸溶液（1→2）10ml 溶解后，一份中加水稀释至刻度，摇匀，作为供试品溶液；另一份中加标准氯化钾溶液 3.0ml，并用水稀释至刻度，摇匀，作为对照溶液。照原子吸收分光光度法，在 766.5nm 波长处测定，应符合规定。

3. 红外分光光度法

红外分光光度法在杂质检查中，主要用于药物中无效或低效晶型的检查。某些多晶型药物由于晶型结构不同，某些化学键的键长、键角发生不同程度的变化，导致红外吸收光谱中的某些特征带的频率、峰形和强度出现显著差异。利用这些差异，可以检查药物中低效或无效晶型，结果可靠。

例如：甲苯咪唑中 A 晶型的检查，甲苯咪唑有三种晶型，其中 C 晶型为有效晶型，在 640cm^{-1} 吸收很弱，在 662cm^{-1} 有强吸收，无效 A 晶型在这两个波数处的吸收情况正好相反，故当供试品中含有 A 晶型时，在上述两波数处的吸光度比值将发生变化。中国药典采用供试品与含 A 晶型为 10% 的甲苯咪唑对照品同法操作，供试品在 640cm^{-1} 与 662cm^{-1} 波数处吸光度之比不得大于对照品在该波数处的吸光度之比的方法控制 A 晶型的量。

四、色谱法

1. 薄层色谱法

TLC 具有简便、快速、灵敏、不需特殊设备等优点，在杂质检查中应用广泛。有如下常用方法。

（1）杂质对照品法 适用于待检杂质已经确定，并且具备该杂质的对照品的情况。

方法：根据杂质限量，取一定浓度已知杂质的对照品溶液和供试品溶液，分别点在同一薄层板上，展开，显色定位，检查，供试品溶液所显杂质斑点与杂质对照溶液主斑点进行比较。

例如：异烟肼中游离肼的检查，取本品，加溶剂制成每 1ml 中含 100mg 的溶液，作为供试品溶液，另取硫酸肼加溶剂制成每 1ml 中含 0.08mg（相当于游离肼 20μg）的溶液，作为对照品溶液，吸取上述溶液各 5μl，分别点于同一硅胶 G 薄层板上，展开，晾干，显色，检视。在供试品溶液主斑点前方与对照品溶液主斑点相应的位置上，不得显黄色斑点。

（2）供试品溶液自身稀释对照法　适用于杂质不确定，或杂质已知但没有杂质对照品的情况，该法仅限于杂质斑点颜色与主成分斑点颜色相同或相近的情况。

方法：将供试品溶液按限量要求稀释成一定浓度作为对照溶液，将对照品溶液和供试品溶液分别点在同一薄层板上，展开，显色定位，检查，供试品溶液所显杂质斑点与对照溶液主斑点进行比较，不得更深。

例如：布洛芬中有关物质检查，取本品，加三氯甲烷制成每 1ml 中含 100mg 的溶液，作为供试品溶液；精密量取适量，用三氯甲烷定量稀释制成每 1ml 中含 1mg 的溶液，作为对照溶液。照薄层色谱法试验，吸取上述两种溶液各 5μl，分别点于同一硅胶 G 薄层板上，展开，晾干，显色，检视。供试品溶液如显杂质斑点，与对照溶液的主斑点比较，不得更深。

（3）杂质对照品与供试品溶液自身稀释对照并用法　适用于药物中存在多个杂质时，其中已知杂质有对照品，采用杂质对照品法检查，共存的未知杂质或没有对照品的杂质，则同时采用供试品溶液自身稀释对照法检查。

（4）对照药物法　适用于无杂质对照品，或者供试品的杂质斑点颜色与主成分斑点颜色有差异的情况。

方法：采用与供试品相同的药物作为对照。对照药物中所含待检杂质需符合限量要求，稳定性好。

例如：马来酸麦角新碱中有关物质检查，取供试品，精密称定，加乙醇-浓氨溶液（9∶1）溶解并定量稀释制成每 1ml 中含 5mg 的溶液与每 1ml 中含 0.2mg 的溶液，分别作为供试品溶液（1）和（2），另取马来酸麦角新碱对照品，精密称定，用上述溶剂溶解并定量稀释制成每 1ml 中含 5mg 的溶液，作为对照品溶液（3），照薄层色谱法试验，吸取上述三种溶液各 10μl，分别点于硅胶 G 薄层板上，展开，晾干，检视，溶液（1）主斑点的位置和颜色应与溶液（3）的主斑点相同，所显杂质斑点，其颜色不得深于溶液（3）对应的杂质斑点，并不得有溶液（3）以外的杂质斑点；溶液（2）除主斑点外，不得显任何杂质斑点。

2. 高效液相色谱法（HPLC）

HPLC 具有分离效能高、专属性强、灵敏度高、可以准确测定各组分的峰面积等优点，在杂质检查中应用日益增多。有如下常用方法。

（1）外标法　适用于有杂质的对照品，进样量能精确控制的情况。

方法：配制杂质对照品溶液和供试品溶液，分别取一定量注入色谱仪，测定杂质对照品和供试品溶液中杂质峰的响应，按外标法计算杂质限量。

例如：阿司匹林中水杨酸的检查，精密量取供试品溶液、对照品溶液各 10μl，分别注入液相色谱仪，记录色谱图。供试品溶液色谱图中如显水杨酸色谱峰，按外标法以峰面积计算供试品中水杨酸含量，含水杨酸不得过 0.1%。

（2）不加校正因子的主成分自身对照法　适用于没有杂质的对照品的情况。

方法：将供试品溶液稀释配制对照溶液并调节仪器灵敏度后，取供试品溶液和对照溶液适量，分别进样，前者的记录时间除另有规定外，应为主成分色谱峰保留时间的 2 倍，测量供试品溶液色谱图上各杂质的峰面积，并与对照溶液主成分的峰面积比较，计算杂质含量。

例如：利巴韦林中有关物质的检查，取本品，加流动相溶解并制成每 1ml 中约含 0.4mg 的溶液作为供试品溶液，精密量取 1ml，置 100ml 量瓶中，用流动相稀释至刻度，摇匀，作为对照溶液。照含量测定项下的色谱条件，精密量取供试品溶液与对照溶液各 20μl，分别注入液相色谱仪，记录色谱图。供试品溶液的色谱图中如有杂质峰，单个杂质的峰面积不得大于对照溶液主峰面积的 0.25 倍（0.25%），各杂质峰面积的和不得大于对照溶液的主峰面积（1.0%）。

（3）加校正因子的主成分自身对照法　适用于已知杂质的情况，本法优点是既省去了杂质对照品，又考虑到了杂质与主成分响应因子的不同所引起的测定误差，准确度好。

方法：将供试品溶液稀释成和规定中限度相当的溶液作为对照溶液，取供试品溶液和对照溶液适量，分别进样，记录色谱图。测量供试品溶液色谱图上各杂质的峰面积，分别乘以相应的校正因子后与对照溶液主成分的峰面积比较，依法计算各杂质含量。

例如：红霉素 A 中红霉素 B、C 组分的检查，取本品，用磷酸盐缓冲液（pH7.0）-甲醇（15∶1）溶解并稀释制成每 1ml 中约含 4mg 的溶液，作为供试品溶液；精密量取 5ml，置 100ml 量瓶中，用磷酸盐缓冲液（pH7.0）-甲醇（15∶1）稀释至刻度，摇匀，作为对照溶液。照红霉素 A 组分项下的色谱条件，精密量取供试品溶液与对照溶液各 20μl，分别注入液相色谱仪，记录色谱图。红霉素 B 按校正后的峰面积计算（乘以校正因子 0.7）和红霉素 C 峰面积均不得大于对照溶液主峰面积（5.0%）。

（4）面积归一化法　只适用于供试品中结构相似、相对含量较高且限度范围较宽的杂质含量的粗略考查。

方法：取供试品溶液进样，注入高效液相色谱仪，记录色谱图。测定各杂质及药物的峰面积和色谱图上除溶剂峰以外的总色谱峰面积，计算各杂质峰面积及其总和占总峰面积的百分率，不得超过限量。

例如：头孢呋辛酯中异构体的检查，在含量测定项下记录的供试品溶液色谱图中，头孢呋辛酯 A 异构体峰面积与头孢呋辛酯 A、B 异构体峰面积和之比应为 0.48～0.55。

3. 气相色谱法

GC 用于药物中挥发性特殊杂质的检查。常用的检查方法与 HPLC 类似。

例如：樟脑中有关物质的检查，取本品适量，加正庚烷溶解并稀释成浓度约为 100mg/ml 和 1mg/ml 的溶液，分别作为供试品溶液和对照溶液；另取 3,7-二甲基-1,6-辛二烯-3-醇与乙酸龙脑酯各适量，加正庚烷溶解并稀释制成每 1ml 中各约含 0.5mg 的混合溶液，作为系统适用性试验溶液。按照气相色谱法试验，以聚乙二醇 20M（或极性相近）为固定液，FID 检测，各进样 1μl，注入气相色谱仪，3,7-二甲基-1,6-辛二烯-3-醇峰与乙酸龙脑酯峰之间的分离度应大于 2.0；用对照溶液调节检测灵敏度，使主成分峰高约为满量程的 20%；供试品溶液如有杂质峰，单个杂质峰面积不得大于对照溶液主峰面积的 2 倍（2.0%），各杂质峰面积的和不得大于对照溶液主峰面积的 4 倍（4.0%）。

▶【课堂讨论】

1. 比较内标法、外标法、加校正因子主成分自身对照法和不加校正因子主成分自身对照法各有什么优缺点？在实际分析中，如何选择？

2. 查阅《中华人民共和国药典》（2015 年版），阅读并讨论降糖药瑞格列奈中左旋异构体的检查。

▶【学案例】

阅读《中华人民共和国药典》（2015 年版）中阿司匹林的杂质检查项目，说明各种杂质的来源、检查原理、检查方法。

例如：杂质游离水杨酸。

杂质来源：生产过程中乙酰化不完全或精制及贮藏时水解产生。

杂质危害：对人体有毒，结构中酚羟基在空气中易被氧化生成一系列有色醌型化合物而使阿司匹林变色，故需加以控制。

检查原理：利用杂质和药物色谱行为的差异检查。

检查方法：采用 HPLC 法，以 1‰冰醋酸甲醇溶液制备供试品，以防阿司匹林水解，以乙腈-四氢呋喃-冰醋酸-水（20∶5∶5∶70）为流动相，检测波长 303nm。按外标法以峰面积计算，游离水杨酸不得过 0.1%。

▶【做案例】

药物中的有关物质包括起始原料、中间体、副产物、异构体、聚合体和降解产物等，它们的化学结构常与药物类似或具有渊源关系。色谱法是有关物质检查的首选方法。

阅读《中华人民共和国药典》（2015 年版）中磺胺多辛的有关物质检查，具体操作如下：取本品，加乙醇-浓氨溶液（9∶1）制成每 1ml 中约含 2.5mg 的溶液作为供试品溶液；精密量取适量，用乙醇-浓氨溶液（9∶1）定量稀释制成每 1ml 中约含 25μg 的溶液，作为对照溶液。照薄层色谱法试验，吸取上述两种溶液各 10μl，分别点于同一以 0.1%羧甲基纤维素钠为黏合剂的硅胶 H 薄层板上，以三氯甲烷-甲醇-二甲基甲酰胺（20∶2∶1）为展开剂，展开，晾干，喷以乙醇制对二甲氨基苯甲醛试液使显色。供试品溶液如显杂质斑点，与对照溶液的主斑点比较，不得更深。试完成杂质限量检查计算。

$$杂质限量=\frac{允许杂质存在的最大量}{供试品量}\times100\%=\frac{25\times10^{-3}}{2.5}\times100\%=1.0\%$$

▶【提高案例】

阅读《中华人民共和国药典》（2015 年版）中盐酸四环素中有关物质的检查，说明杂质来源，测量峰面积并计算各杂质的限量。

方法：临用现配。取本品，加 0.01mol/L 盐酸溶液溶解并稀释制成每 1ml 中约含 0.5mg 的溶液，作为供试品溶液；精密量取 2ml，置 100ml 量瓶中，用 0.01mol/L 盐酸溶液稀释至刻度，摇匀，作为对照溶液。照含量测定项下的色谱条件，取对照溶液 10μl 注入液相色谱仪，调节检测灵敏度，使主成分色谱峰的峰高约为满量程的 20%，再精密量取供试品溶液与对照溶液各 10μl，分别注入液相色谱仪，记录色谱图至主成分峰保留时间的 2.5 倍，供试品溶液色谱图中如有杂质峰，土霉素、4-差向四环素、盐酸金霉素、脱水四环素、差向脱水四环素按校正后的峰面积计算（分别乘以校正因子 1.0、1.42、1.39、0.48 和 0.62）分别不得大于对照溶液主峰面积的 0.25 倍（0.5%）、1.5 倍（3.0%）、0.5 倍（1.0%）、0.25 倍（0.5%）、0.25 倍（0.5%），其他各杂质峰面积的和不得大于对照溶液主峰面积的 0.5 倍（1.0%）。已知土霉素、4-差向四环素、盐酸金霉素、脱水四环素、差向脱水四环素峰面积分为 6000、5889、1850、779、960，对照液主成分峰面积为 6213。计算各杂质限量。

杂质来源：四环素是从放线菌金色链丛菌的培养液等分离出来的抗菌物质，微生物发酵中容易产生结构类似的土霉素、金霉素。四环素在酸性条件下结构中的 C-6 位上的羟基与 C-5α 上氢可以发生消除反应生成橙黄色无活性的脱水四环素；C-4 二甲氨基可发生差向异构化反应，生成肾毒性较大的 4-差向四环素，或者脱水与差向异构化反应相继发生，生产差向脱水四环素。

计算杂质限量：

土霉素：

$A\times f=801\times1.0=801$ $\qquad$ $6213\times0.25=1553.3$

$801\leqslant1553.3$，合格

$$L=\frac{CV}{S}\times100\%=\frac{1}{50}\times0.25\times100\%=0.5\%$$

4-差向四环素：$A\times f=5889\times1.42=8362.4$ $6213\times1.5=9319.5$

$8362.4\leqslant9319.5$，合格

$$L=\frac{CV}{S}\times100\%=\frac{1}{50}\times1.5\times100\%=3.0\%$$

试着分析盐酸金霉素、脱水四环素、差向脱水四环素的情况。

【知识拓展】

资料卡——毛细管电泳法的简介及在药典中应用实例

毛细管电泳法（capillary electrophoresis，CE），又称高效毛细管电泳法（high performance capillary electrophoresis，HPCE），是指以弹性石英毛细管为分离通道，以高压直流电场为驱动力，依据供试品中各组分的淌度（单位电场强度下的迁移速度）和（或）分配行为的差异而实现各组分分离的一种分析方法。作为 HPLC 的变通和互补方法，CE 已广泛用于药物的定量分析。

当熔融石英毛细管内充满操作缓冲液时，管内壁上硅羟基解离释放氢离子至溶液中使管壁带负电荷并与溶液形成双电层（ζ 电位），即使在较低 pH 值缓冲液中情况也如此。当毛细管两端加上直流电压时将使带正电的溶液整体地移向负极端。此种在电场作用下溶液的整体移动称为电渗流（EOF）。在操作缓冲液中带电粒子在电场作用下以不同速度向极性相反的方向移动，形成电泳，运动速度等于其电泳速度和电渗速度的矢量和。电渗速度通常大于电泳速度，因此电泳时各组分即使是阴离子也会从毛细管阳极端流向阴极端。

毛细管电泳的分离模式主要有毛细管区带电泳（CZE）、毛细管凝胶电泳（CGE）、毛细管等速电泳（CITP）、毛细管等电聚焦电泳（CIEF）、胶束电动毛细管色谱（MEKC）、毛细管凝胶电泳（CGE）和毛细管电色谱（CEC）。其中毛细管区带电泳是最简单、最基本、应用最广的一种操作模式，即将待分析溶液引入毛细管进样一端，施加直流电压后，各组分根据荷质比不同按各自的电泳流和电渗流的矢量和流向毛细管出口端，按阳离子、中性粒子和阴离子及其电荷大小的顺序通过检测器。中性组分彼此不能分离。

如《中华人民共和国药典》（2015 年版）对盐酸头孢吡肟中 N-甲基吡咯烷的检查（第一法）照毛细管电泳法测定。

电泳条件与系统适用性试验　用内径 75μm，有效长度 56cm 的未涂层弹性石英毛细管；以 pH 4.7 咪唑-醋酸缓冲液（取 0.01mol/L 咪唑溶液，用 1mol/L 醋酸溶液调节 pH 值至4.7）为操作缓冲液；柱温为 25℃；检测波长为 214nm（间接检测）；操作电压为 30kV；进样方法为压力进样（50mbar，5s）。新毛细管应依次用 1mol/L 氢氧化钠溶液、1mol/L 盐酸溶液、乙腈和水分别冲洗处理 5min。两次进样中间应依次用 0.1mol/L 氢氧化钠溶液和操作缓冲液分别冲洗毛细管 3min。取 N-甲基吡咯烷对照品溶液进样，迁移顺序依次为：乙胺和 N-甲基吡咯烷，N-甲基吡咯烷峰与乙胺峰的分离度应大于 2.0，计算数次进样结果，其相对标准偏差不得过 5.0%。

测定法　精密称取本品约 200mg，置 10ml 量瓶中，加内标溶液（取盐酸乙胺适量，用水稀释成每 1ml 中约含 0.1mg 的溶液）溶解并稀释至刻度，摇匀，立即进样，记录电泳图；另精密称取 N-甲基吡咯烷约 25mg，置 50ml 量瓶中，用内标溶液稀释至刻度，摇匀，作为对照品贮备溶液，精密量取 10ml，置 50ml 量瓶中，用内标溶液稀释至刻度，摇匀，作为对照品溶液，同法测定。按内标法以峰面积计算，不得过 0.3%。

▶【目标检测】

一、选择题

【A型题】（最佳选择题，每题的备选答案中只有一个最佳答案）

1. 药物中杂质的限量是指（　　　）

A. 杂质是否存在　　　　B. 杂质的合适含量　　　　C. 杂质的最低量

D. 杂质检查量　　　　　E. 杂质的最大允许量

2. 砷盐检查法中，在检砷装置导气管中塞入醋酸铅棉花的作用是（　　　）

A. 吸收砷化氢　　　　　B. 吸收溴化氢　　　　　C. 吸收硫化氢

D. 吸收氯化氢　　　　　E. 吸收锑化氢

【B型题】

A. 硫化钠试液　　　　　B. 硫代乙酰胺试液　　　　C. 氯化钡试液

D. 硫氰酸铵试液　　　　E. 溴化汞试纸

1. 氯化钠中重金属检查采用的试液是（　　　）

2. 铁盐的检查采用的试液是（　　　）

3. 砷盐的检查采用的试液是（　　　）

4. 硫酸盐的检查采用的试液是（　　　）

【X型题】（多项选择题，每题的备选答案中有2个或2个以上正确答案）

1. 古蔡法检查砷盐的基本原理是（　　　）

A. 与锌、酸作用生成 H_2S 气体

B. 与锌、酸作用生成 AsH_3 气体

C. 产生的气体遇溴化汞试纸产生砷斑

D. 比较供试品砷斑与标准品砷斑面积大小

E. 比较供试品砷斑与标准品砷斑颜色强度

2. 杂质限量常用的表示方法有（　　　）

A. mol/L　　　　　　　B. M　　　　　　　　　C. 百分之几

D. 百万分之几　　　　　E. ng

二、计算题

取葡萄糖 4.0g，加水 30ml 溶解后，加醋酸盐缓冲液（pH3.5）2.0ml，依法检查重金属（《中华人民共和国药典》2010 年版），含重金属不得超过百万分之五，问应取标准铅溶液（每1ml相当于含Pb10μg）多少毫升？

项目四　药物制剂检查技术

学习情境一　崩解时限检查法

【学习目标】

1. 知识目标
   (1) 掌握崩解时限检查法的含义及适用的制剂类型；
   (2) 熟悉崩解时限检查法的结果判断标准。
2. 技能目标
   掌握崩解时限检查的操作方法和结果判断。

【背景知识】

药物制剂区别于原料药的检测项目

原料药，指药品中的活性成分，进入人体后，通过各种作用机制起到治病救人的功效。原料药的检测项目一般有性状、鉴别、含量、有关物质、残留溶剂、重金属、干燥失重（或水分）、颗粒度等。不同的原料药，检测项目往往差异不大。

制剂，指将原料药与辅料，按照一定处方配比，采用设定的制药工艺，产生物理变化，制成具有指定剂量的各种剂型。原料药进入人体必须通过药物制剂的形式，既可以提供准确的剂量，又可以避免人体自身的生理特性如首过消除，以及到达特定部位发生作用等。

根据制剂产品的给药途径和进入人体后的变化，相对于原料药而言，除了相同的性状、鉴别、含量、有关物质、水分、残留溶剂（可能）等项目外，完全不同的项目包括：崩解时限、重量差异、装量差异、最低装量、含量均匀度、溶出度、可见异物等。不同的剂型，给药途径不同，产生的变化不同，因此检测项目差异也较大。

其中，崩解时限检查项目，为药物制剂所特有，作为体外测试的一种手段，模拟药物制剂在人体胃液中的消化过程。崩解时限一般在中间产品时进行测试，简称 IPC（In-process）项目，可以较快的初步评估药物质量，指导后续生产过程。如果在 IPC 发现不合格，及时停止生产，可避免较大损失。

【知识储备】

一、基本概念

崩解系指口服固体制剂在规定条件下全部崩解溶散或成碎粒，除不溶性包衣材料或破碎的胶囊壳外，应全部通过筛网。崩解时限是指全部通过筛网所需时间的限度。本技术适用于片剂（包括薄膜衣片、糖衣片、结肠定位肠溶片、含片、舌下片、可溶片、泡腾片、口崩片）、胶囊剂（包括硬胶囊剂、软胶囊剂及肠溶胶囊），以及滴丸剂。

二、仪器装置

崩解时限检查采用的仪器为崩解仪，如图 3-4-1 所示。其主要结构为一个能升降的金属支架和下端镶有筛网的吊篮，并附有挡板、盛放特定介质的 1000ml 玻璃容器，以及温控精度达 1℃ 的装置和计时装置。

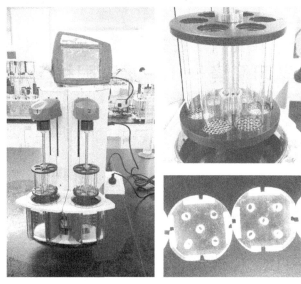

图 3-4-1　崩解仪、吊篮及挡板

测定时，将吊篮悬挂在金属支架上，玻璃容器中加入特定介质，取供试品 6 片（粒）分别加入吊篮的玻璃管中。在液体介质中，供试品随着吊篮上下移动，崩解溶散，或成碎粒，以全部通过筛网的时间做评价指标。支架上下移动的距离为（55±2）mm，往返频率为 30～32 次/min。滴丸剂专用吊篮不锈钢筛网的筛孔内径为 0.42mm。

口崩片，使用下端镶有筛网的不锈钢管，支架上下移动的距离为（10±1）mm，往返频率为 30 次/min。筛网的筛孔内径为 710μm。

三、检测方法

1. 片剂

将吊篮通过上端的不锈钢轴悬挂于金属支架上，浸入 1000ml 烧杯中，并调节吊篮位置使其下降至低点时筛网距烧杯底部 25mm，烧杯内盛有温度为（37±1）℃ 的水（或规定溶液），调节液面高度使吊篮上升至高点时筛网在液面下 15mm 处。

除另有规定外，取供试品 6 片，分别置上述吊篮的玻璃管中，每管各加 1 片，浸入烧杯中，立即启动崩解仪进行检查。各片均应在规定的时限内完全崩解（溶散）。如有 1 片不能完全崩解，应另取 6 片复试，均应符合规定。

肠溶片：先在盐酸溶液（9→1000）及磷酸盐缓冲液（pH 值 6.8 以下）中不释放或不崩解，而在 pH 值 7.5～8.0 的磷酸盐缓冲液中 1h 内全部释放或崩解。如有 1 片不能完全崩解，应另取 6 片复试，均应符合规定。

泡腾片：取 1 片，置 250ml 烧杯中，烧杯内盛 200ml 水，水温为（20±5）℃，有许多气泡放出，当片剂或碎片周围气体停止逸出时，片剂应溶解或分散在水中，无聚集的颗粒残留。如有 1 片不能完全崩解，应另取 6 片复试，均应符合规定。

2. 胶囊剂

按照片剂的装置与方法（可加挡板）进行检查。各粒均应在规定的时限内完全崩解（溶散）。如有 1 片不能完全崩解，应另取 6 片复试，均应符合规定。

　　肠溶胶囊，先在盐酸溶液（9→1000）及磷酸盐缓冲液（pH值6.8）人工肠液介质中进行崩解时限检查，检查是否有裂缝、崩解或软化。

　　3. 滴丸剂

　　按照片剂的装置，采用专用吊篮，按照片剂方法进行检查。各粒均应在规定的时限内完全崩解（溶散）。如有1片不能完全崩解，应另取6片复试，均应符合规定。

　　四、结果判断

　　各类片剂、胶囊剂、丸剂按上述操作方法进行检查，具体条件及崩解时限规定见表3-4-1、表3-4-2。如各品种项下有特别规定的，按其规定执行。

表 3-4-1　各类片剂崩解时限检查规定

剂型	崩解介质	溶出温度/℃	崩解时限/min
口服普通片	水	37±1	15
薄膜衣片	盐酸溶液（9→1000）	37±1	30
糖衣片	水	37±1	60
结肠定位肠溶片	①盐酸溶液（9→1000）及磷酸盐缓冲液（pH值<6.8） ②磷酸盐缓冲液（pH值7.5～8.0）	37±1	①不崩解、不释放 ②60（崩解）
含片	水	37±1	10（不崩解、溶化）
舌下片	水	37±1	5
可溶片	水	20±5	3
泡腾片	水	20±5	5
口崩片	水	37±1	1

表 3-4-2　各类胶囊剂和滴丸剂崩解时限检查规定

剂型	崩解介质	溶出温度/℃	崩解时限/min
硬胶囊	水	37±1	30
软胶囊	水	37±1	60
明胶基质软胶囊	人工胃液	37±1	60
肠溶胶囊	①盐酸溶液（9→1000） ②人工肠液	37±1	①120（不裂缝、崩解） ②60（崩解）
结肠肠溶胶囊	①盐酸溶液（9→1000） ②磷酸盐缓冲液（pH6.8） ③磷酸盐缓冲液（pH7.8）	37±1	①120（不裂缝、崩解） ②180（不裂缝、崩解） ③60（崩解）
滴丸	水	37±1	30
明胶基质滴丸	人工胃液	37±1	30

　　注：①、②是检查时的先后顺序，两次中间将吊篮取出用水洗涤；若供试品漂浮，则加挡板。

　　每片（粒）均能在规定时限内完全崩解（溶散），判为符合规定。如有1片不能完全崩解（不能全部溶散），另取6片复试，各片在规定时限内均能全部崩解，仍判为合格。

　　初试结果中如有2片或2片以上不能完全崩解；或复试结果中有1片或1片以上不能完全崩解，即判为不符合规定。

　　五、注意事项

　　（1）凡规定检查溶出度、释放度或分散均匀性的制剂，不再进行崩解时限检查。

　　（2）除不溶性包衣材料或破碎的胶囊壳外，待查的固体制剂应全部通过筛网。如有少量不能通过筛网，但已软化或轻质上漂且无硬心者，可判为合格。

　　（3）在检查过程中，除特殊规定外，烧杯内的水温（或介质温度）应保持在（37±1）℃。

▶**【课堂讨论】**

　　肠溶片、咀嚼片、栓剂，是否需要进行崩解时限的检查？应采用什么溶出介质？

【做案例】

完成对乙酰氨基酚片的崩解时限检查。

表 3-4-3　乙酰氨基酚片的崩解时限检查记录

仪器型号：		介质名称：		温度：　　℃	
序号		崩解时间		判断(合格者√)	
初试	1				
	2				
	3				
	4				
	5				
	6				
结论：					
复试	1				
	2				
	3				
	4				
	5				
	6				
结论：					
检验者：　　 核对者：　　 室温：　　℃　　 湿度：　　‰　　 年　月　日					

【提高案例】

如果药品崩解时限不合格，则进入人体后不会在规定的时间崩解，从而延误疗效产生时间。试着分析造成片剂崩解不符合规定的原因有哪些？

【拓展阅读】

体外实验常用缓冲液的配制方法介绍

0.1mol/L HCl 溶液：取浓盐酸 9ml，加水稀释至 1000ml，摇匀，即得。

人工胃液：取稀盐酸 16.4ml，加水约 800ml 与胃蛋白酶 10g，摇匀后，加水稀释至 1000ml，即得。供软胶囊剂或明胶为基质的滴丸剂检查用。

人工肠液：即磷酸盐缓冲液（含胰酶）（pH 值 6.8），取磷酸二氢钾 6.8g，加水 500ml 使溶解，用 0.1mol/L 氢氧化钠溶液调节 pH 值至 6.8；另取胰酶 10g，加水适量使溶解；将两液混合后，加水稀释成 1000ml，即得。供肠溶胶囊剂检查用。

醋酸盐缓冲液（pH 值 4.5）：取醋酸钠（三水合物）2.99g 加水溶解，加入 2mol/L 醋酸溶液 14.0ml，加水稀释至 1000ml，摇匀，即得。

醋酸盐缓冲液（pH 值 5.5）：取醋酸钠（三水合物）5.98g 加水溶解，加入 2mol/L 醋酸溶液 3.0ml，加水稀释至 1000ml，摇匀，即得。

磷酸盐缓冲液（pH 值 6.0）：取 0.2mol/L 磷酸二氢钾溶液 250ml，加 0.2mol/L 氢氧化钠溶液 28ml，用水稀释至 1000ml，摇匀，即得。

磷酸盐缓冲液（pH 值 6.8）：取 0.2mol/L 磷酸二氢钾溶液 250ml，加 0.2mol/L 氢氧化钠溶液 118ml，用水稀释至 1000ml，摇匀，即得。

磷酸盐缓冲液（pH 值 7.8）：甲液——取磷酸氢二钠 35.9g，加水溶解，并稀释至 500ml。乙液：取磷酸二氢钠 2.76g，加水溶解，并稀释至 100ml。取上述甲液 91.5ml 与乙液 8.5ml 混合，摇匀，即得。

磷酸盐缓冲液（pH值7.8～8.0）：取磷酸氢二钾5.59g与磷酸二氢钾0.41g，加水使溶解成1000ml，即得。

学习情境二　重量差异和装量差异检查法

【学习目标】

1. 知识目标
  （1）掌握重量差异和装量差异的含义；
  （2）熟悉重量差异检查法和装量差异检查法的判断标准。
2. 技能目标
  掌握重量差异和装量差异检查的操作方法和结果判断。

【背景知识】

片剂重量差异检测的重要性

片剂在人体中起到治疗功效，必须以确定的剂量。而含量检测往往会选择较多数量的样品，以确认整批药品的含量结果。这样，单片剂量的差异则往往被忽视了。所以，需要通过检测，评估片剂单片剂量的差异情况。

片剂的重量和含量一般具有正相关性。在最终成品检测时，通过控制片剂的重量差异，控制单片含量，进而确保产品质量。

而对于中间过程控制，由于重量差异检测操作比较简便，又可以反映一定的产品质量，因此作为一项重要的IPC项目。在片剂生产过程中，压片工序是片剂成型的一个重要步骤。为控制生产过程，从开始到结束，工作人员会按照一定的时间间隔取样，进行重量差异检测。比如，将整个过程按时间平均分成20个点，在每个时间点取样检测：每个取样点重量差异是否符合标准，整个过程检测400片的重量差异情况。这样，通过中间过程质量控制，对生产进行整体评估；对于工艺研究来说，可以评估关键参数指标。

【知识储备】

片剂处方中除了起到疗效的活性成分（原料药），还包括许多赋形剂（辅料），如填充剂、黏合剂、崩解剂、润滑剂、包衣粉等。一批片剂的原辅料经过粉碎、过筛、混合、制粒、干燥、压片、包衣等工序后，制成一批片剂，如何保证每个药片中药物含量的均匀程度呢？

一、重量差异检查法

1. 基本概念

重量差异检查是指按规定称量方法测定每片的重量与平均片重之间的差异程度。

在片剂生产中，由于颗粒的均匀度和流动性，以及工艺、设备和管理等原因，会引起片剂重量的差异。本检查通过控制各片重量的一致性，可控制片剂中药物含量的均匀程度，从而保证用药剂量的准确。

2. 仪器装置

（1）电子天平　感量0.1mg（适用于平均片重0.3g以下的片剂）；或感量1mg（适用于平均片重0.3g或0.3g以上的片剂）。

（2）扁形称量瓶、平头手术镊。

3. 操作方法

取供试品 20 片，精密称定总重量，求得平均片重后，再分别精密称定每片的重量，每片的重量与平均片重相比较（凡无含量测定的片剂或者有标示片重的中药片剂，每片重量应与标示片重比较）。

4. 结果计算

平均片重＝20 片总重÷20

每片允许片重差异＝平均片重＋平均片重×重量差异限度％

5. 结果判断

《中华人民共和国药典》（2015 年版）对重量差异的限度要求见表 3-4-4。

表 3-4-4　片剂的重量差异限度

平均片重或标示片重	重量差异限度
0.3g 以下	±7.5％
0.30g 或 0.30g 以上	±5％

每片的重量与平均片重相比较（凡无含量测定的片剂，每片重量应与标示片重比较），均未超出重量差异限度；或超出重量差异限度的药片不多于 2 片，且均未超出限度的 1 倍，均判为符合规定。

每片的重量与平均片重相比较，超出重量差异限度的药片多于 2 片；或超出重量差异限度的药品虽不多于 2 片，但有 1 片超出限度 1 倍，均判为不符合规定。

6. 注意事项

（1）糖衣片应在包衣前检查片芯的重量差异，符合规定后方可包衣，包糖衣后不再检查重量差异。

（2）薄膜衣片应在包薄膜衣后检查重量差异，并符合规定。

（3）凡检查含量均匀度的片剂，可不再进行重量差异检查。

（4）称量前后，应仔细查对药片数目。已取出的药片，不得再放回供试品原包装容器内。

（5）称量过程中，应避免用手直接接触供试品，应戴手套或使用平头镊子拿取片剂。

（6）易吸潮的供试品需置于密闭的称量瓶中，尽快称量。

（7）整个称量过程，采用同一台天平进行，以减小误差。

二、装量差异检查法

1. 知识储备

在生产过程中，空胶囊容积和粉末的流动性，以及工艺、设备等因素，可引起胶囊内容物装量的差异。本检查可用于胶囊剂的装量差异检查，目的在于控制各粒胶囊装量的一致性，保证用药剂量的准确。

2. 仪器装置

（1）分析天平（感量 0.1mg）。

（2）扁形称量瓶、小毛刷、剪刀、手术镊。

3. 操作方法（以胶囊剂为例）

（1）硬胶囊剂　除另有规定外，取供试品 20 粒，分别精密称定重量后，依次放置于固定位置；分别取开囊帽，倾出内容物（不得损失囊壳），用小毛刷或其他适宜用具将囊壳（包括囊体和囊帽）内外拭净，并依次精密称定每个囊壳重量，即可求出每粒内容物的装量和平均装量。

（2）软胶囊剂　除另有规定外，取供试品 20 粒，分别精密称定重量后，依次放置于固定位置；分别用剪刀或刀片划破胶囊壳，倾出内容物（不得损失囊壳），用乙醚等挥发性溶剂洗净，置于通风处使溶剂自然挥尽，并依次精密称定每个囊壳重量，即可求出每粒内容物的装量和平均装量。

4. 结果计算

每粒胶囊内容物重量＝每粒胶囊重量－该粒胶囊的囊壳重量

胶囊平均装量＝20 粒胶囊内容物重量之和÷20

胶囊允许装量范围＝胶囊平均装量＋胶囊平均装量×装量差异限度％

5. 结果判断

《中华人民共和国药典》（2015 年版）对胶囊剂装量差异的限度要求见表 3-4-5。

表 3-4-5　装量差异限度

平均装量	装量差异限度
0.30g 以下	±10％
0.30g 或 0.30g 以上	±7.5％

每粒的装量与平均装量相比较，均未超出装量差异限度；或超出装量差异限度的胶囊不多于 2 粒，且均未超出限度 1 倍，均判为符合规定。

每粒的装量与平均装量相比较，超出装量差异限度的胶囊多于 2 倍；或超出装量差异限度的胶囊虽不多于 2 粒，但有 1 粒超出限度 1 倍，均判为不符合规定。

6. 注意事项

（1）每粒胶囊的 2 次称量中，应注意编号顺序以及囊体和囊帽的对号，不得混淆。

（2）洗涤软胶囊壳应用与水不混溶又易挥发的有机溶剂，其中以乙醚最好。挥散溶剂时，应在通风处使之自然挥散，不得加热或长时间置干燥处，以免囊壳失水。

（3）有标示装量的胶囊剂，每粒装量应与标示装量比较。

（4）其他注意事项同重量差异检查法项下。

▶【课堂讨论】

《中华人民共和国药典》规定，凡规定检查含量均匀度的片剂，一般不再进行重量差异检查；凡规定检查含量均匀度的注射用无菌粉末，一般不再进行装量差异检查。原因是什么？

▶【做案例】

维生素 C 片的重量差异检查

（1）取空称量瓶，精密称定重量（W_1）。再取供试品 20 片，置于此称量瓶中，精密称定（W_2）。

（2）两次称量之差即为 20 片供试品的总重量（W_3），除以 20（$W_3/20$）得平均片重（m，保留三位有效数字）。

（3）从已称定总重量的 20 片供试品中依次用镊子取出 1 片，分别精密称定，得各片重量。

（4）记录每次称量数据，按表 3-4-4 规定的重量差异限度，求出允许片重范围（$m + m \times$ 重量差异限度）。

（5）记录与计算　见表 3-4-6。

表 3-4-6   维生素 C 片的重量差异检查记录

检品名称：	规格：	批号：

称量瓶重＋20 片重：	称量瓶重：
20 片重量：	平均片重：
装量差异限度：	平均片重允许差异范围：

每片重量(保留三位有效数字)：

结果判定：

▶【提高案例】

除了胶囊剂外，还有哪些制剂剂型需要检查装量差异？请查阅相关资料，总结它们与胶囊剂在检查方法、限度上的差异，填入表 3-4-7。

表 3-4-7   检查记录

剂型名称	检查方法	装量差异限度

▶【拓展阅读】

制剂不同剂型的选择与功效

制剂的剂型包括：注射剂、片剂、胶囊剂、溶液剂、颗粒剂、软膏剂、栓剂、滴剂、散剂、丸剂、洗剂等。药物的剂型选择与药效关系密切，不同剂型、采用不同给药途径，人体吸收方式不同，则药物的生物利用度以及在体内过程产生差异，药物的起效时间、作用强度、作用维持时间、毒副作用等都会不同。

1. 片剂

片剂剂量准确、质量稳定、服用方便、使用相对安全。但片剂是生物利用度问题最多的剂型之一。原辅物料的性质、用量，压片时压力的大小，制粒的操作工艺、方法，长期贮存后理化性质改变等都会影响吸收。同时，因为人体的首过效应，许多存在首过消除的药物不能以口服方式给药。当然，通过功能性包衣或者制剂工艺，也可制成定位制剂、靶向制剂等。

2. 注射剂

药物通过血管内注射直接进入血液循环，或者通过肌内注射和皮下注射，从注射部位扩散或向血流转运。因此吸收较快，并且有效地避免了首过消除，生物利用度高，所以成为临床抢救、治疗疾病的主要用药途径。但正因为血药浓度高、起效快，易产生毒副作用。同时，药物以溶液或者粉末状态存在，质量稳定性情况不如片剂。

3. 胶囊剂

胶囊剂可掩盖药物的苦味及特殊异味，还可提高药物的稳定性及药物的生物利用度，如缓释胶囊可延缓药物的释放；肠溶胶囊可保证遇胃酸后易被破坏的药物的药效。但是，因为增加了胶囊壳作为主要辅料，胶囊壳的质量和功效对于药物制剂影响极大。

4. 肺部吸入剂

奏效快，属速效制剂。但对药物本身要求较高，如果微粒太细，则进入肺泡囊后大部分由呼气排出，只有少量吸收。若微粒太粗，无法进入肺泡囊。若药物吸湿性大，微粒通过湿度很高的呼吸道时，微粒会聚集增大妨碍药物进入深部影响吸收。

5. 眼用剂

由于人体的眼部器官存在血眼屏障等组织结构，一般进行眼部治疗的给药途径采用眼部局部给药。但眼用制剂的治疗效果首先取决于药物在眼内的吸收率，由于眼部结构的复杂性，对于制剂的处方工艺都是很大的挑战。

6. 直肠给药剂

直肠一般不是药物吸收的最合适部位，但有的药物在直肠中可被人体较多吸收，优于口服给药。另外，直肠给药可减少药物口服过程中对于胃肠道的刺激、对肝脏的毒副作用，包括可用于无法进行口服给药的患者。

7. 溶液剂

溶液剂的剂量容易掌握和调整，而且药物分散度大，口服后吸收迅速完全，奏效快。但同样，药物以溶液状态存在，质量稳定性情况不如片剂。

8. 颗粒剂

多用于儿科给药，便于根据患者年龄选择不同剂量。同样，可能存在质量稳定性问题。

9. 软膏剂

用于皮肤、黏膜或创面，某些软膏剂中的药物经皮吸收后，也可产生全身治疗的功效。

10. 栓剂

对于遇酸易破坏及受肝脏首过作用较强的药物来说，肛门栓是较好的替代制剂。如目前最有发展前途的胰岛素栓，其绝对生物利用度可达到 $50\% \sim 60\%$。

总之，同一药物的剂型不同，药效及毒副作用的差别往往极大。

学习情境三　最低装量检查法

【学习目标】

1. 知识目标

(1) 掌握最低装量的含义；

(2) 熟悉最低装量检查法的判断标准。

2. 技能目标

掌握最低装量检查的操作方法和结果判断。

【背景知识】

注射剂的制剂检查项目

除另有规定外，注射剂应进行以下相应检查。

【装量】注射液及注射用浓溶液进行该项检查，应符合规定。

【装量差异】除另有规定外，注射用无菌粉末进行该项检查，应符合规定。

凡规定检查含量均匀度的注射用无菌粉末，一般不再进行装量差异检查。

【渗透压摩尔浓度】除另有规定外，静脉输液剂及椎管注射用注射液按各品种项下的规定，照渗透压摩尔浓度测定法检查，应符合规定。

【可见异物】除另有规定外，照可见异物检查法检查，应符合规定。

【不溶性微粒】除另有规定外，溶液型静脉用注射液、注射用无菌粉末及注射用浓溶液照不溶性微粒检查法检查，应符合规定。

【无菌】照无菌检查法检查，应符合规定。

【细菌内毒素】或【热原】除另有规定外，静脉用注射剂按各品种项下的规定，照细菌内毒素检查法或热原检查法检查，应符合规定。

由于注射液直接进入血液循环，吸收过程短或根本没有吸收过程，所以不合格的产品发生不良反应，其严重程度往往比口服药物或其他剂型药物要快要严重许多。因此，各项质量指标控制至关重要。比如，不溶性微粒，粒子可以沉积于肺部、肝、脾及骨髓中，引起炎症反应、肉芽肿、栓塞等。比如，细菌污染、热原不合格往往是造成安全性事件的原因所在。例如"刺五加注射液致死事件"，发现部分样品被细菌污染，造成3人死亡，全国多地发现不良反应事例；例如"生脉注射液热原门事件"，发现药品批次热原不合格，个别患者用药后出现寒战、发热症状。

【知识储备】

一、知识储备

本检查法适用于固体、半固体和液体制剂。除制剂通则中规定检查重（装）量差异的制剂及放射性药品外，按下述方法检查，应符合规定。

二、仪器装置

电子分析天平、标化注射器、标化量筒。

三、操作方法

1. 重量法（适用于标示装量以重量计者）

除另有规定外，取供试品5个（50g以上者3个），除去外盖和标签，容器外壁用适宜的方法清洁并干燥，分别精密称定重量，除去内容物，容器用适宜的溶剂洗净并干燥，再分别精密称定空容器的重量，求出每个容器内容物的装量与平均装量，均应符合规定。如有1个容器装量不符合规定，则另取5个（50g以上者3个）复试，应全部符合规定。

2. 容量法（适用于标示装量以容量计者）

除另有规定外，取供试品5个（50ml以上者3个），开启时注意避免损失，将内容物转移至预经标化的干燥量入式量筒中，黏稠液体倾出后，除另有规定外，将容器倒置15min，尽量倾尽。2ml及以下者用预经标化的干燥量入式注射器抽尽。读出每个容器内容物的装量，并求其平均装量，均应符合规定。如有1个容器装量不符合规定，则另取5个（50ml以上者取3个）复试，应全部符合规定。

四、结果判断

《中华人民共和国药典》（2015年版）最低装量检查判定如下。

平均装量与每个容器装量（按标示装量计算的百分率）结果取3位有效数字进行结果判断，按表3-4-8进行判定，应符合规定。如有1个容器装量不符合规定，另取5个（或3个）复试，应全部符合规定。

表 3-4-8　最低装量检查表

标示装量	注射液及注射用浓溶液		口服及外用固体、半固体、液体、黏稠液体	
	平均装量	每个容器装量	平均装量	每个容器装量
20g(ml)以下	—	—	不少于标示装量	不少于标示装量的93%
20g(ml)至50g(ml)	—	—	不少于标示装量	不少于标示装量的95%
50g(ml)以上	不少于标示装量	不少于标示装量的97%	不少于标示装量	不少于标示装量的97%

五、注意事项

（1）检查前，应将各供试品编号，以免混淆；并及时记录每次称量数据。

（2）量具的大小应使待测体积至少占其额定体积的 40%。

▶【课堂讨论】

本检查法用到的量具应具备什么条件？

▶【做案例】

现有 0.9%氯化钠注射液（500ml）、2%盐酸普鲁卡因注射液（2ml）待测品，如何对其装量进行检查？

氯化钠注射液

（1）取供试品 3 瓶，开启时注意避免损失，将内容物转移至预经标化的干燥量入式量筒中，尽量倾尽。

（2）室温下，读出每个容器内容物的装量，计算其平均装量，记录于表 3-4-9。

（3）结果判定。

表 3-4-9 结果判定（一）

检品名称：				
检品规格：				
检查方法：				
检查结果：	第一份	第二份	第三份	平均装量
判断要求：				
检查结果：				
检验者：	室温：	湿度：	年 月 日	

盐酸普鲁卡因注射液

（1）取供试品 5 瓶，开启时注意避免损失，将内容物转移至预经标化的干燥量入式量筒中，液体倾出后，将容器倒置 15min，用预经标化的干燥量入式注射器抽尽。

（2）室温下，读出每个容器内容物的装量，计算其平均装量，记录于表 3-4-10。

（3）结果判定。

表 3-4-10 结果判定（二）

检品名称：				
检品规格：				
检查方法：				
检查结果：	第一份	第二份	第三份	第四份
	第五份	平均装量		
判断要求：				
检查结果：				
检验者：	室温：	湿度：	年 月 日	

【提高案例】

现有一批次的醋酸氢化可的松混悬注射液（规格 5ml），请查阅资料，写出其装量检查方法。

【拓展阅读】

美国药典、欧洲药典的装量检查法与中国药典的区别

首先，在产品对象上，美国药典（USP）、欧洲药典（EP），主要用于标示装量少于 150g（ml）乳膏剂、胶剂、凝胶剂、软膏剂、糊剂、散剂以及气雾剂等制剂的装量检查。而中国药典（ChP）的产品对象还包括液体制剂，但不包括气雾剂。

取样量，USP、EP 均为 10 个，ChP 根据剂量有区分。

检查法，都分两种方法，其中重量法各药典相同；容量法，USP、EP 不像 ChP 按剂量区分，直接倾倒至适宜的量筒中进行测定。

结果判定，ChP 按剂型有所区分，USP、EP 未区分。ChP 以 20g（ml）和 50g（ml）分为 3 档，而 USP、EP 以 60g（ml）和 150g（ml）分为 2 档，判定标准为不得少于标示装量的 90％和 95％，气雾剂规定 10 个容器中每个容器的装量均不得少于标示装量。

复试，USP、EP 复试样品量高于 ChP，另取 20 个，共 30 个结果进行评估，超过限度的容器不得多于 1 个。

学习情境四　含量均匀度检查法

【学习目标】

1. 知识目标
   (1) 掌握含量均匀度的含义；
   (2) 熟悉含量均匀度检查的判断标准。
2. 技能目标
   掌握含量均匀度检查的操作方法和结果判断。

【背景知识】

制剂产品含量均匀度检查的重要性

当主药含量较低（如规格在 10mg 以下）；或主药含量略大（10～20mg），但因分散性不好，难以混合均匀时；或主药含量较大（例如 50mg），但不能用重量差异控制其质量的品种（如包衣片）或急救、毒剧以及安全范围小的品种。对于这些固体制剂，仅靠控制重量差异难以保证给药剂量的准确。

比如某片剂产品，最小规格为 0.25mg。单片之间的剂量差异为 0.1mg，即达到 40％的差异。在如此小的规格要求下，重量差异已经无法体现单片含量的差异情况，必须使用含量均匀度测试每片的具体含量，来评估产品质量。

因此《中华人民共和国药典》从 1985 年版起，收载了含量均匀度检查项目。

【知识储备】

阅读《中华人民共和国药典》对乙胺嘧啶片的要求，思考其检查项目。

乙胺嘧啶片

Yi'anmiding Pian

Pyrimethamine Tables

本品含乙胺嘧啶（$C_{12}H_{13}ClN_4$）应为标示量的 90.0%～110.0%。

[性状] 本品为白色片。

[鉴别]（1）取本品的细粉适量（约相当于乙胺嘧啶 5mg），加稀硫酸 2ml，加热使乙胺嘧啶溶解，放冷，滤过，滤液加碘化汞钾试液 2 滴，即生成乳白色沉淀。

（2）取含量测定项下的溶液，照紫外-可见分光光度法测定，在 272nm 的波长处有最大吸收，在 261nm 的波长处有最小吸收。

（3）取本品的细粉适量（约相当于乙胺嘧啶 0.1g），照乙胺嘧啶项下的鉴别（3）项试验，显相同的反应。

[检查] 含量均匀度　取本品 1 片，置 100ml 量瓶中，加 0.1mol/L 盐酸溶液适量，超声处理使乙胺嘧啶溶解，放冷，用 0.1mol/L 盐酸溶液稀释至刻度，摇匀，滤过，精密量取续滤液 5ml 置 25ml 量瓶中，加 0.1mol/L 盐酸溶液稀释至刻度，摇匀，照含量测定项下的方法，自"照紫外-可见分光光度法"起，依法测定，应符合规定。

溶出度　取本品，照溶出度测定法，以 0.1mol/L 盐酸溶液 500ml 为溶出介质，转速为每分钟 75 转，依法操作，经 45min 时，取溶液适量滤过，取续滤液照含量测定项下的方法，自"照紫外-可见分光光度法"起，依法测定，计算每片的溶出量。限度为标示量的 75%，应符合规定。

其他　应符合片剂项下有关的各项规定。

[含量测定] 取本品 20 片，精密称定，研细，精密称取适量（约相当于乙胺嘧啶 25mg），置 100ml 量瓶中，加 0.1mol/L 盐酸溶液 70ml，微温并时时振摇使乙胺嘧啶溶解，放冷，用 0.1mol/L 盐酸溶液稀释至刻度，摇匀；滤过，精密量取续滤液 5ml 置另一 100ml 量瓶中，加 0.1mol/L 盐酸溶液稀释至刻度，摇匀，照紫外-可见分光光度法，在 272nm 的波长处测定吸光度，按 $C_{12}H_{13}ClN_4$ 的吸收系数为 319 计算，即得。

[类别] 同乙胺嘧啶。

[规格] 6.25mg

[储藏] 遮光，密封保存。

一、知识储备

含量均匀度系指小剂量或单剂量的固体制剂、半固体制剂和非均相液体制剂的每片（个）含量符合标示量的程度。凡检查含量均匀度的制剂，一般不再检查重（装）量差异。

除另有规定外，①片剂、硬胶囊剂或注射用无菌粉末，每片（个）标示量小于 25mg 或主药含量小于每片（个）单剂重量 25%；②药物间或药物与辅料间采用混粉工艺制成的注射用无菌粉末；内充非均相溶液的软胶囊；单剂量包装的口服混悬剂、透皮贴剂和栓剂等制剂通则项下规定含量均匀度应符合要求的制剂，均应检查含量均匀度；③复方制剂仅检查符合上述条件的组分；④多种维生素或微量元素一般不检查含量均匀度。

二、仪器装置

按药典正文中该品种项下的规定。

三、操作方法

（1）除另有规定外，初试取供试品 10 片（个），复试取 20 片（个）。

（2）按照各药品项下规定方法，分别测定每片（个）以标示量为 100 的相对含量 X，求其均值 $\overline{X}$ 和标准差 S，以及标示量与均值之差的绝对值 A。

$$标准差\ S = \sqrt{\frac{\Sigma(X-\overline{X})^2}{n-1}}$$

$$绝对值\ A = |\,100 - \overline{X}\,|$$

当含量测定与含量均匀度检查所用方法不同时，而且含量均匀度未能从响应值（如吸光度）求出每片（个）含量的情况下，可取供试品 10 片（个），照该药品含量均匀度项下规定的方法，分别测定，得仪器测定法的响应值 Y（可为吸光度、峰面积等），求其均值 $\overline{Y}$，另由含量测定法测得以标示量为 100 的平均含量 X_A，由 X_A 除以响应值的均值 $\overline{Y}$，得比例系数 K，将上述诸响应值 Y 与 K 相乘，求得每片（个）标示量为 100 的相对百分含量（%），同上法求 $\overline{X}$ 和 S 以及 A，计算，判定结果。

比例系数 $K = X_A/\overline{Y}$　相对百分含量 $X = KY$

四、结果判断

《中华人民共和国药典》（2015 年版）含量均匀度判定如下（表 3-4-11）。

表 3-4-11　结果与判定（一）

计算结果	$A+2.2S \leq L$	$A+S > L$	$A+2.2S > L$，且 $A+S \leq L$
判断	符合规定	不符合规定	不可确定，另取 20 片复试

若 $A+2.20S > L$，且 $A+S \leq L$，则应另取 20 片（个）复试。根据初、复试结果，计算 30 片（个）的均值 X、标准差 S 和标示量与均值之差的绝对值 A，然后根据下述标准进行判断（表 3-4-12）。

表 3-4-12　结果与判定（二）

当 $A \leq 0.25L$	计算结果	$A^2+S^2 \leq 0.25L^2$	$A^2+S^2 > 0.25L^2$
	判断	符合规定	不符合规定
当 $A > 0.25L$	计算结果	$A+1.7S \leq L$	$A+1.7S > L$
	判断	符合规定	不符合规定

上述公式中 L 为规定值。除另有规定外，$L = 15.0$；单剂量包装的口服混悬液、内充混悬液的软胶囊剂、胶囊型或泡囊型粉雾剂、单剂量包装的眼用、耳用、鼻用混悬剂、固体或半固体制剂，$L = 20.0$；透皮贴剂、栓剂的限度应为 $L = 25.0$。

如药品项下规定含量均匀度的限度为 ±20% 或其他百分数时，$L = 20.0$ 或其他相应数值。

五、注意事项

(1) 凡检查含量均匀度的制剂，一般不再检查重（装）量差异。

(2) 供试品的主药必须完全溶解，必要时可用乳钵研磨或超声波处理，促使溶解，并定量转移至容量瓶中。

(3) 测定时溶液必须澄清，如过滤不清，可离心后，取澄清液测定。

(4) 用紫外-可见分光光度计法测定含量均匀度时，所用溶剂需一次配够，当用量较大时，即使是同批号的溶剂，也应混合均匀后使用。

▶【课堂讨论】

对于片剂，什么情况下检测含量均匀度？什么情况下检测重量差异？

根据标示量占理论片重的比例，每片（个）标示量小于 25mg 或主药含量小于每片（个）单剂重量 25%，检测含量均匀度；大于则检测重量差异。

▶【做案例】

现测定硫酸阿托品片的含量均匀度,取 10 片,分别测定每片以标示量为 100 的相对含量 X,分别为 99.5、98.8、99.2、100.1、97.8、98.5、99.6、99.4、98.9、99.3,请判断含量均匀度是否符合判定标准?

▶【提高案例】

现有 5mg 规格赖诺普利片,理论片重为 105mg,请确认该产品应检测含量均匀度还是重量差异?请查阅资料,设计实验所需仪器设备、实验方法、结果判定方法。

▶【课堂讨论】

造成含量均匀度不合格的因素有哪些?

▶【拓展阅读】

美国药典、欧洲药典,含量均匀度的检测方法

美国药典、欧洲药典的含量均匀度检查方法一致,与《中华人民共和国药典》相比,使用对象上接近,检测样品量相同,但判定标准差异较大。

一、样品要求

各剂型使用检测项目见表 3-4-13。

表 3-4-13 各剂型使用检测项目

—			原料药剂量	
剂型	种类	分级种类	≥25mg 或者≥25%	<25mg 或者<25%
片剂	素片		WV	CU
	包衣	薄膜	WV	CU
		其他	CU	CU
胶囊	硬胶囊		WV	CU
	软胶囊	混旋剂,乳状液,凝胶剂	CU	CU
		溶液	WV	WV
单剂量固体制剂	单一成分		WV	WV
	多种成分	溶液冷冻干燥	WV	WV
		其他	CU	CU
单剂量包装的混旋剂,乳状液,凝胶剂用于系统给药	—	—	CU	CU
装于玻璃或塑料安瓿供吸入的喷雾剂,单剂量包装于软胶囊的口服制剂	—	—	WV	WV
规定了单位剂量的吸入制剂(除了装于玻璃或塑料安瓿供吸入的喷雾剂)	—	—	CU	CU
透皮给药	—	—	CU	CU
栓剂	—	—	CU	CU
其他	—	—	CU	CU

注:WV 为重量差异;CU 为含量均匀度。

二、操作方法

使用合适的分析方法分别测试 10 个单位制剂,计算接受值。如果初试不符合规定,加测 20 份样品。含量和含量均匀度测试使用不同的步骤时,须加校正因子。

三、结果判定

用下列公式计算接受限度 AV 值。

表 3-4-14 含量均匀度计算方法

变量	定义	情况	值
$\bar{x}$	含量的平均值$(x_1, x_2, x_3 \cdots)$以标示量百分含量来表示	—	—
$x_1, x_2, x_3 \cdots$	均匀度测定中单剂量的百分含量	—	—
N	样品量	—	—
K	可接受常数	$N=10, K=$	2.4
		$N=30, K=$	2.0
S	标准偏差	—	—
RSD	相对标准偏差	—	$100S/\bar{x}$
当 $T \leqslant 101.5$	—	如果 $98.5\% \leqslant \bar{x} \leqslant 101.5\%$	$M = \bar{x}$
		如果 $\bar{x} < 98.5\%$	$M = 98.5\%[AV = 98.5 - \bar{x} + Ks]$
		如果 $\bar{x} > 101.5\%$	$M = 101.5\%[AV = \bar{x} - 101.5 + Ks]$
当 $T > 101.5$	—	当 $98.5\% \leqslant \bar{x} \leqslant T$	$M = \bar{x}(AV = Ks)$
		如果 $\bar{x} < 98.5\%$	$M = 98.5\%[AV = 98.5 - \bar{x} + Ks]$
		如果 $\bar{x} > T$	$M = T\%[AV = \bar{x} - T + Ks]$
接受限度(AV)	—	—	$\|M - X\| + Ks$
L_1	最高可接受限度	—	$L_1 = 15.0$ 除非有特殊要求
L_2	按 M 计算方式得到的剂量的最大偏差	在低剂量方向,所有结果不能小于$(1-L_2 \times 0.01)M$,在高剂量方向不允许高于$(1+L_2 \times 0.01)M$	$L_2 = 25.0$ 除非有特殊要求
T	生产时的理论投药量	—	—

除非有特殊要求，如果 10 份样品的可接受限度小于等于 $L_1\%$，符合含量均匀度要求。如果 AV 大于 L_1，另取 20 份样品进行复试，用 30 个结果计算可接受限度；如果 AV 小于等于 L_1，而且没有一份含量小于 $(1-L_2 \times 0.01)M$、大于 $(1+L_2 \times 0.01)M$，则符合要求。

学习情境五 溶出度测定法

【学习目标】

1. 知识目标
  （1）掌握溶出度的含义及其使用范围；
  （2）熟悉溶出度测定的判断标准。
2. 技能目标
  掌握溶出度测定的操作方法和结果判断。

【背景知识】

口服药物制剂与注射剂体内过程的区别，以及溶出度测定的重要性

注射剂经血管内注射直接进入血液循环，或者通过肌内注射和皮下注射，从注射部位扩散及向血流转运（图 3-4-2），避免首过效应，同时，不需用经历崩解后再溶解的过程，因此一般吸收较快。

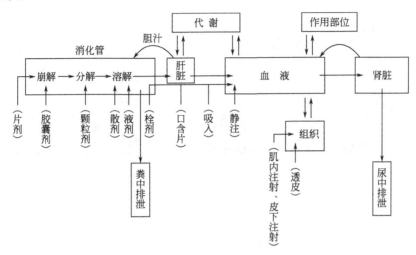

图 3-4-2　药物体内过程

　　片剂等固体口服制剂服用后，在胃肠道要经过崩解、溶解、吸收等过程，才能产生药效，片剂崩解是药物溶出的前提，但由于受辅料、工艺条件的影响，崩解以后药物溶出的速度仍然会有差别。

　　因此对于口服固体制剂，溶出度是一项必不可少的重要指标。特别是主药在水中溶解度小于 0.1%～1%，或在体内吸收不良；或治疗量与中毒量相接近；或因制剂工艺造成临床疗效不稳定的品种。它是一种模拟口服固体制剂在胃肠道中崩解和溶出的体外简易试验方法，体外溶出不同，可能造成体内生物利用度差异，从而影响产品的功效，甚至造成不良反应事件。

▶【知识储备】

一、知识储备

　　溶出度是指活性药物从片剂、胶囊剂或颗粒剂等普通制剂在规定条件下溶出的速率和程度。在缓释制剂、控释制剂、肠溶制剂及透皮贴剂等制剂中也称释放度。

　　固体制剂中的药物只有溶解之后，才能被机体吸收，而崩解只是药物溶出的最初阶段，还不能客观反映药物在体内溶出的全过程。药物在体内吸收的速度通常由溶解的快慢而决定。因此，溶出度是评价固体制剂内在质量的重要指标之一，是观察生物利用度的一种体外试验法。

　　《中华人民共和国药典》（2015 年版）收载 5 种测定方法：转篮法、浆法、小杯法、浆碟法、转筒法。溶出度测定法的基本原理是将某种固体制剂的一定量分别置于溶出度仪的转篮（或烧杯）中，在 37.0℃±0.5℃恒温下，在规定的转速、介质中依法检查，在规定的时间内测定其溶出的量。

二、仪器装置

　　溶出度仪由同步电动机、恒温循环水浴箱、溶出系统（溶出杯、搅拌装置、溶出介质）、计时装置、加热器、取样装置等部件组成（图 3-4-3～图 3-4-6）。《中华人民共和国药典》对不同测试方法中溶出度仪的重要的部件的形状与尺寸做出了具体的规定。

三、操作方法

1. 第一法（转篮法）

测定前，应对仪器装置进行必要的调试，使转篮底部距溶出杯的内底部（25±2）mm。分

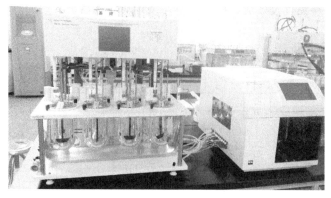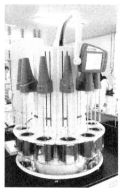

图 3-4-3　不同品牌溶出度检测仪

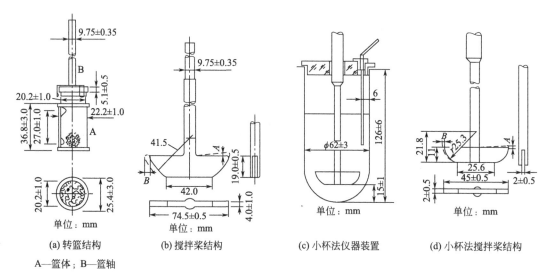

(a) 转篮结构

A—篮体；B—篮轴

(b) 搅拌桨结构

(c) 小杯法仪器装置

(d) 小杯法搅拌桨结构

图 3-4-4　溶出度检测仪的结构

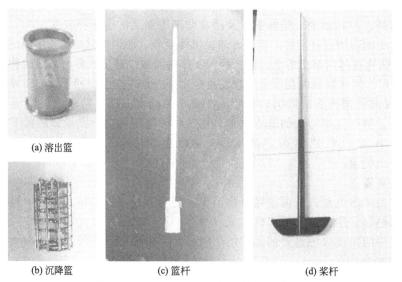

(a) 溶出篮

(b) 沉降篮

(c) 篮杆

(d) 桨杆

图 3-4-5　溶出篮、沉降篮、篮杆、桨杆

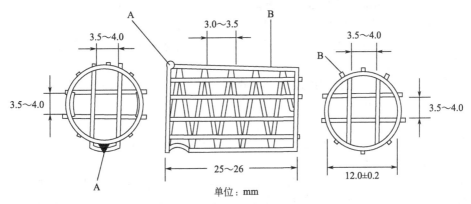

图 3-4-6　溶出度检测仪沉降篮结构
A—耐酸金属卡；B—耐酸金属支架

别量取经脱气处理的溶出介质，注入每个溶出杯中，加温使溶出介质温度保持在 37.0℃±0.5℃，取供试品 6 片（粒、袋），分别投入 6 个干燥的转篮内，按照各品种项下的规定调节电动机转速，待其平稳后，将转篮降入容器中，自供试品接触溶出介质起立即开始计时；至规定的取样时间（缓控释制剂至少采用三个取样点），取样位置应在转篮顶端至液面的中点，距溶出杯内壁不小于 10mm 处，吸取溶液适量，立即经适当微孔滤膜滤过，自取样至滤过应在 30s 内完成。取澄清滤液照该品种项下规定的方法测定，计算出每片（粒、袋）的溶出量。

2. 第二法（桨法）

用搅拌桨代替转篮，供试品放在容器中，测定方法与转篮法相同。除另有规定外，片剂或胶囊剂浮于液面，应先将其装入沉降篮内，在沉入溶出杯中时进行测试。取样位置应在桨叶顶端至液面的中点，距溶出杯内壁不小于 10mm 处。

肠溶制剂：

方法一

① 酸中溶出量：除另有规定外，量取 0.1mol/L HCl 溶液 750ml，注入每个容器，加温使溶液温度保持在（37.0±0.5）℃，取 6 片（粒）分别投入转篮或容器中，按各药品项下规定的转速启动仪器，运转 2h 后，在规定取样点吸取溶液适量，立即滤过，自取样至滤过应在 30s 内完成，滤液按各药品项下规定的方法测定，计算每片（粒）酸中溶出量。

② 缓冲液中溶出量：上述酸液中加入 0.2mol/L 磷酸钠溶液 250ml（必要时用 2mol/L HCl 溶液或 2mol/L NaOH 溶液调节 pH 值至 6.8），继续运转 45min，或按各药品项下规定的时间，在规定取样点吸取溶液适量，立即滤过，自取样至滤过应在 30s 内完成，按各药品项下规定的方法测定，算出每片（粒）的缓冲液中溶出量。

方法二

① 酸中溶出量：除另有规定外，量取 0.1mol/L HCl 溶液 900ml，注入每个容器，按照方法一酸中溶出量测定方法进行测定。

② 缓冲液中溶出量：弃去上述各容器中酸液，立即加入磷酸盐缓冲液（取 0.1mol/L HCl 溶液和 0.2mol/L Na_3PO_4 溶液，按 3∶1 混合均匀，必要时用 2mol/L HCl 溶液或 2mol/L NaOH 溶液调节 pH 值至 6.8）900ml，或将每片（粒）转移入另 1 个盛有磷酸盐缓冲液（pH 值 6.8）900ml 的容器中，按照方法一缓冲液中溶出量项进行测定。

3. 第三法（小杯法）

本法容器为 250ml、内径为（62±3）mm、高为（126±6）mm 的溶出杯，其余要求同转篮法，操作同桨法。本法适用于含量较低的片剂的溶出度测定。测定前，应对仪器装置进行必要的调试，使桨叶底部距溶出杯的内底部 15mm±2mm。除有规定外，量取经脱气处理的溶剂 100～250ml 注入每个操作容器内（用于胶囊剂测定时，如胶囊上浮，可用一小段耐腐蚀的细金属丝轻绕于胶囊外壳）。取样位置应在桨叶顶端至液面的中点，距溶出杯内壁 6mm 处。以下操作同桨法。

第二法、第三法用于胶囊剂测定时，如胶囊上浮，可用一小段耐腐蚀的金属线轻绕于胶囊外壳，或将胶囊装入耐腐蚀的金属沉降篮内。

4. 第四法（桨碟法）

方法一　搅拌桨、溶出杯按照第二法，但另用网碟组成其桨碟装置（图 3-4-7）。置贴片的不锈钢网碟的结构见图 3-4-8。

方法二　除将方法 1 的网碟换成图 3-4-9 的网碟外，其他装置和要求与方法一相同。

透皮贴剂　分别量取溶出介质置各溶出杯内，待释放溶出介质预温至 32.0℃±0.5℃，将透皮贴剂固定于两层碟片之间（方法一）或网碟上（方法二），溶出面朝上，尽可能使其保持平整。再将网碟水平放置于溶出杯下部，并使贴剂与桨底旋转面平行，两者相距 25mm±2mm，按品种正文规定的转速启动装置。在规定取样时间点，吸取溶液适量，及时补充相同体积的温度为 32.0℃±0.5℃ 的空白释放溶出介质。取样位置应在桨叶顶端至液面的中点，距溶出杯内壁 10mm 处。

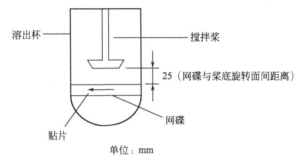

图 3-4-7　方法一　桨碟装置

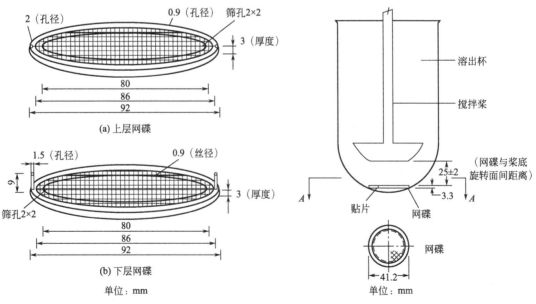

图 3-4-8　方法一　网碟装置中的网碟结构　　图 3-4-9　方法二　桨碟装置

5. 第五法（转筒法）

溶出杯按桨法，但搅拌桨另用不锈钢转筒装置替代。组成搅拌装置的杆和转筒均由不锈钢焊接而成，应不影响被测物质的测定，其规格尺寸见图 3-4-10。

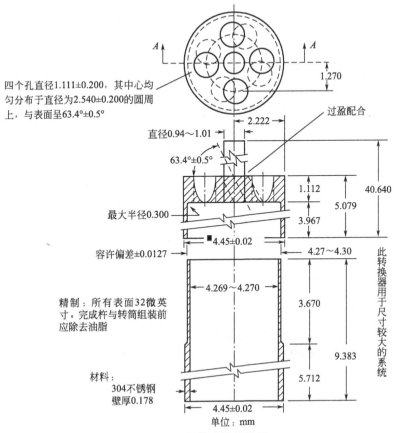

四个孔直径1.111±0.200，其中心均匀分布于直径为2.540±0.200的圆周上，与表面呈63.4°±0.5°

直径0.94～1.01

63.4°±0.5°

过盈配合

最大半径0.300

容许偏差±0.0127

精制：所有表面32微英寸。完成杆与转筒组装前应除去油脂

材料：304不锈钢 壁厚0.178

1.270
2.222
1.112
5.079
3.967
4.45±0.02
4.27～4.30
4.269～4.270
3.670
9.383
5.712
4.45±0.02
40.640
此转换器用于尺寸较大的系统

单位：mm

图 3-4-10 转筒法搅拌装置

透皮贴剂 分别量取释放溶出介质置各溶出杯内，待释放溶出介质预温至 32.0℃±0.5℃，除另有规定外，按下述进行准备：除去贴剂的保护套，将有黏性的一面置于一片铜纺上，铜纺的边比贴剂的边至少大 1cm。将贴剂的铜纺覆盖面朝下放置于干净的表面，涂布适宜的黏合剂于多余的铜纺边。如需要将黏附剂涂布于贴剂背面。干燥 1min，仔细将贴剂涂有黏合剂的面安装于转筒外部，使贴剂的长轴通过转筒的圆心。挤压铜纺面除去引入的气泡。将转筒安装在仪器中，试验过程中保持转筒底部距溶出杯内底部 25mm±2mm，立即按品种正文规定的转速启动仪器。在规定取样时间点，吸取溶液适量，及时补充相同体积的温度为 32.0℃±0.5℃的空白释放溶出介质。取样位置在介质液面与转筒顶部的中间位置，距溶出杯内壁 10mm 处。同法测定其他透皮贴剂。

四、结果判断

取供试品 6 片（粒、袋），测定每片（个）的溶出量，按标示含量计算，进行判断。除另有规定外，应符合下列规定。

$$溶出量\% = \frac{A \times 1\% \times 稀释倍数 \times V}{E_{1cm}^{1\%} \times L \times 标示量} \times 100\%$$

$$平均溶出量 = \frac{每片溶出量之和}{6} \times 100\%$$

《中华人民共和国药典》（2015 年版）溶出度结果判定如（表 3-4-15～表 3-4-17）。

表 3-4-15　普通制剂判定标准

限度(Q):Q=标示含量×70%			
测定结果	6片(粒、袋)中每片(粒、袋)均不应低于Q	6片(粒、袋)中有1～2片低于Q,但不低于Q−10%,且其平均溶出量不低于Q	6片(粒、袋)中有1～2片低于Q,其中仅有1片(粒、袋)低于Q−10%,但不低于Q−20%,且其平均溶出量不低于Q
判定	符合规定	符合规定	另取6片(粒、袋)复试

复试结果：另取 6 片（粒、袋）进行测定，初、复试的 12 片（粒、袋）中有 1～3 片低于 Q，其中仅有 1 片低于 Q−10%，但不低于 Q−20%，且其平均溶出量不低于 Q。

以上结果判断中所示超出规定范围的 10%、20% 是指相对于标示量的百分率（%）。

表 3-4-16　缓释制剂或控释制剂判定标准

项目	初试			复试
每片(粒)各时间测得的释放量(按标示量计算)	6片(粒)均未超过规定范围	6片(粒)中有1～2片超出规定范围,但未超出规定范围的10%,且平均释药量未超出规定范围	6片(粒)中有1～2片超出规定范围,其中仅1片超出规定范围的10%,但未超出20%,且其平均释放量未超出规定范围	初复试的12片(粒)中有1～3片(粒)超出规定范围,其中仅1片超出规定范围的10%,但未超出20%,且其平均释放量未超出规定范围
判定结果	符合规定		另取6片复试	符合规定

以上结果判断中所示超出规定范围的 10%、20% 是指相对于标示量的百分率（%），其中超出规定范围 10% 是指：每个时间点测得的溶出量不低于低限的−10%，或不超过高限的+10%；每个时间点测得的溶出量应包括最终时间测得的溶出量。

表 3-4-17　肠溶制剂判定标准

酸中溶出量	6片(粒)中每片(粒)溶出量均不大于标示量的10%		6片(粒)中,有1～2片(粒)大于10%,但其平均溶出量不大于10%	
判定	符合规定		符合规定	
缓冲液中溶出量(除另有规定外,Q应为标示量的70%)	6片(粒)中每片溶出量按标示量计算均不低于规定限度Q	6片(粒)中有1～2片低于Q,但不低于Q−10%,且其平均溶出量不低于Q	6片(粒)中有1～2片低于Q,其中仅1片低于Q−10%,但不低于Q−20%,且其平均溶出量不低于Q	初复试的12片(粒)中有1～3片低于Q,其中仅1片低于Q−10%,但不低于Q−20%,且其平均溶出量不低于Q
判定	符合规定		另取6片复试	符合规定

以上结果判断中所示超出规定范围的 10%、20% 是指相对于标示量的百分率（%）。

透皮贴剂：除另有规定外，同缓释制剂或控释制剂。

五、注意事项

（1）为使同一种药物的溶出度测定得到良好的再现性，应对新安装的溶出度仪采用溶出度校正片进行校正，对已使用过的仪器也应定期进行校正。

（2）第一法在转篮降入溶剂时，立即开始计时；第二法、第三法在供试品接触液面时，立即开始计时。

（3）达到规定溶出时间时，应在仪器开动的情况下取样，实际取样时间与规定时间的差异不得超过±2%；自 6 杯中完成取样应在 1min 内。

（4）水浴中的水应保持清洁，定期更换；水浴液面应高于圆底烧杯内溶剂的液面。

（5）溶出介质中溶解氧会影响药物释放速度，特别是第一法，气泡会堵塞转篮孔，造成溶出率降低。应新鲜配制和经脱气处理，预热后加入溶出杯中，并加有机玻璃盖，保持每个圆底烧杯内溶剂的温度为（37.0±0.5）℃；如果溶出介质为缓冲液，当需要调节 pH 值时，一般调节 pH 值至规定 pH 值±0.05 之内。

（6）溶出介质实际量取体积与规定体积的偏差应不超过±1%。

（7）如胶囊壳对分析有干扰，应取不少于 6 粒胶囊，除尽内容物后，置一个溶出杯内，按该品种项下规定的分析方法测定每个空胶囊的空白值，做必要的校正。如校正值大于标示量的 25%，试验无效。如校正值不大于标示量的 2%，可忽略不计。

（8）实验结束后，应将篮轴、篮体或搅拌桨从电机上取下，用蒸馏水冲洗，晾干后妥善保存，避免转轴变形。

【课堂讨论】

1. 片剂崩解时限与溶出度的区别。
2. 溶出度检查取出的样品溶液为何要经过滤过才能测定含量？

【做案例】

氨茶碱缓释片的溶出度的检查

氨茶碱缓释片每片在 2h、4h 和 6h 的溶出量应分别为相应标示量的 25%～45%、35%～55% 和 50% 以上，均应符合规定。若在 2h 时有 2 片超出规定范围，分别为 18% 和 47%，且本时间点的平均释放量为 35%，请问本品是否符合规定？

【提高案例】

地西泮片溶出度的检查方法

取本品 6 片，照溶出度测定法（第一法），以盐酸溶液（9→1000）800ml 为溶出介质，转速为 100r/min，依法操作，经 20min 时，取溶液约 10ml，滤过，滤液立即照紫外-可见分光光度法，在 242nm 的波长处测定吸光度，吸光度分别为 0.505、0.510、0.506、0.483、0.483 和 0.505，按 $C_{16}H_{13}ClN_2O$ 的吸收系数（$E_{1cm}^{1\%}$）为 1018 计算每片的溶出量。限度为标示量的 75%，应符合规定。（规格 5mg/片）

【拓展阅读】

不同制剂产品，选择溶出介质和溶出体积的方法

溶出介质选择的基本原则：需要根据药物在体内主要的吸收消化部位的 pH 值；具有一定的区分性，能够反映产品质量差异（对于研发来说，需要能够反映处方和工艺的变化）；能够一定程度上反映体内外的相关性。

根据药物主要成分的溶解度，介质一般选择 pH 值＝1.0 或 1.2、4.5、6.8 的缓冲液，或者水。原料药的 pK_a（酸度系数）是用来评估不同 pH 值条件下溶解度的重要指标。pK_a 较小，则在酸性条件下离解能力较强，通常选择介质 pH 值＝1.0；pK_a 值较大，则可选择 pH 值较高的缓冲液。缓冲液的配制参考药典配制方法。

关于添加剂，根据实际需要（如极难溶解药物），可在溶出介质中添加表面活性剂，但种类和浓度需要严格控制。浓度研究应从 0.01%（w/v）为起点开始研究，不建议超过 3.0%；而不同来源的表面添加剂可能带来显著差异，比如某片剂产品，使用不同厂家的十二烷基硫酸钠（SDS）会得到偏大或偏小的结果。但添加剂禁止使用有机溶剂。

关于体积，常规使用 500ml、900ml、1000ml，其中因为 900ml 与人体消化道内体液体积较为接近，使用率较高；而 1000ml 便于计算溶出率。体积选择有一个重要原则——符合药物的"漏槽条件"，即所用介质的体积应达到被测物质在 37℃ 时，在此介质中达到饱和浓度时体积的 3~10 倍。在此条件下，药物溶解到介质中的部分很快被介质稀释，不会影响药物的继续溶出。

学习情境六　可见异物检查法

【学习目标】

1. 知识目标
　　（1）掌握可见异物的含义；
　　（2）熟悉可见异物检查的判断标准。
2. 技能目标
　　掌握可见异物检查的操作方法和结果判断。

【背景知识】

可见异物检查的重要性

注射剂中的可见异物可造成局部循环障碍，引起血管栓塞，而过多微粒同样可造成局部堵塞和供血不足、组织缺氧而产生水肿和静脉炎等，因此可见异物对注射剂产品来说是影响质量的一个关键指标。

例如国家药品不良反应监测系统显示的"胞磷胆碱钠注射液"不良反应事件，一些患者用药后出现寒战、发热症状。该批次产品即存在可见异物不合格情况。由于可见异物来源较多，稍有不慎极可能引入，因此该项目检测至关重要，合格与否可间接地反映出该批药品在生产中或储存过程中是否存在不符合 GMP 或 GSP 要求的环节。

【知识储备】

一、基本概念

可见异物系指存在于注射剂、眼用液体制剂和无菌原料药中，在规定条件下目视可以观测到的不溶性物质，其粒径或长度通常大于 $50\mu m$。

注射剂、眼用液体制剂应在符合药品生产质量管理规范（GMP）的条件下生产，产品在出厂前应采用适宜的方法逐一检查并同时剔除不合格产品。临用前，需在自然光下目视检查（避免阳光直射），如有可见异物，不得使用。

可见异物检查法有灯检法和光散射法。一般常用灯检法，也可采用光散射法。

二、仪器装置

1. 灯检法
2. 光散射法

仪器由旋瓶装置、激光光源、图像采集器、数据处理系统和终端显示系统组成，并配有自动上瓶和下瓶装置。

三、检测方法

1. 第一法（灯检法）

取规定量供试品，除去容器标签，擦净容器外壁，必要时将药液转移至洁净透明的适宜容器内，将供试品置遮光板边缘处（图 3-4-11），在明视距离（指供试品至人眼的清晰观测距离，通常为 25cm），手持容器颈部，轻轻旋转和翻转容器（但应避免产生气泡），使药液中可能存在的可见异物悬浮，分别在黑色和白色背景下目视检查，重复观察，总检查时限为 20s。供试品装量每支（瓶）在 10ml 及 10ml 以下的，每次检查可手持 2 支（瓶）。50ml 或 50ml 以上大容量注射液按直、横、倒三步法旋转检视。用无色透明容器包装的无色供试品溶液，检查时被观察供试品所在处的光照度应为 1000～1500lx；用透明塑料容器包装、棕色透明容器包装的供试品或有色供试品溶液，光照度应为 2000～3000lx；混悬型供试品或乳状液，光照度应增加至约 4000lx。

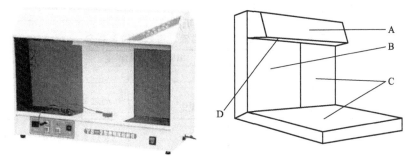

图 3-4-11　灯检法仪器装置

A—带有遮光板的日光灯光源（光照度可在 1000～4000lx 范围内调节）；B—不反光的黑色背景；
C—不反光的白色背景和底部（供检查有色异物）；D—反光的白色背景（指遮光板内侧）

注射液　除另有规定外，取供试品 20 支（瓶），按上述方法检查。

注射用无菌制剂　除另有规定外，取供试品 5 支（瓶），用适宜的溶剂和适当的方法使药粉完全溶解后，按上述方法检查。

无菌原料药　除另有规定外，按抽样要求称取各品种制剂项下的最大规格量 5 份，分别置洁净透明的适宜容器内，采用适宜的溶剂及适当的方法使药物全部溶解后，按上述方法检查。

眼用液体制剂　除另有规定外，取供试品 20 支（瓶），按上述方法检查。

2. 第二法（光散射法）

溶液型供试品　除另有规定外，取供试品 20 支（瓶），除去不透明标签，擦净容器外壁，置仪器上瓶装置上，从仪器提供的菜单中选择与供试品规格相应的测定参数，并根据供试品瓶体大小对参数进行适当调整后，启动仪器，将供试品检测 3 次并记录检测结果。凡仪器判定有 1 次不合格者，用灯检法确认。用深色透明容器包装或液体色泽较深等灯检法检查困难的品种不用灯检法确认。

注射用无菌粉末　除另有规定外，取供试品 5 支（瓶），用适宜的溶剂及适当的方法使药物全部溶解后，按上述方法检查。

无菌原料粉末　除另有规定外，取各品种制剂项下的最大规格量 5 份，分别置洁净透明的适宜玻璃容器内，采用适宜的溶剂及适当的方法使药物全部溶解后，按上述方法检查。

四、结果判断

《中华人民共和国药典》（2015 年版）可见异物检查判定如下。

供试品中不得检出金属屑、玻璃屑、长度超过 2mm 的纤维、最大粒径超过 2mm 的块状物以及静置一定时间后轻轻旋转时肉眼可见的烟雾状微粒沉积物、无法计数的微粒群或摇不散的沉淀，以及在规定时间内较难计数的蛋白质絮状物等明显可见异物。

供试品中如检出点状物、2mm 以下的短纤维和块状物、半透明的小于约 1mm 的细小蛋白质絮状物或蛋白质颗粒等微细可见异物，除另有规定外，应分别符合下列各表（表 3-4-18、表 3-4-19）中的规定。

表 3-4-18　生物制品注射液、滴眼剂结果判定

类别	细微可见异物限度	
	初试 20 支(瓶)	初、复试 40 支(瓶)
注射液	装量 50ml 及以下,每支(瓶)中微细可见异物不得超过 3 个 装量 50ml 以上,每支(瓶)中微细可见异物不得超过 5 个 如仅有 1 支(瓶)超出,符合规定	2 支(瓶)以上超出,不符合规定
滴眼液	如检出 2 支(瓶),复试 如检出 3 支(瓶)及以上,不符合规定	3 支(瓶)以上超出,不符合规定

表 3-4-19　非生物制品注射液、滴眼剂结果判定

类别		细微可见异物限度	
		初试 20 支(瓶)	初、复试 40 支(瓶)
注射液	静脉用	如 1 支(瓶)检出,复试 如 2 支(瓶)或以上检出,不符合规定	超过 1 支(瓶)检出,不符合规定
	非静脉用	如 1~2 支(瓶)检出,复试 2 支(瓶)以上检出,不符合规定	超过 2 支(瓶)检出,不符合规定
滴眼液		如 1 支(瓶)检出,符合规定 如 2~3 支(瓶)检出,复试 如 3 支(瓶)以上检出,不符合规定	如 1 支(瓶)检出,符合规定 如 2~3 支(瓶)检出,复试 如 3 支(瓶)以上检出,不符合规定

既可静脉用，也可非静脉用的注射液应执行静脉用注射液的标准，混悬液与乳状液仅对明显可见异物进行检查。

注射用无菌制剂　5 支（瓶）检查的供试品中如检出微细可见异物，每支（瓶）中检出微细可见异物的数量应符合表 3-4-20 的规定；如有 1 支（瓶）超出表 3-4-20 中限度规定，另取 10 支（瓶）同法复试，均应符合不超出表 3-4-20 中限度规定。

表 3-4-20　注射用无菌制剂结果判定

类别		每支(瓶)细微可见异物限度
生物制品	复溶体积 50ml 及以下	≤3 个
	复溶体积 50ml 以上	≤5 个
非生物制品	冻干	≤3 个
	非冻干	≤5 个

无菌原料药　5 份检查的供试品中如检出微细可见异物，每份供试品中检出微细可见异物的数量应符合相应注射用无菌制剂的规定；如有 1 份超出限度规定，另取 10 份同法复试，均应不超出限度规定。

五、注意事项

（1）实验室检测时应避免引入可见异物。当制备注射用无菌粉末和无菌原料药供试品溶液时，或供试品的容器不适于检查（如透明度不够、不规则形状容器等）；需转移至适宜容器中时，均应在 100B 级的洁净环境（如层流净化台）中进行。

（2）用于本试验的供试品必须按规定随机抽样。

（3）灯检法不适用的品种，如用深色透明容器包装或液体色泽较深（一般深于各标准比色液 7 号）的品种，可选用光散射法；混悬型、乳状液型注射液和滴眼液不能使用光散射法。

（4）灯检法应在暗室中进行，检查人员条件：远距离和近距离视力测验，均应为 4.9 及以上（矫正后视力应为 5.0 及以上）；应无色盲。

（5）实验过程中，供试品溶液中有大量气泡产生影响观察时，需静置足够时间至气泡消失后检查。

▶【课堂讨论】

1. 制剂产品中可见异物的来源有哪些？如何控制？
2. 影响可见异物检查结果判定的因素有哪些？

▶【做案例】

浓氯化钠注射液可见异物检查

（1）取供试品 20 支，除去容器标签，擦净容器外壁，必要时将药液转移至洁净透明的适宜容器内。

（2）用灯检法检测，记录下表（表 3-4-21）。

（3）如经初试检查确定需进行复试，则再取供试品 20 支，检测，并填写复试内容。

（4）结果判定。

表 3-4-21　浓氯化钠注射液可见异物检查记录

检品名称：			
检品规格：			
检查方法：			
初试检查结果：			
初试结果判定：			
复试检查结果：			
复试结果判定			
检验者：	室温：	湿度：	年　月　日

▶【提高案例】

现有一批左氧氟沙星滴眼液，装量为 5ml/支，请查阅资料，写出其可见异物检查方法。

▶【拓展阅读】

灭菌制剂和无菌制剂

直接注入体内或直接用于创伤面、黏膜等的一类制剂，一般使用灭菌制剂和无菌制剂。这是按除去活微生物的制备工艺进行划分。从广义上来说，这两种制剂都规定有染菌的限度，灭菌制剂要求不得检出活菌，无菌限制染菌的种类与数量。

灭菌，指应用物理或化学等方法杀灭或除去所有致病的和非致病的微生物的繁殖体及其芽孢的手段。无菌，指在任一指定的物体、介质或环境中不得存在任何活的微生物。因此，灭菌制剂可以采用某一物理或化学方法，杀灭或除去所有活的微生物繁殖体和芽孢。包括干热灭菌法、湿热灭菌法、射线灭菌法、滤过灭菌法等，以及气体灭菌法和药液灭菌法。而无菌制剂，则只能通过控制操作过程，使产品避免被微生物污染，从而制备不含任何活的微生物繁殖体和芽孢的一类药物制剂。

▶【知识拓展】

多种 pH 值溶出介质中溶出曲线的测定

仿制药物制剂在进行注册申报时，有一项重要的质量指标，即溶出曲线匹配结果。溶出度检测，一般在溶出终点取样，得到 1 个时间点的结果数据。而溶出曲线检测，则往往会从溶出投药开始到溶出终点，设计 5 个或 5 个以上取样时间点（在终点后一般会有 1 个点），时间间隔上开始短、后续长。根据结果、时间可绘制如下溶出曲线图（图 3-4-12）。

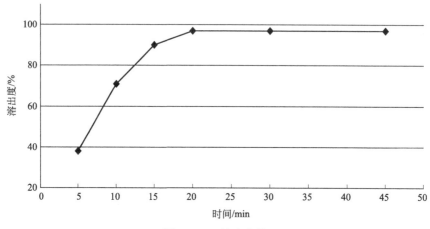

图 3-4-12　溶出曲线

一、为什么要进行溶出曲线测定

溶出度实验模拟药物在人体中的溶解过程，但溶出度检测的仅是药物最终溶解多少，而溶出曲线则关注整个溶解的过程，从崩解、分散、开始溶解，到溶出到达终点。所以，溶出曲线测定能够更好地模拟药物制剂在人体中的整个过程，在产品质量评估上更加直观。溶出曲线测定常用来评估仿制药与原研药质量的一致性。

二、不同 pH 值与人体相关性

人体内正常的 pH 值范围见表 3-4-22。

表 3-4-22　人体内正常的 pH 值范围

组织	pH 值	组织	pH 值	组织	pH 值
血液	7.35～7.45	胃液	0.80～1.50	尿液	4.80～8.40
骨髓液	7.30～7.50	十二指肠液	4.20～8.20	胆汁	7.10～8.50
唾液	6.50～7.50	粪便	4.60～8.40	胰液	8.00～8.30

可见，不同组织器官内，pH 值变化范围比较大。

一般来说，人体正常状态下，机体的 pH 值应维持在 7.3～7.4，即略呈碱性。而在病理情况下，pH 值会发生变化；同时，年龄、性别、人种、地域等不同，pH 值也存在差异。

三、如何选择溶出介质

作为评估仿制药与原研药质量的一致性，溶出曲线测试溶出介质的选择相对溶出度来说比较复杂。首先，需要选择多个溶出介质，以确定在不同条件下，仿制药和原研药有相似的溶出状态。一般选择 3 个 pH 值条件，即 1.2、4.5 和 6.8，根据药物稳定性情况、作用部位、体内吸收方式等，也会选择其他不同条件。其次，溶出介质的选择目的不在于药物完全释放溶解，而是能够区分产品质量，如果溶出过快，不利于对比，则需要改变溶出条件降低

溶出速度。比如，某制剂产品，溶出度检测使用介质中添加表面活性剂，起到助溶效果。但由于仿制药、原研药在该条件下都很快溶解完全，无法进行曲线对比，因此无法起到质量评估作用。因此，在溶出曲线实验时，不添加表面活性剂，两者溶出都放缓，则溶出速率差异便一目了然，见图 3-4-13、图 3-4-14。

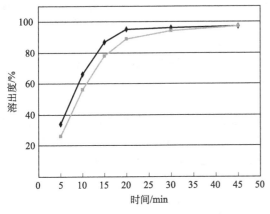

图 3-4-13　溶出曲线匹配（含表面活性剂）

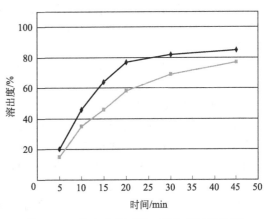

图 3-4-14　溶出曲线匹配（不含表面活性剂）

对于某些特殊药物，为了能够更好地观察溶出状况，在整个过程中前后采用不同 pH 值的介质，以模拟药物在进入人体后经历的不同环境。

四、测定方法

溶出曲线测试要求检测 12 片（粒），即会进行两次投药，以减少单片（粒）之间差异造成的结果误差，更具有代表性。由于溶出曲线往往都是用来进行匹配实验，所以仿制药、原研药的测试需要尽可能在相同的实验条件下，包括仪器类型一致、试剂级别和厂家一致、试验时间接近等。

试验时所选择的取样时间间隔不必相当，但仿制药、原研药的测试所取时间点必须一致。并且，参与计算用时间点不少于 3 个。由于溶出量较高至完全溶出后，比较意义不大，所以在溶出率 85％以上的时间点应不超过 1 个。

溶出介质选择原则如下。

1. 普通制剂

（1）酸性药物制剂，pH 值分别为 1.0 或 1.2、5.5～6.5、6.8～7.5 和水。

（2）中性或碱性药物制剂或功能性包衣制剂，pH 值分别为 1.0 或 1.2、3.0～5.5、6.8 和水。

（3）难溶性药物制剂，pH 值分别为 1.0 或 1.2、4.0～4.5、6.8 和水。

（4）肠溶制剂，pH 值分别为 1.0 或 1.2、6.0、6.8 和水。

2. 缓控释制剂

pH 值分别为 1.0 或 1.2、3.0～5.5、6.8～7.5 和水。考虑到缓控释制剂一般剂量比较大，如果患者在服药时饮酒，则会加速药物释放，造成血药浓度过高，因此，对于缓控释制剂的溶出曲线匹配实验，还会在介质中加入不同量的乙醇进行测试，即"酒精倾倒（alcohol dumping）"。

五、判定标准

通过绘制曲线图，可以初步观察匹配情况，但不够客观。目前官方机构基本上采纳"相似因子比较法"，通过对溶出曲线进行整体评价，通过计算相似因子（f_2）比较溶出行为的相似性。f_2 计算公式如下。

$$f_2 = 50 \, \mathrm{LOG} \left[\frac{100}{\sqrt{1 + \dfrac{\sum\limits_{t=1}^{n}(R_t - T_t)^2}{n}}} \right]$$

式中，R_t 和 T_t 分别表示原研药、仿制药在第 n 个时间点的平均累积溶出率；R_t 为参照批次（改变前）药品在时间 t 的溶出度值，T_t 为试验批次（改变后）药物在时间 t 的溶出度值。

通常，当 f_2 的结果在 $50 \sim 100$，认为曲线匹配，两个产品溶出相似，f_2 越大，相似度越高。

六、检测技术发展

由于溶出曲线测试需要在不同的时间点取样，那么取样时间点越多越密集，越能反映产品的变化过程。因此，在线检测技术得到较大应用。比如，溶出＋紫外联用，溶出＋HPLC 联用。近年来，光纤传感结合计算机辅助软件的光纤药物溶出度过程分析仪（FODT），将药物的溶出实验技术水平提升到了新的高度。

FODT 通过光导纤维，将一个光源信号导入溶出杯中。在药物溶出过程中，溶出杯内溶液浓度发生变化，进而引起光信号改变，传回到计算机，经过软件编译，测算出溶出率。因此，可以获得药物整个溶出过程的所有溶出度信息。

另外，考虑到曲线检测批次多、介质种类多，溶出仪器供应商努力提高仪器自动化，推出了自动溶剂配制仪、自动溶出杯清洗仪、多批次自动投药装置等。

▶【归纳】

药物制剂检查技术	崩解时限检查法	升降式崩解仪	检查原理	崩解系指口服固体制剂在规定条件下全部崩解溶散或成碎粒，除不溶性包衣材料或破碎的胶囊壳外，应全部通过筛网。崩解时限是指全部通过筛网所需的时间限度
			适用条件	适用于片剂（包括薄膜衣片、糖衣片、结肠定位肠溶片、含片、舌下片、可溶片、泡腾片、口崩片）、胶囊剂（包括硬胶囊剂、软胶囊剂及肠溶胶囊），以及滴丸剂
			评价标准	6 片均在规定时限内完全崩解并通过筛网
	重量差异检查法	电子天平	检查原理	指按规定称量方法测定每片的重量与平均片重之间的差异程度
			适用条件	片剂、栓剂等
			评价标准	20 片的每片重量未超过平均片重或超出限度的药品不多于 2 片，且均未超出限度的 1 倍
	装量差异检查法	电子天平或标化量具	检查原理	按规定方法测定每个制剂的装量与平均装量之间的差异程度
			适用条件	固体、半固体和液体制剂
			评价标准	5 个供试品的平均装量（重量或容量）与每个容器装量应符合规定
	最低装量检查法	电子分析天平、标化注射器、标化量筒	检查原理	除制剂通则中规定检查重（装）量差异的制剂及放射性药品外，按规定方法检查平均装量与每个容器装量与标示装量的差异程度
			适用条件	固体、半固体和液体制剂
			评价标准	5 个（50g/ml 以上者 3 个）供试品的平均装量与每个容器装量应符合规定
	含量均匀度检查法	各药品项下规定的测定方法	检查原理	小剂量或单剂量的固体制剂、半固体制剂和非均相液体制剂的每片（个）含量符合标示量的程度
			适用条件	①片剂、硬胶囊剂或注射用无菌粉末，每片（个）标示量小于 25mg 或主药含量小于每片（个）单剂重量的 25%。②药物间或药物与辅料间采用混粉工艺制成的注射用无菌粉末；内充非均相溶液的软胶囊；单剂量包装的口服混悬剂、透皮贴剂和栓剂等制剂通则项下规定含量均匀度应符合要求的制剂，均应检查含量均匀度。③复方制剂仅检查符合上述条件的组分。多种维生素或微量元素一般不检查含量均匀度
			评价标准	10 个供试品的每个相对含量的均值与标准差应符合规定

续表

药物制剂检查技术	溶出度测定法	溶出度仪	检查原理	溶出度是指活性药物从片剂、胶囊剂或颗粒剂等普通制剂在规定条件下溶出的速率和程度。在缓释制剂、控释制剂、肠溶制剂及透皮贴剂等制剂中也称释放度
			适用条件	片剂、胶囊剂或颗粒剂等普通制剂，缓释制剂、控释制剂、肠溶制剂及透皮贴剂等制剂
			评价标准	普通制剂： 6片供试品的每片溶出量均不低于规定限度Q，或有1～2片低于Q，但不低于Q－10%，且其平均释药量不低于Q 缓释制剂、控释制剂： 6片(粒)供试品中每片(粒)各时间测得的释放量均未超过规定范围； 或有1～2片超出规定范围，但未超出规定范围的10%，且平均释药量未超出规定范围。 肠溶制剂： 酸阶段——6片(粒)中每片(粒)溶出量均不大于标示量的10%，或6片(粒)中，有1～2片(粒)大于10%，但其平均溶出量不大于10%； 缓冲液阶段——6片(粒)供试品中每片(粒)各时间测得的释放量均未超过规定范围；或有1～2片超出规定范围，但未超出规定范围的10%，且平均释药量未超出规定范围
	可见异物检查法	灯检仪 光散射法检测仪	检查原理	系指存在于注射剂、眼用液体制剂和无菌原料药中，在规定条件下目视可以观测到的不溶性物质，其粒径或长度通常大于50μm
			适用条件	注射剂、眼用液体制剂和无菌原料药
			评价标准	生物制品注射液、滴眼剂： 初试——装量50ml及以下，每支(瓶)中微细可见异物不得超过3个，装量50ml以上，每支(瓶)中微细可见异物不得超过5个；如仅有1支(瓶)超出，符合规定；如检出2支(瓶)，复试；如检出3支(瓶)及以上，不符合规定 复试——注射液：2支(瓶)以上超出，不符合规定。滴眼液：3支(瓶)以上超出，不符合规定 非生物制品注射液、滴眼剂： 初试——注射液：静脉用，如1支(瓶)检出，复试；如2支(瓶)或以上检出，不符合规定 注射液：非静脉用，如1～2支(瓶)检出，复试；如2支(瓶)以上检出，不符合规定 滴眼液：如1支(瓶)检出，符合规定；如2～3支(瓶)检出，复试；如3支(瓶)以上检出，不符合规定。 复试——注射液：静脉用，超过1支(瓶)检出，不符合规定；非静脉用，超过2支(瓶)检出，不符合规定。 滴眼液：超过3支(瓶)检出，不符合规定

【目标检测】

一、选择题

【A型题】(最佳选择题，每题备选答案中只有一个最佳答案)

1. 在片剂溶出度测定法中，一般规定限度Q为标示含量的（　　）

A. 95%　　B. 90%　　C. 80%　　D. 70%　　E. 65%

2. 某药含量均匀度的限度为20%，若初试合格需满足以下哪个关系（　　）

A. $A+2.2S\leqslant 20.0$　　B. $A+S>15.0$　　C. $A+1.45S\leqslant 15.0$

D. $A+1.45S>15.0$　　E. $A+1.45S>15.0$

3. 平均装样量在0.3g以下的胶囊剂，装量差异限度为（　　）

A. ±10.0%　　B. ±7.5%　　C. ±5.0%　　D. ±2.5%　　E. ± 15%

4. 凡检查含量均匀度的制剂，不再作哪一项检查（　　）

A. 重量差异　　B. 溶出度　　　　C. 释放度　　　D. 崩解时限　　E. 融变时限

5. 单剂量固体制剂含量均匀度的检查是为了（　　）

A. 控制小剂量的固体制剂、单剂中含药量的均匀程度

B. 严格重量差异的检查

C. 严格含量测定的可信程度

D. 药物在体外的溶出程度

E. 药物在体外的释放速度

6. 片剂崩解时限的检查操作中，介质温度应控制在（　　）

A. 室温　　　　B.（37±1）℃　　C. 37℃　　　　　D.（37.0±0.5）℃　　E.（32±1）℃

7.《中华人民共和国药典》含量均匀度检查法的一个判别式 $A+2.2S \leqslant 15.0$，A 是指（　　）

A. 初试中以毫克（mg）标示的标示量与测定均值之差

B. 复试中以毫克（mg）表示的标示量与测定均值之差

C. 初试中以 100 表示的标示量与测定均值之差

D. 复试中以 100 标示的标示量与测定均值之差

E. 复试中以克（g）标示的标示量与测定均值之差

8. 凡规定检查溶出度的片剂，不再作以下哪一项检查（　　）

A. 释放度　　B. 崩解时限　　C. 重量差异　　D. 装量差异　　E. 最低装量

9. 除另有规定外，薄膜衣片应在以下哪一种介质中进行崩解时限检查（　　）

A. 水　　　　B. 盐酸溶液（9→1000）　　　C. 人工肠液

D. 人工胃液　　E. 磷酸盐缓冲液（pH 值 6.8）

10. 药物制剂的崩解时限检查可被下列哪项检查替代（　　）

A. 不溶性微粒　B. 溶出度　　　C. 含量均匀度　D. 含量测定　　E. 重量差异

11. 含量均匀度符合规定的制剂，测定结果是（　　）

A. $A+1.45S>15.0$　　　　　B. $A+2.2S \geqslant 15.0$　　　　　C. $A+2.2S \leqslant 15.0$

D. $A+S<15.0$　　　　　E. $A+S \geqslant 15.0$

12. 片重在 0.3g 或 0.3g 以上的片剂的重量差异限度为（　　）

A. ±0.5%　　　B. 0.7%　　　C. 5.0%　　　D. 7.0%　　　E. 7.5%

13. 肠溶衣片崩解时限按规定的方法进行检查，符合规定的崩解时间是（　　）

A. 5min　　　B. 15min　　　C. 30min　　D. 60min　　　E. 120min

14. 缓释制剂进行释放度检查时，测定温度应控制在（　　）

A. 37℃　　　　B. 38℃　　　　C.（37±1）℃

D.（32±1）℃　　E.（37.0±0.5）℃

15. 释放度检查规定至少要有（　　）个取样点。

A. 1　　　　　B. 2　　　　　C. 3　　　　　D. 4　　　　　E. 5

16. 下列用于检查崩解时限的方法是（　　）

A. 转篮法　　　B. 桨法　　　C. 小杯小桨法

D. 升降式崩解仪　　　E. 电子天平

17. 下列制剂药典规定进行含量均匀度检查，应符合的限度是±25%的制剂是（　　）

A. 单剂量包装的口服混悬液　　B. 单剂量包装的内充混悬液的软胶囊剂

C. 单剂量包装的眼用混悬剂　　D. 单剂量包装的鼻用固体制剂

E. 单剂量包装的栓剂

18. 下列关于溶出度检查的叙述错误的是（　　）

A. 测定前应对仪器进行调试

B. 溶出介质应经脱气处理

C. 溶出介质应保温在 37.0℃±0.5℃

D. 每个转篮内放 2 片供试品药品

E. 取样液应立即经微孔滤膜滤过

19. 溶出度测定中取样至滤过应在多长时间内完成（　　）

A. 1min　　　B. 30s　　　C. 5min　　　D. 3min　　　E. 30min

20. 进行最低装量检查时选用预经标化的量筒，其规格应满足使待测体积至少占其额定体积的（　　）

A. 20%　　　B. 40%　　　C. 50%　　　D. 60%　　　E. 80%

【B 型题】（配伍选择题，备选答案在前，试题在后。每题只有一个正确答案，每个备选答案可重复选用，也可不选用）

（1～5 题备选答案）

A. 含量均匀度　　B. 溶出度　　C. 融变时限　　D. 崩解时限　　E. 重量差异

1. 指口服固体制剂在规定的检查方法和条件下，在规定的液体介质中，崩解溶散到小于 2.0mm 碎粒（或溶化、软化）所需时间的限度（　　）

2. 按规定称量方法测定每片的重量与平均片重之间的差异程度（　　）

3. 小剂量或单剂量的固体制剂、半固体制剂和非均相液体制剂的每片（个）含量符合标示量的程度（　　）

4. 活性药物从片剂、胶囊剂或颗粒剂等固体制剂在规定条件下溶出的速率和程度（　　）

5. 凡检查含量均匀度的制剂无需再检查（　　）

（6～10 题备选答案）

A. 5min　　　B. 15min　　　C. 30min　　　D. 60min　　　E. 120min

6. 普通片崩解时限按规定的方法检查，符合规定的崩解时间（　　）

7. 薄膜衣片崩解时限按规定的方法检查，符合规定的崩解时间（　　）

8. 泡腾片崩解时限按规定的方法检查，符合规定的崩解时间（　　）

9. 糖衣片崩解时限按规定的方法检查，符合规定的崩解时间（　　）

10. 舌下片崩解时限按规定的方法检查，符合规定的崩解时间（　　）

【X 型题】（多项选择题，每题的备选答案中有 2 个或 2 个以上正确答案）

1. 片剂中常对含量测定产生干扰的辅料是（　　）

A. 淀粉　　　B. 硬脂酸镁　　　C. 滑石粉　　　D. 亚硫酸钠　　　E. 碳酸钙

2. 规定下列需要检查崩解时限的制剂为（　　）

A. 普通片　　　B. 糖衣片　　　C. 薄膜衣片　　　D. 肠溶衣片　　　E. 咀嚼片

3.《中华人民共和国药典》2015 年版采用的溶出度测定法按测定装置有（　　）

A. 崩解仪法　　B. 搅拌桨法　　C. 转篮法　　　D. 循环法　　　E. 小杯小桨法

4. 下列哪些是需要测定释放度的剂型（　　）

A. 缓释制剂　　B. 控释制剂　　C. 肠溶制剂　　D. 透皮贴剂　　E. 口服制剂

5. 下列应当进行溶出度检查的制剂是（　　）

A. 主药在水中溶解度很小　　　　　　B. 主药在体内吸收不良

C. 药物的治疗量与中毒量相接近　　　D. 缓释、控释制剂

E. 因制剂工艺造成临床疗效不稳定的片剂、胶囊剂、颗粒剂等固体制剂

6. 除另有规定外，下列制剂含量均匀度的限度应为±20% 的是（　　）

A. 单剂量包装的透皮贴剂　　　　　　B. 单剂量包装的栓剂

C. 单剂量包装的口服混悬液　　　　　D. 内充混悬液的软胶囊剂

E. 单剂量包装的耳用固体制剂

7. 下列需要进行含量均匀度检查的是（　　）

A. 片剂、硬胶囊剂或注射用无菌粉末，每片（个）标示量不大于 25mg

B. 片剂、硬胶囊剂或注射用无菌粉末，主药含量不大于每片（个）重量 25%

C. 内容物非均一溶液的软胶囊、单剂量包装的口服混悬液、透皮贴剂、吸入剂和栓剂

D. 复方制剂仅检查符合上述条件的组分

E. 缓控释制剂

8. 下列关于溶出度检查的叙述正确的是（　　）

A. 测定前应对仪器进行调试　　　　　B. 溶出介质应经脱气处理

C. 溶出介质应保温在 37℃±1℃　　　D. 取样液应立即经微孔滤膜滤过

E. 自供试品接触溶出介质起立即开始计时

9. 下列剂型需要进行最低装量检查的包括（　　）

A. 标示量<2ml 的注射剂　　　　　　B. 标示量 2~50ml 的注射剂

C. 标示量>50ml 的注射剂　　　　　　D. 注射用浓溶液

E. 胶囊剂

二、简答题

1. 片剂分析中，常见的辅料的干扰有哪些？如何排除？

2. 片剂分析进行的常规检查项目包括哪些？其基本要求如何？

3. 测定溶出度时必须严格控制哪些实验条件？

4. 溶出度测定时取出的样品液为何要脱气？转篮底部、顶部和丝网上浮为何不得附着有气泡？

5. 溶出度测定时取样点不同，对测定有何影响？

6. 一般来说，制剂在什么情况下需要测定溶出度，而不是崩解时限？

7. 各种不同剂型（如软胶囊、硬胶囊、肠溶衣片、含片、糖衣片、薄膜衣片、舌下片、可溶片）在崩解时限检查上有何异同点？

8. 同一个药物的原料药分析和其制剂分析的内容是否完全相同？为什么？举例说明。

9. 简述药物制剂分析的特点。

10. 注射剂的常规检查项目包括哪些？其基本要求如何？

项目五　容量分析法测定药物的含量

【学习目标】

1. 知识目标
　　（1）掌握滴定度的含义；
　　（2）掌握采用容量分析法对原料药及制剂进行含量测定的计算方法；
　　（3）了解滴定度的计算。
2. 技能目标
　　（1）能够正确计算药物含量；
　　（2）能理解计算滴定度的意义。

【背景知识】

药物含量测定技术

　　药物含量测定方法很多，包括化学测定法、仪器测定法及生物测定法等。化学测定法包括重量分析法、容量分析法。仪器分析法包括光学分析法、色谱分析法和电化学分析法等。近年来发展起来的现代分析检测技术，如毛细管电泳法、气相色谱-质谱联用技术和液相色谱-质谱联用技术等在药物检测中的应用亦越来越广泛。

　　容量分析法（也称滴定分析法）是化学分析中的重要方法之一，在药物分析中具有重要的实用价值，占据重要的地位。它是指将已知准确浓度的滴定液（标准溶液）由滴定管滴加到被测药物的溶液中（如图 3-5-1 所示），直至滴定液与被测药物反应完全（通过适当方法指示），然后根据滴定液的浓度和被消耗的体积，按化学计量关系计算出被测药物的含量。

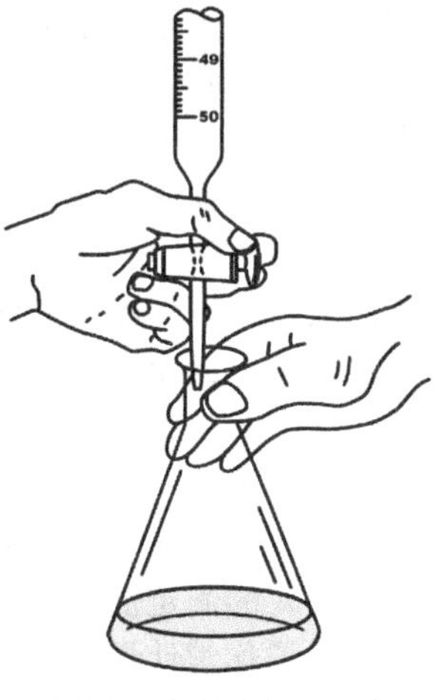

　　容量分析法所用仪器价廉易得，操作简便、快速，方法耐用性高，测定结果准确，通常情况下其相对误差在 0.2% 以下。但本法的专属性（选择性）较差，一般适用于含量较高的药物的定量分析，因此容量分析法被广泛应用于化学原料药的含量测定。

　　用容量分析法测定药物的含量时，滴定方法主要有酸碱滴定法、氧化还原滴定法、配位滴定法、非水滴定法等；滴定方式有

图 3-5-1　滴定分析法示意图

三种，即直接滴定法、间接滴定法和置换滴定法，其中直接滴定法和间接滴定法最常用。

【学案例】

布洛芬含量测定方法

　　［含量测定］取本品约 0.5g，精密称定，加中性乙醇（对酚酞指示液显中性）50ml 溶解后，加酚酞指示液 3 滴，用氢氧化钠滴定液（0.1mol/L）滴定。每 1ml 氢氧化钠滴定液（0.1mol/L）相当于 20.63mg 的 $C_{13}H_{18}O_2$。

【知识储备】

一、基准物质与标准溶液

（一）基准物质

基准物质是指用于直接配制标准溶液或标定溶液浓度的物质。基准物质必须符合以下要求。

（1）组成与化学式完全符合。若含结晶水，例如 $H_2C_2O_4 \cdot 2H_2O$、$Na_2B_4O_7 \cdot 10H_2O$ 等，其结晶水的含量也应与化学式相符。

（2）纯度足够高（主成分含量在 99.9% 以上），所含杂质不影响滴定反应的准确度。

（3）性质稳定，例如，不易吸收空气中的水分和 CO_2 以及不易被空气所氧化等。

（4）最好有较大的摩尔质量，以减小称重时的相对误差。

（5）参加滴定反应时，应按反应式定量进行，没有副反应。

（二）标准溶液的配制

标准溶液是具有准确浓度的试剂溶液，在滴定分析中常用作滴定剂。配制标准溶液的方法有两种。

（1）直接法　准确称取一定量的基准物质，用适当溶剂溶解后，定量地转移到容量瓶中，稀释至刻度。根据称取物质的质量和溶液的体积，计算出标准溶液的准确浓度。例如，称取 4.903g 基准物质 $K_2Cr_2O_7$，置于烧杯中，用水溶解后，转移至 1L 容量瓶中，用水稀释至刻度，即得 0.01667mol/L $K_2Cr_2O_7$ 溶液。

（2）标定法　很多试剂不符合基准物质的条件，不适合直接配制标准溶液。但可将其先配制成一种近似于所需浓度的溶液，然后用基准物质或已经用基准物质标定过的标准溶液来确定它的准确浓度，称为标定。例如，欲配制 0.1mol/L HCl 标准溶液，先用浓 HCl 稀释配制成浓度大约是 0.1mol/L HCl 的稀溶液，然后称取一定量的基准物质 $Na_2B_4O_7 \cdot 10H_2O$ 进行标定，或者用已知准确浓度的 NaOH 标准溶液进行标定，这样便可求得 HCl 标准溶液的准确浓度。

二、滴定曲线和滴定突跃

在滴定过程中，随着滴定剂的加入，滴定剂与被测组分不断进行反应，被测组分的浓度不断降低，常以作图的方法采用滴定曲线来描述滴定过程中组分浓度的变化。以溶液中组分的浓度对加入的滴定剂体积作图，即得滴定曲线，实践中，滴定曲线的纵坐标一般是与被测组分浓度有关的某种参数，如酸碱滴定中的 pH 值，配位滴定中的 pM，氧化还原滴定中的电极电位。可见，滴定曲线是以加入的滴定剂体积（或滴定百分数）为横坐标，溶液的与被测组分浓度相关的某种参数为纵坐标绘制的曲线，图 3-5-2 所示即为一种类型的滴定曲线。

当加入的滴定剂的量与被测物质的量之间正好符合化学反应式所表示的计量关系时，称反应到达了化学计量点，简称计量点。在计量点附近，通常指计量点前后 ±0.1%（滴定分析允许误差）范围内，被测溶液浓度及其相关参数所发生的急剧变化称为滴定突跃，突跃所在的范围称为突跃范围（如图 3-5-2 所示）。突跃范围在滴定分析中有重要的实际意义，它是选择指示剂的依据，还反映了滴定反应的完全程度。一般滴定反应越完全，滴定突跃就越大，滴定就越准确。

三、滴定度及其计算

（一）滴定度

滴定度系指每 1ml 规定浓度的滴定液所相当的被测药物的质量。《中华人民共和国药典》（2010 年版）用毫克（mg）表示。如用碘量法测定维生素 C 的含量时，《中华人民共和国药典》（2010 年版）规定：每 1ml 碘滴定液（0.05mol/L）相当于 8.806mg 的维生素 C（$C_6H_8O_6$）。

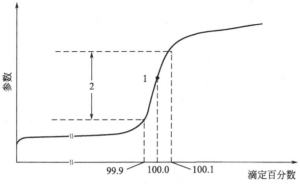

图 3-5-2　滴定曲线示意图
1—计量点；2—滴定突跃

（二）滴定度的计算

在容量分析中，被测药物分子（A）与滴定剂（滴定液中的反应物质单元，B）之间按一定的摩尔（mol）比进行反应，反应可表示为：

$$aA + bB \longrightarrow cC + dD$$

当反应完全时，被测药物的量（W_A）与滴定剂的量（W_B）之间的关系式为：

$$\frac{W_A}{aM_A} = \frac{W_B}{bM_B}$$

被测药物的量可由下式计算：

$$W_A = \frac{W_B}{bM_B} \times aM_A = n_B \times \frac{a}{b} \times M_A = m_B \times V_B \times \frac{a}{b} \times M_A$$

式中，a 与 b 分别为被测药物与滴定剂进行反应的最简摩尔数；M_A 与 M_B 分别为被测药物与滴定剂的摩尔质量（分子量）；n_B 为被测药物消耗的滴定剂的摩尔数；m_B 为滴定液的摩尔浓度，mol/L；V_B 为被测药物消耗滴定液的体积，ml。

单位体积（$V_B = 1\text{ml}$）的滴定液相当于被测药物的量 $W_A = m_B \times \frac{a}{b} \times M_A$，被称为"滴定度"，以 T 表示，单位为 mg/ml。T 是滴定液浓度的一种特殊表示形式，使用 T 可使滴定结果的计算简化，即：$W_A = T \times V_B$，故此被各国药典所采用。

因为不同被测药物的摩尔质量以及与滴定剂反应的摩尔比不同，同一滴定液对不同被测药物的滴定度是不同的，计算通式如下。

$$T(\text{mg/ml}) = m \times \frac{a}{b} \times M$$

式中，m 为滴定液的摩尔浓度（mol/L）；a 为被测药物的摩尔数；b 为滴定剂的摩尔数；M 为被测药物的毫摩尔质量（分子量，以 mg 表示）。

四、容量分析法及其计算

用容量分析法测定药物的含量时，滴定方式有三种，即直接滴定法、间接滴定法和置换滴定法。三种方法中的直接滴定法和间接滴定法最常用，其测定结果的计算方法分述如下。

（一）直接滴定法

本法是用滴定液直接滴定被测药物。

1. 直接滴定法测定原料药的含量

被测药物的百分含量计算式为：

$$供试品的百分含量 = \frac{VT}{W} \times 100\%$$

在《中华人民共和国药典》（2010 年版）收载的容量分析法中，均给出了滴定度的值。根据供试品的称取量（W）、滴定体积（滴定液被消耗的体积，V）和滴定度（T），即可计算出被测药物的百分含量。

在实际工作中，所配制的滴定液的摩尔浓度与《中华人民共和国药典》（2010 年版）中规定的摩尔浓度不一定恰好一致，而《中华人民共和国药典》（2010 年版）中给出的滴定度是指在规定浓度下的滴定度。所以，此时不能直接应用上式计算。应将滴定度（T）乘以滴定液的浓度校正因子（F），换算成实际的滴定度 T'（$T' = T \times F$），其中：

$$F = \frac{实际摩尔浓度}{规定摩尔浓度}$$

于是，被测药物的百分含量可由下式求得：

$$供试品的百分含量(\%) = \frac{V \times T \times F \times 10^{-3}}{W} \times 100\%$$

式中，W 为供试品的称取量，g；V 为供试品消耗滴定液体积，ml；T 为滴定度，mg/ml；F 为滴定液的浓度校正因子。

2. 直接滴定法测定片剂、注射剂的含量

（1）片剂的含量计算

片剂按标示量计算的百分含量含义是：

$$标示量(\%) = \frac{每片含量}{每片标示量} \times 100\%$$

由于每片除含主药外，还含有赋形剂，故每片的实际重量超过标示量，且存在重量差异及含量差异，为排除差异，使含量测定结果更具代表性，在分析时，一般取样 10 片或 20 片，精密称定其总重量，以平均片重来代替片重进行计算。

$$片粉中药物的含量(\%) = \frac{测得量}{W} \times 100\%$$

$$每片中药物的实际含量(\%) = \frac{测得量 \times 平均片重}{W} \times 100\%$$

$$片剂标示量的百分含量(\%) = \frac{测得量 \times 平均片重}{W \times 每片标示量} \times 100\%$$

$$片剂标示量的百分含量(\%) = \frac{V \times T \times F \times 10^{-3} \times 平均片重}{W \times 每片标示量} \times 100\%$$

式中，V 为供试品消耗滴定液的体积，ml；T 为滴定度，mg/ml；F 为滴定液的浓度校正因子；W 为片剂研细后的取样量，g。

（2）注射剂的含量计算

$$标示量(\%) = \frac{每支注射液含量}{每支标示量} \times 100\%$$

$$每支注射液中药物的实际含量 = \frac{V \times T \times F}{V_{样}}$$

$$注射剂标示量的百分含量(\%) = \frac{V \times T \times F}{V_{样} \times 每支标示量} \times 100\%$$

式中，V 为供试品消耗滴定液的体积，ml；T 为滴定度，mg/ml；F 为滴定液的浓度校正因子；$V_{样}$ 为供试品的取样量，ml。

（二）间接滴定法

间接滴定法包括生成物滴定法和剩余量滴定法。

1. 生成物滴定法

本法系指被测药物 D 与化合物 A 作用，定量生成化合物 B，再用滴定液 T 滴定化合物 B。该法的百分含量计算方法与直接滴定法相同，只是在计算滴定度时需考虑被测药物 D 与化合物 B 以及化合物 B 与滴定液 T 三者之间的化学计量关系（摩尔比）。

2. 剩余滴定法

亦称返滴定法，本法是先加入定量过量的滴定液 A，使其与被测药物定量反应，待反应完全后，再用另一滴定液 B 来回滴定反应后剩余的滴定液 A。本法常需进行空白试验校正。

（1）原料药的含量计算

$$供试品的百分含量（\%）=\frac{(V_0-V_B)\times T\times F\times 10^{-3}}{W}\times 100\%$$

式中，W 为供试品的称取量，g；V_0 为空白试验消耗滴定液 B 的体积，ml；V_B 为供试样品消耗滴定液 B 的体积，ml；T 为滴定度，mg/ml；F 为滴定液的校正因子。

（2）片剂的含量计算

$$片剂标示量的百分含量（\%）=\frac{(V_0-V_B)\times T\times F\times 10^{-3}\times 平均片重}{W\times 每片标示量}\times 100\%$$

式中，V_0 为空白试验消耗滴定液 B 的体积，ml；V_B 为样品测定时消耗滴定液 B 的体积，ml；T 为滴定度，mg/ml；F 为滴定液的校正因子；W 为片剂研细后的取样量，g。

（3）注射剂的含量计算

$$注射剂标示量的百分含量（\%）=\frac{(V_0-V_B)\times T\times F}{V_{样}\times 每支标示量}\times 100\%$$

式中，V_0 为空白试验消耗滴定液 B 的体积，ml；V_B 为样品测定时消耗滴定液 B 的体积，ml；T 为滴定度，mg/ml；F 为滴定液的校正因子；$V_{样}$ 为供试品的取样量，ml。

【课堂讨论】

1. 容量分析法测定药物含量的特点是什么？与光谱法、色谱法相比，优缺点各是什么？
2. 原料药和制剂含量的表示方法有何区别？
3. 做空白试验的意义何在？

【知识拓展】

药物含量测定方法特点简介

药物的定量分析是指准确测定药品有效成分或指标性成分的含量，它是评价药品质量、判断药物优劣的重要手段。测定药物含量时，应按药品质量标准进行测定。

药物定量分析可选用化学分析法和仪器分析法。化学分析法包括重量分析和滴定分析。滴定分析法的仪器设备简单、易于操作、成本低、速度较快，其准确度和精密度都较高，虽然其专属性不如仪器分析法，但在中外药典中仍广泛应用，特别是原料药的含量测定。仪器分析法包括电化学分析法、分光光度法和色谱法，随着仪器和检测技术的快速发展，仪器分析法的准确度和精密度越来越高，专属性也较强，尤其是先分离后测定的色谱法对组分复杂、干扰成分较多、难以用滴定分析法测定含量的品种，更显优势。国内外药典中应用仪器分析法进行药物含量测定日益普及。

《中华人民共和国药典》（2010 年版）中，现代分析技术得到进一步扩大应用，利用高效液相色谱、分光光度法进行含量测定的品种增加了数百种。对于制剂来说，更加注重方法的专属性，更多地采用高效液相色谱法。且不同剂型的含量测定方法应尽可能统一。

近年来，随着色谱联用技术的发展也使色谱技术得到更为广泛的应用。

▶【做案例】

计算维生素 C 的百分含量

精密称取维生素 C 0.2071g，加新沸过的冷蒸馏水 100ml 与稀醋酸 10ml 使溶解，加淀粉指示液 1ml，立即用碘滴定液（0.1077mol/L）滴定，至溶液显蓝色且 30s 不褪色为终点；消耗 21.66ml 碘滴定液。已知每 1ml 碘滴定液（0.1000mol/L）相当于 8.806mg 维生素 C。《中华人民共和国药典》（2010 年版）规定，含 $C_6H_8O_6$ 不得少于 99.0%。试判断该供试品含量是否合格。

▶【提高案例】

烟酸片的含量测定：取本品 10 片，精密称定 3.6816g，研细，取片粉 0.1805g，加新沸过的冷水 50ml，置水浴上加热，并时时振摇使烟酸溶解后，放冷至室温，加酚酞指示液 3 滴，用氢氧化钠滴定液（0.0972mol/L）滴定，消耗 26.10ml。每 1ml 氢氧化钠滴定液（0.1000mol/L）相当于 12.31mg 的烟酸。烟酸片的标示量为 0.3g。

请回答以下问题。

1. 查阅《中华人民共和国药典》（2010 年版）中对烟酸片含量的要求。
2. 如何标定 NaOH 滴定液？
3. 为何先取 10 片，精密称定后研成细粉，取细粉进行含量测定？
4. 计算烟酸片标示量的百分含量，判定含量是否合格。

学习情境一　酸碱滴定法

▶【学习目标】

1. 知识目标
    （1）掌握酸碱滴定法的原理；
    （2）掌握酸碱滴定法常用滴定剂与指示剂。
2. 技能目标
    （1）能够正确计算药物含量；
    （2）能理解直接滴定法与剩余滴定法的适用范围。

▶【背景知识】

酸碱滴定法

酸碱滴定法又称中和法，是以酸、碱中和反应为基础的滴定分析法。该滴定法一般以酸（碱）性滴定液滴定被测物质，以酸碱指示液或仪器指示终点，根据酸（碱）滴定液的浓度和消耗的体积，计算出被测物质的含量。

酸碱滴定法用于实际滴定时需考虑的问题：被测物质能否用酸碱滴定法测定；滴定过程中溶液的 pH 值（特别是化学计量点附近）是怎样变化的；如何选择指示化学计量点到达的指示剂；滴定终点时的误差有多大等。

酸碱滴定法除在水溶液中进行，还在水-醇混合溶剂、非水溶液中进行。近年来，还有在水溶液中加入表面活性剂的中和分析方法。如巴比妥类药物含量测定，采用表面活性剂能改变巴比妥类药物的离解平衡，使巴比妥类药物酸性增强，从而使滴定终点变化明显。常用的表面活性剂有：溴化十六烷基三甲基苄铵（CTME）和氯化四癸基二甲基苄胺（TDBA）。

▶【学案例】

阿司匹林含量测定方法

［含量测定］取本品约 0.4g，精密称定，加中性乙醇（对酚酞指示液显中性）20ml 溶解后，加酚酞指示液 3 滴，用氢氧化钠滴定液（0.1mol/L）滴定。每 1ml 氢氧化钠滴定液（0.1mol/L）相当于 18.02mg 的 $C_9H_8O_4$。

▶【知识储备】

一、基本原理

酸碱滴定法在药品检验中的应用十分广泛，按滴定方式的不同，其操作方法可分为以下几种。

（一）直接滴定法

$C \cdot K_a \geqslant 10^{-8}$ 的弱酸都可用碱滴定液直接滴定；$C \cdot K_b \geqslant 10^{-8}$ 的弱碱都可用酸滴定液直接滴定。精密称取供试品适量，置于锥形瓶中，加入适当的溶剂使其溶解，加指示液数滴，用酸（碱）滴定液滴定至规定的突变颜色为终点。

阿司匹林的测定　阿司匹林（乙酰水杨酸）是常用的解热镇痛药，属芳酸酯类结构，在水溶液中可解离出 H^+（$pK_a = 3.49$），故可用标准碱溶液直接滴定，以酚酞为指示剂，其滴定反应为：

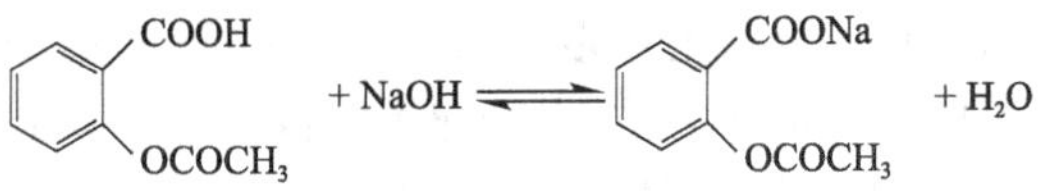

阿司匹林的溶解溶剂选用的是中性乙醇，所谓中性乙醇是指对酚酞指示液显中性的乙醇溶剂，测定时选用中性乙醇溶解样品，是因为阿司匹林在水中微溶，在乙醇中易溶；又由于乙醇的极性较小，可使阿司匹林的水解程度降低，从而防止阿司匹林的水解；同时又可以避免乙醇溶剂中的酸性杂质消耗滴定液而影响测定结果。

（二）间接滴定法

1. 生成物滴定法

硼酸的测定　极弱酸 H_3BO_3（$K_{a_1} = 5.4 \times 10^{-10}$），不能用 NaOH 滴定，但 H_3BO_3 与甘露醇或甘油等多元醇生成配位酸后能增加酸的强度，如 H_3BO_3 与甘油按下列反应生成的配位酸的 $pK_a = 4.26$，可用 NaOH 标准溶液直接滴定。

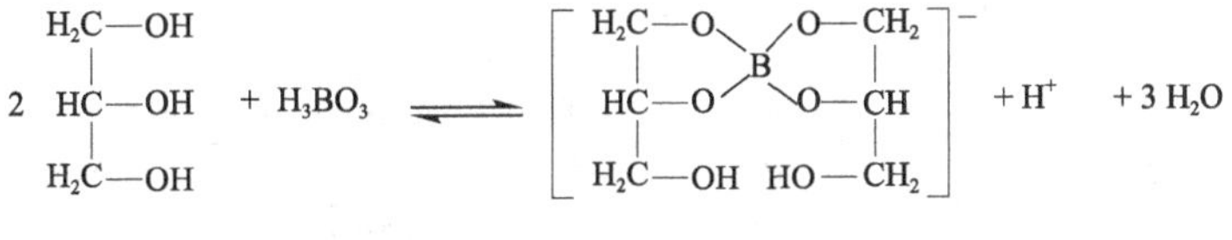

2. 剩余滴定法

若药物难溶于水或有其他原因不宜采用直接滴定法时，可采用剩余滴定法，即精密称取供试品适量，置于锥形瓶中，加入适当的溶剂使其溶解，精密加入定量过量的酸（碱）滴定液待反应完全后，加指示液数滴，再用酸（碱）滴定液滴定加入的过量酸（碱）滴定液至规定的突变颜色即为终点。

二、酸碱标准溶液的配制与标定

酸碱滴定中最常用的标准溶液是 HCl 和 NaOH，也可用 H_2SO_4、HNO_3、KOH 等其他强酸、强碱。浓度一般在 $0.01 \sim 1mol/L$，最常用的浓度是 $0.1mol/L$。通常采用标定法配制。

（一）酸标准溶液

HCl 标准溶液一般用浓 HCl 标定法配制。先配制成大致浓度后用基准物质标定。常用的基准物质是无水碳酸钠。

无水碳酸钠（Na_2CO_3）易制得纯品，价格便宜，但吸湿性强，用前应在 $270 \sim 300℃$ 干燥至恒重，置干燥器中保存备用。

盐酸滴定液（$1mol/L$）的配制：取盐酸 90ml，加水适量使成 1000ml，摇匀。

盐酸滴定液（$1mol/L$）的标定：取在 $270 \sim 300℃$ 干燥至恒重的基准无水碳酸钠约 1.5g，精密称定，加水 50ml 使溶解，加甲基红-溴甲酚绿混合指示液 10 滴，用本液滴定至溶液由绿色转变为紫红色时，煮沸 2min，冷却至室温，继续滴定至溶液由绿色变为暗紫色。

（二）碱标准溶液

碱标准溶液一般用 NaOH 配制，NaOH 易吸潮，也易吸收空气中的 CO_2 生成 Na_2CO_3，因此用标定法配制。为了配制不含 CO_3^{2-} 的碱标准溶液，可采用浓碱法，先用 NaOH 配成饱和溶液，在此溶液中 Na_2CO_3 溶解度很小，待 Na_2CO_3 沉淀后，取上清液稀释成所需浓度，再加以标定。标定 NaOH 常用的基准物质有邻苯二甲酸氢钾（$KHC_8H_4O_4$，KHP）、草酸等。

邻苯二甲酸氢钾易获得纯品，不吸潮，摩尔质量大。可选用酚酞做指示剂。

氢氧化钠滴定液（$1mol/L$）的配制：取氢氧化钠适量，加水振摇使溶解成饱和溶液，冷却后，置聚乙烯塑料瓶中，静置数日，澄清后备用。取澄清的氢氧化钠饱和溶液 56ml，加新沸过的冷水使成 1000ml，摇匀。

氢氧化钠滴定液（$1mol/L$）的标定：取在 $105℃$ 干燥至恒重的基准邻苯二甲酸氢钾约 6g，精密称定，加新沸过的冷水 50ml，振摇，使其尽量溶解；加酚酞指示液 2 滴，用本液滴定；在接近终点时，应使邻苯二甲酸氢钾完全溶解，滴定至溶液显粉红色。

三、酸碱指示剂

酸碱滴定法中，常用酸碱指示剂来指示滴定终点的到达。指示剂变色范围全部或部分在滴定突跃范围内的指示剂，都可以指示滴定终点。几种常用的酸碱指示剂见表 3-5-1。

表 3-5-1　几种常用的酸碱指示剂

指示剂	变色范围 pH	颜色		浓度	用量/(滴/10ml)
		酸色	碱色		
百里酚蓝	$1.2 \sim 2.8$	红	黄	0.1%的20%乙醇溶液	$1 \sim 2$
甲基黄	$2.9 \sim 4.0$	红	黄	0.1%的90%乙醇溶液	1
甲基橙	$3.1 \sim 4.4$	红	黄	0.05%的水溶液	1
溴酚蓝	$3.0 \sim 4.6$	黄	紫	0.1%的20%乙醇溶液或其钠盐的水溶液	1
溴甲酚绿	$3.8 \sim 5.4$	黄	蓝	0.1%的乙醇溶液	1
甲基红	$4.4 \sim 6.2$	红	黄	0.1%的60%乙醇溶液或其钠盐的水溶液	1
溴百里酚蓝	$6.2 \sim 7.6$	黄	蓝	0.1%的20%乙醇溶液或其钠盐的水溶液	1
中性红	$6.8 \sim 8.0$	红	黄橙	0.1%的60%乙醇溶液	1
酚红	$6.7 \sim 8.4$	黄	红	0.1%的60%乙醇溶液或其钠盐的水溶液	1
酚酞	$8.0 \sim 10.0$	无	红	0.5%的90%乙醇溶液	$1 \sim 3$
百里酚酞	$9.4 \sim 10.6$	无	蓝	0.1%的90%乙醇溶液	$1 \sim 2$

某些酸碱滴定中，pH 值突跃范围很窄，使用一般的指示剂难以判断终点，可采用混合

指示剂。混合指示剂是利用颜色互补的原理使滴定终点颜色变化更敏锐。

混合指示剂可分为两类，一类是在某种指示剂中加入一种惰性染料，例如由甲基橙和靛蓝组成的混合指示剂，靛蓝颜色不随 pH 值改变而变化，只作为甲基橙的蓝色背景。在 pH 值＞4.4 的溶液中，混合指示剂显绿色（黄与蓝），在 pH 值＜3.1 的溶液中，混合指示剂显紫色（红与蓝），在 pH 值＝4 的溶液中，混合指示剂显浅灰色（几乎无色），终点颜色变化非常敏锐。

另一类是由两种或两种以上的指示剂混合而成。例如溴甲酚绿和甲基红按 3:1 混合后，使溶液在 pH 值＜4.9 时显橙红色（黄与红），在 pH 值＞5.1 条件下显绿色（蓝与黄），而在 pH 值 5.0 时二者颜色发生互补，产生灰色。溶液 pH 值由 4.9 变为 5.1，颜色突变，由橙红色变为绿色，变色十分敏锐。常用的酸碱混合指示剂见表 3-5-2。

表 3-5-2 常用的酸碱混合指示剂

混合指示剂的组成	变色点 pH 值	变色情况		备注
		酸色	碱色	
1. 一份 0.1%甲基黄乙醇溶液 一份 0.1%次甲基蓝乙醇溶液	3.25	蓝紫	绿	pH 值 3.4 绿色 pH 值 3.2 蓝紫色
2. 一份 0.1%甲基橙水溶液 一份 0.25%靛蓝二磺酸钠水溶液	4.1	紫	黄绿	pH 值 4.1 灰色
3. 三份 0.1%溴甲酚绿乙醇溶液 一份 0.2%甲基红乙醇溶液	5.1	酒红	绿	颜色变化显著
4. 一份 0.1%溴甲酚绿钠盐水溶液 一份 0.1%氯酚红钠盐水溶液	6.1	黄绿	蓝紫	pH 值 5.4 蓝绿色;pH 值 5.8 蓝色; pH 值 6.0 蓝带紫色;pH 值 6.2 蓝紫色
5. 一份 0.1%中性红乙醇溶液 一份 0.1%次甲基蓝乙醇溶液	7.0	蓝紫	绿	pH 值 7.0 紫蓝色
6. 一份 0.1%甲酚红钠盐水溶液 一份 0.1%百里酚蓝钠盐水溶液	8.3	黄	紫	pH 值 8.2 玫瑰色 pH 值 8.4 紫色
7. 一份 0.1%百里酚蓝 50%乙醇溶液 三份 0.1%酚酞 50%乙醇溶液	9.0	黄	紫	pH 值 9.0 绿色
8. 二份 0.1%百里酚酞乙醇溶液 一份 0.1%茜素黄乙醇溶液	10.2	黄	紫	

【课堂讨论】

1. 直接滴定法与剩余滴定法的使用范围。
2. 常用的标准溶液的配制及其标定方法。
3. 常用的指示剂都有哪些？

【知识拓展】

酸-碱理论发展简介

巴黎的药剂师 Nicolas Lémery（1645～1715），提出了具有想象力的酸碱概念。他在其非常成功之作——*Cours de Chimie*（1675）一书中，试图依据物质的形态和结构解释其物理和化学性质。在这方面，他的尝试看来极其现代。Lémery 把酸描述为表面具有尖刺的物质，能对皮肤施加刺痛感觉；而把碱看做是能让酸的尖刺插入的多孔物体。酸表面的尖刺插入碱的孔中就形成中性盐。

随着化学元素的发现和确认（可能尽在提出原子和分子理论之后），酸-碱概念发生了变化，人们试图把酸性归因于特殊的元素和分子基团。Antoine L. Lavoisier（1743～1794），把酸定义为原子基团与氧的化合物，把碱定义为金属与氧的化合物，尽管人们对盐酸这类酸已经认识了几个世纪，但还是普遍低接受了他的酸碱概念。那时，人们相信氯是氧化物而不是一个元素。1809 年 Joseph L. Gay-Lussac（1778～1850）与 Louis J. Thénard（1777～1857）合作发现了氯化物（当时叫 muriates），并不含有氧。然而，由于他们是 Lavoisier 概念的忠实信仰者，以至于怀疑他们自己的结果而没有提出新的概念。正是英国化学家 Humphry Davy（1778～1829）改变了酸-碱理论，他证实了氯是一个元素，而盐酸不含氧。他把氢作为酸的要素（1810），此后不久，人们便接受了他的理论。

只是在阿伦尼乌斯（Arrhenius）提出他的电离理论，包括强电解质如盐、酸和碱的概念之后，才有可能用现代方法解决问题。1883 年，他向瑞典科学研究院提出了他的见解，并于 1887 年发表了他的论文。按照阿伦尼乌斯的酸-碱理论，酸离解成氢离子和某种阴离子，而碱离解成氢氧根离子和相应的阳离子。

阿伦尼乌斯的理论也可用不同酸的电离度来解释这些酸的不同强度。

但是，在用该理论进一步解释有机物酸碱性时，却遇到了困难，乙醚中的氨溶液显碱性，但这样的溶液并不存在氢氧根离子。Arthur Lapworth（1872～1941）是在 Manchester 大学教授有机化学、物理化学和无机化学，他把酸描述为氢离子的给予体。T. M. Lowry（1874～1963）是他的一个小学同学，他和丹麦教授布朗斯台德（N. Brönsted）（1879～1947）各自独立的把 Lapworth 的酸-碱概念发展成现代的布朗斯台德-劳瑞（Brönsted-Lowry）理论（1923）。按布朗斯台德-劳瑞理论，酸时质子的给予体，碱是质子的接受体。

▶【做案例】

水杨酸原料药的含量测定

取本品 0.3010g，精密称定，加中性稀乙醇（对酚酞指示液显中性）25ml 溶解后，加酚酞指示液 3 滴，用氢氧化钠滴定液（0.09990mol/L）滴定，消耗 21.70ml，每 1ml 氢氧化钠滴定液（0.1mol/L）相当于 13.81mg 的水杨酸（$C_7H_6O_3$）。

1. 查阅《中华人民共和国药典》（2010 年版）中对水杨酸含量的要求。
2. 何为中性乙醇？如何配制和标定氢氧化钠滴定液？
3. 计算水杨酸的百分含量并判断含量是否符合规定。

▶【提高案例】

氯贝丁酯含量测定方法分析

取本品 2g，精密称定，置锥形瓶中，加中性乙醇（对酚酞指示液显中性）10ml 与酚酞指示液数滴，滴加氢氧化钠滴定液（0.1mol/L）至显粉红色，再精密加氢氧化钠滴定液（0.5mol/L）20ml，加热回流 1h 至油珠完全消失，放冷，用新沸过的冷水洗涤冷凝管，洗液并入锥形瓶中，加酚酞指示液数滴，用盐酸滴定液（0.5mol/L）滴定，并将滴定的结果用空白试验校正。每 1ml 氢氧化钠滴定液（0.5mol/L）相当于 121.4mg 的 $C_{12}H_{15}ClO_3$。请回答以下问题。

1. 请结合氯贝丁酯结构说明为何采用剩余滴定法对氯贝丁酯进行含量测定。
2. 方法中"滴加氢氧化钠滴定液（0.1mol/L）至显粉红色"的目的是什么？
3. 是否可以用消耗盐酸滴定液（0.5mol/L）体积来代表与氯贝丁酯定量反应的氢氧化钠的体积？

学习情境二　氧化还原滴定法

【学习目标】

1. 知识目标
   (1) 掌握碘量法、亚硝酸钠法的原理；
   (2) 掌握碘量法和亚硝酸钠法的指示剂及滴定液的配制与标定；
   (3) 熟悉永停滴定法的原理及特点；
   (4) 熟悉铈量法的原理及指示剂；
   (5) 了解其他氧化还原法的原理。
2. 技能目标
   (1) 能够掌握采用氧化还原法对药物进行分析的原理；
   (2) 能够掌握操作注意事项并正确实践。

【背景知识】

氧化还原滴定法

氧化还原滴定法是以氧化还原反应为基础的滴定分析方法。氧化还原反应是基于电子转移的反应，反应机制比较复杂，常伴有副反应发生，反应速率较慢，介质对反应也有较大的影响。氧化还原反应速度除与参加反应物质性质有关外，还与浓度、温度、催化剂等外界因素有关。因此，氧化还原滴定中，必须控制适宜的条件，以保证反应定量、快速进行。

氧化还原滴定应用很广，不仅可直接测定具有氧化还原性的物质，还可间接测定一些能与氧化剂或还原剂定量反应的物质。根据选用的滴定剂（氧化剂）不同，氧化还原滴定法可分为碘量法、溴量法、铈量法、高锰酸钾法、亚硝酸钠法、重铬酸钾法等。

在制剂中，常使用淀粉、蔗糖、乳糖等辅料，这些辅料会干扰基于氧化还原反应原理的分析方法，因此要注意排除干扰。

【学案例】

盐酸克伦特罗含量测定方法

[含量测定] 取本品 0.25g，精密称定，置 100ml 烧杯中，加盐酸溶液（1→2）25ml 使溶解，再加水 25ml，照永停滴定法，用亚硝酸钠滴定液（0.05mol/L）滴定。每 1ml 亚硝酸钠滴定液（0.05mol/L）相当于 15.68mg 的 $C_{12}H_{18}Cl_2N_2O \cdot HCl$。

【知识储备】

一、碘量法

（一）原理

碘量法是以碘的氧化性或碘离子的还原性进行的氧化还原滴定分析方法。根据滴定方式的不同，碘量法分为直接碘量法和间接碘量法，间接碘量法又分为置换碘量法和剩余碘量法两种。

1. 直接碘量法

直接碘量法是用碘滴定液直接滴定的方法，又称碘滴定法。用于测定具有较强还原性的药物，I_2 作为氧化剂氧化被测定的药物，本身被还原为 I^-，可用淀粉指示剂指示终点，化学计量点后，溶液中有多余的碘，与淀粉结合显蓝色；还可以利用碘自身的颜色指示终点，化学计量点后，溶液中稍过余的碘显黄色而指示终点。基本反应如下。

$$I_2 + 2e \Longleftrightarrow 2I^-$$

直接碘量法滴定条件：只能在酸性、中性或弱碱性溶液中进行，因为 pH 值＞9，碘分子会发生歧化反应：

$$3I_2 + 6OH^- \Longleftrightarrow 5I^- + IO_3^- + 3H_2O$$

凡能与碘直接快速作用的强还原性物质，可采用直接碘量法进行测定，如硫化物、亚硫酸盐、亚砷酸盐、亚锡酸盐、亚锑酸盐、维生素 C 等。根据被测物还原能力的不同，直接碘量法可在弱酸性或弱碱性溶液中进行。

2. 间接碘量法

间接碘量法又称滴定碘法，分为置换碘量法和剩余碘量法两种。此反应要求在中性或弱酸性溶液中进行。

置换碘量法主要用于强氧化剂的测定，如 $K_2Cr_2O_7$、H_2O_2 等。在供试品溶液中加入碘化钾，氧化剂将碘化钾氧化成碘，碘再用硫代硫酸钠滴定，用淀粉做指示剂。

剩余碘量法是在供试品中先加入一定量、过量的碘滴定液，待 I_2 与测定组分反应完全后，再用硫代硫酸钠滴定液滴定剩余的碘，根据与药物作用的碘的量来计算药物含量。

间接碘量法的误差主要来源于两方面：一是 I_2 的挥发；另一是 I^- 在酸性溶液中被空气中的 O_2 氧化，通常可采取以下措施予以避免。

防止 I_2 挥发的方法：①加入过量的 KI（一般比理论量大 2～3 倍），使 I_2 生成 I_3^- 而不易挥发；②在室温中进行；③使用碘瓶，快滴慢摇。

防止 I^- 被 O_2 氧化的方法：①溶液的酸度不宜过高，以降低 I^- 被 O_2 氧化的速率；②除去溶液中可加速 O_2 对 I^- 氧化的 Cu^{2+}、NO_2^- 等催化剂；③密塞避光放置，滴定前反应完全后，立即滴定，快滴慢摇。

（二）指示剂

碘液可作为自身指示剂，用于指示直接碘量法的滴定终点。

碘量法中用得最多的是淀粉指示剂。在 I^- 存在时，淀粉遇碘显深蓝色，反应可逆而灵敏，当碘的浓度为 $10^{-6} \sim 10^{-5}$ mol/L 时，亦能观察到溶液中的蓝色。使用淀粉指示剂应注意以下问题。①淀粉指示液应取可溶性直链淀粉配制，因为支链淀粉只能较松地吸附 I_2 而形成一种红紫色产物。淀粉指示剂必须临用前配制，久置会变质、腐败、失效。②在弱酸性溶液中，碘与淀粉的反应最为灵敏。若溶液 pH 值＜2，则淀粉易水解成糊精，遇 I_2 显红色；若 pH 值＞9，则 I_2 生成 IO_3^-，遇淀粉不显蓝色。③滴定应在常温下进行，以防高温下使指示剂反应灵敏度下降。④应特别注意淀粉指示剂加入的时间。直接碘量法应在滴定前加入，以蓝色出现为滴定终点；间接碘量法则需在近终点时加入，否则会使终点"迟钝"，这是由于当溶液中有大量 I_2 存在时，I_2 被淀粉牢固吸附，不易立即与 $Na_2S_2O_3$ 作用，使蓝色褪去迟缓而产生误差。

（三）标准溶液的配制与标定

1. 碘标准溶液

虽可用升华法制得纯碘，但因其易挥发，腐蚀性强，不宜用分析天平准确称量，通常仍需配成近似浓度的溶液后再标定。

碘溶液的准确浓度常用基准物质 As_2O_3 标定。As_2O_3 难溶于水，可加 NaOH 溶液使其生成亚砷酸钠而溶解，过量的碱用稀 HCl 中和，滴定前加入 $NaHCO_3$ 使溶液呈弱碱性（pH 值＝8～9），标定反应为：

$$HAsO_2+I_2+2H_2O \rightleftharpoons H_3AsO_4+2I^-+2H^+$$

碘标准溶液的浓度也可与已标定过的 $Na_2S_2O_3$ 标准溶液比较而求得。

碘滴定液（0.05mol/L）的配制：取碘 13.0g，加碘化钾 36g 与水 50ml 溶解后，加盐酸 3 滴与水适量使成 1000ml，摇匀，用垂熔玻璃滤器滤过。

碘滴定液（0.05mol/L）的标定：精密量取本液 25ml，置碘瓶中，加水 100ml 与盐酸溶液（9→100）1ml，轻摇混匀，用硫代硫酸钠滴定液（0.1mol/L）滴定至近终点时，加淀粉指示液 2ml，继续滴定至蓝色消失。

配制碘液时应注意：①加入适量的 KI，使 I_2 生成 IO_3^-，这样既可增加 I_2 的溶解度，还能降低其挥发性；②加入少量盐酸，以除去碘中微量碘酸盐杂质，并可在滴定时中和配制 $Na_2S_2O_3$ 标准溶液时加入的少量稳定剂 Na_2CO_3；③为防止少量未溶解的碘影响浓度，需用垂熔玻璃漏斗滤过后再标定；④贮于棕色瓶中，密塞凉处保存，以避免 KI 的氧化。

2. 硫代硫酸钠标准溶液

固体 $Na_2S_2O_3 \cdot 5H_2O$ 易风化或潮解，常含有少量 S、S^{2-}、SO_3^{2-}、CO_3^{2-}、Cl^- 等杂质，故不能用直接法配制标准溶液。配制 $Na_2S_2O_3$ 标准溶液应注意以下问题。

（1）应用新煮沸放冷的蒸馏水，以除去水中的 CO_2、O_2，并杀死嗜硫细菌。其原因是 $Na_2S_2O_3$ 溶液遇酸即分解，即使水中溶解的 CO_2 也不例外。

（2）加入少许 Na_2CO_3 使溶液呈弱碱性（pH 值＝9～10），既可抑制嗜硫细菌生长，又可防止硫代硫酸钠分解。

（3）贮于棕色瓶中，暗处存放，配好的溶液放置 7～10 天，待浓度稳定后，再进行标定。

标定硫代硫酸钠的基准物质有 $K_2Cr_2O_7$、KIO_3、$KBrO_3$、$K_3[Fe(CN)_6]$ 等，采用置换碘量法进行。以 $K_2Cr_2O_7$ 最为常用，在酸性溶液中与过量的 KI 作用，析出化学计量的 I_2，然后用 $Na_2S_2O_3$ 液滴定析出的 I_2，从而求出 $Na_2S_2O_3$ 的浓度，反应式为：

$$Cr_2O_7^{2-}+6I^-+14H^+ \rightleftharpoons 2Cr^{3+}+3I_2+7H_2O（置换反应）$$

$$I_2+2S_2O_3^{2-} \rightleftharpoons 2I^-+S_4O_6^{2-}（滴定反应）$$

为使 I_2 定量快速析出，与 KI 反应时溶液酸度应接近 1mol/L，若酸度太高，已被空气氧化，使 I_2 的析出量增加；酸度太低，反应速度太慢，使 I_2 的析出不完全，易造成终点"回蓝"现象。加入过量的 KI 后避光放置 10min，使置换反应完全。$Na_2S_2O_3$ 滴定 I_2 的反应只能在中性或弱酸性溶液中进行，为此，滴定前需将溶液稀释，既可降低酸度，减慢 I^- 被空气氧化的速度，又可降低 Cr^{3+} 的浓度，使其亮绿色变浅，便于终点观察。淀粉指示剂应在近终点时加入。为防止 I_2 的挥发，应快滴轻摇。

硫代硫酸钠滴定液（0.1mol/L）的配制：取硫代硫酸钠 26g 与无水碳酸钠 0.20g，加新沸过的冷水适量使溶解并稀释至 1000ml，摇匀，放置 1 个月后滤过。

硫代硫酸钠滴定液（0.1mol/L）的标定：取在 120℃ 干燥至恒重的基准重铬酸钾 0.15g，精密称定，置碘瓶中，加水 50ml 使溶解，加碘化钾 2.0g，轻轻振摇使溶解，加稀硫酸 40ml，摇匀，密塞；在暗处放置 10min 后，加水 250ml 稀释，用本液滴定至近终点时，加淀粉指示液 3ml，继续滴定至蓝色消失而显亮绿色，并将滴定的结果用空白试验校正。

二、亚硝酸钠法

（一）基本原理

亚硝酸钠法是以 $NaNO_2$ 为标准溶液，在盐酸或氢溴酸存在的条件下，测定芳香族伯胺和仲胺类化合物的氧化还原反应。反应方程式：

$$Ar—NH_2+NaNO_2+2HCl \longrightarrow Ar—N_2^+Cl^-+NaCl+2H_2O$$

（二）标准溶液的配制与标定

$NaNO_2$ 易吸水，在空气中易被缓慢氧化而变质，所以溶液常用标定法配制。溶液在碱性（pH 值≈10）条件下较稳定，故在配制时常加入少量的碳酸钠作为稳定剂，3 个月浓度基本不变。

标定 NaNO₂ 溶液最常用的基准物质是对氨基苯磺酸。对氨基苯磺酸在水中溶解缓慢，常加入氨水使生成铵盐溶于水，再加入盐酸中和剩余的氨，并使溶液的酸度为 1mol/L。

亚硝酸钠滴定液（0.1mol/L）的配制：取亚硝酸钠 7.2g，加无水碳酸钠 0.10g，加水适量使溶解成 1000ml，摇匀。

亚硝酸钠滴定液（0.1mol/L）的标定：取在 120℃ 干燥至恒重的基准对氨基苯磺酸约 0.5g，精密称定，加水 30ml 及浓氨试液 3ml，溶解后，加盐酸（1→2）20ml，搅拌，在 30℃ 以下用本液迅速滴定，滴定时将滴定管尖端插入液面下约 2/3 处，随滴随搅拌；至近终点时，将滴定管尖端提出液面，用少量水洗涤尖端，洗液并入溶液中，继续缓缓滴定，用永停法指示终点。

（三）终点指示方法

1. 指示剂法

（1）外指示剂法　外指示剂多用碘化钾-淀粉混合指示剂，使用时不能直接加到被测物质的溶液中，只能在接近化学计量点时，用玻璃棒蘸取少许溶液在外面和指示剂作用来判断终点。指示剂可制成糊状涂在玻璃或塑料板上，也可以制成试纸。

在使用外指示剂时，在终点附近要多次取用被测溶液，操作麻烦，损耗试样溶液，容易使测定结果出现误差。而且在终点前，指示剂中的 KI 在被测溶液中强酸的作用下，易被空气中的 O₂ 氧化成 I₂，而使指示剂提前变色，终点难以掌握。

（2）内指示剂法　内指示剂多使用橙黄Ⅳ、亮甲酚蓝、二苯胺、中性红等，因为加入到了被测溶液中使用，使操作变得简便。但往往变色不够敏锐，尤其是重氮化反应生成的重氮盐有颜色时，更难确定终点。

2. 永停滴定法

由于内指示剂和外指示剂在使用时有许多缺点，现广泛采用永停滴定法确定滴定终点。

永停滴定法是根据滴定过程中双铂电极电流的变化来确定滴定终点的滴定法。即将两个相同的铂电极插入被测溶液中，在两电极间外加一低电压（约 50mV），然后进行滴定，通过观察滴定过程中电流计指针的变化确定滴定的终点。

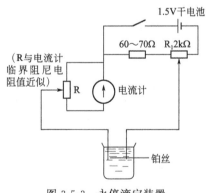

图 3-5-3　永停滴定装置

永停滴定法的装置如图 3-5-3 所示。此装置用于亚硝酸钠滴定法指示终点时，先将电极插入供试品的盐酸溶液中，调节 R₁ 使加在电极上的电压约为 50mV。取供试品适量，精密称定，置烧杯中，一般可加水 40ml 与盐酸溶液（1→2）15ml，置电磁搅拌器上，搅拌使之溶解，再加 KBr 2g，插入铂电极后，用亚硝酸钠滴定剂滴定，观察滴定过程中电流计指针的变化：终点前，溶液中无亚硝酸，线路无电流通过，电流计指针指零；终点时溶液中有微量亚硝酸存在，电极即起氧化还原反应，线路中遂有电流通过，此时电流计指针突然偏转，并不再回复，即为滴定终点。

（四）应注意的主要条件

1. 加入适量溴化钾加快反应速度

在不同矿酸体系中，重氮化反应速度不同，即氢溴酸＞盐酸＞硝酸、硫酸，由于氢溴酸昂贵，多用盐酸；但为了加快反应速度，往往加入适量的溴化钾，使体系中的溴化钾和盐酸起到氢溴酸的加速作用。重氮化的反应历程如下。

$$NaNO_2 + HCl \longrightarrow HNO_2 + NaCl$$
$$HNO_2 + HCl \longrightarrow NOCl + H_2O$$

$$Ar-NH_2 \xrightarrow{NO^+Cl^-} Ar-NH-NO \underset{快}{\longrightarrow} Ar-N=N-OH \underset{快}{\longrightarrow} Ar-N_2^+Cl^-$$

整个反应的速度取决于第一步，而第一步反应的快慢与含芳伯胺基化合物中芳伯胺基的游离程度有密切关系。如芳伯胺基的碱性较弱，则在一定强度酸性溶液中成盐的比例较小，即游离芳伯胺基多，重氮化反应速度就快；反之，则游离芳伯胺基较少，重氮化反应速度就慢。所以，在测定中一般向供试溶液中加入适量溴化钾（《中华人民共和国药典》规定加入2g），使重氮化反应速度加快。

2. 加过量盐酸加速反应

因胺类药物的盐酸盐较其硫酸盐的溶解度大，反应速度也较快，所以多采用盐酸。按照重氮化反应的计量关系式，芳伯胺与盐酸的摩尔比为1：2，实际测定时盐酸的用量要大得多，尤其是某些在酸中较难溶解的药物，往往要多加一些。因为加过量的盐酸有利于：①重氮化反应速度加快；②重氮盐在酸性溶液中稳定；③防止生成偶氮氨基化合物而影响测定结果。

$$Ar-N_2^+Cl^- + H_2N-Ar \rightleftharpoons Ar-N=NH-Ar + HCl$$

酸度加大，反应向左进行，故可防止偶氮氨基化合物的生成。若酸度过大，又可阻碍芳伯胺基的游离，反而影响重氮化反应速度。在太浓的盐酸中还可使亚硝酸分解。所以，加入盐酸的量一般按芳伯胺类药物与酸的摩尔比为1：（2.5～6）。

3. 反应温度

重氮化反应的速度与温度成正比，但是生成的重氮盐又随温度升高而加速分解：

$$Ar-N_2^+Cl^- + H_2O \longrightarrow Ar-OH + N_2\uparrow + HCl$$

一般地，温度每升高10℃，重氮化反应速度加快2.5倍，但同时重氮盐分解的速度亦相应地加速2倍，所以滴定一般在低温下进行。由于低温时反应太慢，经试验，可在室温（10～30℃）下进行，其中15℃以下结果较准确。

4. 滴定速度

重氮化反应速度相对较慢，故滴定速度不宜太快。为了避免滴定过程中亚硝酸挥发和分解，滴定时宜将滴定管尖端插入液面下约2/3处，一次将大部分亚硝酸钠滴定液在搅拌条件下迅速加入，使其尽快反应。然后将滴定管尖端提出液面，用少量水淋洗尖端，再缓缓滴定。尤其是在近终点时，因尚未反应的芳伯胺基药物的浓度极稀，需在最后一滴加入后，搅拌1～5min，再确定终点是否真正到达。这样可以缩短滴定时间，也不影响结果。若使用自动永停滴定仪，则直接将滴定管尖端和电极插入液面下，在磁力搅拌器搅拌下由仪器自动滴定。

三、溴量法和溴酸钾法

（一）溴量法

溴量法是以溴的氧化作用和溴代作用为基础的滴定法。由于溴溶液易挥发，浓度不稳定，难以操作，因此常用溴酸钾和溴化钾的混合溶液代替溴溶液进行分析测定。滴定时先将上述混合液加到含被测物的酸性溶液中，$KBrO_3$与KBr在酸性溶液中立即反应生成Br_2，待生成的Br_2与被测物反应完成后，向溶液中加入过量KI与剩余的Br_2作用，置换出化学计量的I_2，再用$Na_2S_2O_3$滴定液滴定I_2，以淀粉为指示剂，最后根据溴溶液的加入量和$Na_2S_2O_3$滴定液用量计算被测物的含量。

（二）溴酸钾法

溴酸钾法是以溴酸钾为标准溶液，在酸性介质中直接滴定的方法。反应如下。

$$BrO_3^- + 6H^+ \rightleftharpoons Br^- + 3H_2O$$

到达反应终点后，稍过量的 BrO_3^- 便与反应生成的 Br^- 作用，产生 Br_2：

$$BrO_3^- + 5Br^- + 6H^+ \Longleftrightarrow 3Br_2 + 3H_2O$$

溶液中浅黄色的 Br_2 出现可指示终点，但灵敏度不高。通常用甲基橙或甲基红等含氮酸碱指示剂，化学计量点前显酸色（红色），计量点过后，微量的 Br_2 氧化并破坏指示剂的呈色结构，使其红色立即褪去。由于指示剂的褪色反应是不可逆的，在滴定中可因 $KBrO_3$ 局部过浓而过早被破坏，因此应在近终点时再加入指示剂，以保证终点真正到达。

四、铈量法

铈量法是一种应用硫酸铈作为滴定液的氧化还原滴定法。硫酸铈易纯制，可用直接法配制标准溶液，也可用三氧化二砷、草酸钠、硫酸亚铁等基准物质标定，标定常在介质中进行，因 Ce^{4+} 呈黄色而 Ce^{3+} 无色，故 Ce^{4+} 可作为自身指示剂，但灵敏度较差。通常用邻二氮菲亚铁为指示剂，化学计量点后，指示剂中 Fe^{2+} 被氧化成 Fe^{3+}，生成邻二氮菲铁显淡蓝色而指示终点。

铈量法具有许多优点，如硫酸铈标准溶液稳定性好，久置、光照、加热均不引起浓度变化；反应机制简单，Ce^{4+} 还原为 Ce^{3+}，只有一个电子转移；可在盐酸介质中直接滴定一些还原剂，而 Cl^- 并不干扰；有机物大多不与 Ce^{4+} 作用，不干扰滴定。

▶【课堂讨论】

1. 碘量法的基本原理、常用指示剂、标准溶液及标定方法。
2. 采用碘量法对药物进行含量测定时，应注意的操作技巧。
3. 溴量法、铈量法的原理及适用范围。

▶【知识拓展】

其他氧化还原法简介

一、高锰酸钾法

高锰酸钾法是以高锰酸钾为滴定液的氧化还原滴定法。

通常用 H_2SO_4 调节酸度。HNO_3 有氧化性，不宜使用；HCl 具有还原性，也不宜使用（特别有铁存在时）。酸度应控制在 $1 \sim 2mol/L$ 为宜。酸度过高，会使 $KMnO_4$ 分解；酸度过低，会产生 MnO_2 沉淀。

$KMnO_4$ 水溶液呈紫红色，可用 $KMnO_4$ 作为自身指示剂指示终点。若其浓度较低（$0.002mol/L$ 以下），终点不明显。可选用二苯胺、二苯胺磺酸钠等氧化还原指示剂指示终点。

标定溶液的基准物质有 $H_2C_2O_4 \cdot 2H_2O$、$Na_2C_2O_4$、$Fe(NH_4)_2(SO_4)_2 \cdot 6H_2O$、$As_2O_3$、纯铁丝等。最常用的是 $Na_2C_2O_4$，因其易于提纯，性质稳定，不含结晶水。

二、重铬酸钾法

重铬酸钾法是以重铬酸钾为滴定液，在酸性溶液中，测定还原性物质的方法。

重铬酸钾法的优点是：①$K_2Cr_2O_7$ 容易提纯，在 $140 \sim 250℃$ 干燥至恒重后，可直接称量配制其标准溶液；②$K_2Cr_2O_7$ 滴定液非常稳定，久置浓度不变；③滴定可在盐酸溶液中进行。

滴定终点可用二苯胺磺酸钠、邻苯氨基苯甲酸等氧化还原指示剂来指示终点。

重铬酸钾法最重要的应用是测定试样中铁的含量。

三、高碘酸钾法

高碘酸钾法是以高碘酸盐为滴定液，在酸性介质中测定还原性物质的滴定法。

高碘酸盐在酸性溶液中的主要形式为 H_5IO_6 和 HIO_4，酸度越高，H_5IO_6 占的比例越大。

高碘酸盐标准溶液可选用 H_5IO_6、KIO_4 或 $NaIO_4$ 配制，其中 $NaIO_4$ 溶解度大，易纯制，最为常用。通常无需对高碘酸盐滴定液的浓度进行标定，而是在测定试样的同时进行空白滴定，由试样滴定与空白滴定消耗的硫代硫酸钠标准溶液的体积差求出高碘酸盐氧化试样的消耗量，进而算出测定结果。

通常高碘酸盐与有机物反应速度慢，测定时，向待测物的酸性溶液中加入过量的高碘酸盐，反应完全后，再加入 KI，析出的 I_2 用 $Na_2S_2O_3$ 标准溶液滴定。

【做案例】

右旋糖酐 20 葡萄糖注射液中葡萄糖的含量测定

精密量取本品 2ml，置具塞锥形瓶中，精密加碘滴定液（0.05mol/L）25ml，边振摇边滴加氢氧化钠滴定液（0.1mol/L）50ml，在暗处放置 30min，加稀硫酸 5ml，用硫代硫酸钠滴定液（0.1mol/L）滴定，至近终点时，加淀粉指示液 2ml，继续滴定至蓝色消失，并将滴定的结果用 0.12g（6%规格）或 0.20g（10%规格）的右旋糖酐 20 作空白试验校正。每 1ml 碘滴定液（0.05mol/L）相当于 9.909mg 的 $C_6H_{12}O_6 \cdot H_2O$。

1. 试述碘量法测定葡萄糖含量的原理。
2. 读取的滴定液体积为硫代硫酸钠滴定液体积，而滴定度是以碘滴定液来表示，这与滴定度的概念是否矛盾？
3. 为何在近终点时加入淀粉指示剂？
4. 操作过程中有哪些注意事项？

【提高案例】

司可巴比妥钠含量测定方法分析

取本品约 0.1g，精密称定，置 250ml 碘瓶中，加水 10ml，振摇使溶解，精密加溴滴定液（0.05mol/L）25ml，再加盐酸 5ml，立即密塞并振摇 1min，在暗处静置 15min 后，注意微开瓶塞，加碘化钾试液 10ml，立即密塞，摇匀后，用硫代硫酸钠滴定液（0.1mol/L）滴定，至近终点时，加淀粉指示液，继续滴定至蓝色消失，并将滴定的结果用空白试验校正。每 1ml 溴滴定液（0.05mol/L）相当于 13.01mg 的 $C_{12}H_{17}N_2NaO_3$。请回答以下问题。

1. 试述司可巴比妥钠含量测定方法的原理。
2. 请解释何为"约"、"精密称定"？精密称定时应选择何种天平来称量？精密加溴滴定液（0.05mol/L）25ml 时应选择何种量具来量取。
3. 方法中提到的"立即密塞"、"暗处静置"、"微开瓶塞"的原因是什么？
4. 为何近终点时加入淀粉指示剂？
5. 如何配制并标定硫代硫酸钠滴定液（0.1mol/L）？

学习情境三　配位滴定法

【学习目标】

1. 知识目标
   (1) 掌握配位滴定法的原理；
   (2) 掌握配位滴定法常用标准溶液的配制与标定；

（3）熟悉金属指示剂的种类；

（4）了解配位滴定法的分类。

2. 技能目标

（1）能够分析采用配位滴定法对药物进行分析的原理；

（2）能够掌握操作注意事项并正确实践。

【背景知识】

配位滴定法

配位滴定法是以形成配位化合物反应为基础的滴定分析法。配位反应具有极大的普遍性，多数金属离子在溶液中以配位离子形式存在，但只有具备滴定分析条件的配位反应才能用于滴定分析。因此，反应生成的配位化合物必须足够稳定，这样反应才能按计量关系进行完全。

大多数无机配位剂与金属离子逐级生成 ML_n 型的简单配位化合物，其稳定常数小，相邻各级配位化合物的稳定性也没有显著差别，所以不能用于滴定。20 世纪 40 年代开始，许多有机配位剂特别是氨羧配位剂被用于配位滴定，使配位滴定得到迅猛发展，广泛应用于医学检验、复方制剂、藏药研究等领域。

氨羧配位剂是一类以氨基二乙酸 $[—N(CH_2COOH)_2]$ 为基体的配位剂。它的分子中含有氨氮和羧氧配位原子。前者易与 Co、Ni、Zn、Cu、Hg 等金属离子配位，后者则几乎与所有高价金属离子配位。因此氨羧配位剂兼有两者的配位能力，几乎能与所有金属离子配位。目前研究过的氨羧配位剂有几十种，其中应用最广的是乙二胺四乙酸（ethylenediamine tetraacetic acid，EDTA）。EDTA 与金属离子形成多基配位体的配合物，又称螯合物。在一般情况下，这些配位化合物的配位比都是 1∶1。EDTA 配合物的立体结构如图 3-5-4 所示。

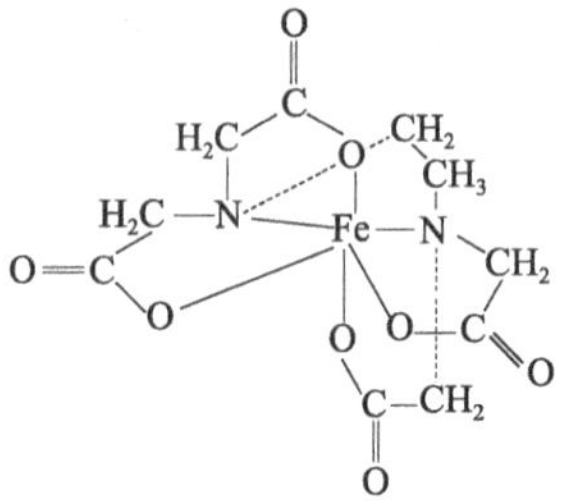

图 3-5-4　EDTA 配合物的立体结构示例

由图可见，EDTA 与金属离子形成的螯合物立体结构中具有多个五元环，故此类配合物稳定性高。另外，此类配位反应速度快，生成的配合物水溶性大，大多数金属离子与EDTA 的配合物为无色，便于用指示剂确定终点，这些都给配位滴定提供了有利条件。因此目前常用的配位滴定就是 EDTA 滴定。

【学案例】

氢氧化铝片含量测定方法

［含量测定］取本品 10 片，精密称定，研细，精密称取适量（约相当于氢氧化铝 0.6g），加盐酸与水各 10ml，煮沸溶解后，放冷，滤过，滤液置 250ml 量瓶中，滤器用水洗涤，洗液并入量瓶中，用水稀释至刻度，摇匀，精密取 25ml，加氨试液中和至恰析出沉淀，再滴加稀盐酸使沉淀恰溶解为止，加醋酸-醋酸铵缓冲液（pH 值 6.0）10ml，再精密加乙二胺四乙酸二钠滴定液（0.05mol/L）25ml，煮沸 3～5min，放冷至室温，加二甲酚橙指示液

1ml，用锌滴定液（0.05mol/L）滴定，至溶液自黄色转变为红色，并将滴定的结果用空白试验校正。每1ml乙二胺四乙酸二钠滴定液（0.05mol/L）相当于3.900mg的$Al(OH)_3$。

【知识储备】

一、基本原理

配位滴定法是以配位反应为基础的滴定分析方法。应用最广泛的是以乙二胺四乙酸（EDTA）为配位剂，用金属指示剂指示终点，金属指示剂本身是一种配合剂，在一定条件下，它能与金属离子形成有色配合物，当滴定到达终点时，稍过量的EDTA与ML_n反应使指示剂L_n游离出来，显示它自身的颜色，从而指示终点。本法主要用于金属离子的测定。

$$滴定时\quad M+L_n \rightleftharpoons M-L_n$$
$$颜色2\qquad 颜色1$$
$$滴定中\quad M+EDTA \rightleftharpoons M-EDTA$$
$$终点颜色\quad M-L_n+EDTA \rightleftharpoons M-EDTA+L_n$$

配位滴定方式有直接滴定法、返滴定法、间接滴定法和置换滴定法等类型。

1. 直接滴定法

用EDTA标准溶液直接滴定被测离子是配位滴定中常用的滴定方式。直接滴定法方便、快速、引入的误差小。只要配位反应能符合滴定分析的要求，有合适的指示剂，应当尽量采用直接滴定法。

2. 返滴定法

在下列情况可以用返滴定法。①待测离子（如Ba^{2+}、Sr^{2+}等）虽能与EDTA形成稳定的配合物，但缺少变色敏锐的指示剂。②待测离子（如Al^{3+}、Cr^{3+}等）与EDTA的反应速度很慢，本身又易水解或对指示剂有封闭作用。

返滴定法是在待测溶液中先加入定量且过量的EDTA，使待测离子完全配合。然后用其他金属离子标准溶液回滴过量的EDTA。根据两种标准溶液的浓度和用量，求得被测物质的含量。

返滴定剂（如标准锌溶液）所生成的配合物应有足够的稳定性，但不宜超过被测离子配合物的稳定性太多。否则在滴定过程中，返滴定剂会置换出被测离子，引起误差，而且终点不敏锐。

3. 间接滴定法

有些金属离子和非金属离子不与EDTA发生配位反应或生成的配合物不稳定，这时可采用间接滴定法。通常是加入过量的能与EDTA形成稳定配合物的金属离子做沉淀剂，以沉淀待测离子，过量沉淀剂用EDTA滴定。或将沉淀分离、溶解后，再用EDTA滴定其中的金属离子。

4. 置换滴定法

置换滴定是利用置换反应，置换出等物质的量的另一金属离子，或置换出EDTA，然后滴定。

控制酸度是配位滴定最关键的滴定条件，这是因为酸度不但影响配位化合物的稳定性，而且影响金属指示剂的解离，从而影响它的颜色，因此，滴定必须在一定的酸度下进行。为排除其他金属离子的干扰，常加入三乙醇胺等掩蔽试剂。

二、金属指示剂

在配位滴定中，通常利用一种能与金属离子生成有色配合物的有机染料显色剂，来指示滴定过程中金属离子浓度的变化，这种显色剂称为金属离子指示剂，简称金属指示剂。

金属指示剂是一种有机染料，它可作为配位剂与被滴定金属离子发生配位反应，形成一种与染料本身颜色不同的配合物。

配位滴定中常用的金属指示剂有铬黑 T（eriochrome black T，EBT）、二甲酚橙（xylene orange，XO）、1-(2-吡啶偶氮)-2-萘酚 [1-(2-pyridylazo)-2-naphthol，PAN] 和钙指示剂（calcon-carboxylic acid，NN）等，它们的反应范围、封闭离子和掩蔽剂选择情况如表 3-5-3 所示。

表 3-5-3 常用金属指示剂

指示剂	pH 值范围	颜色变化		直接滴定离子	封闭离子	掩蔽剂
		L_n	ML_n			
EBT	7~10	蓝	红	Mg^{2+}、Zn^{2+}、Cd^{2+}、Pb^{2+}、Mn^{2+}、稀土	Al^{3+}、Fe^{3+}、Cu^{2+}、Co^{2+}、Ni^{2+}	三乙醇胺
XO	<6	亮黄	红紫	pH 值<1　ZrO^{2+}	Fe^{3+}	NH_4F
					Fe^{3+}	NH_4F
				pH 值 1~3 Bi^{3+}、Th^{4+}		
				pH 值 5~6 Zn^{2+}、Pb^{2+}	Al^{3+}	返滴定法
				Cd^{2+}、Hg^{2+}		
				稀土	Cu^{2+}、Co^{2+}、Ni^{2+}	邻二氮菲
PAN	2~12	黄	红	pH 值 2~3 Bi^{3+}、Th^{4+}		
				pH 值 4~5 Cu^{2+}、Ni^{2+}		
NN	10~13	纯蓝	酒红	Ca^{2+}		与 EBT 相似

三、标准溶液的配制和标定

（一）乙二胺四乙酸二钠（0.05mol/L）标准溶液的配制和标定

EDTA 在水中溶解度小，所以常用 EDTA 二钠盐配制标准溶液，也称 EDTA 溶液。

乙二胺四乙酸二钠（0.05mol/L）滴定液的配制：取乙二胺四乙酸二钠 19g，加适量的水使溶解成 1000ml，摇匀。

乙二胺四乙酸二钠（0.05mol/L）滴定液的标定：取于约 800℃灼烧至恒重的基准氧化锌 0.12g，精密称定，加稀盐酸 3ml 使溶解，加水 25ml，加 0.025％甲基红的乙醇溶液 1 滴，滴加氨试液至溶液显微黄色，加水 25ml 与氨-氯化铵缓冲液（pH 值 10.0）10ml，再加铬黑 T 指示剂少量，用本液滴定至溶液由紫色变为纯蓝色，并将滴定的结果用空白试验校正。

（二）锌标准溶液（0.05mol/L）的配制和标定

精密称取新制备的纯锌粒 3.269g，加蒸馏水 5ml 及盐酸 10ml，置水浴上温热使溶解，冷却后转移至 1L 容量瓶中，加水至刻度，即得。也可取分析纯 $ZnSO_4$ 采用间接法配制。

锌（0.05mol/L）滴定液的配制：取硫酸锌 15g（相当于锌约 3.3g），加稀盐酸 10ml 与水适量使溶解成 1000ml，摇匀。

锌（0.05mol/L）滴定液的标定：精密量取本液 25ml，加 0.025％甲基红的乙醇溶液 1 滴，滴加氨试液至溶液显微黄色，加水 25ml、氨-氯化铵缓冲液（pH 值 10.0）10ml 与铬黑 T 指示剂少量，用乙二胺四乙酸二钠滴定液（0.05mol/L）滴定至溶液由紫色变为纯蓝色，并将滴定的结果用空白试验校正。

四、配位滴定条件选择简介

（一）配位滴定中酸度的选择和控制

由于 EDTA 几乎能与所有的金属离子形成配合物，这既提供了广泛测定金属元素的可能性，也给实际测定带来一定困难。因为待测溶液中往往含有几种金属离子，再加上能与金属离子和 EDTA 产生副反应的 H^+、OH^-、其他配位剂（缓冲液、掩蔽剂）等组分，因此选择一定的滴定条件以测定某种特定金属离子，这已成了配位滴定最重要的课题。

在配位滴定中，由于酸度对金属离子、EDTA 和指示剂都可能产生影响，所以酸度的选择和控制尤为重要。

　　为使配位滴定能准确进行，溶液的酸度应有一个最高限度，称为"最高酸度"。为避免金属离子水解形成羟基配合物至析出沉淀 $M(OH)_n$，因此配位滴定还有一个"最低酸度"。从滴定反应考虑，必须在一定的酸度范围内。

　　（二）提高配位滴定的选择性

　　EDTA 可与多种金属离子生成稳定性高的配合物，因此，当溶液中同时存在几种金属离子时，就有可能同时被滴定。因此，在有共存离子时，设法降低干扰离子与 EDTA 配合物的条件稳定常数，是提高配位滴定选择性的重要途径。在实际情况中，根据具体情况可采取不同方法，其中较常用的是控制酸度和加入掩蔽剂。

　　1. 控制酸度提高选择性

　　不同的金属离子在滴定时允许的最高酸度不同。如果溶液中同时存在两种或两种以上的离子时，它们与 EDTA 配合物的稳定常数差别足够大，则可通过控制溶液酸度，使得只有欲滴定离子可形成稳定的配合物，从而达到选择性滴定的目的。

　　2. 使用掩蔽剂提高选择性

　　当溶液中干扰离子 N 的浓度或稳定常数较大时，就不能用控制酸度的方法，这时可采用掩蔽法，降低溶液中游离 N 的浓度。根据掩蔽剂反应的类型，可分为配位掩蔽剂、沉淀掩蔽剂和氧化还原掩蔽剂法。

▶【课堂讨论】

　　1. 配位滴定法的基本原理、分类及适用范围。
　　2. 金属指示剂的种类。
　　3. 配位滴定法常用标准溶液配制与标定。

▶【知识拓展】

有关配体性质的介绍

　　在配位化学中，一代一代的科学家们都试图对收集到的大量数据进行分类，但是这些大量信息在多方面的差异又常使他们迷惘，因此，重要的是选用一种分类法以便提炼出那些重要的原则。

　　我们将采纳 Gerold Schwarzenbach（1904～1978）的分类法。Gerold Schwarzenbach 是苏黎世瑞士联邦技术学院的无机化学教授，他把络合剂分为普通络合剂和选择性络合剂两种。所有的络合剂均按配体的配位原子分类，复杂体系的性质与多数简单的二元化合物的性质有关和类似，条件是二者均以相同的金属离子和同原子的阴离子或者其质子化形体作为配体。因此，羟基络合物代表了所有含氧络合物；硫化物（也叫硫代）络合物代表了所有的含硫络合物。

　　含氧配体和氟离子属于普通络合剂，几乎所有的金属离子都与这类配体生成络合物。由于配体原子的电负性，可预计该类配位键有显著的离子性贡献。

　　其他卤离子则显示具有选择性，与一些金属离子形成弱的络合物，而与另一些金属离子则形成极强的络合物。选择性随卤离子的原子序数的增加而增加，但一般来说，还是小于那些特殊的配体，如氰根离子、含磷的和含硫的配体。应该注意，这些配体原子的电负性都显著低于氟和氧原子的电负性。

　　Ralph G. Pearson 是伊利诺伊州 Evanston 西北大学的化学教授，他根据配位离子和金属离子的电负性和极化性把其划分成软、硬酸和软、硬碱。更为引人注意的是把络合物的生成归纳为广义的酸碱概念，或者换一句话说，认为质子酸（Brönsted-Lowry 酸）是相应碱的氢络合物。金属离子的作用相当于路易斯酸，而大多数配体实际上是路易斯碱。

【做案例】

葡萄糖酸钙片的含量测定

取本品 20 片，精密称定，研细，精密称取适量（约相当于葡萄糖酸钙 1g），置 100ml 量瓶中加水约 50ml，微热使葡萄糖酸钙溶解，放冷至室温，再用水稀释至刻度，摇匀，滤过，精密量取续滤液 25ml，加水 75ml，加氢氧化钠试液 15ml 与钙紫红素指示剂 0.1g，用乙二胺四乙酸二钠滴定液（0.05mol/L）滴定至溶液自紫色转变为纯蓝色。每 1ml 乙二胺四乙酸二钠滴定液（0.05mol/L）相当于 22.42mg 的 $C_{12}H_{22}CaO_{14} \cdot H_2O$。

1. 试述配位滴定法测定葡萄糖酸钙含量的原理。
2. 为何要滤过？何为续滤液？如何操作？用何量具量取？

【提高案例】

氢氧化铝凝胶含量测定方法分析

取本品约 8g，精密称定，加盐酸与水各 10ml，煮沸溶解后，放冷至室温，转移至 250ml 量瓶中，用水稀释至刻度，摇匀；精密量取 25ml，加氨试液中和至恰析出沉淀，再滴加稀盐酸使沉淀恰溶解为止，加醋酸-醋酸铵缓冲液（pH 值 6.0）10ml，再精密加乙二胺四乙酸二钠滴定液（0.05mol/L）25ml，煮沸 3～5min，放冷至室温，加二甲酚橙指示液 1ml，用锌滴定液（0.05mol/L）滴定，至溶液自黄色转变为红色，并将滴定的结果用空白试验校正。每 1ml 乙二胺四乙酸二钠滴定液（0.05mol/L）相当于 3.900mg 的 $Al(OH)_3$。请回答以下问题。

1. 试述氢氧化铝凝胶含量测定方法是配位滴定方法中的哪一种？为何采用此种方法？
2. 如何配制并标定乙二胺四乙酸二钠滴定液（0.05mol/L）？

学习情境四　非水溶液滴定法

【学习目标】

1. 知识目标
    (1) 掌握非水溶剂的种类及适用范围；
    (2) 掌握非水溶液中碱滴定的常用溶剂、标准溶液的配制与标定、指示剂；
    (3) 熟悉非水溶液中酸滴定的常用溶剂、标准溶液的配制与标定、指示剂；
    (4) 熟悉非水溶剂的选择原则。
2. 技能目标
    (1) 能够分析采用非水溶液滴定法对药物进行分析的原理；
    (2) 能够掌握操作注意事项并正确实践。

【背景知识】

非水溶液滴定法

酸碱滴定一般是在水溶液中进行，水是常用的溶剂，有许多优点，如使用安全、价廉，许多物质易溶于水。但在水溶液中进行酸碱滴定也有一定的局限性，例如，许多弱酸或弱碱（$cK_a<10^{-8}$）在水中没有明显的滴定突越，滴定终点难以确定，不能直接滴定；一些有机弱酸或弱碱，在水中溶解度小，反应不完全；一些多元酸或多元碱、混合酸或碱，由于解离常数（K_a值）较接近，不能分步或分别滴定。

非水滴定法是在非水溶剂中进行的滴定分析方法，可用于酸碱滴定、氧化还原滴定、配位滴定等，在药物分析中，以非水溶液中的酸碱滴定应用较为广泛。

采用非水溶剂作为滴定介质，不仅可增大有机物的溶解度，还可改变物质的酸碱性，克服某些试样在水溶液中滴定存在的困难，从而扩大酸碱滴定的应用范围，因此，为各国药典和其他常规分析所采用。但由于介质一般多为有机溶剂，所以也带来了价格较贵、具刺激性及易受温度影响等不利之处，因此，仍需进行新方法的研讨，以取代非水滴定，或克服其存在的缺点。

【学案例】

盐酸麻黄碱含量测定方法

[含量测定] 取本品约 0.15g，精密称定，加冰醋酸 10ml，加热溶解后，加醋酸汞试液 4ml 与结晶紫指示液 1 滴，用高氯酸滴定液（0.1mol/L）滴定至溶液显翠绿色，并将滴定结果用空白试验校正。每 1ml 亚硝酸钠滴定液（0.1mol/L）相当于 20.17mg 的 $C_{10}H_{15}NO \cdot HCl$。

【知识储备】

一、基本原理

（一）非水溶液滴定法的特点

除水以外的溶剂（有机溶剂或不含水的无机溶剂）称为非水溶剂，在非水溶液中进行的滴定法称为非水溶液滴定法。

非水溶液酸碱滴定法除溶剂较特殊外，具有一切滴定分析法所具有的特点，如准确、快速、设备简单等。由于有机溶剂价格高，故非水溶液酸碱滴定法的取样量比一般滴定分析法少，常采用半微量法，使用 10ml 滴定管，以消耗 0.1mol/L 标准溶液在 10ml 以内为宜。近年来，此方法发展迅速，主要用于测定有机碱及其氢卤酸盐、硫酸盐、有机酸盐和有机酸碱金属盐类药物的含量，同时也用于测定某些有机弱酸的含量。

（二）溶剂的分类

按酸碱质子理论，非水溶剂可分为质子溶剂和无质子溶剂两大类。

1. 质子溶剂

能给出或接受质子的溶剂称为质子溶剂。其特点是在溶剂分子间有质子的转移。根据其给出或接受质子的能力大小，可分为以下三类。

（1）酸性溶剂　指给出质子能力较强的溶剂，与水相比，具有较强的酸性。如甲酸、冰醋酸、丙酸等。酸性溶剂适合于作为滴定弱碱性物质的介质。

（2）碱性溶剂　指接受质子能力较强的溶剂，与水相比，具有较强的碱性。如二甲基甲酰胺、乙二胺、丁胺等。碱性溶剂适用于作为滴定弱酸性物质的介质。

（3）两性溶剂　指既易接受质子又易给出质子的溶剂，又称为中性溶剂，其酸碱性与水相似，如甲醇、乙醇、异丙醇、乙二醇等。两性溶剂适用于作为滴定不太弱的酸、碱的介质。

2. 无质子溶剂

分子间不能发生质子转移的溶剂叫无质子溶剂，可分为以下两类。

（1）偶极亲质子溶剂　这类溶剂与水比较几乎无酸性且无两性的特征，但却有较弱的接受质子倾向和程度不同的成氢键能力。如吡啶类、酰胺类、酮类、腈类、二甲基亚砜等。这类溶剂适合于作为弱酸或某些混合物的滴定介质。

（2）惰性溶剂　指既不能给出质子又不能接受质子，也不能形成氢键的溶剂。溶剂分子在滴定过程中不参与酸碱反应。如苯、氯仿、硝基苯、二氧六环等。

以上溶剂的分类只是为了讨论方便，实际上各类溶剂之间并无严格的界限。在实际工作中为了增大试样的溶解度和滴定突跃，使终点变色敏锐，还可将质子溶剂和惰性溶剂混合使用，即称为混合溶剂。常用的混合溶剂有：由二醇类与烃类或卤烃类组成的混合溶剂，用于溶解有机酸盐、生物碱和高分子化合物；冰醋酸-醋酐、冰醋酸-苯混合溶剂，适于弱碱性物质的滴定；苯-甲醇混合溶剂，适于羧酸类物质的滴定。

（三）溶剂的选择

在非水酸碱滴定中，溶剂的选择十分重要。在选择溶剂时，首先要考虑的是溶剂的酸碱性，因为它对滴定反应能否进行完全，终点是否明显起决定性作用。

此外，选择溶剂时，还应考虑以下要求。

（1）溶剂的黏度、挥发性和毒性都应很小，并易于回收和精制。

（2）溶剂能完全溶解试样及滴定产物　根据相似相溶原则，极性物质易溶于质子溶剂，非极性物质易溶于惰性溶剂，必要时也可选用混合溶剂。常用的混合溶剂一般由惰性溶剂与质子溶剂结合而成：混合溶剂能改善试样溶解性，并且能增大滴定突跃，终点时指示剂变色敏锐。

（3）溶剂能增强试样的酸碱性　弱碱性试样应选择酸性溶剂，弱酸性试样应选择碱性溶剂。

（4）溶剂不能引起副反应　某些胺类化合物能与醋酐起乙酰化反应，影响滴定，所以滴定上述物质时不宜使用醋酐做溶剂。

（5）溶剂的纯度要高　存在于非水溶剂中的水分，既是酸性杂质又是碱性杂质，应将其除去。

二、非水溶液中酸和碱的滴定

（一）碱的滴定

1. 溶剂

滴定弱碱应选用酸性溶剂，使弱碱的强度调平到溶剂阴离子水平，即增强弱碱的强度，使滴定突跃明显。

冰醋酸是最常用的酸性溶剂，市售冰醋酸含有少量水分，为避免水分存在对滴定的影响，一般需加入一定量的醋酐，使其与水反应转变成醋酸：

$$(CH_3CO)_2O+H_2O \longrightarrow 2CH_3COOH$$

根据以上反应式可计算加入醋酐的量。若一级冰醋酸含水量为 0.2%，相对密度为 1.05，则除去 1000ml 冰醋酸中的水应加相对密度 1.08、含量为 97.0% 的醋酐的体积为：

$$V=\frac{0.2\%\times1.05\times1000\times102.1}{97.0\%\times1.08\times18.02}=11\text{ml}$$

2. 标准溶液的配制与标定

滴定碱的标准溶液常采用高氯酸的冰醋酸溶液。这是因为高氯酸在冰醋酸中有较强的酸性，且绝大多数有机碱的高氯酸盐易溶于有机溶剂，对滴定反应有利。市售高氯酸为含 $HClO_4$ 70.0%～72.0% 的水溶液，故需加入醋酐除去水分。如果配制高氯酸（0.1mol/L）溶液 1000ml，需要含 $HClO_4$ 70.0%、相对密度 1.75 的高氯酸 8.5ml，则为除去 8.5ml 高氯酸中的水分应加入相对密度 1.08、含量为 97.0% 的醋酐的体积为：

$$V=\frac{30\%\times1.75\times8.5\times102.1}{97.0\%\times1.08\times18.02}=24\text{ml}$$

　　高氯酸与有机溶剂接触、遇热、极易引起爆炸，和醋酐混合时易发生剧烈反应放出大量热。因此在配制时应先用冰醋酸将高氯酸稀释后再在不断搅拌下缓缓滴加适量醋酐。测定一般样品时醋酐的量可多于计算量，不影响测定结果。但在测定易乙酰化的样品，如芳香伯胺或仲胺时所加醋酐不宜过量，否则过量的醋酐将与胺发生酰化反应，使测定结果偏低。

　　由于冰醋酸在低于 16℃ 时会结冰而影响使用，对不易乙酰化的试样可采用醋酸-醋酐（9:1）的混合溶剂配制高氯酸标准溶液，不仅能防止结冰，且吸湿性小。有时也可在冰醋酸中加入 10%～15% 丙酸防冻。

　　高氯酸滴定液（0.1mol/L）的配制：取无水冰醋酸（按含水量计算，每 1g 水加醋酐 5.22ml）750ml，加入高氯酸（70%～72%）8.5ml，摇匀，在室温下缓缓滴加醋酐 23ml，边加边振摇，加完后再振摇均匀，放冷，加无水冰醋酸适量使成 1000ml，摇匀，放置 24h。若所测供试品易乙酰化，则须用水分测定法测定本液的含水量，再用水和醋酐调节至本液的含水量为 0.01%～0.2%。

　　如需用高氯酸滴定液（0.05mol/L 或 0.02mol/L）时，可取高氯酸滴定液（0.1mol/L）用无水冰醋酸稀释制成，并标定浓度。

　　标定高氯酸标准溶液，常用邻苯二甲酸氢钾为基准物质，以结晶紫为指示剂。标定反应如下。

　　高氯酸滴定液（0.1mol/L）的标定：取在 105℃ 干燥至恒重的基准邻苯二甲酸氢钾约 0.16g，精密称定，加无水冰醋酸 20ml 使溶解，加结晶紫指示液 1 滴，用本液缓缓滴定至蓝色，并将滴定结果用空白试验校正。每 1ml 高氯酸滴定液（0.1mol/L）相当于 20.42mg 的邻苯二甲酸氢钾。根据本液的消耗量与邻苯二甲酸氢钾的取用量，算出本液的浓度，即得。

　　水的膨胀系数较小（0.21×10^{-3}/℃），以水为溶剂的酸碱标准溶液的浓度受室温改变的影响不大，而多数有机溶剂的膨胀系数较大，例如冰醋酸的膨胀系数为 1.1×10^{-3}/℃，是水的 5 倍，即温度改变 1℃，体积就有 0.11% 的变化。因此，若滴定试样与标定高氯酸标准溶液时的温度超过 10℃，应重新标定；若未超过 10℃，则可根据下式将高氯酸标准溶液的浓度加以校正：

$$c_1 = \frac{c_0}{1 + 0.0011(T_1 - T_0)}$$

　　式中，0.0011 为冰醋酸的膨胀系数；T_0 为标定时的温度；T_1 为测定时的温度；c_0 为标定时的浓度；c_1 为测定时的浓度。

　　3. 指示剂

　　在非水酸碱滴定法滴定弱碱性物质时，常用指示剂有结晶紫、喹哪啶红、α-萘酚苯甲醇。除用指示剂指示终点外，电位滴定法是确定终点的基本方法。

　　其中结晶紫最常用，在滴定中，随着溶液酸度的增加，结晶紫由紫色（碱式色）变至蓝紫色、蓝色、蓝绿色、黄绿色，最后转变为黄色（酸式色）。在滴定不同强度的碱时，终点颜色不同。滴定较强碱时应以蓝色或蓝绿色为终点，滴定极弱碱则应以蓝绿色或绿色为终点，最好以电位滴定法做对照，以确定终点的颜色，并作空白试验以减小滴定终点误差。

　　α-萘酚苯甲醇在冰醋酸-四氯化碳、醋酐等溶剂中使用，常用 0.5% 冰醋酸溶液，其酸式色为绿色，碱式色为黄色。

　　喹哪啶红适用于在冰醋酸中滴定大多数胺类化合物，常用 0.1% 甲醇溶液，其酸式色为无色，碱式色为红色。

4. 应用

具有弱碱性基团的药物，如胺类、氨基酸类、含氮杂环化合物、生物碱、有机碱以及它们的盐等，常用高氯酸标准溶液测定其含量。

（1）有机弱碱　有机弱碱如胺类、生物碱类等，只要其在水溶液中的 $K_b > 10^{-10}$，都能在冰醋酸介质中用高氯酸标准溶液进行定量测定。对在水溶液中 $K_b < 10^{-12}$ 的极弱碱，需使用冰醋酸-醋酐的混合溶液为介质，且随着醋酐用量的增加，滴定范围显著增大。如咖啡因（$K_b = 4.0 \times 10^{-14}$）在冰醋酸-醋酐的混合溶液中滴定，有明显的滴定突跃。

（2）有机酸的碱金属　由于有机酸的酸性较弱，其共轭碱——有机酸根在冰醋酸中显较强的碱性，故可用高氯酸的冰醋酸溶液滴定。如乳酸钠及枸橼酸钠（钾）等就属于此类物质。

（3）有机碱的氢卤酸盐　大多数有机碱均难溶于水，且不太稳定，故常将有机碱与酸成盐后做药用，其中多数为氢卤酸盐，如盐酸麻黄碱、氢溴酸东莨菪碱等，其通式为 B·HX。由于氢卤酸的酸性较强，当用高氯酸滴定时多采用加入过量醋酸汞冰醋酸溶液，使形成难电离的卤化汞，将氢卤酸盐转化成可测定的醋酸盐，然后用高氯酸滴定，以结晶紫指示终点。反应式如下：

$$2B \cdot HX + Hg(Ac)_2 \rightleftharpoons 2B \cdot HAc + HgX_2$$
$$B \cdot HAc + HClO_4 \rightleftharpoons B \cdot HClO_4 + HAc$$

（4）有机碱的有机酸盐　氯苯那敏、重酒石酸去甲肾上腺素、枸橼酸喷托维林等常见药物都属于有机碱的有机酸盐，其通式为 B·HA。冰醋酸或冰醋酸-醋酐的混合溶剂能增强有机碱的有机酸盐的碱性，因此可以结晶紫为指示剂。用高氯酸冰醋酸溶液滴定反应如下。

$$B \cdot HA + HClO_4 \rightleftharpoons B \cdot HClO_4 + HA$$

（二）酸的滴定

1. 溶剂

酸性物质 $cK_a < 10^{-8}$ 的弱酸是不能用碱标准溶液直接滴定。若选用碱性比水更强的非水溶剂，则能增强弱酸的酸性，增强滴定突跃。因此，滴定不太弱的羧酸类，可用醇类做溶剂；对弱酸和极弱酸的滴定则以碱性溶剂乙二胺或偶极亲质子溶剂二甲基甲酰胺较为常用；混合酸的区分滴定以甲基异丁酮为区分溶剂。也常常使用混合溶剂甲醇-苯、甲醇-丙酮。

2. 标准溶液的配制与标定

常用的滴定剂为甲醇钠的苯-甲醇溶液。甲醇钠由甲醇与金属钠反应制得，反应式为：

$$2CH_3OH + 2Na \rightleftharpoons 2CH_3ONa + H_2 \uparrow$$

甲醇钠滴定液（0.1mol/L）的配制：取无水甲醇（含水量少于 0.2%）150ml，置于冷水冷却的容器中，分次少量加入新切的金属钠 2.5g，完全溶解后，加无水苯（含水量少于 0.2%）适量，使成 1000ml，摇匀。

有时也用氢氧化四丁基铵为滴定剂。

标定碱标准溶液常用的基准物质为苯甲酸。

甲醇钠滴定液（0.1mol/L）的标定：取在五氧化二磷干燥器中干燥至恒重的基准苯甲酸约 0.4g，精密称定，加无水甲醇 15ml 使溶解，加无水苯 5ml 与 1%麝香草酚蓝的无水甲醇溶液 1 滴，用本液滴定至蓝色，并将滴定的结果用空白试验校正。

本液标定时应注意防止二氧化碳的干扰和溶剂的挥发，每次临用前均应重新标定。

3. 指示剂

（1）百里酚蓝　适宜于在苯、丁胺、二甲基甲酰胺、吡啶、叔丁醇溶剂中滴定中等强度酸时做指示剂，变色敏锐，终点清楚，其碱式色为蓝色，酸式色为黄色。

（2）偶氮紫　适用于在碱性溶剂或偶极亲质子溶剂中滴定较弱的酸，其碱式色为蓝色，酸式色为红色。

（3）溴酚蓝　适用于在甲醇、苯、氯仿等溶剂中滴定羧酸、磺胺类、巴比妥类等，其碱式色为蓝色，酸式色为红色。

4. 应用

对于难溶于水的酸性物质，如羧酸、酚类、巴比妥类、磺胺类和氨基酸类药物等，常用碱标准溶液测定其含量。

（1）羧酸类　对于不能在水溶液中滴定的弱酸，可在醇中以酚酞作为指示剂，用氢氧化钠标准溶液滴定，或用二甲基甲酰胺为溶剂，以百里酚蓝为指示剂，用甲醇钠标准溶液滴定。

（2）酚类　若以乙二胺为溶剂，酚可显较强的酸性，用氨基乙醇钠做标准溶液可得到明显的滴定突跃。

（3）磺胺类　磺胺嘧啶、磺胺噻唑的酸性较强，可用甲醇-丙酮或甲醇-苯做溶剂，以百里酚蓝作为指示剂，用甲醇钠标准溶液滴定。磺胺的酸性较弱，适用碱性较强的溶剂如丁胺或乙二胺，以偶氮紫为指示剂，用甲醇钠标准溶液滴定。

【课堂讨论】

1. 非水溶液滴定法的特点。
2. 非水溶剂的种类及其适用范围。
3. 非水滴定中碱滴定选用的溶剂、标准溶液、指示剂。
4. 非水滴定中酸滴定选用的溶剂、标准溶液、指示剂。

【知识拓展】

新版药典中非水滴定法的改进

2010 年版《中华人民共和国药典》修订中，含量测定项下容量分析法中一个最大的变化就是非水滴定中汞盐的革除。

在非水滴定中，当滴定有机碱氢卤酸盐类药物时，因氢卤酸在冰醋酸中显酸性，影响滴定终点，所以在滴定前需加入醋酸汞的冰醋酸溶液，使氢卤酸生成难离解的卤化汞，以排除氢卤酸的干扰，但由此引出了汞污染的问题。故应少用高氯酸滴定法测定有机碱氢卤酸盐类药物含量，以避免汞污染。因此，在氢卤酸原料药进行非水滴定时，如何去除醋酸汞成为主要问题。

在新版药典中采用了加乙酸酐的高氯酸电位滴定法。与原来采用醋酸汞滴定的方法一致，只是通过溶剂的选择，使终点突跃增大从而取代汞盐的使用。由于适量乙酸酐的加入使溶质的碱性增强，从而使滴定突跃明显增加，其结果是既革除了汞盐的污染，又能排除人为因素的干扰。因此该方法也是 2010 年版药典中采用最多的方法，共有盐酸二甲双胍等 31 个品种采用该方法。该方法最重要的就是溶剂的筛选，通常可采用冰醋酸-乙酸酐的溶剂组合，通过调整两者的比例，达到终点易观察的要求。当样品在冰醋酸中溶解性差时，可采用甲酸等其他溶剂进行溶解（如盐酸赛庚啶等品种）。

【做案例】

盐酸可卡因的含量测定

取本品约 0.3g，精密称定，加冰醋酸 10ml 溶解后，加醋酸汞试液 5ml 与结晶紫指示液 1 滴，用高氯酸滴定液（0.1mol/L）滴定至溶液显纯蓝色，并将滴定结果用空白试验校正。每 1ml 高氯酸滴定液（0.1mol/L）相当于 33.98mg 的 $C_{17}H_{21}NO_4 \cdot HCl$。

1. 盐酸可卡因的含量测定方法是什么？为什么采用此种方法进行含量测定？
2. 醋酸汞的作用是什么？

3. 在操作过程中需要注意哪些条件？

【提高案例】

硫酸奎宁片含量测定方法分析

取本品 20 片，除去包衣后，精密称定，研细，精密称取适量（约相当于硫酸奎宁 0.3g），置分液漏斗中，加氯化钠 0.5g 与 0.1mol/L 氢氧化钠溶液 10ml，混匀，精密加三氯甲烷 50ml，振摇 10min，静置，分取三氯甲烷液，用干燥滤纸滤过，精密量取续滤液 25ml，加醋酐 5ml 与二甲基黄指示液 2 滴，用高氯酸滴定液（0.1mol/L）滴定至溶液显玫瑰红色，并将滴定的结果用空白试验校正。每 1ml 高氯酸滴定液（0.1mol/L）相当于 19.57mg 的 $(C_{20}H_{24}N_2O_2)_2 \cdot H_2SO_4 \cdot 2H_2O$。请回答以下问题。

1. 如何计算应称取的片粉的质量？
2. 加入氯化钠和氢氧化钠溶液的目的。
3. 何为续滤液？用何量具量取？
4. 选择醋酐为溶剂的原因。

【归纳】

药物含量测定技术	药物含量的化学测定	基准物质与标准溶液	基准物质	基准物质的定义与条件
			标准溶液的配制	标准溶液的定义与配制方法
		滴定度及其计算		滴定度的概念及其计算方法
		容量分析法及其计算	直接滴定法	测定原料药、片剂、注射剂含量的计算方法
			间接滴定法	生成物滴定法、剩余滴定法测定原料药、片剂、注射剂含量的计算方法
	酸碱滴定法	基本原理	直接滴定法	适用范围及一般方法
			剩余滴定法	适用范围及一般方法
		酸碱标准溶液的配制与标定	酸标准溶液	常用酸标准溶液(HCl)配制及标定方法
			碱标准溶液	常用碱标准溶液(NaOH)配制及标定方法
		酸碱指示剂	常用酸碱指示剂及混合指示剂	
	氧化还原法	碘量法	基本原理	直接碘量法、间接碘量法的基本原理及适用范围
			指示剂	常用淀粉指示剂，使用过程中的注意事项
			标准溶液的配制与标定	碘标准溶液的配制与标定方法 硫代硫酸钠标准溶液的配制与标定方法
		亚硝酸钠法	基本原理	以 $NaNO_2$ 为标准溶液，在盐酸或氢溴酸存在的条件下，测定芳香族伯胺和仲胺类化合物的氧化还原反应
			标准溶液的配制与标定	亚硝酸钠标准溶液的配制与标定方法
			指示终点方法	指示剂法：外指示剂法:常用 KI-淀粉,特点 / 内指示剂法:特点
				永停滴定法：特点及一般方法
			应注意主要条件	加入适量 KBr 加快反应速度；加入过量 HCl 加速反应；反应温度应低于 15℃；滴定速度应先快后慢
		溴量法和溴酸钾法	基本原理与一般方法	
		铈量法	方法原理与特点、标准溶液的配制与标定、常用指示剂	
	配位滴定法	基本原理	直接滴定法、返滴定法、间接滴定法、置换滴定法的基本原理、特点、适用范围及一般方法	
		金属指示剂	定义、常用金属指示剂	
		标准溶液的配制与标定	EDTA 标准溶液、锌标准溶液的配制与标定	
		配位滴定条件选择	配位滴定中酸度的选择和控制	
			提高配位滴定的选择性	控制酸度与使用掩蔽剂提高配位滴定选择性

续表

药物含量测定技术	非水溶液滴定法	基本原理	非水溶液滴定法的特点及适用范围		
			溶剂分类	质子溶剂:酸性溶剂(冰醋酸)、碱性溶剂(乙二胺)、两性溶剂(甲醇)	
				无质子溶剂:吡啶、酰胺、苯	
			溶剂选择的要求		
		非水溶液中酸和碱的滴定	碱的滴定	溶剂:常用冰醋酸	
				标准溶液的配制与标定:高氯酸的冰醋酸溶液	
				指示剂:结晶紫	
				应用:有机弱碱、有机酸的碱金属、有机碱的氢卤酸盐、有机碱的有机酸盐	
			酸的滴定	溶剂:常用乙二胺或二甲基甲酰胺	
				标准溶液的配制与标定:甲醇钠的苯-甲醇溶液	
				指示剂:百里酚蓝、偶氮紫、溴酚蓝	
				应用:羧酸类、酚类、磺胺类	

【目标检测】

一、选择题

【A 型题】(最佳选择题,每题备选答案中只有一个最佳答案)

1. T 表示的意义是 (   )

A. 每 1ml 规定浓度滴定液中所含溶质的质量

B. 每 100ml 规定浓度滴定液中所含溶质的质量

C. 每 1ml 规定浓度滴定液相当于被测物质的质量

D. 每 1L 规定浓度滴定液相当于被测物质的质量

E. 每 1L 规定浓度滴定液相当于被测物质的物质的量

2. 用 HCl 标准溶液标定硼砂溶液可选用的指示剂是 (   )

A. 甲基橙　　　B. 甲基红　　　C. 百里酚酞　　　D. 酚酞　　　E. 以上四种都可以

3. 标定 NaOH 标准溶液时常用的基准物质是 (   )

A. 邻苯二甲酸氢钾　　　　　　B. 无水 Na_2CO_3　　　　　　C. 苯甲酸钠

D. 草酸钠　　　　　　　　　　E. 硼砂

4. 为了减小指示剂变色范围,使变色敏锐,可采用 (   )

A. 酚酞为指示剂　　　　　　　B. 甲基红为指示剂　　　　　　C. 加温

D. 混合指示剂　　　　　　　　E. 改变溶剂

5. 测定维生素 C 的含量时,应选用的方法是 (   )

A. 配位滴定法　B. 直接碘量法　C. 间接碘量法　D. 亚硝酸钠法　E. 高锰酸钾法

6. 标定 I_2 标准溶液时常用的基准物质是 (   )

A. 三氧化二砷　　　　　　　　B. 邻苯二甲酸氢钾　　　　　　C. 草酸钠

D. 重铬酸钾　　　　　　　　　E. 氯化钠

7. 下面关于 $Na_2S_2O_3$ 标准溶液的配制方法中哪项叙述是正确的 (   )

A. $Na_2S_2O_3$ 标准溶液可采用直接法配制

B. 配制时应加入少许 Na_2CO_3

C. 配制时应用放冷的新煮沸的蒸馏水溶解和稀释

D. 配制好的 $Na_2S_2O_3$ 溶液应及时标定,以避免浓度改变

E. 应该用棕色瓶保存 $Na_2S_2O_3$ 溶液,因为日光能促使 $Na_2S_2O_3$ 分解

8. 用 $K_2Cr_2O_7$ 做基准物质,标定 $Na_2S_2O_3$ 溶液浓度时,加入 KI 和酸并放置 10min 后

要加较多的水稀释，其目的是（　　　）

A. 增大 I_2 的溶解度　　　　B. 避免 I_2 挥发　　　　C. 减慢反应速率

D. 降低酸度并使终点转变清晰　E. 终止 $K_2Cr_2O_7$ 和 KI 的反应

9. 亚硝酸钠法测定芳伯胺基化合物时，加入 KBr 固体的目的是（　　　）

A. 使重氮盐更稳定　　　　B. 消除氢卤酸的干扰

C. 作为催化剂，加速重氮化反应速度

D. 使 $NaNO_2$ 滴定液稳定　　E. 防止偶氮氨基化合物形成

10. 采用亚硝酸钠滴定法进行药物含量测定时，为防止偶氮氨基化合物生成，应加入（　　　）

A. 硫酸　　　B. 硝酸　　　C. 盐酸　　　D. 过量的盐酸　E. 少量硝酸

11. 除去冰醋酸中少量的水，常用的方法是（　　　）

A. 加干燥剂　　B. 蒸馏　　C. 加热　　D. 加入醋酐　　E. 加入浓硫酸

12. 配制高氯酸标准溶液时，醋酐的加入量不能过多，其原因是（　　　）

A. 使高氯酸的酸性增强　　　B. 要除去高氯酸中的水　　　C. 使滴定突跃增大

D. 防止高氯酸遇热爆炸　　　E. 避免发生乙酰化反应

13. 用非水溶液酸碱滴定法测定乳酸钠，应选用的溶剂为（　　　）

A. 水　　　B. 乙醇　　　C. 苯　　　D. 冰醋酸　　　E. 乙二胺

14. 下列酸在冰醋酸中酸性最强的是（　　　）

A. 高氯酸　　B. 次氯酸　　C. 硫酸　　D. 盐酸　　　E. 硝酸

15. 用非水溶液滴定法测定盐酸吗啡含量时，应加入的溶剂是（　　　）

A. 水　　　　　　　　　B. 盐酸　　　　　　　　C. 冰醋酸

D. 二甲基甲酰胺　　　　E. 5%醋酸汞冰醋酸溶液

【B型题】(配伍选择题，备选答案在前，试题在后。每题只有一个正确答案，每个备选答案可重复选用，也可不选用)

(1~4 题备选答案)

A. 乙二胺　　B. 乙醇　　C. 苯　　　D. 乙酸　　　E. 水

1. 属于酸性溶剂的是（　　　）

2. 属于碱性溶剂的是（　　　）

3. 属于惰性溶剂的是（　　　）

4. 属于两性溶剂的是（　　　）

(5~8 题备选答案)

A. 无水 Na_2CO_3　　　　　B. 邻苯二甲酸氢钾　　　　C. NaOH

D. HCl　　　　　　　　　E. NaCl

5. 用作 HCl 标准溶液标定的物质是（　　　）

6. 用作 NaOH 标准溶液标定的物质是（　　　）

7. 用作 $HClO_4$ 标准溶液标定的物质是（　　　）

8. 用作 $AgNO_3$ 标准溶液标定的物质是（　　　）

(9~12 题备选答案)

A. 碘量法　　　　　　　B. 亚硝酸钠法　　　　　　C. 配位滴定法

D. 沉淀滴定法　　　　　E. 重量分析法

9. 维生素 C 的含量测定可选用（　　　）

10. 盐酸普鲁卡因的含量测定可选用（　　　）

11. 氯化钠注射液的含量测定可选用（　　　）

12. 硫酸钠的含量测定可选用（　　　）

【X型题】（多项选择题，每题的备选答案中有2个或2个以上正确答案）

1. 标准溶液的配制方法有（　　　）

A. 多次称量法　B. 直接法　　　C. 间接法　　　　D. 移液管法　　E. 比较法

2. 可用于标定HCl标准溶液的基准物质是（　　　）

A. 无水Na_2CO_3　　　　　　　B. 邻苯二甲酸氢钾　　　　　　C. 草酸

D. 硼砂　　　　　　　　　　　E. 甲酸

3. 配位滴定常用的指示剂有（　　　）

A. 铬黑T　　　　B. 酚酞　　　C. 甲基橙　　　D. 钙指示剂　　E. 二甲酚橙

4. 氧化还原滴定法有（　　　）

A. 高锰酸钾法　B. 碘量法　　　C. 亚硝酸钠法　D. 重铬酸钾法　E. 铈量法

5. 判断非水溶液滴定法的滴定终点可选用的方法有（　　　）

A. 电位法　　　B. 永停滴定法　C. 指示剂法　　D. 沉淀法　　　E. 水解法

6. 当用高氯酸标准溶液测定供试品时的温度与标定时的温度不一致时，常采用的方法有（　　　）

A. 不能再使用　B. 忽略不计　　C. 用公式校正　D. 重新标定　　E. 以上均可

二、简答题

1. 为什么EDTA做标准溶液在配位滴定中能得到广泛应用？

2. 采用亚硝酸钠滴定法进行药物含量测定时，应注意的主要操作条件有哪些？

3. 如何配制并标定高氯酸滴定液（0.1mol/L），操作中的注意事项有哪些？

4. 非水滴定法选择溶剂的原则的是什么？

5. 分析硫酸亚铁及硫酸亚铁片进行含量测定时，采用方法为何不同。

硫酸亚铁含量测定方法：取本品约0.5g，精密称定，加稀硫酸与新沸过的冷水各15ml溶解后，立即用高锰酸钾滴定液（0.02mol/L）滴定至溶液显持续的粉红色。每1ml高锰酸钾滴定液（0.02mol/L）相当于27.80mg的$FeSO_4 \cdot 7H_2O$。

硫酸亚铁片含量测定方法：取本品10片，置200ml量瓶中，加稀硫酸60ml与新沸过的冷水适量，振摇使硫酸亚铁溶解，用新沸过的冷水稀释至刻度，摇匀，用干燥滤纸迅速滤过，精密量取续滤液30ml，加邻二氮菲指示液数滴，立即用硫酸铈滴定液（0.1mol/L）滴定。每1ml硫酸铈滴定液（0.1mol/L）相当于27.80mg的$FeSO_4 \cdot 7H_2O$。

取本品20片（规格10mg），精密称定1.8624g，研细，精密称取片粉0.1804g，置100ml量瓶中，加无水乙醇约75ml，振摇1h使氢化可的松溶解，用无水乙醇稀释至刻度，摇匀，滤过，精密量取续滤液5ml，置另一100ml量瓶中，加无水乙醇稀释至刻度，摇匀，照紫外-可见分光光度法，在242nm波长处测定吸光度为0.421。按$C_{21}H_{30}O_5$的吸收系数（$E_{1cm}^{1\%}$）为435计算。《中华人民共和国药典》（2010年版）规定，本品含氢化可的松（$C_{21}H_{30}O_5$）应为标示量的90.0%～110.0%。

6. 取本品约0.2g，精密称定为0.1879g，加冰醋酸与醋酐各10ml使溶解，加结晶紫指示液1滴，用高氯酸滴定液（0.09783mol/L）滴定至溶液显绿色，消耗滴定液6.35ml。每1ml高氯酸滴定液（0.1mol/L）相当于28.47mg的$C_{16}H_{13}ClN_2O$。《中华人民共和国药典》（2010年版）规定，按干燥品计算，含$C_{16}H_{13}ClN_2O$不得少于98.5%。

项目六　仪器分析法测定药物的含量

【学习目标】

1. 知识目标
   (1) 掌握紫外-可见分光光度法在药物分析含量测定中的相关知识;
   (2) 掌握高效液相色谱法在药物分析含量测定中的相关知识;
   (3) 掌握气相色谱法在药物分析含量测定中的相关知识。
2. 技能目标
   熟练应用药物鉴别的常用方法对药物进行鉴别。

学习情境一　紫外-可见分光光度法在药品含量测定中的运用

【知识储备】

紫外-可见分光光度法

分光光度法是通过测定物质在特定波长处或一定波长范围内的吸光度或发光强度,对该物质进行定性和定量分析的方法。包括紫外-可见分光光度法、红外分光光度法、原子吸收分光光度法、荧光分析法和火焰光度法。本节介绍在定量分析中应用广泛的紫外-可见分光光度法。

一、基本原理

单色光平行穿过被测物质溶液时,在一定的浓度范围内被该物质吸收的量与该物质的浓度和液层的厚度成正比(朗伯-比尔定律),其关系如下式:

$$A = \lg \frac{1}{T} = Ecl$$

式中,A 为吸光度;T 为透光率,即光透过物质后与透过前的量比;E 为吸收系数,药物分析常用的表示方法是 $E_{1cm}^{1\%}$,其物理意义为当溶液浓度为 1% (g/ml),液层厚度为 1cm 时的吸光度值;c 为 100ml 溶液中所含被测物质的重量(按干燥品或无水物计算),g;l 为液层厚度,cm。

朗伯-比尔定律是紫外分光光度法定量分析的依据,物质对光的选择性吸收波长以及相应的吸收系数是该物质的物理常数。

二、测定方法

测定时,除另有规定外,应以配制供试品溶液的同批溶剂为空白对照,采用 1cm 的石英吸收池,在规定的吸收峰波长±2nm 以内测试几个点的吸光度,或由仪器在规定波长附近自动扫描测定,以核对供试品的吸收峰波长位置是否正确。除另有规定外,吸收峰波长应在该品种项下规定的波长±2nm 以内,并以吸光度最大的波长作为测定波长。一般供试品溶液的吸光度读数,在 0.3～0.7 的误差较小。仪器的狭缝波带宽度应小于供试品吸收带的半宽度十分之一,否则测得的吸光度会偏低;狭缝宽度的选择,应以减小狭缝宽度时供试品的吸光度不再增大为准。由于吸收池和溶剂本身可能有空白吸收，因此测定供试品的吸光度后应减去空白读数，或由仪器自动扣除空白读数后再计算含量。

当溶液的 pH 值对测定结构有影响时，应将供试品溶液和对照品溶液的 pH 值调成一致。

1. 对照品比较法

按各品种项下的方法，分别配制供试品溶液和对照品溶液，对照品溶液中所含被测成分的量应为供试品溶液中被测成分规定量的 $100\% \pm 10\%$，所用溶剂也应完全一致，在规定的波长处测定供试品溶液和对照品溶液的吸光度后，按下式计算供试品中被测溶液的浓度：

$$c_X = \frac{A_X}{A_R} c_R$$

式中，c_X 为供试品溶液的浓度；A_X 为供试品溶液的吸光度；c_R 为对照品溶液的浓度；A_R 为对照品溶液的吸光度。

2. 吸收系数法

按各品种项下的方法配制供试品溶液，在规定的波长处测定其吸光度，再以该品种的在规定条件下的吸收系数计算含量。

$$C = \frac{A}{E_{1cm}^{1\%} l}$$

用本法测定时，吸收系数通常应大于 100，并注意仪器的校正和检定。

3. 计算分光光度法

计算分光光度法有多种，使用时均应按各品种项下规定的方法进行。当吸光度出在吸收曲线的陡然上升或下降的部位测定时，波长的微小变化可能对测定结果造成显著影响，故对照品和供试品的测试条件应尽可能一致。计算分光光度法一致不宜用作含量测定。

4. 比色法

供试品本身在紫外-可见区没有强吸收，或在紫外区虽有吸收但为了避免干扰或提高灵敏度，可加入适当的显色剂显色后测定，这种方法为比色法。

用比色法测定时，由于显色时影响深浅的因素较多，应取供试品与对照品或标准品同时操作。除另有规定外，比色法所用的空白系指用同体积的溶剂代替对照品或供试品溶液，然后依次加入等量的相应试剂，并用同样方法处理。在规定的波长处测定对照品和供试品溶液的吸光度后，按上述对照品比较法计算供试品浓度。

当吸光度和浓度关系不呈良好线性时，应取数份梯度量的对照品溶液，用溶剂补充至同一体积，显色后测定各份溶液的吸光度，然后以吸光度与相应的浓度绘制标准曲线，再根据供试品的吸光度在标准曲线上查得其相应的浓度，并求出其含量。

▷【紫外-可见分光光度计】

一、仪器的基本构成及各部件的主要用途

紫外-可见分光光度技术及方法通过紫外-可见分光光度计来实现。紫外-可见分光光度计的基本结构虽然复杂，种类繁多，但仪器主要由光源、单色系统、样品池、检测器、记录并显示系统组成，基本结构见图 3-6-1。工作原理为：由光源发出的光经过单色系统后获得需要波长的单色光平行照射到样品池中的样品溶液后，因样品溶液吸收一定的光，光强发生变化，经检测器转换为电信号的变化，再经记录及读出装置放大后以吸光度（A）或透光率（T）等显示或打印出，完成测定。

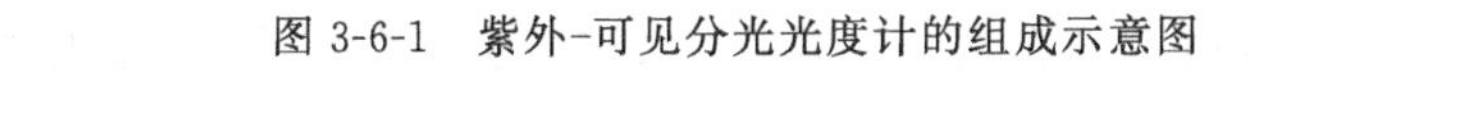

光源 → 单色系统 → 样品池（吸收池） → 检测器 → 记录并显示系统

图 3-6-1 紫外-可见分光光度计的组成示意图

1. 光源

光源的作用是提供一定强度的、稳定的紫外或可见连续光谱的入射光。一般分可见光源和紫外光源两类。

紫外光源：通常为气体放电灯，如氢灯、氘灯或汞灯等。其中以氢灯及同位素氘灯应用最广泛。发射 160～500nm 的光，最适宜的使用范围是 180～350nm。氘灯发射的光强度比同样的氢灯大 3～5 倍，使用寿命也比氢灯长。

可见光源采用钨灯（白炽灯）或卤钨灯。钨灯可发射波长为 320～2500nm 的连续光谱，其中最适宜的使用范围为 320～1000nm。卤钨灯的发光效率比钨灯高，寿命也长。新的分光光度计多采用碘钨灯。

2. 单色系统

单色系统的作用是将来自于光源的复合光色散成按一定波长顺序排列的连续光谱，并从中分离出需要波长的光（一定宽度的谱带），即单色光。单色系统由入射狭缝、准直镜、色散元件、聚焦透镜、出口狭缝等部件组成。

色散元件是单色系统中最重要的组成部分，有滤光片、棱镜及光栅等。早期的色散元件主要是棱镜，近年来由于光栅可方便地得到高质量的、分布均匀的连续光谱而被广泛采用。

狭缝是单色器的又一重要部件。狭缝的宽度直接影响到单色光的谱带宽度，宽度过大，单色光的纯度差，宽度过小，光强度减小，检测灵敏度降低。

3. 样品池（吸收池）

吸收池又称比色皿，用于盛装待测样品溶液或空白溶液，以进行测定，并决定光通过样液的厚度（光程）。吸收池应选择在测定波长范围内没有吸收的材质制成，常用的吸收池材料有玻璃和石英两种。玻璃能吸收紫外光，所以玻璃吸收池不适用于紫外光区的测定，仅适用于 370nm 以上的可见光区；石英比色皿既适用于紫外光区的测定，也适用于可见光区，但由于价格较贵，通常仅在紫外光区使用。吸收池也有 1cm、2cm、3cm 等不同的规格。

4. 检测器

紫外-可见分光光度计的检测器是将紫外-可见光的光信号转变为电信号的装置。常用的检测器有光电池、光电管或光电倍增光等。它们都可将接受的光信号转变成比例的电信号，信号再经过处理和记录就可以得到紫外吸收光谱或吸光度的测量值了。对检测器的要求是：产生的光电流与照射其上的光强度成正比、响应灵敏度高、速度快、噪声小、稳定性强等。

光二极管阵列检测器是近年来发展起来的新型检测器，它是由紧密排列的一系列光二极管组成。当光通过晶体硅时，每个光二极管接受到波长范围不同（一般仅为几纳米宽）的光信号，并将其转化成比例的电信号，这样在同一时间间隔内，可以快速得到一张全波长范围的光谱图。二极管的数目越多，每个二极管测定的波长区域越窄，分辨率越高。在装配有光二极管阵列检测器的紫外-可见分光光度计中，复合光先通过比色皿，透过光再进行色散，最后被检测器检测。

5. 记录并显示系统

记录并显示系统的作用是将检测器输出的电信号以吸光度（A）、透光率（T）或吸收光谱的形式显示出来。通常包括放大装置和显示装置。常用的显示测量装置有电位计、检流计、自动记录仪、数字显示装置或计算机直接记录并处理数据，得出分析结果。

二、仪器的校正和检定

为保证测定的精密度和准确度，所用仪器应按国家计量检定规程或药典附录（Ⅳ）规定，定期进行校正检定。

1. 波长

由于环境因素对机械部分的影响，仪器的波长经常会略有变动，因此除应定期对所用的仪器进行全面校正检定外，还应于测定前校正测定波长。常用汞灯中的较强谱线 237.83nm、253.65nm、275.28nm、296.73nm、313.16nm、334.15nm、365.02nm、404.66nm、435.83nm、546.07nm 与 576.96nm，或用仪器中氘灯的 486.02nm 与 656.10nm 谱线进行校正，钬玻璃在波长 279.4nm、287.5nm、333.7nm、360.9nm、418.5nm、460.0nm、484.5nm、536.2nm 与 637.5nm 处有尖锐吸收峰，也可做波长校正用，但因来源不同或随着时间的推移会有微小的变化，使用时应注意。

2. 吸光度的准确度

可用重铬酸钾的硫酸溶液检定。取在 120℃ 干燥至恒重的基准重铬酸钾约 60mg，精密称定，用 0.005mol/L 硫酸溶液溶解并稀释至 1000ml，在规定的波长处测定并计算其吸收系数，并与规定的吸收系数比较，应符合表 3-6-1 的规定

表 3-6-1　分光光度计吸光度的检定

波长/nm	235(最小)	257(最大)	313(最小)	350(最大)
吸收系数的规定值	124.5	144.0	48.6	106.6
吸收系数的许可范围	123.0~126.0	142.8~146.2	47.0~50.3	105.5~108.5

3. 杂散光的检查

可按表 3-6-2 所列的试剂和浓度，配制成水溶液，置 1cm 石英吸收池中，在规定的波长处测定透光率，应符合表 3-6-2 的规定。

表 3-6-2　分光光度计杂散光的检查

试剂	浓度/(g/100ml)	测定用波长/nm	透光率/%
碘化钠	1.00	220	＜0.8
亚硝酸钠	5.00	340	＜0.8

4. 对溶剂的要求

含有杂原子的有机溶剂，通常均具有很强的末端吸收。因此，当做溶剂使用时，它们的使用范围均不能小于截止使用波长。例如甲醇、乙醇的截止使用波长为 205nm。另外，当溶剂不纯时，也可能增加干扰吸收。因此，在测定供试品前，应先检查所用的溶剂在供试品所用的波长附近是否符合要求，即将溶剂置 1cm 石英吸收池中，以空气为空白（即空白光路中不置任何物质）测定其吸光度，溶剂和吸收池的吸光度：在 220~240nm 范围内不得超过 0.40；在 241~250nm 范围内不得超过 0.20；在 251~300nm 范围内不得超过 0.10；在 300nm 以上时不得超过 0.05。

【在药物检验中的应用】

紫外-可见分光光度法在药物质量检测含量测定中的应用主要用于单组分或其他组分没有干扰时的含量测定，其测定方法主要有吸收系数法及对照品比较法（表 3-6-3）。

表 3-6-3　在药物检验中用的紫外-可见分光光度法

方法	计算公式	具体方法
吸收系数法	$C=\dfrac{A}{E_{1cm}^{1\%}l}$	在测定条件下，配制试样溶液，在测量波长处测吸光度值,用相同条件下的标准吸收系数值，通过朗伯-比尔定律求出待测物质的浓度。此法要求分光光度计单色器的分辨率要足够高。要注意仪器的校正和检定
对照品比较法	$c_X=\dfrac{A_X}{A_R}c_R$	在相同条件下配制标准溶液(c_R)和试样溶液(c_X),在测定波长处,分别测定吸光度(A_R)与(A_X),根据朗伯-比尔定律,两者吸光度比与浓度比值相等,由此求出试样被测组分浓度。此法要求在测定过程中,测定条件与仪器的工作状态要固定。在测定浓度范围内,吸光度与浓度成一条过原点的直线或近似过原点的直线关系;未知试样组分浓度与标准溶液浓度相近

续表

方法	计算公式	具体方法
标准曲线法 （工作曲线法； 校正曲线法）	$A = ac + b$	在相同条件下配制试样溶液和一系列不同浓度的标准溶液,在测量波长下测其吸光度,根据标准溶液浓度与吸光度求回归方程或以标准溶液浓度为横坐标,吸光度为纵坐标,描绘 $A\text{-}c$ 关系图。把试样吸光度带入回归方程或从 $A\text{-}c$ 关系图求出试样被测组分的浓度。此法要求在测量过程中,测定条件与仪器的工作状态要固定。在测定浓度范围内,吸光度与浓度成直线或近似直线的关系

【注意事项】

有机化合物分子结构中如含有共轭体系、芳香环等发色基团,均可在紫外区（200～400nm）或可见光区（400～760nm）产生吸收。很多药物在可见光区本身并没有吸收,但在一定条件下加入显色试剂或经过处理显色后,能对可见光产生吸收。

【课堂讨论】

讨论用紫外-可见分光光度法测定药物主要组分含量测定的一般过程。

【做案例】

做案例一　对乙酰氨基酚的含量测定

取对乙酰氨基酚约 40mg,精密称定,置 250ml 量瓶中,加 0.4％氢氧化钠溶液 50ml 溶解后,加水至刻度,摇匀,精密量取 5ml,置 100ml 量瓶中,加 0.4％氢氧化钠溶液 10ml,加水至刻度,摇匀,照紫外-可见分光光度法（附录ⅣA）,在 257nm 的波长处测定吸光度,按 $C_8H_9NO_2$ 的吸收系数（$E_{1cm}^{1\%}$）为 715 计算,

解析：本法为吸收系数法（原料药）。

实验准备：按要求配制测定用的供试品溶液及空白溶液。

测定方法：按测定方法测定供试品溶液的吸光度（A）,计算。

计算：在《中华人民共和国药典》（2015 年版）中,原料药的含量要求通常以百分含量表示,所以其计算公式为：

$$含量(\%) = \frac{c_X \times D}{w} \times 100\%$$

式中,c_X 为用于测定吸光度溶液的浓度,在吸收系数法中 $c_X = \dfrac{A}{E_{1cm}^{1\%} \times l \times 100}$ （g/ml）; w 为供试品称取的质量,g; D 为 w 重样品稀释到浓 c_X 溶液的稀释体积,ml。

所以：吸收系数法原料药的计算公式为：

$$含量(\%) = \frac{\dfrac{A}{E_{1cm}^{1\%} \times l \times 100} \times D}{w} \times 100\% = \frac{A \times D}{E_{1cm}^{1\%} \times l \times w \times 100} \times 100\%$$

本案例计算公式为：

$$含量(\%) = \frac{A \times D}{E_{1cm}^{1\%} \times l \times w \times 100} \times 100\% = \frac{A \times 250 \times \dfrac{100}{5}}{715 \times 1 \times 100 \times w} \times 100\%$$

做案例二　奥沙西泮的含量测定

取奥沙西泮约 15mg,精密称定,置 200ml 容量瓶中,加乙醇 150ml,置温水浴中加热,并时时振摇,使奥沙西泮溶解后,放冷。用乙醇稀释至刻度,摇匀,精密量取 5ml,置 100ml

量瓶中，用乙醇稀释至刻度，摇匀，按照紫外-可见分光光度法（附录ⅣA），在229nm 的波长处测定吸光度；另取奥沙西泮对照品约15mg，精密称定，同法测定；计算，即得。

解析：本法为对照品比较法。

实验准备：按要求配制测定用的供试品溶液、空白溶液及对照品溶液；

测定方法：按测定方法测定供试品溶液及对照品溶液的吸光度（A_X 及 A_R），计算。

计算：

$$含量(\%)=\frac{c_X \times D}{w} \times 100\%$$

式中，c_X 为用于测定吸光度溶液的浓度，在比较法中 $c_X=\dfrac{A_X \times c_R}{A_R}$（单位同 c_R）；c_R 为对照液的浓度，g/ml；其他符号意义同前。

所以：对照品比较法原料药的计算公式为：

$$含量(\%)=\frac{\dfrac{A_X \times c_R}{A_R} \times D}{w} \times 100\%=\frac{A_X \times c_R \times D}{A_R \times w} \times 100\%$$

本案例计算公式为：

$$含量(\%)=\frac{A_X \times c_R \times D}{A_R \times w} \times 100\%=\frac{A_X \times c_R \times 200 \times \dfrac{100}{5}}{A_R \times w} \times 100\%$$

做案例三 贝诺酯片的含量测定

取本品 10 片，精密称定，研细，精密称取适量（约相当于贝诺酯15mg），置100ml 容量瓶中，加无水乙醇适量，振摇，微温，使贝诺酯溶解后，放冷。加无水乙醇稀释至刻度，摇匀，滤过，精密量取续滤液 5ml，置100ml 容量瓶中，加无水乙醇稀释至刻度，摇匀，按照紫外-可见分光光度法（附录ⅣA），在240nm 的波长处测定吸光度，按 $C_{17}H_{15}NO_5$ 的吸收系数为745计算，即得。

解析：本法为吸收系数法（片剂）。

实验准备：按要求配制测定用的供试品溶液、空白溶液。

测定方法：按测定方法测定供试品溶液剂的吸光度（A），计算。

计算：

在药物分析中，制剂（片剂、注射剂、胶囊剂等）含量是用药物占标示量的百分含量表示。即：

$$占标示量(\%)=\frac{单位制剂实测的药物量}{标示量} \times 100\%$$

制剂含量计算公式		备注
片剂	$占标示量(\%)=\dfrac{每片实测的药物量}{标示量} \times 100\%=\dfrac{供试品中测得量 \times 平均片重}{供试品取样量 \times 标示量} \times 100\%$	稍改变则适用于胶囊制剂
注射剂	$占标示量(\%)=\dfrac{每支实测的药物量}{标示量} \times 100\%=\dfrac{供试品中测得量 \times 每支容量(ml)}{供试品取样体积(ml) \times 标示量} \times 100\%$	稍改变则适用于液体制剂

紫外-可见分光光度法用于制剂含量分析时的计算公式		备注
片剂	$占标示量(\%)=\dfrac{c_X \times D \times 平均片重}{供试品重 \times 标示量} \times 100\%$	稍改变则适用于胶囊剂
	$占标示量(\%)=\dfrac{A \times D \times 平均片重}{E_{1cm}^{1\%} \times 100 \times 供试品重 \times 标示量} \times 100\%=\dfrac{A \times D \times \overline{W}}{E_{1cm}^{1\%} \times 100 \times w \times S} \times 100\%$ 式中，$\overline{W}$ 为平均片重；S 为标示量；其他符号同前	吸收系数法

续表

	紫外-可见分光光度法用于制剂含量分析时的计算公式	备注
片剂	$占标示量（\%）=\dfrac{A_X\times c_R\times D\times 平均片重}{A_R\times 供试品重\times 标示量}\times100\%=\dfrac{A_X\times c_R\times D\times\overline{W}}{A_R\times w\times S}\times100\%$	对照品比较法
注射剂	$占标示量（\%）=\dfrac{c_X\times D\times 每支容积（ml）}{取供试品体积（ml）\times 标示量}\times100\%$	稍改变则适用于液体制剂
	$占标示量（\%）=\dfrac{A\times D\times 每支容积}{E_{1cm}^{1\%}\times100\times 供试品体积\times 标示量}\times100\%=\dfrac{A\times D\times\overline{V}}{E_{1cm}^{1\%}\times100\times V\times S}\times100\%$	吸收系数法
	$占标示量（\%）=\dfrac{A_X\times c_R\times D\times 每支容积}{A_R\times 供试品体积\times 标示量}\times100\%=\dfrac{A_X\times c_R\times D\times\overline{V}}{A_R\times V\times S}\times100\%$	对照品比较法

所以本案例计算公式为：$占标示量（\%）=\dfrac{A\times100\times\frac{100}{5}\times\overline{W}}{745\times100\times w\times S}\times100\%$

学习情境二　高效液相色谱法在药品含量测定中的运用

【知识储备】

在《中华人民共和国药典》（2010 年版）中，高效液相色谱法是应用最为广泛的技术，是药物含量测定非常重要的方法之一。

高效液相色谱法测定含量的基本原理是采用高压输液泵将规定的流动相泵入装有填充剂的色谱柱进行分离测定的色谱分析方法。供试品经进样阀注入，由流动相带动通过色谱柱，各成分在柱内被分离后，依次通过检测器，其成分情况转变为其色谱信号情况，并由记录仪、积分仪或计算机记录、显示而作为检验成分的依据。

【高效液相色谱仪】

一、高效液相色谱仪的基本构成

HPLC 系统一般由储液（流动相）瓶、输液泵、进样器、色谱柱、检测器、数据记录及处理装置等组成。其中输液泵、色谱柱、检测器是关键部件。另仪器还可配有梯度洗脱装置、在线脱气装置、自动进样器、预柱或保护柱、柱温控制器等，现代 HPLC 仪几乎都配有微机控制系统，进行自动化仪器控制和数据处理。制备型 HPLC 仪还备有自动馏分收集装置。典型的高效液相色谱仪结构和流程可简单用下列方框图表示（图 3-6-2）。

最早的液相色谱仪有粗糙的高压泵、低效的柱、固定波长的检测器、绘图仪，绘出的峰是通过手工测量计算峰面积。后来的高压泵精度很高并可编程进行梯度洗脱，柱填料从单一品种发展至几百种类型，检测器从单波长至可变波长检测器、可得三维色谱图的二极管阵列检测器、可确证物质结构的质谱检测器。数据处理不再

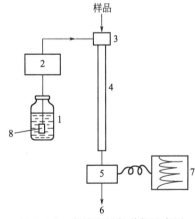

图 3-6-2　高效液相色谱仪示意图
1—流动相贮瓶；2—输液泵；3—进样器；
4—色谱柱；5—检测器；6—废液出口或
至级份收集器；7—记录装置；8—过滤器

用绘图仪，逐渐取而代之的是最简单的积分仪、计算机、工作站及网络处理系统。

目前常见的 HPLC 仪生产厂家国外有 Waters 公司、Agilent 公司（原 HP 公司）、岛津公司等，国内有大连依利特公司、上海分析仪器厂、北京分析仪器厂等。

二、对仪器的一般要求

所用的高效液相色谱仪应定期检定并符合有关规定。

1. 色谱柱

常用的色谱柱填充剂为化学键合硅胶，反相色谱系统使用非极性填充剂，以十八烷基硅烷键合硅胶最为常用，辛基硅烷键合硅胶和其他类型的硅烷键合硅胶（氰基硅烷键合相等）也有使用。正相色谱系统使用极性填充剂，常用的填充剂有硅胶等。

以硅胶为载体的一般键合固定相填充剂适用 pH 值 2~8 的流动相。当 pH 值大于 8 时，可使载体硅胶溶解；当 pH 值小于 2 时，与硅胶相连的化学键合相易水解脱落。当色谱系统中需要使用 pH 值大于 8 的流动相时，应选用耐碱的填充剂，如采用高纯硅胶为载体并具有高表面覆盖度的键合硅胶、包覆聚合物填充剂、有机-无机杂化填充剂或非硅胶填充剂等；当需使用 pH 值小于 2 的流动相时，应选用耐酸的填充剂，如具有大体积侧链能产生空间位阻保护作用的二异丙基或二异丁基取代十八烷基硅烷键合硅胶、有机-无机杂化填充剂等。

2. 检测器

常用的检测器为紫外检测器。其他常见的检测器有二极管阵列检测器（DAD）、荧光检测器、示差折光检测器、蒸发光散射检测器、光化学检测器和质谱检测器等。

3. 流动相

由于 C_{18} 链在水相环境中不易保持伸展状态，故对于十八烷基硅烷键合硅胶为固定相的反相色谱系统，流动相中有机溶剂的比例通常应不低于 5%。否则 C_{18} 链的随即卷曲将导致组分保留值变化，造成色谱系统不稳定。

各品种项下规定的条件除固定相种类、流动相组成、检测器类型不得改变外，其余如色谱柱内径、长度、固定相牌号、载体粒度、流动相流速、混合流动相各组成的比例、柱温、进样量、检测器的灵敏度等，均可适当改变，以适应具体的色谱系统并达到系统适用性试验的要求。但对某些品种，必须用特定牌号的填充剂方能满足分离要求者，可在该品种项下注明。

三、高效液相色谱系统适用性试验

为了保证分析数据及结果的可靠性，也要对高效液相色谱仪的性能进行检定。其检定指标包括一切的相关性能指标（流量精度、检测线、定性、定量重复性等指标）及色谱柱的相关性能指标（理论板数、对称因子、分离度等）。

《中华人民共和国药典》（2010 年版）要求：每次检测前，应对仪器进行适用性试验，应达到规定要求。目的是检查色谱系统在实验条件影响下是否符合要求。

色谱系统适用性试验系指用规定的对照品对色谱系统进行试验，应符合要求。如达不到要求，可以对色谱分离条件做适当的调整。

在各品种项下规定的条件除固定相种类、流动相组成、检测器类型不得改变外，其余如色谱柱的内径、色谱柱的长度、固定相的牌号、载体粒度、流动相流速、混合流动相组成的比例、柱温、进样量、检测器的灵敏度等，均可适当改变，以适应具体的色谱系统并达到色谱系统适用性试验的要求。其中，调整流动相组分比例时，以组分比例较低者（小于或等于 50%）相对改变量不超过 ±30% 且绝对改变量不超过 ±10% 为限，如 30% 相对改变量的数值超过 10% 时，则改变量以 ±10% 为限。对于必须使用特定牌号的填充剂方能满足分离要求的品种，可在该品种项下注明。

色谱系统适用性试验通常包括：理论塔板数、分离度、重复性和拖尾因子四个指标。其中，分离度和重复性是系统适用性试验中更具实用意义的参数。

1. 色谱柱的理论塔板数 (n)

在选定的色谱条件下，注入供试品溶液或各品种项下规定的内标物质溶液，记录色谱图，量出供试品主成分峰或内标物质峰的保留时间 t_R（以分钟或长度计，下同，但应取相同单位）和半高峰宽（$W_{h/2}$），按下式计算色谱柱的理论塔板数。

$$n = 5.54\left(\frac{t_R}{W_{h/2}}\right)^2 \qquad n = 16\left(\frac{t_R}{W_h}\right)^2 \qquad (t_R, W_{h/2} \text{统一单位})$$

如测得 n 低于规定，应改变柱长或载体性能、重填色谱柱等以求达到要求。理论板数反映整个色谱系统的状态、填料状态、管线连接等。其有不同的计算方法，主要是峰宽取值法。通常用半峰宽计算（也可以通过进样量、积分参数调整）。

2. 分离度 (R)

无论是定性鉴别还是定量分析，均要求待测峰与其他峰、内标峰或特定的杂质对照峰之间有较好的分离度。分离度的计算公式为：

$$R = \frac{2(t_{R2} - t_{R1})}{W_1 + W_2}$$

式中，t_{R2} 为相邻两峰中后一峰的保留时间；t_{R1} 为相邻两峰中前一峰的保留时间；W_1 及 W_2 为此相邻两峰的峰宽。

除另有规定外，定量分析时分离度 $R > 1.5$。若达不到要求，要采取相应的办法提高以达到要求。

根据《中国药典》现行版，标准方法实际工作中提高分离度方法之一是增加柱长，但这样会延长保留时间、增加柱压。方法二是调节流动相组成的配比，改变物质的分配比 k（一定条件下，色谱分离达到平衡时，组分在固定相中的质量与流动相中的质量比）来实现。

3. 重复性

（1）外标法　取各品种项下的对照品溶液，连续进样 5 次，除另有规定外，其峰面积测量值的相对标准偏差应不大于 2.0%（RSD≤2.0%）。

（2）内标法　可按各品种校正因子测定项下，配制相当于 80%、100% 和 120% 的对照品溶液，加规定量的内标溶液，配成 3 种不同浓度的溶液，分别至少进样 2 次，计算平均校正因子，其相对标准偏差也应不大于 2.0%（RSD≤2.0%）。若用手动进样器：定量环（满环进样：进样体积至少为 3 倍定量环体积）。自动进样器：准确定量范围。

4. 拖尾因子 (T)

为保证分离效果和测量精度，应检查待测峰的拖尾因子是否符合各品种项下的规定。拖尾因子计算公式为：

$$T = W_{0.05h}/2A$$

式中，$W_{0.05h}$ 为 5% 峰高处的峰宽；A 为峰顶点到峰前沿之间的距离。

除另有规定外，峰高法定量时 T 应在 0.95 ~ 1.05。峰面积法定量时，T 值偏离过大，也会影响小峰的检测和定量的准确度

现在的色谱仪的软件自动化程度高，一般的色谱工作站都可直接给出相关参数值，或经过适当的数据处理给出相应色谱峰的相关参数。

▷【测定方法】

1. 内标法加校正因子法

测定供试品中某个杂质或主要成分含量，按各品种项下的规定，精密称（量）取对照品和内标物质，分别配成溶液，精密量取各溶液，配成校正因子测定用的对照溶液。取一定量注入仪器，记录色谱图。测量对照品和内标物质的峰面积或峰高，按下式计算校正因子：

$$校正因子(f) = \frac{A_R/c_R}{A_R/c_s} = \frac{A_R \times c_s}{A_s \times c_R}$$

式中，A_R 为内标物质的峰面积或峰高；A_s 为待测物质对照品的峰面积或峰高；c_R 为内标物质的浓度；c_s 为待测物质对照品的浓度。

再取各品种项下含有内标物质的供试品溶液，注入仪器，记录色谱图，测量供试品中待测成分（或其杂质）和内标物质的峰面积或峰高，按下式计算供试品的浓度：

$$含量(c_X) = f \times \frac{A_X}{A_s'/c_s'}$$

式中，A_X 为供试品（或其杂质）峰面积或峰高；c_X 为供试品（或其杂质）的浓度；A_s' 为样品中内标物质的峰面积或峰高；c_s' 为样品中内标物质的浓度；f 为校正因子。

当配制校正因子测定用的对照溶液和含有内标物质的供试品溶液，使用等量同一浓度的内标物质溶液时，则配制内标物质溶液不必精密称（量）取，但是加入量应控制一致。

2. 外标法测定供试品中某个杂质或主成分含量

按各品种项下的规定，精密称（量）取对照品和供试品，配制成溶液，分别精密量取一定量，注入仪器，记录色谱图。测量对照品溶液和供试品溶液中待测成分的峰面积（或峰高）。按下式计算含量：

$$含量(c_X) = \frac{c_R \times A_X}{A_R}$$

式中，各符号意义同上。

由于微量注射器不易精确控制进样量，当采用外标法测定供试品中某杂质或主成分含量时，以定量环或自动进样器进样为好。

3. 加校正因子的主成分自身对照法

测定杂质含量时，可采用加校正因子的主成分自身对照法。在建立方法时，按各品种项下的规定，精密称（量）取杂质对照品和待测成分对照品各适量，配制测定杂质校正因子的溶液，进样，记录色谱图，按上述"1"法计算杂质的校正因子，此校正因子可直接载入各品种项下，用于校正杂质的实测峰面积。这些需作校正计算的杂质，通常以主成分为参照采用相对保留时间定位，其数值一并载入各品种项下。

测定杂质含量时，按各品种项下规定的杂质限度，将供试品溶液稀释成与杂质限度相当的溶液作为对照溶液，进样，调节检测灵敏度（以噪声水平可接受为限）或进样量（以柱子不过载为限），使对照溶液的主成分色谱峰的峰高约达满量程的 10%～25% 或其峰面积能准确积分〔通常含量低于 0.5% 的杂质，峰面积的相对标准偏差（RSD）应小于 10%；含量在 0.5%～2% 的杂质，峰面积的 RSD 应小于 5%；含量大于 2% 的杂质，峰面积的 RSD 应小于 2%〕。然后取供试品溶液和对照品溶液适量，分别进样，供试品溶液的记录时间，除另有规定外，应为主成分色谱峰保留时间的 2 倍，测量供试品溶液色谱图上各杂质的峰面积。分别乘以相应的校正因子后与对照溶液主成分的峰面积比较，依法计算各杂质含量。

4. 不加校正因子的主成分自身对照法

若没有杂质对照品，可采用不加校正因子的主成分自身对照法。同上述 3 法配制对照溶液并调节检测灵敏度后，取供试品溶液和对照溶液适量，分别进样，前者的记录时间，除另有规定外，应为主成分色谱峰保留时间的 2 倍，测量供试品溶液色谱图上各杂质的峰面积并与对照溶液主成分峰面积比较，计算杂质含量。

若供试品所含的部分杂质未与溶剂峰完全分离，则按规定先记录供试品溶液的色谱图Ⅰ，再记录等体积纯溶剂的色谱图Ⅱ。色谱图Ⅰ上杂质峰的总面积（包括溶剂峰），减去色谱图Ⅱ上的溶剂峰面积，即为总杂质峰的校正面积，然后依法计算。

5. 面积归一化法

由于锋面积归一化法测定误差大，因此，本法通常只能用于粗略考察供试品中的杂质含量。除另有规定外，一般不宜用于微量杂质的检查。方法是测量各杂质峰的面积和色谱图上除溶剂峰以外的总色谱峰面积，计算各峰面积及其之和占总峰面积的百分率。

【课堂讨论】

讨论用外标法测定药物主要组分含量测定的一般过程。

【做案例】

做案例一　炔雌醇的含量测定

色谱条件与系统适用性试验：用十八烷基硅烷键合硅胶为填充剂；以乙腈-水（70∶30）为流动相；检测波长为240nm。理论板数按炔诺孕酮峰计算不低于2000，炔诺孕酮峰与内标物质峰的分离度应符合要求。

内标溶液的制备：取醋酸甲地孕酮，加乙腈溶解并稀释制成每1ml中约含1mg的溶液，即得。

测定法：取本品约7.5mg，精密称定，置50ml量瓶中，加流动相溶解并稀释至刻度，摇匀；精密量取该溶液与内标溶液各2ml，混合均匀，作为供试品溶液，取20μl注入液相色谱仪，记录色谱图；另取炔诺孕酮对照品，同法测定。按内标法以峰面积计算，即得。[摘至《中国药典》（2015年版，二部689页）]

解析：本法为内标加校正因子法。

实验准备：按要求配制测定用的内标液、测校正因子的对照液及含有内标物质供试品溶液。

测定方法：按测定方法测定用于校正因子测定的对照品溶液及供试品溶液的色谱流出曲线。

计算：

（1）校正因子的计算：按校正因子$(f)=\dfrac{A_R/c_R}{A_S/c_S}$计算内标物醋酸甲地孕酮对炔雌醇的校正因子。

（2）供试品的含量计算：根据含量$(c_x)=f\times\dfrac{A_x}{A_S'/c_S'}$及含量$(\%)=\dfrac{c_x\times D}{w}\times100\%$计算炔雌醇的百分含量：

$$含量(\%)=\frac{c_x\times D}{w}\times100\%=\frac{f\times A_x\times c_S'\times D}{A_S\times w}\times100\%$$

做案例二　法莫替丁片含量测定

色谱条件与系统适用性试验：用十八烷基硅烷键合硅胶为填充剂；以庚烷磺酸钠溶液（取庚烷磺酸钠2.0g，加水900ml溶解后，用冰醋酸调节pH值至3.9，加水至1000ml）-乙腈-甲醇（78∶19∶3）为流动相；检测波长为254nm。理论板数按法莫替丁峰计算不低于1400。法莫替丁与相邻杂质峰的分离度应符合要求。

测定法：取本品20片，精密称定。研细，精密称取适量（约相当于法莫替丁50mg），置50ml容量瓶中，加甲醇适量，振摇使法莫替丁溶解，并用甲醇稀释至刻度，摇匀，滤过，精密量取续滤液5ml，置50ml容量瓶中，用流动相稀释至刻度，摇匀，精密量取20μl注入液相色谱仪，记录色谱图；另取法莫替丁对照品50mg，精密称定，置50ml容量瓶中，加甲醇适量溶解并稀释至刻度，摇匀，精密量取5ml，置50ml容量瓶中，用流动相稀释至刻度。摇匀，同法测定，按外标法以峰面积计算，即得。

解析：本法为外标法。

实验准备：按要求配制测定用的供试品溶液、对照品溶液。

测定方法：按测定方法测定供试品溶液及对照品溶液的色谱流出曲线，计算；

计算：占标示含量(%)$=\dfrac{c_X \times D \times \overline{W}}{w \times 标示量} \times 100\%$

$$c_X = \dfrac{A_X \times c_R}{A_R}（单位同 c_R）$$

c_R 为用于测定 A_R 的对照液的浓度，g/ml；其他符号意义同前。

所以：本案例的计算公式为：

$$占标示含量(\%)=\dfrac{\dfrac{A_X \times c_R}{A_R} \times D \times \overline{W}}{w \times 标示量} \times 100\% = \dfrac{A_X \times c_R \times 50 \times \dfrac{50}{5} \times \overline{W}}{A_R \times w \times 标示量} \times 100\%$$

高效液相色谱法用于含量的测定方法，内标法正逐渐减少，越来越多的含量测定方法采用外标法的一点法及标准曲线法。

学习情境三　气相色谱法在药品含量测定中的运用

【知识储备】

一、基本原理

气相色谱法系采用气体为流动相（载气）流经装有填充剂的色谱柱进行分离测定的色谱方法。物质或其衍生物汽化后，被载气带入色谱柱进行分离，各组分先后进入检测器。用记录仪、积分仪或数据处理系统记录色谱信号。

二、应用

气相色谱在《中华人民共和国药典》现行版中主要用于溶剂残留量的检查、乙醇测定、挥发性杂质检查、维生素 E 及其制剂的含量测定。

【气相色谱仪】

一、气相色谱仪的基本构成

所用的仪器为气相色谱仪，不同厂家生产的色谱仪种类和型号都不相同，但是都由气路系统（图 3-6-3 中 1～7）、进样系统、分离系统、检测系统、数据处理及记录系统和温控系统六部分组成。其结构示意图如图 3-6-3 所示。基本工作流程为：气体通过压力调节器的减压输出，从载气瓶（或气体发生器）中流出，通过净化器去除载气中的氧气、水蒸气以及一些烃类气体等杂质，进入气化室（样品室），载带待测物进入色谱柱、检测器，最后进入空气中，样品随载气在色谱柱中不断进行吸附解吸附的过程，不同性质的化合物与固定相的吸附解吸附的能力不同，先后流出色谱柱进入检测器，电脑记录不同大小、不同位置的色谱峰，从而达到分离、分析的目的。

二、对仪器的一般要求

1. 载气源

气相色谱法的流动相为气体，称为载气。氦气、氮气和氢气可用作载气，可由高压钢瓶

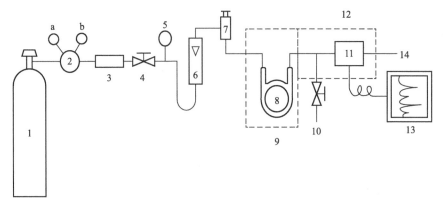

图 3-6-3　气相色谱仪示意图

1—载气瓶；2—压力调节器；(a—瓶压；b—输出压力)；3—净化器；4—稳压阀；5—柱前压力表；
6—转子流量计；7—进样器；8—色谱柱；9—色谱柱恒温箱；10—馏分收集口；11—检测器；
12—检测器恒温箱；13—记录及显示器；14—尾气出口

或高纯度气体发生器提供，经过适当的减压装置，以一定的流速经过进样器和色谱柱，根据供试品的性质和检测器种类选择载气，除另有规定外，常用载气为氮气。

2. 进样部分

进样方式一般可采用溶液直接进样或顶空进样。

溶液直接进样采用微量注射器、微量进样阀或有分流装置的汽化室进样。采用溶液直接进样时，进样口温度应高于柱温 30～50℃，进样量一般不超过数微升，柱径越细，进样量应越少，采用毛细管柱时，一般应分流以免过载。

顶空进样适用于固体和液体供试品中挥发性组分的分离和测定。将固态或液态的供试品制成供试液后，置于密闭小瓶中，在恒温控制的加热室中加热至供试品中挥发性组分在非气态和气态达至平衡后，由进样器自动吸取一定体积的顶空气注入色谱柱中。

3. 色谱柱

色谱柱为填充柱或毛细管柱。填充柱的材质为不锈钢或玻璃。内径为 2～4mm，柱长为 2～4m，内装吸附剂、高分子多孔小球或涂渍固定液的载体。粒径为 0.18～0.25mm、0.15～0.18mm 或 0.125～0.15mm。常用载体为经酸洗并硅烷化处理的硅藻或高分子多孔小球，常用固定液有甲基聚硅氧烷、聚乙二醇等。毛细管柱的材质为玻璃或石英，内壁或载体经涂渍或交联固定液，内径一般为 0.25mm、0.32mm 或 0.53mm，柱长 5～60m，固定液膜厚 0.1～5.0μm。

新填充柱和毛细管柱在使用前需老化以除去残留溶剂及低分子量的聚合物，色谱柱如长期未用，使用前应老化处理，使基线稳定。

4. 柱温箱

由于柱温箱温度的波动会影响色谱分析结果的重现性，因此柱温箱控温精度应在 ±1℃，且温度波动小于每小时 0.1℃。温度控制系统分为恒温和程序升温两种。

5. 检测器

适合气相色谱法的检测器有火焰离子化检测器（FID）、热导检测器（TCD）、氮磷检测器（NPD）、火焰光度检测器（FPD）、电子捕获检测器（ECD）、质谱检测器（MS）等。除另有规定外，一般用火焰离子化检测器，用氢气作为燃气，空气作为助燃气。在使用火焰离子化检测器时，检测器温度一般应高于柱温，并不得低于 150℃，以免水汽凝结，通常为 250～350℃。

6. 数据处理系统

分为记录仪、积分仪以及计算机工作站等。各品种项下规定的色谱条件，除检测器种类、固定液品种及特殊指定的色谱柱材料不得改变外，其余如色谱柱内径、长度、载体牌号、粒度、固定液涂布浓度、载气流速、柱温、进样量、检测器的灵敏度等均可适当改变，以适应具体品种并符合系统适用性试验的要求。一般色谱图约于 30min 内记录完毕。

三、系统适用性试验

除另有规定外，应照"高效液相色谱法"项下的规定。

▶【测定方法】

1. 内标法加校正因子测定供试品中某个杂质或主成分含量。
2. 外标法测定供试品中某个杂质或主成分含量。
3. 面积归一化法。
4. 标准溶液加入法测定供试品中某个杂质或主成分含量

精密称（量）取某个杂质或待测成分对照品适量，配制成适当浓度的对照品溶液，取一定量，精密加入到供试品溶液中，根据外标法或内标法测定杂质或主成分含量，再扣除加入的对照品溶液含量，即得供试液溶液中某个杂质和主成分含量。

也可按下述公式进行计算。加入对照品溶液前后校正因子应相同，即：

$$\frac{A_{is}}{A_X}=\frac{c_X+\Delta c_X}{c_X}$$

则待测组分的浓度 c_X 可通过如下公式进行计算：

$$c_X=\frac{\Delta c_X}{(A_{is}/A_X)-1}$$

式中，c_X 为供试品中组分 X 的浓度；A_X 为供试品中组分 X 的色谱峰面积；Δc_X 为所加入的已知浓度的待测组分对照品的浓度；A_{is} 为加入对照品后组分 X 的色谱峰面积。

气相色谱法定量分析采用手工进样时，由于留针时间和室温等对进样量的影响，使进样量不易精确控制，故最好采用内标法定量；而采用自动进样器时，由于进样重复性的提高，在保证进样误差的前提下，也可采用外标法定量。当采用顶空进样技术时，由于供试品和对照品处于不完全相同的基质中，故可采用标准溶液加入法以消除基质效应的影响；当标准溶液加入法与其他定量法结果不一致时，应以标准溶液加入法结果为准。

▶【做案例】

各种制剂中乙醇的含量测定

色谱条件与系统适用性试验：用直径为 0.18～0.25nm 的二乙烯苯-乙基乙烯苯型高分子多孔小球作为载体，柱温为 120～150℃；另精密量取无水乙醇 4ml、5ml、6ml，分别精密加入正丙醇（作为内标物质）5ml，加水稀释成 100ml，混匀（必要时可进一步稀释），按照气相色谱法测定。用正丙醇计算的理论板数应大于 700；乙醇和正丙醇两峰的分离度应大于 2；3 份溶液各进样 5 次，所得 15 个校正因子的相对标准偏差不得大于 2.0%。

测定法：精密量取恒温至 20℃的供试品适量（相当于乙醇约 5ml）和正丙醇 5ml，加水稀释成 100ml，混匀，作为供试品溶液。另精密量取恒温至 20℃的无水乙醇和正丙醇各 5ml，加水稀释成 100ml，混匀，作为对照品溶液。上述两溶液必要时可进一步稀释。取对照品溶液和供试品溶液各适量，在上述色谱条件下，分别连续进样 3 次，按内标法依峰面积计算供试品的乙醇含量，取 3 次计算的平均值作为结果。

解析：本法为内标加校正因子法。

实验准备：按要求配制测定校正因子的 3 种对照液及含有内标物质的供试品溶液。

测定方法：按测定方法测定用于校正因子测定的对照品溶液，计算。

（1）校正因子的计算：按校正因子$(f)=\dfrac{A_R/c_R}{A_s/c_s}$计算内标物正丙醇对乙醇的校正因子，按测定法测定供试品溶液的色谱流出曲线。

（2）供试品的含量计算：根据含量$(c_X)=f\times\dfrac{A_X}{A_s'/c_s'}$及含量$(\%)=\dfrac{c_X\times D}{w}\times100\%$计算乙醇的百分含量。

▶【提高案例】

维生素 E 含量测定

[含量测定]　按照气相色谱法（附录ⅥE）测定。

色谱条件与系统适用性试验　以硅酮（OV-17）为固定相，涂布浓度为 2％的填充柱，或以 HP-1 毛细管柱（100％二甲基聚硅氧烷）为分析柱；柱温为 265 ℃。理论板数按维生素 E 峰计算应不低于 500（填充柱）或 5000（毛细管柱），维生素 E 峰与内标物质峰的分离度应符合要求。

校正因子测定　取正三十二烷适量，加正己烷溶解并稀释成每 1ml 中含 1.0mg 的溶液，摇匀，作为内标溶液。另取维生素 E 对照品约 20mg，精密称定，置棕色具塞锥形瓶中，精密加入内标溶液 10ml，密塞，振摇使溶解；取 1～3μl 注入气相色谱仪，计算校正因子。

测定法　取本品约 20mg，精密称定，置棕色具塞锥形瓶中，精密加入内标溶液 10ml，密塞，振摇使溶解；取 1～3μl 注入气相色谱仪，测定，计算，即得。

问题：（1）此法为何种仪器分析法？为哪种具体测定方法？

（2）简述测定的工作过程。

（3）列出本法所需的相关计算公式。

▶【归纳】

常用的仪器分析定量方法

方法	仪器要求	具体测定方法
紫外-可见分光光度法	仪器检定:检测波长准确度;吸收值准确度;杂散光	吸收系数法
		对照品比较法
高效液相色谱法	系统适用性试验:理论板数、重复性、分离度、拖尾因子等	外标法
		内标加校正因子法
		加校正因子的主成分自身对照法
		不加校正因子的主成分自身对照法
		面积归一化法
气相色谱法		测定方法同上

▶【目标检测】

一、不定项选择题（每题备选答案中至少只有一个正确答案）

1. 紫外-可见分光光度计常用的光源（　　　）

A. 氘灯　　　　　　B. 钨灯　　　　　　C. 卤钨灯　　　　　　D. Nernst 灯

2. 用紫外-可见分光光度法测定物质含量时，不同物质测定溶液的浓度不同，其依据为（　　　）

A. 测得的吸光度应大于 1.0　　　　　　B. 测得的吸光度应大于 0.1

C. 测得的吸光度应在 0.3~0.7 范围内　　D. 没有要求，浓度任意定

3. 物质的吸收系数与下列哪些因素有关（　　　）

A. 物质的浓度　　　　B. 液层的厚度　　　　C. 光强　　　　D. 波长

4. 待测液浓度稀释后，吸收值、最大吸收波长及吸收系数变化为（　　　）

A. 降低、不变、降低　　　　　　　　　B. 降低、不变、不变

C. 降低、红移、降低　　　　　　　　　D. 降低、红移、不变

5. 《中华人民共和国药典》现行版 HPLC 法采用最多的检测为（　　　）

A. 紫外检测器　　　B. 热导检测器　　　C. 增发光散射检测器　D. 质谱检测器

6. 紫外-可见分光光度法应用于药物含量测定法包括（　　　）

A. 吸收系数法　　　B. 对照品比较法　　　C. 内标法　　　　D. 外标法

7. 用于校正紫外-可见分光光度计波长的有（　　　）

A. 钨灯　　　　　B. 狄玻璃　　　　　C. 氘灯　　　　　D. 汞灯

8. 《中华人民共和国药典》现行版规定 GC 和 HPLC 法的系统适用性试验内容包括（　　　）

A. 分离度　　　　　　　　　　　　　　B. 拖尾因子

C. 重复性　　　　　　　　　　　　　　D. 待测组分的理论板数

9. 《中华人民共和国药典》现行版规定吸光度测定时要求（　　　）

A. 符合要求的溶剂　　　　　　　　　　B. 空白试剂

C. 合适供试品溶液的浓度　　　　　　　D. 准确的波长

10. 气相色谱的进样方式有（　　　）

A. 微量注射器进样　　B. 溶液直接进样　　C. 顶空进样　　　　D. 气体进样

二、简答题

1. 简述紫外-可见分光光度计的校正要求及方法。

2. 简述色谱系统适用性试验方法及要求。

三、综合题

1. 维生素 B_{12} 注射液含量测定

[含量测定] 精密量取维生素 B_{12} 注射液适量，配制成每 1ml 含有维生素 B_{12} 25μg 水溶液。用紫外-可见分光光度法，在其最大吸收波长 361nm 处测定吸收值，按维生素 B_{12}（$C_{63}H_{88}CoN_{14}O_{14}P$）的吸收系数（$E_{1cm}^{1\%}$）为 207，计算。

问题：（1）此法为何种仪器分析法？为哪种具体测定方法？

（2）简述测定的工作过程。

（3）列出本法所需的相关计算公式。

2. 注射用硫喷妥钠含量测定

[含量测定] 取装量差异项下的内容物，混合均匀，精密称取适量（约相当于硫喷妥钠0.25g），置 500ml 量瓶中，加水使硫喷妥钠溶解并稀释至刻度，摇匀，精密量取适量，用0.4%氢氧化钠溶液定量稀释制成每 1ml 中约含 5μg 的溶液，照紫外-可见分光光度法（附录ⅣA），在 304nm 的波长处测定吸光度；另取硫喷妥对照品适量，精密称定，加 0.4%氢氧化钠溶液溶解并定量稀释制成每 1ml 中约含 5μg 的溶液，同法测定。根据每支的平均装量计算。每 1mg 硫喷妥相当于 1.091mg 的 $C_{11}H_{17}N_2NaO_2S$。

问题：（1）此法为何种仪器分析法？为哪种具体测定方法？

（2）简述测定的工作过程。

（3）列出本法所需的相关计算公式。

3. 头孢氨苄原料药的含量测定

[含量测定] 照高效液相色谱法（附录ⅤD）测定。

色谱条件与系统适用性试验　用十八烷基硅烷键合硅胶为填充剂；以水-甲醇-3.86%醋酸钠溶液-4%醋酸溶液（742：240：15：3）为流动相；检测波长为254nm；理论板数按头孢氨苄峰计算不低于1500。

测定法　取本品约50mg，精密称定，置50ml量瓶中，加流动相溶解并稀释至刻度，摇匀，精密量取10ml，置50ml量瓶中，用流动相稀释至刻度，摇匀，取10μl注入液相色谱仪，记录色谱图；另取头孢氨苄对照品适量，同法测定。按外标法以峰面积计算供试品中$C_{16}H_{17}N_3O_4S$的含量。

问题：（1）此法为何种仪器分析法？为哪种具体测定方法？

（2）简述测定的工作过程。

（3）列出本法所需的相关计算公式。

模块四 药物检验综合实例

学习情境一 原料药全检

▶【学习目标】

1. 知识目标
   （1）掌握巴比妥类药物——苯巴比妥的结构与质量检验方法间的关系；
   （2）掌握芳酸类药物——阿司匹林的结构与质量检验方法间的关系；
   （3）掌握芳胺类药物——对乙酰氨基酚的结构与质量检验方法间的关系；
   （4）熟悉巴比妥类药物的其他检验方法；
   （5）熟悉盐酸普鲁卡因的检验方法。
2. 技能目标
   （1）能够根据各巴比妥类药物的结构差别对其进行区别；
   （2）能够分析阿司匹林结构与检验方法间的关系；
   （3）能够分析对乙酰氨基酚结构与检验方法间的关系。

▶【背景知识】

化学原料药

化学原料药是指用于药品制造中的任何一种物质或物质的混合物，并在用于制药时，成为药品的一种活性成分。它在疾病的诊断、治疗、症状缓解、处理或疾病的预防中有药理活性或其他直接作用，或者能影响机体的功能或结构。

原料药一般可以化学合成、从植物中提取或者用生物技术制备得到，可以是粉末、结晶或浸膏等，但患者无法直接服用。原料药根据来源分为天然化学药和化学合成药。天然化学药又可分为植物化学药与生物化学药。化学合成药可分为无机合成药和有机合成药。因为有机合成药占原料药的比例最大，而且有机合成药主要是由有机化工原料经一系列有机化学反应制备的药物，所以我们通常将其称为化学原料药，它是化学制药工业的主要支柱。原料药主要用于生产各类制剂，是制剂中的有效成分。原料药质量好坏决定制剂质量的好坏，因此世界各国对于广泛应用的原料药均制订了严格的国家药典标准和质量控制方法。

▶【学案例一】

苯巴比妥检验操作规程

部门：	题目:苯巴比妥检验操作规程		共　　　页
编号：	新订：	替代：	起草：
部门审阅：	QA审阅：	批准：	执行日期：
变更记录：			变更原因及目的：
修订号：　　　批准日期：　　　执行日期：			

1. 性状

（1）性状　取本品适量，置载玻片上，目视观察应为白色有光泽的结晶性粉末。

（2）溶解度　本品在乙醇或乙醚溶解，在三氯甲烷中略溶，在水中极微溶解；在氢氧化钠或碳酸钠溶液中溶解。

（3）熔点　本品的熔点为 174.5～178℃。

2. 鉴别

（1）取本品约 10mg，加硫酸 2 滴与亚硝酸钠约 5mg，混合，即显橙黄色，随即转橙红色。

（2）取本品约 50mg，置试管中，加甲醛试液 1ml，加热煮沸，冷却，沿管壁缓缓加硫酸 0.5ml，使成两液层，置水浴中加热，接界面显玫瑰红色。

（3）本品显丙二酰脲的鉴别反应。

（4）本品的红外光吸收图谱应与对照的图谱（光谱集 209 图）一致。

3. 检查

（1）酸度　取本品 0.20g，加水 10ml，煮沸搅拌 1min，放冷，滤过，取滤液 5ml，加甲基橙指示液 1 滴，不得显红色。

（2）乙醇溶液的澄清度　取本品 1.0g，加乙醇 5ml，加热回流 3min，溶液应澄清。

（3）有关物质　取本品，加流动相溶解并稀释制成每 1ml 中含 1mg 的溶液，作为供试品溶液；精密量取 1ml，置 200ml 量瓶中，用流动相稀释至刻度，摇匀，作为对照溶液；照高效液相色谱法试验，用辛烷基硅烷键合硅胶为填充剂；以乙腈-水（25∶75）为流动相，检测波长为 220nm；理论板数按苯巴比妥峰计算不得低于 2500，苯巴比妥峰与相邻杂质峰的分离度应符合要求。取对照溶液 5μl 注入液相色谱仪，调节检测灵敏度，使主成分色谱峰的峰高约为满量程的 15%；精密量取供试溶液与对照溶液各 5μl，分别注入液相色谱仪，记录色谱图至主成分峰保留时间的 3 倍，供试品溶液色谱图中如有杂质峰，单个杂质峰面积不得大于对照溶液主峰面积（0.5%），各杂质峰面积的和不得大于对照溶液主峰面积的 2 倍（1.0%）。

（4）中性或碱性物质　取本品 1.0g，置分液漏斗中，加氢氧化钠试液 10ml 溶解后，加水 5ml 与乙醚 25ml，振摇 1min，分取醚层，用水振摇洗涤 3 次，每次 5ml，取醚液经干燥滤纸滤过，滤液置 105℃ 恒重的蒸发皿中，蒸干，在 105℃ 干燥 1h，遗留残渣不得超过 3mg。

（5）干燥失重　取本品，在 105℃ 干燥至恒重，减失重量不得过 1.0%。

① 仪器与用具　烘箱、恒温减压干燥箱、扁形称量瓶、干燥器、减压干燥器、真空泵。

② 操作方法

a. 称取供试品　取供试品，混合均匀（如为较大的结晶，应先迅速捣碎使成 2mm 以下的小粒）。分取约 1g，置 105℃ 干燥至恒重的扁形称量瓶中（供试品平铺厚度不可超过 5mm，如为疏松物质，厚度不可超过 10mm），精密称定。

b. 干燥　在105℃干燥至恒重。干燥时，应将瓶盖取下，置称量瓶旁，或将瓶盖半开。取出时须将称量瓶盖好。

c. 称重　用干燥器干燥的供试品，干燥后取出即可称定重量。置烘箱或恒温减压干燥箱内干燥的供试品，应在干燥后取出置干燥器中放冷至室温（一般需 30~60min），再称定重量。

d. 恒重　称定后的供试品按（b~c）操作，直至恒重。

③ 记录与计算

a. 记录

记录干燥时的温度、压力、干燥剂的种类，干燥和放冷至室温的时间，称量及恒重数据，计算和结果（如做平行试验两份者，取其平均值）等。

b. 计算

$$干燥失重 = \frac{W_1 + W_2 - W_3}{W_1} \times 100\%$$

式中　W_1——供试品的质量，g；

W_2——称量瓶恒重的质量，g；

W_3——（称量瓶＋供试品）恒重的质量，g。

（6）炽灼残渣　不得过 0.1%。

① 仪器与用具　高温炉、坩埚、坩埚钳、通风柜。

② 试药与试液　硫酸分析纯。

③ 操作方法

a. 空坩埚恒重　取坩埚置于高温炉内，将盖子斜盖在坩埚上，经 700~800℃炽灼约30min，取出坩埚，稍冷片刻，移置干燥器内并盖上盖子，放冷至室温（一般约需 60min），精密称定坩埚重量。再在上述条件下炽灼约 30min，取出，置干燥器内，放冷，直至恒重，备用。

b. 称取供试品　取供试品 1.0g，置已炽灼至恒重的坩埚内，精密称定。

c. 炭化　将盛有供试品的坩埚斜置电炉上缓缓灼烧（避免供试品骤然膨胀而逸出），炽灼至供试品全部炭化呈黑色，并不冒浓烟，放冷至室温。"炭化"操作应在通风柜内进行。

d. 灰化　滴加硫酸 0.5~1.0ml，使炭化物全部湿润，继续在电炉上加热至硫酸蒸气除尽，白烟完全消失（以上操作应在通风柜内进行），将坩埚移置高温炉内，盖子斜盖在坩埚上，在 700~800℃炽灼约 60min，使供试品完全灰化。

e. 恒重　按操作方法"a"自"取出坩埚稍冷片刻"起，依法操作，直至恒重。

④ 记录与计算

a. 记录　记录炽灼的温度、时间、供试品的称量，残渣及坩埚的恒重数据，计算和结果等。

b. 计算

$$炽灼残渣(\%) = \frac{残渣及坩埚重 - 空坩埚重}{供试品重量} \times 100\%$$

4. 含量测定

（1）仪器　分析天平、酸式滴定管、电位滴定仪、量筒、锥形瓶。

（2）试剂　硝酸银滴定液（0.1mol/L）、新制 3%无水碳酸钠溶液、甲醇。

（3）操作方法

① 取本品约 0.2g，精密称定。

② 加甲醇 40ml 溶解后，再加新制的 3%无水碳酸钠溶液 15ml。

③ 照电位滴定法用硝酸银滴定液（0.1mol/L）滴定。

（4）计算：

$$V_0 = V + \frac{a}{a+b} \times \Delta V$$

式中　V_0——终点时的滴定液体积；

　　　a——曲线过零前的二级微商绝对值；

　　　b——曲线过零后的二级微商绝对值；

　　　V——a 点对应的滴定液体积；

　　　ΔV——由 a 点至 b 点所滴加的滴定液体积。

$$苯巴比妥（\%） = \frac{F \times V_0 \times 23.22}{W \times (1-水分\%) \times 1000} \times 100\%$$

（5）结果判断　按百分含量计算，本品含苯巴比妥应不少于 98.5%。

【知识储备一】

苯巴比妥具有镇静、催眠的作用，用于治疗神经过度兴奋引起的失眠症，能引起安稳的睡眠。

（一）结构与性状

1. 结构

苯巴比妥属于巴比妥类药物。巴比妥类药物是丙二酰脲（巴比妥酸）的衍生物，其基本结构通式为：

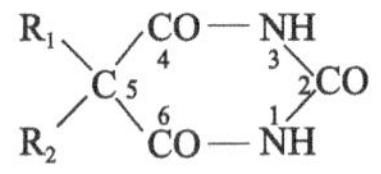

5 位取代基 R_1 和 R_2 不同，可形成不同的巴比妥类药物。苯巴比妥的化学结构中 5，5 位由乙基和苯环取代，其结构为：

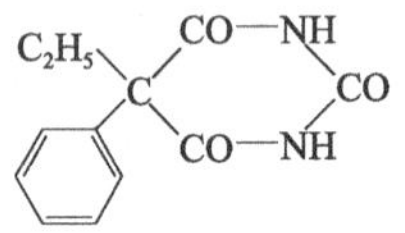

2. 性状

（1）外观　本品为白色有光泽的结晶性粉末；无臭，味微苦；饱和水溶液显酸性反应。

（2）溶解性　本品在乙醇或乙醚溶解，在氯仿中略溶，在水中极微溶解；在氢氧化钠或碳酸钠溶液中溶解。

（3）熔点　本品的熔点为 174.5～178℃。

（二）鉴别

1. 与硫酸-亚硝酸钠的反应

（1）原理　苯巴比妥具有苯环，与硫酸-亚硝酸钠作用，在苯环上发生亚硝基化反应，生成橙黄色产物，并随即转变为橙红色。《中华人民共和国药典》（2015 年版）利用此法区别苯巴比妥和其他不含苯环取代基的巴比妥类药物。

（2）操作方法　取本品约 10mg，加硫酸 2 滴与亚硝酸钠约 5mg，混合，即显橙黄色，随即转橙红色。

2. 与甲醛-硫酸的反应

（1）原理　苯巴比妥具有芳环，与甲醛-硫酸反应，生成玫瑰红色产物。《中华人民共和国药典》（2010 年版）收载此法用于区别苯巴比妥和其他巴比妥类药物。

（2）操作方法　取本品约 50mg，置试管中，加甲醛试液 1ml，加热煮沸，冷却，沿管壁缓缓加入硫酸 0.5ml，使成两液层，置水浴中加热，接界面显玫瑰红色。

3. 丙二酰脲类反应

丙二酰脲类的鉴别反应包括银盐反应和铜盐反应，是巴比妥类药物母核的反应，因而是本类药物共有的反应。

巴比妥类药物的分子结构中含有丙二酰脲（—CONHCONHCO—）或酰亚胺基团，在合适的 pH 值溶液中，可与某些重金属离子，如 Ag^+、Cu^{2+}、Co^{2+}、Hg^{2+} 等反应呈色或生成有色沉淀。

（1）与银盐的反应　在碳酸钠溶液中，巴比妥类药物生成钠盐而溶解，再与硝酸银试液反应，先生成可溶性的一银盐，加入过量的硝酸银溶液，则生成难溶性的二银盐白色沉淀。

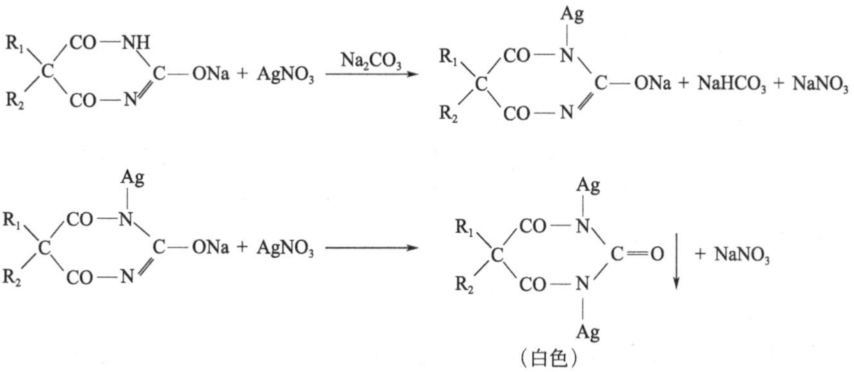

操作方法：取供试品约 0.1g，加碳酸钠试液（一水合碳酸钠 12.5g 或无水碳酸钠 10.5g，加水溶液成 100ml，即得）1ml 与水 10ml，振摇 2min，滤过，滤液中逐滴加入硝酸银试液，即生成白色沉淀，振摇，沉淀即溶解；继续滴加过量的硝酸银试液，沉淀不再溶解。

（2）与铜盐的反应

原理：巴比妥类药物在吡啶溶液中生成烯醇式互变异构体，与铜离子吡啶溶液反应，生成稳定的配位化合物。在此反应中，巴比妥类药物呈紫色或生成紫色沉淀；含硫巴比妥类药物则生成绿色沉淀。此反应可用于本类药物的鉴别，同时也可以用来区别巴比妥类药物和硫代巴比妥类药物。

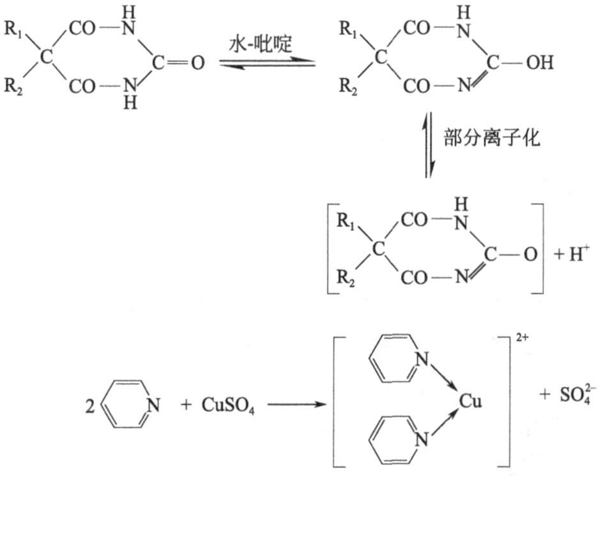

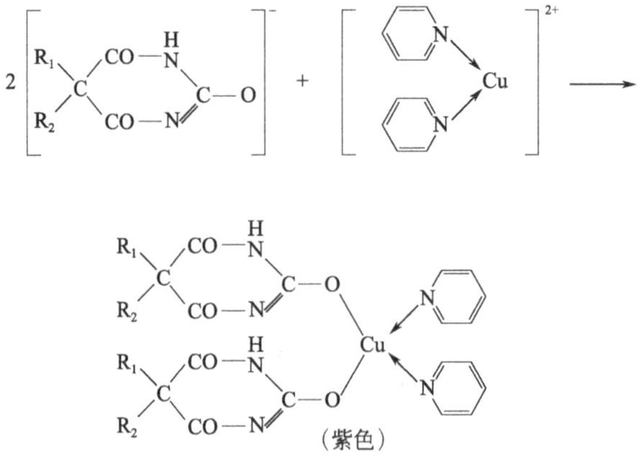

操作方法：取供试品约 50mg，加吡啶溶液（1→10）5ml，溶解后加铜吡啶试液 1ml，即呈紫色或生成紫色沉淀。

4. 红外吸收光谱

红外吸收光谱具有特征性强、专属性好的特点，特别适用于化学结构比较复杂、化学结构相互之间差别较小的药物的鉴别与区别。因此，《中华人民共和国药典》（2015 年版）二部采用红外吸收光谱法鉴别苯巴比妥。苯巴比妥的红外光吸收图谱应与对照的图谱（光谱集 227 图）一致。

（三）特殊杂质检查

苯巴比妥中的特殊杂质主要是合成中产生的中间体（Ⅰ）和（Ⅱ）以及副产物，常通过检查酸度、乙醇溶液的澄清度和中性或碱性物质来加以控制。苯巴比妥的合成工艺如下。

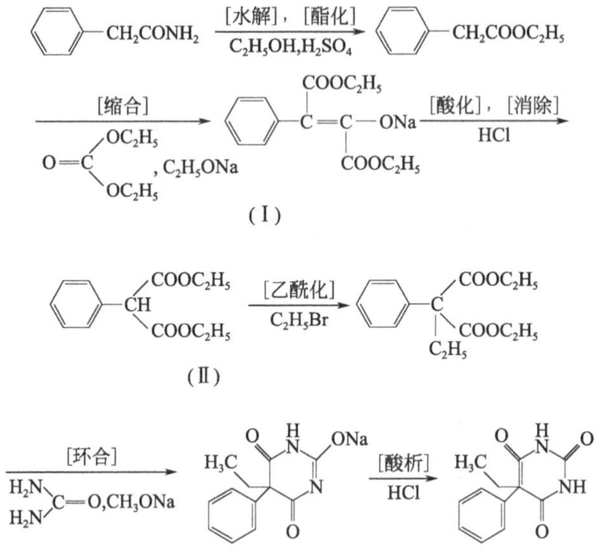

1. 酸度

（1）原理　生产过程中可能引入副产物苯基丙二酰脲。中间体（Ⅱ）的乙酰化反应不完全时，会与尿素缩合产生苯基丙二酰脲。因其分子中 5 位碳原子上的氢受相邻丙羰基的影响，致使酸性比苯巴比妥强，可使甲基红指示剂显红色。

（2）操作方法　取本品 0.2g，加水 10ml，煮沸搅拌 1min，放冷，滤过，取滤液 5ml，加甲基橙指示液 1 滴，不得显红色。

2. 溶液的澄清度

（1）原理　由于生产工艺中可能带入苯巴比妥酸等不溶于乙醇的杂质，利用这些杂质在乙醇溶液中的溶解度比苯巴比妥小的特性进行检查。

（2）操作方法　取本品 0.1g，加乙醇 5ml，加热回流 3min，溶液应澄清。

3. 有关物质

（1）原理　巴比妥类药物在碱性溶液中能发生二级电离，生成具有共轭体系的结构，且其共轭双键随着介质 pH 值的增加而增加，可产生明显的紫外吸收。巴比妥类药物的紫外吸收光谱随着其电离级数的不同，而发生显著的变化。在酸性溶液中 5,5-二取代和 1,5,5-三取代巴比妥类药物不电离，无明显的紫外吸收。在 pH 值＝10 的碱性溶液中，发生一级电离，形成共轭体系结构，在 240nm 处有最大吸收。在 pH 值＝13 的强碱性溶液中 5,5-二取代巴比妥类药物发生二级电离，共轭体系延长，导致最大吸收峰红移至 255nm；1,5,5-三取代巴比妥类药物由于 1 位取代基的存在，不发生二级电离，最大吸收峰仍位于 240nm 处。

（2）操作方法　取本品，加流动相溶解并稀释制成每 1ml 中含 1mg 的溶液，作为供试品溶液；精密量取 1ml，置 200ml 量瓶中，用流动相稀释至刻度，摇匀，作为对照溶液；照高效液相色谱法试验，用辛烷基硅烷键合硅胶为填充剂；以乙腈-水（25：75）为流动相，检测波长为 220nm；理论板数按苯巴比妥峰计算不得低于 2500，苯巴比妥峰与相邻杂质峰的分离度应符合要求。取对照品溶液 5μl 注入液相色谱仪，调节检测灵敏度，使主成分色谱峰的峰高约为满量程的 15%；精密量取供试品溶液与对照品溶液各 5μl，分别注入液相色谱仪，记录色谱图至主成分峰保留时间的 3 倍，供试品溶液色谱图中如有杂质峰，单个杂质峰面积不得大于对照溶液主峰面积（0.5%），各杂质峰面积的和不得大于对照溶液主峰面积的 2 倍（1.0%）。

4. 中性或碱性物质

（1）原理　合成苯巴比妥时所产生的中间体（Ⅰ）形成了副产物 2-苯基丁二酰胺、2-苯基丁二酰脲或分解产物等杂质。利用它们不溶于氢氧化钠试液但溶于乙醚；而苯巴比妥具有酸性，可溶于氢氧化钠试液，常采用提取重量法测定杂质的含量。

（2）操作方法　取本品 1.0g，置分液漏斗中，加氢氧化钠试液 10ml 溶解后，加水 5ml 与乙醚 25ml，振摇 1min，分取醚层，用水振摇洗涤 3 次，每次 5ml，取醚液经干燥滤纸滤过，滤液置 105℃ 恒重的蒸发皿中，蒸干，在 105℃ 干燥 1h，遗留残渣不得超过 3mg。

（四）含量测定

1. 原理

巴比妥类药物在合适的碱性溶液中，可与银离子定量生成盐。可采用银量法测定本类药物及其制剂的含量。在滴定过程中，巴比妥类药物首先形成可溶性的一银盐，当被测定的巴比妥类药物完全形成一银盐后，稍过量的银离子就与巴比妥类药物形成难溶性的二银盐沉淀，使溶液变混浊，以此指示滴定终点的到达。《中华人民共和国药典》（2015 年版）收载采用此法测定的药物有苯巴比妥及其钠盐。

2. 操作方法

取本品约 0.2g，精密称定，加甲醇 40ml，再加新制的 3% 无水碳酸钠溶液 15ml，照电位滴定法，用硝酸银滴定液（0.1mol/L）滴定。每 1ml 硝酸银滴定液（0.1mol/L）相当于 23.22mg 的 $C_{12}H_{12}N_2O_3$。

因为久置后的碳酸钠溶液会吸收空气中的二氧化碳，产生碳酸氢钠，使含量明显下降，故 3% 无水碳酸钠溶液应临用时新鲜配制。银电极在临用前需用硝酸浸洗 1～2min，再用水冲洗干净后使用。

苯巴比妥的含量按下式计算：

$$含量(\%) = \frac{V \times T \times F}{W} \times 100\%$$

式中　V——所消耗硝酸银滴定液的体积，ml；

　　　　T——滴定度，即每 1ml 滴定液相当于被测药物的质量，g；

　　　　F——滴定液浓度校正因子，即硝酸银滴定液的实际浓度与滴定度中规定的硝酸银滴定液浓度的比值；

　　　　W——供试品的称样量，g。

▶【课堂讨论一】

苯巴比妥在碱液中为什么具有紫外特征吸收？

▶【知识拓展一】

巴比妥类药物的其他检验方法

（一）鉴别试验

1. 利用不饱和取代基的鉴别试验

《中华人民共和国药典》收载的具有不饱和取代基的巴比妥类药物有司可巴比妥钠。因其 5 位为不饱和烃基（丙烯基）取代，分子中的不饱和键可与碘、溴或高锰酸钾作用，发生加成或氧化反应，而使碘、溴或高锰酸钾褪色。

（1）与碘试验反应

鉴别方法：取供试品 0.1g，加水 10ml 溶解后，加碘试液 2ml，所显棕黄色应在 5min 内消失。

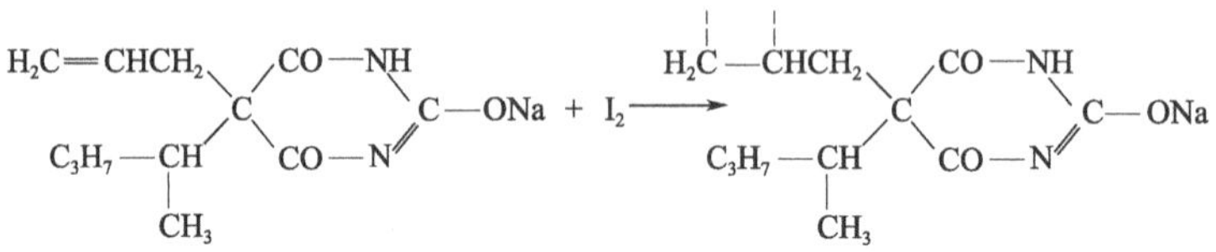

同理，司可巴比妥钠也可与溴试液发生加成反应，使溴试液褪色。

（2）与高锰酸钾的反应　司可巴比妥钠分子结构中的不饱和取代基具有还原性，可在碱性溶液中与高锰酸钾反应，使紫色的高锰酸钾还原成棕色的二氧化锰。

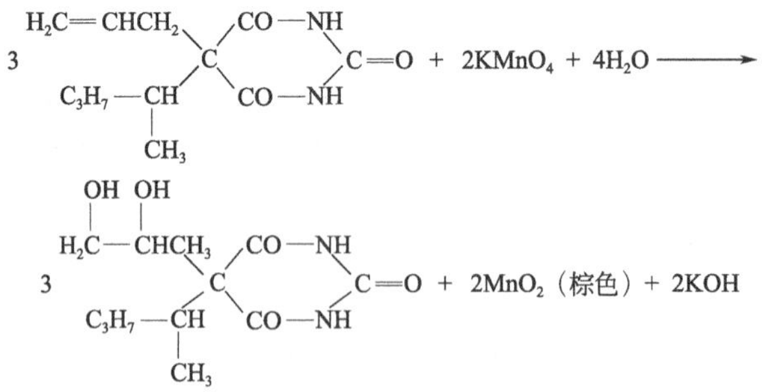

2. 硫元素的鉴别试验

硫代巴比妥类药物分子结构中的硫元素，可将其转变为无机硫离子，而显硫化物的反应。如硫喷妥钠在氢氧化钠试液中与铅离子反应生成白色沉淀，加热后，沉淀转变为黑色的硫化铅。此反应可用于区别硫代巴比妥类药物和巴比妥类药物。

$$2 \quad \underset{CH_3(CH_2)_2CH}{\overset{C_2H_5}{\diagdown}} C \underset{CO-N}{\overset{CO-NH}{\diagup}} C-SNa + Pb^{2+} \longrightarrow$$

$$\left[\underset{CH_3(CH_2)_2CH}{\overset{C_2H_5}{\diagdown}} C \underset{CO-N}{\overset{CO-NH}{\diagup}} C-S \right]_2 Pb \downarrow \xrightarrow{\triangle} PbS \downarrow$$

（白色）　　　　　　　　（黑色）

（二）含量测定

巴比妥类药物中，若 5 位取代基含有不饱和键，则其不饱和键能与溴定量地发生加成反应，故可采用溴量法来测定其含量。《中华人民共和国药典》（2015 年版）收载的司可巴比妥钠采用本法测定。其测定原理可用下列反应式表示：

$$H_2C=CHCH_2 \atop C_3H_7-CH \atop CH_3} C {CO-NH \atop CO-N} C-ONa + Br_2 \longrightarrow \underset{C_3H_7-CH}{\overset{H_2C-CHCH_2}{\overset{Br\ Br}{}}} C {CO-NH \atop CO-N} C-ONa$$

$$Br_2（剩余）+2KI \longrightarrow 2KBr+I_2$$
$$I_2+2Na_2S_2O_3 \longrightarrow 2NaI+Na_2S_4O_6$$

溴量法要在酸性条件下进行，首先在供试品溶液中加入一定量过量的溴滴定液，溴与被测药物反应完全后，剩余的溴与碘化钾发生氧化还原反应，碘化钾被氧化，析出等量的碘，再用硫代硫酸钠滴定液回滴。根据滴定反应可知 1mol 溴或 1mol 硫代硫酸钠与 0.5mol 司可巴比妥钠相当，所以 1ml 溴滴定液（0.1mol/L）或 1ml 硫代硫酸钠滴定液（0.1mol/L）相当于 0.05mmol 司可巴比妥钠，即相当于 13.01mg 的司可巴比妥钠（$C_{12}H_{17}N_2NaO_3$ 的相对分子质量为 260.27）。

如司可巴比妥钠含量的测定方法：取本品约 0.1g，精密称定，置 250ml 碘量瓶中，加水 10ml，振摇使溶解，精密加溴滴定液（0.1mol/L）25ml，再加盐酸 5ml，立即密塞并振摇 1min，在暗处静置 15min 后，注意微开瓶塞，加碘化钾试液 10ml，立即密塞，摇匀后用硫代硫酸钠滴定液（0.1mol/L）滴定，至近终点时，加淀粉指示液，继续滴定至蓝色消失，并将滴定结果用空白试验校正。每 1ml 溴滴定液（0.1mol/L）相当于 13.01mg 的 $C_{12}H_{17}N_2NaO_3$。

按下式计算司可巴比妥钠的含量：

$$含量（\%）= \frac{(V_0-V) \times T \times F}{W} \times 100\%$$

式中　V_0——空白试验所消耗硫代硫酸钠滴定液的体积，ml；

V——供试品回滴时所消耗硫代硫酸钠滴定液的体积，ml；

T——滴定度，即每 1ml 滴定液相当于被测药物的质量，g；

F——滴定液浓度的校正因子；

W——供试品的称样量，g。

本法测定时，要求在相同条件下作一个空白试验。这样既可消除滴定过程中仪器、试剂及溴挥发等引入的误差，同时又可根据空白回滴与供试品回滴所消耗的硫代硫酸钠滴定液的差值，计算出被测药物的含量。测定中无须知道溴滴定液的浓度，同时为了防止游离溴和碘的挥发，应使用碘量瓶操作并于冷暗处放置。

【做案例一】

苯巴比妥钠的含量计算

精密称取苯巴比妥钠 0.2106g，用银量法测定其含量。滴定到终点时消耗硝酸银滴定液（0.1015mol/L）8.18ml。每 1ml 硝酸银滴定液（0.1mol/L）相当于 25.42mg 的 $C_{12}H_{11}N_2NaO_3$。计算苯巴比妥的百分含量。

【提高案例一】

有三瓶药物，为白色粉末或白色结晶性粉末，但没有标签，已知其为苯巴比妥、硫喷妥钠和司可巴比妥钠，请根据这三种药物的理化性质和结构特征，设计合适的化学方法将三者区分开。

【学案例二】

阿司匹林检验操作规程

部门：	题目:阿司匹林检验操作规程		共　　　页
编号：	新订：	替代：	起草：
部门审阅：	QA 审阅：	批准：	执行日期：
变更记录：			变更原因及目的：
修订号：	批准日期：	执行日期：	

1. 性状

（1）性状　本品为白色结晶或结晶性粉末；无臭或微带醋酸臭，味微酸；遇湿气即缓缓水解。

（2）溶解度　本品在乙醇中易溶，在三氯甲烷或乙醚中溶解，在水或无水乙醚中微溶；在氢氧化钠溶液或碳酸钠溶液中溶解，但同时分解。

2. 鉴别

（1）取本品约 0.1g，加水 10ml，煮沸，放冷，加三氯化铁试液 1 滴，即显紫堇色。

（2）取本品约 0.5g，加碳酸钠试液 10ml。煮沸 2min 后，放冷，加过量的稀硫酸，即析出白色沉淀，并发生醋酸的臭气。

（3）本品的红外光吸收图谱应与对照的图谱（光谱图集 5）一致。

3. 检查

（1）溶液的澄清度　取本品 0.50g，加温热至约 45℃的碳酸钠试液 10ml 溶解后，溶液应澄清。

（2）游离水杨酸　取本品 0.1g，精密称定，置 10ml 量瓶中，加 1‰冰醋酸甲醇溶液适量，振摇使溶解，并稀释至刻度，摇匀，作为供试品溶液（临用新制）；取水杨酸对照品约 10mg，精密称定，置 100ml 量瓶中，加 1‰冰醋酸甲醇溶液适量使溶解并稀释至刻度，摇匀，精密量取 5ml，置 50ml 量瓶中，用 1‰冰醋酸甲醇溶液稀释至刻度，摇匀，作为对照品溶液。照高效液相色谱法测定，用十八烷基硅烷键合硅胶为填充剂；以乙腈-四氢呋喃-冰醋酸-水（20∶5∶5∶70）为流动相；检测波长为 303nm。理论板数按水杨酸峰计算不低于 5000，阿司匹林峰与水杨酸峰的分离度应符合要求。立即精密量取供试品溶液、对照品溶液各 10μl，分别注入液相色谱仪，记录色谱图。供试品溶液色谱图中如有与水杨酸峰保留时间一致的色谱峰，按外标法以峰面积计算，不得过 0.1%。

（3）易炭化物　取本品 0.5g，照易炭化物检查法检查，与对照液（取比色用氯化钴液

0.25ml、比色用重铬酸钾液 0.25ml、比色用硫酸铜液 0.40ml，加水使成 5ml）比较，不得更深。

（4）有关物质 取本品约 0.1g，置 10ml 量瓶中，加 1%冰醋酸甲醇溶液适量，振摇使溶解并稀释至刻度，摇匀，作为供试品溶液；精密量取 1ml，置 200ml 量瓶中，用 1%冰醋酸甲醇溶液稀释至刻度，摇匀，作为对照溶液；精密量取对照溶液 1ml，置 10ml 量瓶中，用 1%冰醋酸甲醇溶液稀释至刻度，摇匀，作为灵敏度试验溶液。照高效液相色谱法测定，用十八烷基硅烷键合硅胶为填充剂；以乙腈-四氢呋喃-冰醋酸-水（20:5:5:70）为流动相 A，乙腈为流动相 B，按表 4-1-1 进行梯度洗脱；检测波长为 276nm。阿司匹林峰的保留时间约为 8min，理论板数按阿司匹林峰计算不得低于 5000，阿司匹林峰与水杨酸峰的分离度应符合要求。分别精密量取供试品溶液、对照品溶液、灵敏度溶液及水杨酸检查项下的水杨酸对照品溶液各 10μl，注入液相色谱仪，记录色谱图。供试品溶液色谱图中如有杂质峰，除水杨酸峰外，其他各杂质峰面积的和不得大于对照溶液主峰面积（0.5%）。供试品溶液色谱图中任何小于灵敏度试验溶液主峰面积的峰可忽略不计。

表 4-1-1 梯度洗脱

时间/min	流动相 A/%	流动相 B/%	时间/min	流动相 A/%	流动相 B/%
0	100	0	60	20	80

（5）干燥失重 取本品，置五氧化二磷为干燥剂的干燥器中，照干燥失重检查法测定，在 60℃减压干燥至恒重，减失重量不得过 0.5%。

（6）炽灼残渣 照炽灼残渣检查法检查，不得过 0.1%。

（7）重金属 取本品 1.0g，加乙醇 23ml 溶解后，加醋酸盐缓冲液（pH 值 3.5）2ml，依照重金属检查法（第一法）检查，含重金属不得过百万分之十。

4. 含量测定

（1）仪器 分析天平、高效液相色谱仪、量筒、锥形瓶。

（2）操作方法 取本品约 0.4g，精密称定，加中性乙醇（对酚酞指示液显中性）20ml 溶解后，加酚酞指示液 3 滴，用氢氧化钠滴定液（0.1mol/L）滴定，每 1ml 氢氧化钠滴定液（0.1mol/L）相当于 18.02mg 的 $C_9H_8O_4$。

（3）计算 本品含阿司匹林的百分含量（X%）按干燥品计算，计算式：

$$X(\%) = \frac{V \times F \times 0.01802}{W \times (1-\text{水分}\%)} \times 100\%$$

式中 F——氢氧化钠滴定液（0.1mol/L）的校正因子；

V——供试品消耗氢氧化钠滴定液（0.1mol/L）的体积，ml；

0.01802——每 1ml 氢氧化钠滴定液（0.1mol/L）相当于 $C_9H_8O_4$ 的质量，g；

W——供试品的质量，g。

（4）结果判断 按干燥品计算，本品含 $C_9H_8O_4$ 不得少于 99.5%。

▶【知识储备二】

阿司匹林属于非甾体抗炎药，可用于解热镇痛、抗炎、抗风湿、抗血栓等。

一、结构与性状

1. 结构

阿司匹林属于芳酸类药物。芳酸类药物的分子结构特点是既具有苯环，又具有羧基，或另有取代基。羧基可生成盐或酯，游离羧基则具有酸性；不同的取代基决定了各种药物的特性。若羧基直接与苯环相连，则属于水杨酸类或苯甲酸类药物；若羧基为磺酸基或通过炔氧基等与苯环相连，则属于其他芳酸或其酯类药物。阿司匹林化学结构为：

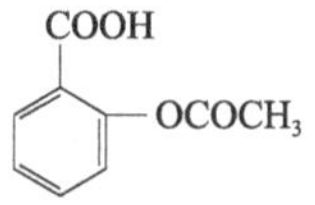

2. 性状

本品为白色结晶或结晶性粉末；无臭或微带醋酸臭，味微酸；遇湿气即缓缓水解。

二、鉴别

1. 三氯化铁的反应

（1）原理　阿司匹林具有酯键，易水解产生酚羟基，可与三氯化铁试液作用，生成紫堇色铁配位化合物。

（2）操作方法　取本品约 0.1g，加水 10ml，煮沸，放冷，加三氯化铁试液 1 滴，即显紫堇色。

2. 水解反应

（1）原理　阿司匹林结构中具有酯键，在酸性或碱性溶液中易水解，可利用其水解产物特有的反应作为鉴别依据。

阿司匹林与碳酸钠试液加热水解，得水杨酸钠及醋酸钠，加过量稀硫酸酸化后，则析出白色水杨酸沉淀，并发生醋酸的臭气。沉淀物于 100～105℃ 干燥后，测其熔点为 156～161℃。

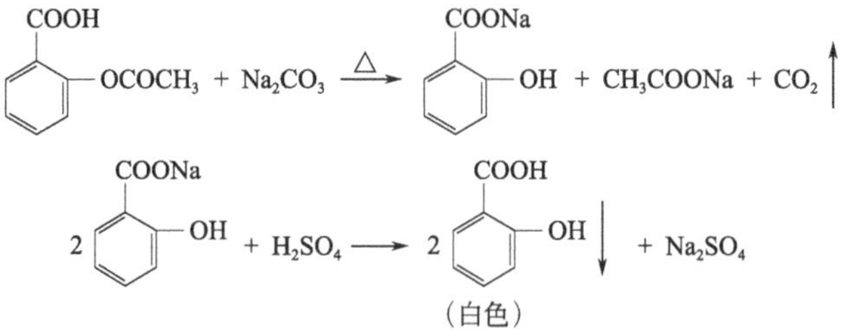

$$2CH_3COONa + H_2SO_4 \longrightarrow 2CH_3COOH + Na_2SO_4$$

（2）操作方法　取本品约 0.5g，加碳酸钠试液 10ml。煮沸 2min 后，放冷，加过量的稀硫酸，即析出白色沉淀，并发生醋酸的臭气。

3. 红外吸收光谱

本品的红外光吸收图谱应与对照的图谱（光谱图集 5）一致。

三、检查

阿司匹林合成工艺如下：

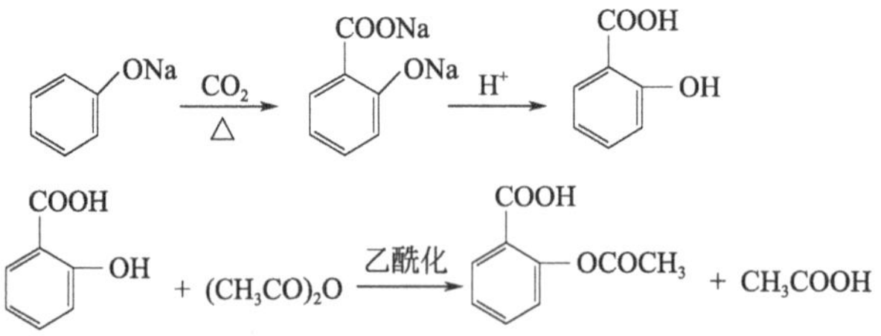

在阿司匹林的制备过程中，会含有未完全反应的原料、中间体及副产物，在贮藏过程中还可能产生水解产物，因此除了"炽灼残渣"和"重金属"的检查外，《中华人民共和国药典》在阿司匹林项下还规定了溶液的澄清度、游离水杨酸、易炭化物等特殊杂质的检查项目。

1. 溶液的澄清度

（1）原理　溶液的澄清度检查的是碳酸钠试液中不溶物。原料中带入的酚类物质，或原料水杨酸精制时，温度过高发生脱羧反应生成的苯酚类及酯类杂质，以及合成工艺过程中由副反应生成的醋酸苯酯、水杨酸苯酯和乙酰水杨酸苯酯等，这些杂质均不溶于碳酸钠试液，而阿司匹林分子结构具有羧基显酸性，溶于碳酸钠溶液。利用药物与杂质溶解度的差异，检查碳酸钠试液中不溶物。

（2）检查方法　取阿司匹林0.5g，加温热至约45℃的碳酸钠试液10ml溶解后，溶液应澄清。

2. 游离水杨酸

（1）原理　阿司匹林分子结构中的酯键，在生产过程中乙酰化不完全或贮藏过程中容易水解均产生水杨酸，水杨酸对人体有毒性，而且分子中的酚羟基易被空气氧化成一系列红棕色甚至深棕色醌型有色物质，使阿司匹林成品变色，故对芳酸类原料药和制剂均应检查由水解而引入的杂质。水杨酸具有苯环和羧基，在276nm波长处也有紫外吸收特征，因此可用高效液相色谱法控制其限量。

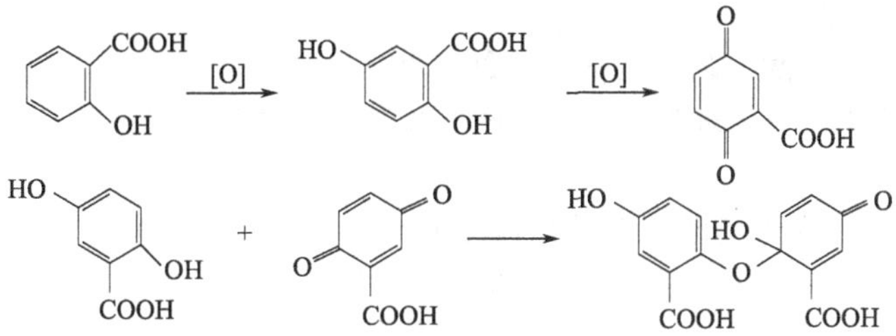

（2）操作方法　具体内容参见"阿司匹林检验操作规程"相关内容。

3. 有关物质

（1）原理　有关物质指的是合成阿司匹林的原料苯酚与其他合成副产物，如醋酸苯酯、水杨酸苯酯、水杨酸酐、乙酰水杨酸苯酯等。

（2）操作方法　具体内容参见"阿司匹林检验操作规程"相关内容。

四、含量测定

1. 原理

阿司匹林分子结构中具有羧基，其电离常数为3.27×10^{-4}，可在适当的溶液中，用标准碱溶液直接滴定。常用于阿司匹林原料药的含量测定，反应式如下：

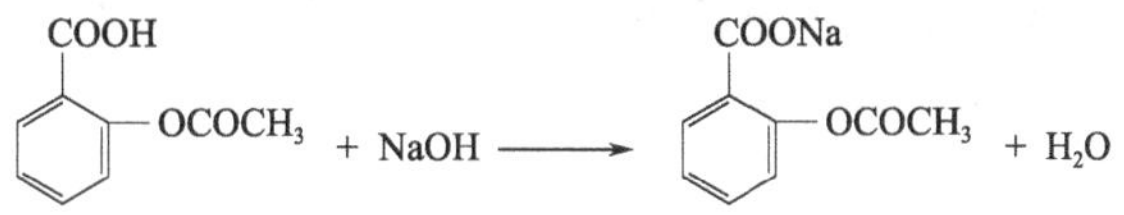

2. 操作方法

取供试品约0.4g，精密称定，加中性乙醇（对酚酞指示液显中性）20ml溶解后，再加酚酞指示液3滴，用氢氧化钠滴定液（0.1mol/L）滴定。每1ml的氢氧化钠液相当于18.02mg的$C_9H_8O_4$。

测定中为了防止阿司匹林的酯键在滴定时水解使结果偏高，测定时不能用水做溶剂，而应在中性乙醇溶液中溶解样品进行滴定。本品是弱酸，用强碱滴定时，化学计量点偏碱性，故指示剂选用在碱性区变色的酚酞。滴定时应在不断振摇下稍快进行，以防止局部碱度过大而促使其水解。测定时温度在0～40℃范围内，对结果无影响。

3. 结果计算

按干燥品计算，含量测定结果计算公式为：

$$供试品(\%)=\frac{V\times F\times T}{W\times1000}\times100\%$$

式中 V ——样品消耗的氢氧化钠滴定溶液的体积，ml；

T ——滴定度，mg/ml；

F ——氢氧化钠滴定溶液的浓度校正因子；

W ——待测药物的称样量，g。

▶【课堂讨论二】

阿司匹林原料药和其制剂为何均要检查游离水杨酸？

▶【知识拓展二】

芳酸类药物的检验

一、基本结构与性质

（一）水杨酸类药物

水杨酸类药物有水杨酸、阿司匹林、对氨基水杨酸钠和贝诺酯等。它们均为固体，具有一定的熔点。分子结构中具有苯环和特征官能团（如羧基、氨基、酯键等），主要具有下列性质。

1. 溶解性

除对氨基水杨酸钠和水杨酸二乙胺易溶于水外，其他药物在水中微溶或几乎不溶，但能溶于乙醇、乙醚、氯仿等有机溶剂中。溶解行为常可作为供试品溶液的配制或含量测定时滴定介质选择的依据。

2. 酸性

水杨酸、阿司匹林和双水杨酯的结构中具有游离的羧基，显酸性，可与碱发生中和反应。其酸性受苯环、羧基或取代基的影响。取代基为卤素、硝基、羟基时能降低苯环的电子云密度，使羧基中羟基氧原子的电子云密度降低，从而增加氧氢键极性，较易离解出质子，故酸性较苯甲酸强；反之，取代基为甲基、氨基时能增加苯环电子云密度，从而降低氧氢键极性，使酸性较苯甲酸弱。水杨酸结构中的羟基位于苯甲酸的邻位，不仅对羧基有邻位效应，还由于羟基中的氢能与羧基中碳氧双键的氧形成分子内氢键，更增强羧基中氢氧键的极性，使酸性增加，因此水杨酸的酸性（pK_a 2.95）比苯甲酸（pK_a 4.26）强得多。阿司匹林为乙酰水杨酸酯化物，酸性（pK_a 3.49）较水杨酸要弱些，但比苯甲酸的酸性强。

基于上述性质，水杨酸、阿司匹林和双水杨酯及其片剂均可在中性乙醇中，以酚酞为指示剂，用标准氢氧化钠滴定液测定含量。

3. 水解性

阿司匹林和贝诺酯的分子结构中具有酯键，在碱性条件下易水解产生酚羟基和羧酸，在生产和贮藏过程中容易引入水解产物，故对芳酸类原料药和制剂应检查由水解而引入的杂质。如阿司匹林、双水杨酯及其片剂应检查水杨酸；对氨基水杨酸钠应检查间氨基酚；贝诺酯应检查对氨基酚等。

4. 紫外及红外吸收的性质

本类药物分子结构中具有苯环和特征官能团，大多具有共轭体系，在一定波长处具有紫外和红外吸收特征，可用于此类药物的鉴别。

5. 酚羟基的性质

水杨酸和对氨基水杨酸钠的分子结构中具有酚羟基，可与三氯化铁试液作用，生成紫堇色铁配位化合物而显色，可用于芳酸及其酯类酚羟基的鉴别试验。

6. 芳伯氨基的性质

对氨基水杨酸钠的分子结构中具有芳伯氨基，在酸性溶液中，与亚硝酸钠试液进行重氮化反应，生成的重氮盐与碱性 β-萘酚偶合可生成橙红色沉淀。

（二）苯甲酸类药物

本类药物均为固体，具有一定的熔点。分子结构中具有苯环及特征官能团，均具有紫外和红外特征吸收光谱。

除苯甲酸钠溶于水以外，其他药物在水中微溶或几乎不溶，苯甲酸易溶于乙醇、乙醚等有机溶剂；丙磺舒、甲芬那酸在乙醇、乙醚和三氯甲烷等有机溶剂中略溶、微溶或难溶，但均溶于氢氧化钠溶液。

苯甲酸钠可水解成苯甲酸，含硫的丙磺舒可分解成亚硫酸钠或二氧化硫，苯甲酸盐的中性溶液与三氯化铁试剂反应，可生成赭色沉淀，可用于鉴别。本类药物均具有苯环和特征官能团，有紫外和红外特征吸收光谱，可用于鉴别。苯甲酸、丙磺舒和甲芬那酸均具有游离羧基，可用氢氧化钠直接滴定测定含量。

二、鉴别

（一）三氯化铁反应

（1）水杨酸及其盐在中性或弱酸性（pH 值为 4～6）条件下，与三氯化铁试液反应，生成紫堇色铁配位化合物，在强酸性溶液中配位化合物分解。此反应为芳环上酚羟基的反应。

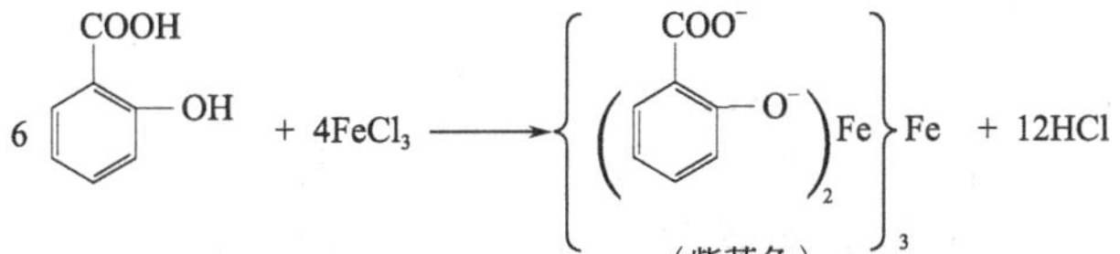

本反应极为灵敏，只需取稀溶液进行试验；如取样量大，产生颜色过深时，可加水稀释后观察。若为芳香酯类药物，需加热水解后有水杨酸生成，调酸度，加三氯化铁试液才显紫堇色配位离子。

（2）苯甲酸的碱性水溶液或苯甲酸钠的中性溶液，与三氯化铁试液生成碱式苯甲酸铁盐的赭色沉淀，反应如下。

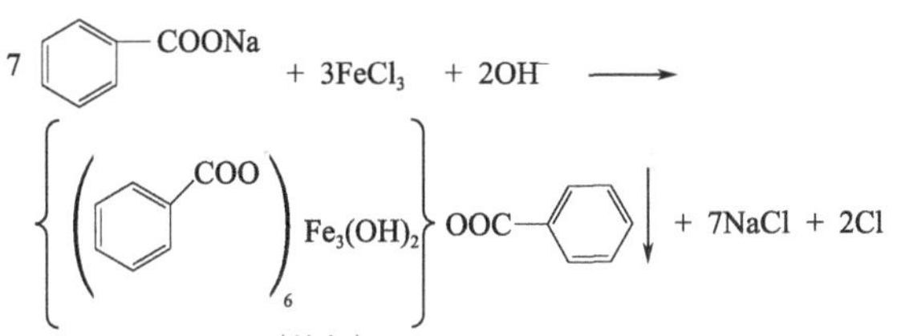

丙磺酸加少量氢氧化钠试液生成钠盐后，在 pH 值 5.0～6.0 的水溶液中与三氯化铁试液反应，即生成米黄色沉淀，结构式如下。

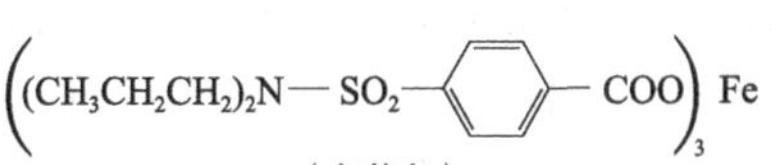

（二）水解反应

水杨酸类药物中的某些药物具有酯的结构，可利用其水解产物特有的反应作为鉴别依据。

（三）分解产物的反应

苯甲酸盐可分解成苯甲酸升华物，升华物可用于鉴别。如苯甲酸钠置干燥试管中，加硫酸后，加热，不炭化，但析出苯甲酸，在试管内壁凝结成白色升华物，反应原理如下。

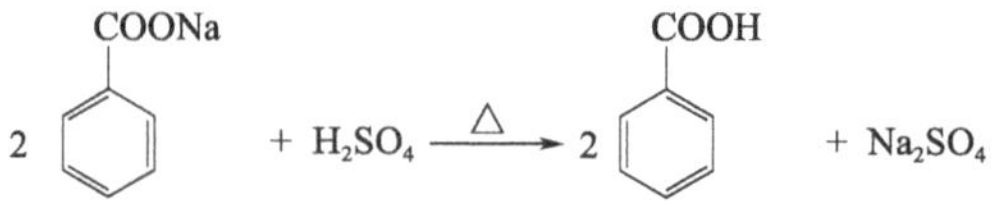

丙磺舒结构中具有—$SO_2N(CH_2CH_2CH_3)_2$基团，与氢氧化钠熔融后分解生成亚硫酸钠，经硝酸氧化成硫酸盐而显硫酸盐反应。

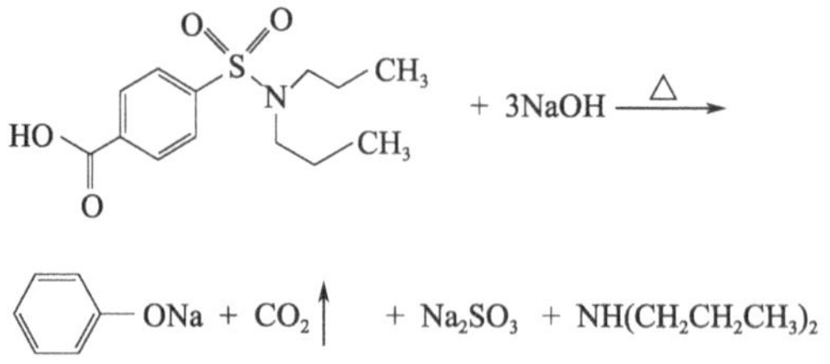

丙磺舒高温加热时，能产生二氧化硫气体，具SO_2臭味，进行鉴别。

（四）紫外-可见吸收光谱法

芳酸类药物具有特征的紫外吸收光谱，常用于鉴别。主要方法如下。

1. 规定在不同波长处的吸收度比值

如《中华人民共和国药典》收载对氨基水杨酸钠鉴别方法为：取本品 250mg，加 1mol/L 氢氧化钠溶液 3ml，溶解后转移至 500ml 量瓶中，用水稀释至刻度，混匀。精密吸取该液 5ml，置于内含 pH 值 7 磷酸盐缓冲液 12.5ml 的 250ml 量瓶中，用水稀释至刻度，混匀，即为供试品溶液。另配制相同的缓冲溶液作为空白对照液。分别于（265±2)nm 和（295±2)nm 波长处测定吸光度 A_{265nm} 和 A_{295nm}，规定 A_{265nm}/A_{295nm} 比值应在 1.50～1.56。

2. 规定一定浓度药物溶液的 λ_{max} 及其吸光度或吸收系数

如贝诺酯无水乙醇溶液的紫外吸收光谱的最大吸收波长为 240nm，在 240nm 波长处测定其吸光度，按干燥品计算吸收系数 $E_{1cm}^{1\%}$ 为 730～760。

又如丙磺舒在 225nm 与 249nm 的波长处有最大吸收，在 249nm 波长处的吸收度约为 0.67。

3. 规定药物的 λ_{max} 和 λ_{min}

如水杨酸二乙胺的乙醇溶液，在 227nm 和 297nm 波长处有最大吸收，在 257nm 波长处有最小吸收。

4. 比较供试品与对照品的紫外吸收光谱

按规定，在相同的条件下分别做供试品和对照品的紫外吸收光谱，应一致。

芳酸大多数在水中溶解度较小或几乎不溶，用紫外吸收光谱进行鉴别时，常用甲醇、乙醇或水-醇混合溶剂，因此，要注意溶剂的波长极限，如甲醇为 210nm，乙醇为 215nm。另外，为了增加药物在溶剂中的溶解度或稳定性，或需要某一特定的 pH 溶液以产生特征性吸收，常在溶剂中加入一定浓度的酸、碱或缓冲剂。由于溶剂不同，可使同一药物的紫外吸收光谱发生改变，所以在规定药物的 λ_{max}、吸光度或吸收系数时，必须注明所用溶剂以及酸性或碱性条件。

（五）红外吸收光谱法

红外吸收光谱是由分子振动、转动能级的跃迁所产生的，它比紫外吸收光谱的专属性强。《中华人民共和国药典》对有机药物原料多采用红外吸收光谱鉴别，测得供试品的红外光谱应与相应的标准对照红外光谱一致。

《中华人民共和国药典》收载水杨酸、对氨基水杨酸钠、贝诺酯、丙磺舒、甲酚那酸、苯甲酸及其钠盐等均采用红外吸收光谱法作为鉴别方法。

水杨酸与丙磺舒的红外光谱分别见图 4-1-1、图 4-1-2。

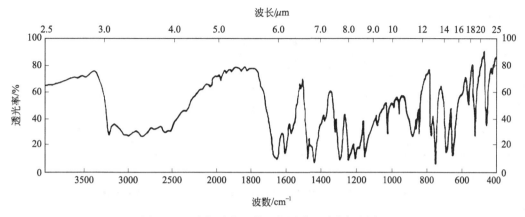

图 4-1-1　水杨酸的红外吸收图谱（溴化钾压片）

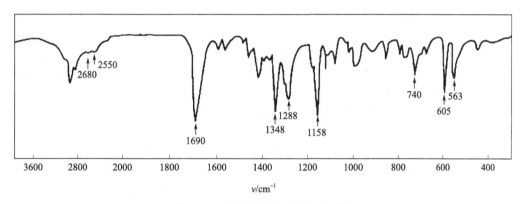

图 4-1-2　丙磺舒的红外吸收光谱图

三、含量测定

（一）直接滴定法

水杨酸及苯甲酸分子结构中的羧基酸性较强，可在适当的溶剂中，用强碱溶液直接滴定。

（二）高效液相色谱法

芳酸类药物大都有紫外光区特征吸收，因此，《中华人民共和国药典》（2015 年版二部）采用高效液相色谱法测定阿司匹林制剂、贝诺酯及其片剂、对氨基水杨酸钠及其肠溶片、苯甲酸钠、丙磺舒及其片剂和甲芬那酸片含量。

▶【做案例二】

对氨基水杨酸钠的含量计算

称取对氨基水杨酸钠 0.4132g，按药典规定加水和盐酸后，按永停滴定法用亚硝酸钠滴定液（0.1023mol/L）滴定到终点，消耗亚硝酸钠滴定液 22.91ml，求对氨基水杨酸钠（$C_7H_6NNaO_3$）的百分含量？（99.32%）

▶【提高案例二】

取标示量为 0.5g 阿司匹林 10 片，称出总重为 5.7680g，研细后，精密称取 0.3576g，按药典规定用两次加碱剩余碱量法测定。消耗硫酸滴定液（0.05020mol/L）22.92ml，空白试验消耗该硫酸滴定液 39.84ml，求阿司匹林的含量为标示量的多少？（98.75%）

▶【学案例三】

对乙酰氨基酚检验操作规程

部门：	题目:对乙酰氨基酚检验操作规程		共　　　页
编号：	新订：	替代：	起草：
部门审阅：	QA审阅：	批准：	执行日期：
变更记录：			变更原因及目的：
修订号：　　　批准日期：　　　执行日期：			

1. 性状

（1）性状　取本品适量，置载玻片上，目视观察应为白色结晶或结晶性粉末；无臭，味微苦。

（2）溶解度　本品在热水或乙醇中易溶，在丙酮中溶解，在水中略溶。

（3）熔点　本品的熔点为 168～172℃。

2. 鉴别

（1）本品的水溶液加三氯化铁试液，即显蓝色。

（2）取本品约 0.1g，加稀盐酸 5ml，置水浴中加热 40min，放冷；取 0.5ml，滴加亚硝酸钠试液 5 滴，摇匀，用水 3ml 稀释后，加碱性 β-萘酚试液 2ml，振摇，即显红色。

（3）本品的红外光吸收图谱应与对照的图谱（光谱集 131 图）一致。

3. 检查

（1）酸度　取本品 0.10g，加水 10ml 使溶解，依法测定，pH 值应为 5.5～6.5。

（2）乙醇溶液的澄清度与颜色　取本品 1.0g，加乙醇 10ml 溶解后，溶液应澄清无色；如显混浊，与 1 号浊度标准液比较，不得更深；如显色，与棕红色 2 号或橙红色 2 号标准比色液比较，不得更深。

（3）氯化物　不得过 0.01%。

① 仪器与用具　纳氏比色管：50ml，应选玻璃质量较好、配对、无色（尤其管底）、管的直径大小相等、管上的刻度高低一致的纳氏比色管进行实验。

② 试药和试液　标准氯化钠溶液：称取氯化钠（NaCl）0.165g，置 1000ml 量瓶中，加水适量使其溶解并稀释至刻度，摇匀，作为贮备液。临用前，精密量取贮备液 10ml，置 100ml 量瓶中，加水稀释至刻度，摇匀，即得（每 1ml 相当于 $10\mu g$ 的 Cl）。

③ 操作方法

a. 供试溶液的配制　取本品 2.0g，加水 100ml，加热溶解后，冷却，滤过，取滤液 25ml，再加稀硝酸 10ml；溶液如不澄清，应滤过；置 50ml 纳氏比色管中，加水使成约 40ml，摇匀，即得供试溶液。

b. 对照溶液的配制　取标准氯化钠溶液 5.0ml，置另一 50ml 纳氏比色管中，加稀硝酸 10ml，加水使成约 40ml，摇匀，即为对照溶液。

c. 样品检查　于供试溶液与对照溶液中，分别加入硝酸银试液 1.0ml，用水稀释使成 50ml，摇匀，在暗处放置 5min，同置黑色背景上，从比色管上方向下观察，比较所产生的混浊。

d. 供试溶液如带颜色，除另有规定外，可取供试溶液两份，分置 50ml 纳氏比色管中，一份加硝酸银试液 1.0ml，摇匀，放置 10min，如显混浊，可反复滤过，至滤液完全澄清，再加规定量的标准氯化钠溶液与水适量使成 50ml，摇匀，在暗处放置 5min，作为对照溶液；另一份中加硝酸银试液 1.0ml 与水适量使成 50ml，摇匀，在暗处放置 5min，两份同置黑色背景上，从比色管上方向下观察，比较所产生的混浊。

④ 记录　记录实验时的室温、取样量、标准氯化钠溶液的浓度和所取毫升数，以及比较所产生浑浊的观察结果。

⑤ 结果与判定　供试品管的混浊浅于对照管的混浊，判为符合规定；如供试品管的混浊浓于对照管，则判为不符合规定。

（4）硫酸盐　不得过 0.02％。

① 仪器与用具　纳氏比色管：50ml，应选玻璃质量较好、配对、无色（尤其管底）、管的直径大小相等、管上的刻度高低一致的纳氏比色管进行实验。

② 试药和试液　标准硫酸钾溶液：取硫酸钾（K_2SO_4）0.181g，置 1000ml 量瓶中，加水适量使溶解并稀释至刻度，摇匀，即得（每 1ml 相当于 $100\mu g$ 的 SO_4）。

③ 操作方法

a. 供试溶液的配制　取氯化物项下剩余的滤液 25ml，加水使成约 40ml；溶液如显碱性，可滴加盐酸使遇 pH 试纸显中性；溶液如不澄清，应滤过；加稀盐酸 2ml，摇匀，即为供试溶液。

b. 对照溶液的配制　取标准硫酸钾溶液 1.0ml，置另一 50ml 纳氏比色管中，加水使成约 40ml，加稀盐酸 2ml，摇匀，即为对照溶液。

c. 样品检查　于供试溶液与对照溶液中，分别加入 25％氯化钡溶液 5ml，用水稀释使成 50ml，充分摇匀，放置 10min，同置黑色背景上，从比色管上方向下观察，比较所产生的混浊。

d. 供试溶液如带颜色，除另有规定外，可取供试溶液两份，分置 50ml 纳氏比色管中，一份加 25％氯化钡溶液 5ml，摇匀，放置 10min，如显混浊，可反复滤过，至滤液完全澄清，再加规定量的标准硫酸钾溶液与水适量使成 50ml，摇匀，放置 10min，作为对照溶液；另一份加 25％氯化钡溶液与水适量使成 50ml，摇匀，放置 10min，按上述方法比较所产生的混浊。

④ 记录　记录实验时的室温、取样量、标准硫酸钾溶液的浓度和所取毫升数，以及比较所产生混浊的观察结果。

⑤ 结果与判定　供试品管的混浊浅于对照管的混浊，判为符合规定；如供试品管的混浊浓于对照管，则判为不符合规定。

（5）对氨基酚与有关物质　临用新制。取本品适量，精密称定，加溶剂［甲醇-水（4∶6）］制成每 1ml 中约含 20mg 的溶液，作为供试品溶液；另取对氨基酚对照品和对乙酰氨基酚对照品适量，精密称定，加上述溶剂溶解并制成每 1ml 中约含对氨基酚 $1\mu g$ 和对乙酰氨基酚 $20\mu g$ 的混合溶液，作为对照品溶液。照高效液相色谱法试验，用辛烷基硅烷键合硅胶为填充剂；以磷酸盐缓冲液（取磷酸氢二钠 8.95g，磷酸二氢钠 3.9g，加水溶解至 1000ml，加 10％四丁基氢氧化铵溶液 12ml）-甲醇（90∶10）为流动相，检测波长为 245nm，柱温为 40℃；理论板数按对乙酰氨基酚峰计算不得低于 2000，对乙酰氨基酚峰与对氨基酚峰的分离度应符合要求。取对照品溶液 $20\mu l$ 注入液相色谱仪，调节检测灵敏度，使对氨基酚色谱峰的峰高约为满量程的 10％，再精密量取供试品溶液与对照品溶液各 $20\mu l$，分别注入液相色谱仪，记录色谱图至主成分峰保留时间的 4 倍，供试品溶液色谱图中如有与对照品溶液中对氨基酚保留时间一致的色谱峰，按外标法以峰面积计算，含对氨基酚不得过 0.005％；其他杂质峰面积均不得大于对照溶液中对乙酰氨基酚的峰面积（0.1％）；杂质总量不得过 0.5％。

（6）对氯苯乙酰胺　临用新制。取对氨基酚及有关物质项下的供试品溶液作为供试品溶液；另取对氯苯乙酰胺对照品适量，精密称定，加上述溶剂溶解并制成每 1ml 中约含 1μg 的溶液，作为对照品溶液。照高效液相色谱法试验，用辛烷基硅烷键合硅胶为填充剂；以磷酸盐缓冲液（取磷酸氢二钠 8.95g，磷酸二氢钠 3.9g，加水溶解至 1000ml，加 10％四丁基氢氧化铵溶液 12ml）-甲醇（60：40）为流动相，检测波长为 245nm，柱温为 40℃；理论板数按对乙酰氨基酚峰计算不得低于 2000，对氯苯乙酰胺峰与对乙酰氨基酚峰的分离度应符合要求。取对照品溶液 20μl 注入液相色谱仪，调节检测灵敏度，使对氯苯乙酰胺色谱峰的峰高约为满量程的 10％，再精密量取供试品溶液与对照品溶液各 20μl，分别注入液相色谱仪，记录色谱图；按外标法以峰面积计算，含对氯苯乙酰胺不得过 0.005％。

（7）干燥失重　取本品，在 105℃干燥至恒重，减失重量不得过 0.5％。

① 仪器与用具　烘箱、恒温减压干燥箱、扁形称量瓶、干燥器、减压干燥器、真空泵。

② 操作方法

a. 称取供试品　取供试品，混合均匀（如为较大的结晶，应先迅速捣碎使成 2mm 以下的小粒）。分取约 1g，置于 105℃干燥至恒重的扁形称量瓶中（供试品平铺厚度不可超过 5mm，如为疏松物质，厚度不可超过 10mm），精密称定。

b. 干燥　在 105℃干燥至恒重。干燥时，应将瓶盖取下，置称量瓶旁，或将瓶盖半开。取出时须将称量瓶盖好。

c. 称重　用干燥器干燥的供试品，干燥后取出即可称定重量。置烘箱或恒温减压干燥箱内干燥的供试品，应在干燥后取出置干燥器中放冷至室温（一般需 30～60min），再称定重量。

d. 恒重　称定后的供试品按"b、c"操作，直至恒重。

③ 记录与计算

a. 记录　记录干燥时的温度、压力、干燥剂的种类，干燥和放冷至室温的时间，称量及恒重数据，计算和结果（如做平行试验两份者，取其平均值）等。

b. 计算

$$干燥失重 = \frac{W_1 + W_2 - W_3}{W_1} \times 100\%$$

式中　W_1——供试品的质量，g；

W_2——称量瓶恒重的质量，g；

W_3——称量瓶+供试品恒重的质量，g。

（8）炽灼残渣　不得过 0.1％。

① 仪器与用具　高温炉、坩埚、坩埚钳、通风柜。

② 试药与试液　硫酸分析纯。

③ 操作方法

a. 空坩埚恒重　取坩埚置于高温炉内，将盖子斜盖在坩埚上，经 700～800℃炽灼约 30min，取出坩埚，稍冷片刻，移置干燥器内并盖上盖子，放冷至室温（一般约需 60min），精密称定坩埚重量。再在上述条件下炽灼约 30min，取出，置干燥器内，放冷，直至恒重，备用。

b. 称取供试品　取供试品 1.0g，置已炽灼至恒重的坩埚内，精密称定。

c. 炭化　将盛有供试品的坩埚斜置电炉上缓缓灼烧（避免供试品骤然膨胀而逸出），炽灼至供试品全部炭化呈黑色，并不冒浓烟，放冷至室温。"炭化"操作应在通风柜内进行。

d. 灰化　滴加硫酸 0.5～1.0ml，使炭化物全部湿润，继续在电炉上加热至硫酸蒸气除尽，白烟完全消失（以上操作应在通风柜内进行），将坩埚移置高温炉内，盖子斜盖在坩埚上，在 700～800℃炽灼约 60min，使供试品完全灰化。

e. 恒重　按操作方法"a"自"取出坩埚稍冷片刻"起，依法操作，直至恒重。

④ 记录与计算

a. 记录　记录炽灼的温度、时间、供试品的称量，坩埚、残渣及坩埚的恒重数据，计算和结果等。

b. 计算

$$炽灼残渣(\%) = \frac{残渣及坩埚重 - 空坩埚重}{供试品重量} \times 100\%$$

（9）重金属

① 仪器与用具　纳氏比色管：应注意选择各管之间的平行性，玻璃色泽一致，内径、刻度标线高度一致。比色管洗涤时避免划伤内壁。

② 试药和试液

a. 标准铅溶液　精密称取在 105℃ 干燥至恒重的硝酸铅 0.1598g，置 100ml 量瓶中，加硝酸 5ml 与水 50ml 溶解后，用水稀释至刻度，摇匀，作为贮备液。临用前，精密量取贮备液 10ml，置 100ml 量瓶中，加水稀释至刻度，摇匀，即得（每 1ml 相当于 10μg 的 Pb）。

b. 硫代乙酰胺试液、醋酸盐缓冲液（pH 值 3.5）等均按药典规定。

c. 稀焦糖溶液　取蔗糖或葡萄糖约 5g，置磁坩埚中，在玻璃棒不断搅拌下，加热至呈棕色糊状，放冷，用水溶解成约 25ml，滤过，贮于滴瓶中备用。临用时，根据供试液色泽深浅，取适当量调节使用。

③ 操作方法（第一法）

a. 取 25ml 纳氏比色管三支，编号为甲、乙、丙。

b. 甲管中加标准铅溶液 1ml 与醋酸盐缓冲液（pH 值 3.5）2ml，加水溶剂稀释成 25ml，制成对照液。

c. 乙管中取本品 1.0g，加水 20ml，置水浴中加热使溶解，放冷，滤过，取滤液加醋酸盐缓冲液（pH 值 3.5）2ml 与水适量使 25ml，制成供试液。

d. 丙管中加入与乙管相同量的供试品，加配制供试品溶液的溶剂适量使溶解，再加与甲管相同量的标准铅溶液与醋酸盐缓冲液（pH 值 3.5）2ml 后，用溶剂稀释成 25ml。

e. 若供试品溶液带有颜色，可在甲管中滴加少量的稀焦糖溶液或其他无干扰的有色溶液，使之与乙管、丙管一致。

f. 在甲、乙、丙管中分别加硫代乙酰胺试液各 2ml，摇匀，放置 2min，同置白色衬板上，自上向下透视，乙管中显出的颜色与甲管比较，不得更深。即重金属不得过百万分之十。如丙管中显出的颜色浅于甲管，应取样按第二法重新检查。

4. 含量测定

（1）仪器　分析天平、紫外-可见分光光度仪、容量瓶、量筒、移液管。

（2）试剂　0.4% 氢氧化钠溶液。

（3）操作方法

① 取本品约 40mg，精密称定。

② 置 250ml 量瓶中，加 0.4% 氢氧化钠溶液 50ml 溶解后，加水至刻度，摇匀，精密量取 5ml，置 100ml 量瓶中，加 0.4% 氢氧化钠溶液 10ml，加水至刻度，摇匀。

③ 照紫外-可见分光光度法，在 257nm 的波长处测定吸光度，按 $C_8C_9NO_2$ 的吸收系数（$E_{1cm}^{1\%}$）为 715 计算，即得。

（4）计算

$$对乙酰氨基酚(\%) = \frac{A \times D}{E_{1cm}^{1\%} \times W \times (1 - 水分\%) \times 1000} \times 100\%$$

式中　　A——吸光度；

　　　　D——稀释倍数；

　　　　$E_{1cm}^{1\%}$——吸光系数，L/(g·cm)；

　　　　W——供试品的称样量，g。

（5）结果判断　按百分含量计算，本品含对乙酰氨基酚应为98.0%～102.0%。

▶**【知识储备三】**

对乙酰氨基酚，又称扑热息痛，是最常用的非甾体抗炎解热镇痛药，用于感冒发热、关节痛、神经痛、偏头痛、癌痛及手术后止痛等。

一、结构与性状

1. 结构

对乙酰氨基酚属于酰胺类药物，其分子结构中具有芳酰氨基，即为芳胺类药物的芳伯氨基被乙酰化，芳酰氨基对位被酚羟基取代，其结构为：

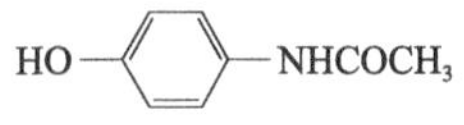

$$HO-\!\!\!\left\langle\bigcirc\right\rangle\!\!\!-NHCOCH_3$$

2. 性状

（1）外观　本品为白色结晶或结晶性粉末；无臭，味微苦。

（2）溶解性　本品在热水或乙醇中易溶，在丙酮中溶解，在水中略溶。

（3）熔点　本品的熔点为168～172℃。

二、鉴别

1. 与三氯化铁的反应

（1）原理　对乙酰氨基酚具有酚羟基，可与三氯化铁发生呈色反应。

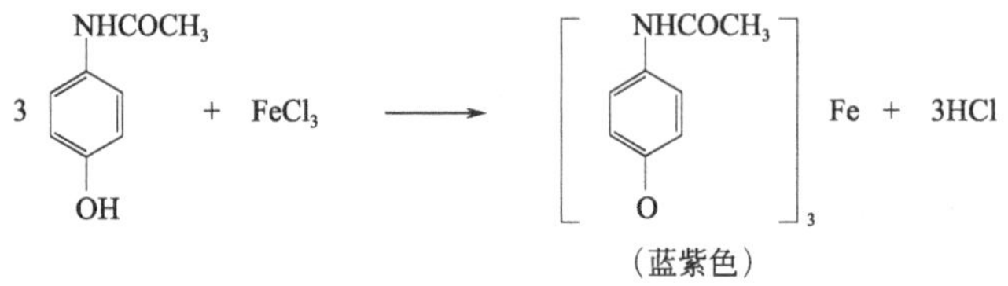

（2）操作方法　本品的水溶液加三氯化铁试液，即显蓝色。

2. 重氮化-偶合反应

（1）原理　对乙酰氨基酚分子结构中具有潜在的芳伯氨基的药物，在盐酸或硫酸中加热水解为芳伯氨基后，可用重氮化-偶合反应鉴别。

（2）操作方法　取本品约0.1g，加稀盐酸5ml，置水浴中加热40min，放冷；取0.5ml，滴加亚硝酸钠试液5滴，摇匀，用水3ml稀释后，加碱性 β-萘酚试液2ml，振摇，即显红色。

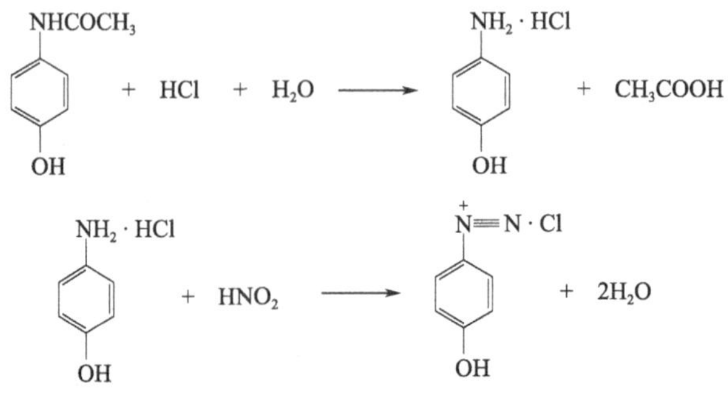

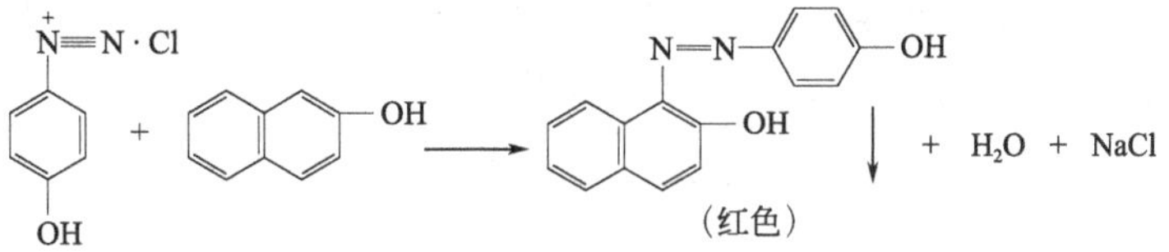

3. 红外吸收光谱

对乙酰氨基酚的红外光吸收图谱应与对照的图谱（光谱集 131 图）一致。

三、特殊杂质检查

对乙酰氨基酚中的杂质主要来源于合成工艺。对乙酰氨基酚的合成常有两种工艺，一种是以对硝基氯苯为原料，经水解后得到对硝基酚，经还原制得对氨基酚，再经乙酰化即得对乙酰氨基酚；另一种工艺是以酚为原料，经亚硝化，还原制得对氨基酚，经乙酰化即得对乙酰氨基酚。因此，在生产过程中可能有特殊杂质、中间体及副产物等。《中华人民共和国药典》（2010 年版）二部规定要检查酸度、乙醇溶液的澄清度与颜色、氯化物、硫酸盐、对氨基酚与有关物质对氯苯乙酰胺等项目。

1. 酸度

（1）原理　生产过程中可能引入酸性杂质，另外本品水解后也有醋酸生成，所以应进行酸度检查。

（2）操作方法　取本品 0.10g，加水 10ml 使溶解，依法测定，pH 值应为 5.5～6.5。在此 pH 值范围内对乙酰氨基酚比较稳定，偏酸或偏碱条件下均易水解产生醋酸和对氨基酚，从而影响质量。

2. 乙醇溶液的澄清度与颜色

（1）原理　由于生产工艺中使用铁粉作为还原剂，可能带入成品中，致使其乙醇溶液产生混浊。如果其乙醇液的色泽深于标准比色液，即存在中间体对氨基酚的有色氧化产物，一般在乙醇液中显橙红色或棕色。

（2）检查方法　取本品 1.0g，加乙醇 10ml 溶解后，溶液应澄清无色；如显混浊，与 1号浊度标准液比较，不得更深；如显色，与棕红色 2 号或橙红色 2 号标准比色液比较，不得更深。

3. 对氨基酚与有关物质

（1）原理　本品在合成过程中乙酰化不完全或贮存不得当发生水解，均可引入对氨基酚，使本品产生色泽并对人体有毒性；另外，由于本品的合成工艺路线较多，不同的工艺带入的杂质也有所不同，主要包括中间体、副产物及分解产物等。如对氨基酚、对氯苯乙酰胺、偶氮苯、氧化偶氮苯、苯醌等。《中华人民共和国药典》（2015 年版二部）采用高效液相色谱法同时控制对氨基酚与有关物质的限量。

（2）操作方法　具体内容参见"对乙酰氨基酚检验操作规程"的相关内容。

4. 对氯苯乙酰胺

（1）原理　对氯苯乙酰胺是合成对乙酰氨基酚时的副产物，《中华人民共和国药典》（2015 年版二部）采用高效液相色谱法控制对氯苯乙酰胺的限量。

（2）操作方法　具体内容参见"对乙酰氨基酚检验操作规程"的相关内容。

四、含量测定

（1）原理　对乙酰氨基酚在 0.4％氢氧化钠溶液中，在 257nm 的波长处有最大吸收，其紫外吸收光谱特征可用于其原料药及其制剂的含量测定。

（2）操作方法　取本品约 40mg，精密称定，置 250ml 量瓶中，加 0.4％氢氧化钠溶液 50ml 溶解后，加水至刻度，摇匀，精密量取 5ml，置 100ml 量瓶中，加 0.4％氢氧化钠溶液

10ml，加水至刻度，摇匀，照紫外-可见分光光度法，在 257nm 的波长处测定吸光度，按 $C_8H_9NO_2$ 的吸收系数 $(E_{1cm}^{1\%})$ 为 715 计算，即得。

$$对乙酰氨基酚(\%)=\frac{A\times D}{E_{1cm}^{1\%}\times 100\times W}\times 100\%$$

▶【课堂讨论三】

根据对乙酰氨基酚的结构，说明用三氯化铁显色反应和芳香第一胺鉴别反应进行鉴别的原理。

▶【知识拓展三】

盐酸普鲁卡因的检验

盐酸普鲁卡因属于对氨基苯甲酸酯类药物，这类药物分子结构中都具有对氨基苯甲酯的母体，并在 R_1、R_2 位上有不同的取代基，其基本结构如下。

$$R_1HN\!-\!\!\!\text{⟨⟩}\!\!-\!COOR_2$$

一、结构与性状

1. 结构

盐酸普鲁卡因是局部麻醉药，其分子结构中具有对氨基苯甲酸酯，其结构如下。

$$H_2N\!-\!\!\!\text{⟨⟩}\!\!-\!COOCH_2CH_2N(C_2H_5)_2 \cdot HCl$$

2. 性状

(1) 外观　本品为白色结晶或结晶性粉末；无臭，味微苦，随后有麻痹感。

(2) 溶解性　本品在水中易溶，在乙醇中略溶，在三氯甲烷中微溶，在乙醚中几乎不溶。

(3) 熔点　本品的熔点为 154～157℃。

二、鉴别

1. 水解产物反应

(1) 原理　盐酸普鲁卡因分子结构中具有酯键，在碱性条件下水解，利用其水解产物与试剂的反应进行鉴别。

$$H_2N\!-\!\!\!\text{⟨⟩}\!\!-\!COOCH_2CH_2N(C_2H_5)_2 \cdot HCl \xrightarrow{NaOH} H_2N\!-\!\!\!\text{⟨⟩}\!\!-\!COOCH_2CH_2N(C_2H_5)_2 \downarrow$$

$$\xrightarrow{NaOH} H_2N\!-\!\!\!\text{⟨⟩}\!\!-\!COONa+HOCH_2CH_2N(C_2H_5)_2 \uparrow$$

$$H_2N\!-\!\!\!\text{⟨⟩}\!\!-\!COONa \xrightarrow{HCl} H_2N\!-\!\!\!\text{⟨⟩}\!\!-\!COOH \downarrow \xrightarrow{HCl} HCl \cdot H_2N\!-\!\!\!\text{⟨⟩}\!\!-\!COOH$$

(2) 操作方法　取本品约 0.1g，加水 2ml 溶解后，加 10%氢氧化钠溶液 1ml，即生成白色沉淀，加热变为油状物（普鲁卡因）；继续加热，发生的蒸气（二乙氨基乙醇）能使湿润的红色石蕊试纸变为蓝色；热至油状物消失后（生成可溶于水的对氨基苯甲酸钠），放冷，加盐酸酸化，即析出白色沉淀（此沉淀能溶解于过量的盐酸中）。

2. 重氮化-偶合反应

(1) 原理　盐酸普鲁卡因分子结构中具有游离芳伯氨基，在盐酸溶液中，可直接与亚硝酸钠进行重氮化反应，生成的重氮盐均可与碱性 β-萘酚偶合生成有色的偶氮染料。

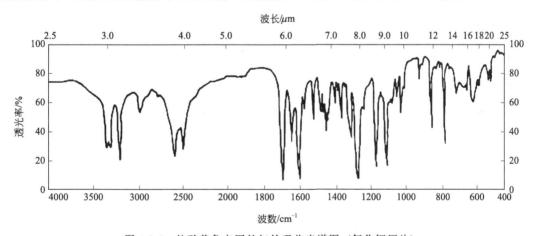

（2）操作方法　取供试品约 50mg，加稀盐酸 1ml，必要时缓缓煮沸使溶解，放冷，加 0.1mol/L 亚硝酸钠溶液数滴，滴加碱性 β-萘酚试液数滴，视供试品不同，生成猩红色沉淀。

3. 氯化物反应

（1）原理　临床上常用普鲁卡因的盐酸盐，可利用其在酸性条件下与银离子生成可溶于氨试液中的白色沉淀。

（2）操作方法　取供试品溶液，加氨试液使成碱性，将析出的沉淀滤过除去，滤液加稀硝酸使成酸性后，滴加硝酸银试液，即生成白色凝乳状沉淀；分离，沉淀加氨试液即溶解，再加稀硝酸酸化后，沉淀复生成。

4. 红外吸收光谱

《中华人民共和国药典》（2015 年版）对盐酸普鲁卡因采用红外吸收光谱法进行鉴别。盐酸普鲁卡因的红外图谱应与对照图谱（光谱集 397 图）一致，如图 4-1-3 所示。

图 4-1-3　盐酸普鲁卡因的红外吸收光谱图（氯化钾压片）

5. 特殊杂质检查

（1）原理　盐酸普鲁卡因分子含有酯键结构，易发生水解反应。在盐酸普鲁卡因制备过程中，由于受到温度、pH 值、贮藏时间、重金属离子及光等因素的影响，可发生水解反应生成对氨基苯甲酸，随着贮藏时间延长或高温下，可进一步脱羧转化为苯胺，苯胺又可被氧化为有色物质，使药物变黄，同时毒性增加。《中华人民共和国药典》（2015 年版二部）采用高效液相色谱法检查对氨基苯甲酸的限量。

（2）操作方法　取本品，精密称定，加水溶解并定量稀释制成每 1ml 中含 0.2mg 的溶液，作为供试品溶液；另取对氨基苯甲酸对照品，精密称定，加水溶解并定量制成每 1ml 中含 1μg 的溶液，作为对照品溶液；取供试品溶液 1ml 与对照品溶液 9ml 混合均匀，作为系统适用性试验溶液。照高效液相色谱法试验，用十八烷基硅烷键合硅胶为填充剂；以含 0.1% 庚烷磺酸钠的 0.05mol/L 磷酸二氢钾溶液（用磷酸调节 pH 值至 3.0）-甲醇（68:32）为流动相；检测波长为 279nm，取系统适用性试验溶液 10μl，注入液相色谱仪，理论板数按对氨基苯甲酸峰计算不低于 2000，盐酸普鲁卡因峰和对氨基苯甲酸峰的分离度应大于 2.0。取对照品溶液 10μl，注入液相色谱仪，调节检测灵敏度，使主成分峰高约为满量程的 20%。精密量取供试品溶液与对照品溶液各 10μl，分别注入液相色谱仪，记录色谱图。供试品溶液色谱图中如有与对氨基苯甲酸峰保留时间一致的色谱峰，按外标法以峰面积计算，不得过 0.5%。

6. 含量测定

（1）原理　盐酸普鲁卡因分子中具有芳伯氨基结构，在酸性溶液中可与亚硝酸钠定量反应，生成重氮盐，用永停法或外指示剂法指示反应终点，因此，可用亚硝酸钠滴定法测定含量。

（2）操作方法　具体见前面相关内容。

（3）注意事项　重氮化反应的速度受多种因素的影响，亚硝酸钠滴定液及反应生成的重氮盐也不够稳定，因此应用亚硝酸钠滴定法测定药物的含量时，应注意一些条件，具体见前面相关内容。

（4）指示终点的方法　指示终点的方法一般有电位法、永停滴定法、外指示剂法和内指示剂法等。《中华人民共和国药典》（2015 年版）规定用永停滴定法指示终点。电极为铂-铂电极，用亚硝酸钠液滴定，终点前，溶液中无亚硝酸，线路中无电流通过，电流计指针指向零点。终点时溶液中有微量亚硝酸存在，电极发生氧化还原反应，线路中立即有电流通过，此时电流计指针突然偏转，并不再回零，即为滴定终点。

▶【做案例三】

试述亚硝酸钠滴定法测定药物含量时应注意哪些条件？

▶【提高案例三】

盐酸布比卡因结构中具有芳酰氨基，属于酰胺类药物。《中华人民共和国药典》（2015 年版二部）采用氯化物、紫外光谱及红外光谱法鉴别此药，采用非水溶液滴定法测定其含量。试从盐酸布比卡因的结构分析，为何药典未采用芳香胺第一反应鉴别此药，也未采用亚硝酸钠滴定法测定其含量？

▶【归纳】

药品	性状	鉴别	检查	含量测定
苯巴比妥	本品为白色有光泽的结晶性粉末；无臭，味微苦；饱和水溶液显酸性反应。 本品在乙醇或乙醚中溶解，在氯仿中略溶，在水中极微溶解；在氢氧化钠或碳酸钠溶液中溶解。 本品的熔点为 174.5~178℃	（1）与亚硝酸钠-硫酸的反应 （2）与甲醛-硫酸的反应 （3）红外光谱法 （4）丙二酰脲类的鉴别反应	（1）酸度（甲基橙） （2）乙醇溶液的澄清度 （3）有关物质（1.0%） （4）中性或碱性物质（≤3mg） （5）干燥失重（1.0%） （6）炽灼残渣（0.1%）	银量法（电位滴定） （不得少于 98.5%）

续表

药品	性状	鉴别	检查	含量测定
阿司匹林	本品为白色结晶或结晶性粉末；无臭或微带醋酸臭，味微酸；遇湿气即缓缓水解。 本品在乙醇中易溶，在三氯甲烷或乙醚中溶解，在水或无水乙醚中微溶；在氢氧化钠溶液或碳酸钠溶液中溶解，但同时分解	(1)三氯化铁反应 (2)水解反应 (3)红外光谱法	(1)溶液的澄清度 (2)游离水杨酸(0.1%) (3)易炭化物 (4)有关物质 (5)干燥失重(0.1%) (6)重金属(百万分之十)	酸碱滴定法(不得少于99.5%)
对乙酰氨基酚	本品为白色结晶或结晶性粉末；无臭，味微苦。 本品在热水或乙醇中易溶，在丙酮中溶解，在水中略溶。 本品的熔点为168~172℃	(1)三氯化铁反应 (2)重氮化-偶合反应 (3)红外光谱法	(1)酸度(5.5~6.5) (2)乙醇溶液的澄清度与颜色 (3)氯化物(0.02%) (4)硫酸盐(0.02%) (5)对氨基酚(0.005%)与有关物质(0.5%) (6)对氯苯乙酰胺(0.005%) (7)干燥失重(0.5%) (8)炽灼残渣(0.1%) (9)重金属(百万分之十)	紫外-可见分光光度法(98.0%~102.0%)

【目标检测】

一、选择题

【A型题】（最佳选择题，每题备选答案中只有一个最佳答案）

1. 下列不属于苯巴比妥性质的是（　　）。
   A. 弱酸性　　　　　　　　　　　　B. 具紫外特征吸收
   C. 具有氧化性　　　　　　　　　　D. 可形成二银盐白色沉淀

2. 硫喷妥钠与铜吡啶试液反应的生成物为（　　）。
   A. 紫色　　　　　　B. 绿色　　　　　　C. 黄色　　　　　　D. 蓝色

3. 巴比妥类药物的母核结构为（　　）。
   A. 乙内酰脲　　　　B. 丙二酰脲　　　　C. 氨基醚　　　　　D. 吡唑酮

4. 苯巴比妥发生亚硝基化反应是因为分子中具有（　　）。
   A. 乙基　　　　　　B. 羧基　　　　　　C. 苯环　　　　　　D. 酰脲

5. 巴比妥类药物在下列哪种溶液中能产生明显的紫外吸收（　　）。
   A. 酸性溶液　　　　B. 中性溶液　　　　C. 碱性溶液　　　　D. 吡啶溶液

6. 阿司匹林与碳酸钠试液共热，放冷后用稀硫酸酸化，析出的白色沉淀是（　　）
   A. 醋酸　　　　　　B. 乙酰水杨酸　　　C. 水杨酸　　　　　D. 水杨酸钠

7. 阿司匹林肠溶片与三氯化铁反应颜色为（　　）
   A. 紫堇色　　　　　B. 绿色　　　　　　C. 黄色　　　　　　D. 蓝色

8. 采用酸碱滴定法测定阿司匹林的含量时，避免酸性杂质影响应采用何种溶剂溶解样品（　　）
   A. 酸性甲醇　　　　B. 中性甲醇　　　　C. 酸性乙醇　　　　D. 中性乙醇

9. 具有芳香第一胺的胺类药物，重氮化反应的适宜条件是（　　）。
   A. 弱碱性　　　　　B. 中性　　　　　　C. 碱性　　　　　　D. 酸性

10. 下列药物中，具三氯化铁反应的是（　　）。
    A. 苯佐卡因　　　　B. 盐酸利多卡因　　C. 对乙酰氨基酚　　D. 盐酸普鲁卡因

11. 亚硝酸钠滴定法测定芳香第一胺类药物含量时，加入适量溴化钾的作用是（　　）。
A. 增加亚硝酸钠的稳定性
B. 防止生成的重氮盐分解
C. 加速重氮化反应的速度
D. 防止亚硝酸的逸失

12. 《中华人民共和国药典》2010 年版规定对乙酰氨基酚检查乙醇溶液的澄清度与颜色，主要是指（　　）。
A. 生产过程中引入的淀粉和中间体对氨基酚
B. 生产过程中引入的铁粉和中间体对氨基酚
C. 生产过程中引入的铁粉和中间体间氨基酚
D. 生产过程中引入的重金属和中间体对氨基酚

13. 盐酸普鲁卡因加水溶解后，加入氢氧化钠溶液，生成（　　）。
A. 黄色沉淀
B. 蓝色沉淀
C. 猩红色沉淀
D. 白色沉淀

【B 型题】（配伍选择题，备选答案在前，试题在后。每题只有一个正确答案，每个备选答案可重复选用，也可不选用）

（1～5 题备选答案）
A. 紫外-可见分光光度法
B. 溴量法
C. 银量法
D. 双相滴定法
E. 亚硝酸钠法

1. 异戊巴比妥钠的含量测定采用（　　）。
2. 对乙酰氨基酚的含量测定采用（　　）。
3. 盐酸普鲁卡因的含量测定采用（　　）。
4. 苯巴比妥的含量测定采用（　　）。
5. 司可巴比妥的含量测定采用（　　）。

【X 型题】（多项选择题，每题的备选答案中有 2 个或 2 个以上正确答案）

1. 用银量法测定苯巴比妥的含量，正确的是（　　）。
A. 用硝酸银作为滴定液
B. 用硝酸钾做滴定液
C. 甲醇作为滴定溶剂
D. 用电位法指示终点

2. 利用巴比妥类药物母核的性质进行鉴别的反应有（　　）。
A. 与碘试液的反应
B. 与银盐的反应
C. 与铜盐反应
D. 与甲醛-硫酸的反应

3. 苯巴比妥类药物的鉴别方法有（　　）。
A. 比较红外吸收图谱
B. 测定熔点
C. 与银盐反应生成白色沉淀
D. 与铜盐反应生成有色产物

4. 亚硝酸钠滴定法指示滴定终点的方法有（　　）。
A. 电位法
B. 永停法
C. 内指示剂法
D. 外指示剂法

5. 《中华人民共和国药典》（2010 年版）规定，对乙酰氨基酚检查的特殊杂质有（　　）。
A. 乙醇溶液的澄清度与颜色
B. 有关物质
C. 对氨基酚
D. 间氨基酚

6. 亚硝酸钠滴定法，需在盐酸酸性下进行，因使用盐酸有利于（　　）。
A. 抑制亚硝酸的分解
B. 重氮盐在酸性溶液中稳定
C. 防止偶氮氨基化合物的生成
D. 重氮化反应速度加快

7. 《中华人民共和国药典》（2015 年版）规定采用中和法测定含量的药物有（　　）
A. 苯甲酸
B. 水杨酸
C. 苯甲酸钠
D. 丙磺舒

二、简答题

1. 苯巴比妥化学结构的特点是什么？

2. 巴比妥类药物在碱液中为什么具有紫外特征吸收？这种吸收在药物分析中有何作用？

3. 银量法测定苯巴比妥的原理是什么？

4. 溴量法测定司可巴比妥的原理是什么？

5. 对乙酰氨基酚中对氨基酚是如何产生的？为什么要检查特殊杂质对氨基酚？怎样检查？

6. 盐酸普鲁卡因中要检查的特殊杂质是什么？

学习情境二　中间产品的检验

【学习目标】

1. 知识目标

掌握杂环类药物尼莫地平片中间体的质量检验方法。

2. 技能目标

能够分析尼莫地平结构与检测方法间的关系。

【背景知识】

中间产品的检验是为了保证中间产品符合质量管理要求，保证不符合质量管理要求的中间产品不流入下道工序，以保证生产过程中药品的质量。因此，必须严格对中间产品进行审查、评价，对中间产品进行质量进行监控。

尼莫地平属于杂环类化合物。杂环类化合物是指碳环中夹杂有非碳原子的环状有机化合物，其中非碳元素原子称为杂原子，一般为氧、硫、氮等。杂环类化合物种类繁多，数量庞大，在自然界分布很广。其中不少具有生理活性，如某些生物碱、维生素、抗生素等；在化学合成药物中，杂环类药物也占有相当数量，并已成为现代药物中应用最多、最广的一大类药物。

按其所含有的杂原子种类与数目，环的元数的不同，可将杂环类药物分成许多不同的大类，诸如呋喃类、吡唑酮类、吡啶及哌啶类、嘧啶类、喹啉类、托烷类、吩噻嗪类、苯并二氮杂䓬类等。而各大类又可根据环上取代基的类型、数目、位置的不同衍生出数目众多的同系列药物。

【学案例】

尼莫地平片中间产品的检验操作规程

部门：	题目:尼莫地平片中间产品检验操作规程			共　　　页	
编号：	新订：		替代：		起草：
部门审阅：	QA 审阅：		批准：		执行日期：
变更记录：				变更原因及目的：	
修订号：	批准日期：		执行日期：		

1. 检查

水分测定如下。

① 仪器与用具　分析天平，烘箱，扁形称量瓶，干燥器。

② 操作方法

a. 称取供试品　取供试品，混合均匀（如为较大的结晶，应先迅速捣碎使成 2mm 以下的小粒）。分取约 1g，置于 105℃ 干燥至恒重的扁形称量瓶中（供试品平铺厚度不可超过 5mm，如为疏松物质，厚度不可超过 10mm），精密称定。

b. 干燥　在 105℃ 干燥至恒重。干燥时，应将瓶盖取下，置称量瓶旁，或将瓶盖半开。取出时须将称量瓶盖好。

c. 称重　置烘箱 105℃ 干燥至恒重，约 4h 后，放置干燥器中放冷至室温（一般需 30～60min），再称定重量。

d. 恒重　称定后的供试品按（"b、c"）操作，直至恒重。

③ 记录与计算

a. 记录　记录干燥时的温度、压力、干燥剂的种类、干燥和放冷至室温的时间、称量及恒重数据、计算和结果（如做平行试验两份者，取其平均值）等。

b. 计算

$$干燥失重 = \frac{W_1 + W_2 - W_3}{W_1} \times 100\%$$

式中　W_1——供试品的质量，g；

W_2——称量瓶恒重的质量，g；

W_3——（称量瓶＋供试品）恒重的质量，g。

2. 含量测定

（1）仪器　紫外分光光度计，分析天平，滴管，容量瓶，移液管。

（2）操作方法　取本品适量，研细，精密称取适量（约相当于尼莫地平 10mg），置 100ml 量瓶中，加乙醇使尼莫地平溶解并稀释至刻度，摇匀，用干燥滤纸滤过，弃去初滤液，精密量取续滤液 5ml，置 50ml 量瓶中，加乙醇稀释至刻度，摇匀，照分光光度法测定，在 237nm 的波长处测定吸收度；另取尼莫地平对照品适量，精密称定，加乙醇制成每 1ml 中约含 10μg 的溶液，同法测定吸收度。

（3）计算

按下式计算本品含尼莫地平（$C_{21}H_{26}N_2O_7$）的量（$X\%$）：

$$X\% = \frac{A_1 \times W_2 \times \frac{1}{100} \times \frac{5}{50}}{A_2 \times W_1 \times \frac{1}{100} \times \frac{5}{50}} \times 100\%$$

式中　A_1——供试品溶液在 239nm 的波长处测得的吸收度；

A_2——标准品溶液在 239nm 的波长处测得的吸收度；

W_1——供试品的取用质量；

W_2——对照品的取用质量。

（4）结果判断

按标示量计算，尼莫地平（$C_{21}H_{26}N_2O_7$）应为 18.0%～19.0%。

▶【知识储备】

尼莫地平为二氢吡啶类钙离子拮抗剂，主要用于脑血管疾病，如蛛网膜下腔出血、脑供血不足、脑血管痉挛、脑卒中和偏头痛等。对突发性耳聋也有一定疗效。还可用于冠状动脉粥样硬化性心脏病、心绞痛。

一、结构与性状

1. 结构

尼莫地平结构中含有吡啶环，因此，又被归为吡啶类药物，其结构为：

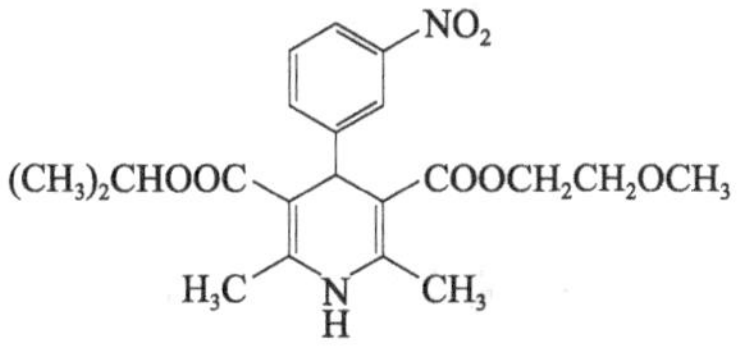

2. 性状

本品为浅黄色结晶性粉末或粉末，无臭、无味，遇光不稳定。在丙酮、三氯甲烷或乙酸乙酯中易溶，在乙醇中溶解，在乙醚中微溶，在水中几乎不溶。

二、鉴别

1. 与亚铁盐的反应

（1）原理　尼莫地平结构中苯环上硝基具有氧化性，可将氢氧化亚铁氧化为红棕色氢氧化铁沉淀。

（2）操作方法　取本品约 20mg，加乙醇 2ml 溶解后，加新制的 5% 硫酸亚铁铵溶液 2ml、1.5mol/L 硫酸溶液 1 滴与 0.5mol/L 氢氧化钾溶液 1ml，强烈振摇，1min 内沉淀由灰绿色变为红棕色。

2. 紫外分光光度法

（1）原理　尼莫地平结构中具有苯环，在 237nm 波长处有最大吸收，可利用此性质进行鉴别。

（2）操作方法　取本品适量，加乙醇制成每 1ml 含 10μg 的溶液，照紫外-可见分光光度法测定，在 237nm 波长处有最大吸收。

3. 红外吸收光谱

尼莫地平的红外光吸收图谱应与对照的图谱（光谱集 599 图）一致。

三、含量测定

1. 原理

《中国药典》采用铈量法测定尼莫地平的含量，操作简便、结果准确。本品具有还原性，在强酸性溶液中可被硫酸铈氧化。终点时，微过量的 Ce^{4+} 将指示剂中的 Fe^{2+} 氧化成 Fe^{3+}，使橙红色配合物离子变为浅黄绿色，指示终点到达。

2. 操作方法

取本品约 0.18g，精密称定，加无水乙醇 25ml，微温使溶解，加高氯酸溶液（取 70% 高氯酸溶液 8.5ml，加水至 100ml）25ml，加邻二氮菲指示液 4 滴，用硫酸铈滴定液（0.1mol/L）滴定至溶液由橙红色变为浅黄绿色，并将滴定结果用空白试验校正。每 1ml 硫酸铈滴定液（0.1mol/L）相当于 20.92mg 的 $C_{21}H_{26}N_2O_7$。

▶【课堂讨论】

尼莫地平的结构特点？

▶【知识拓展】

硝苯地平的检验

硝苯地平也是二氢吡啶类药物，其结构为：

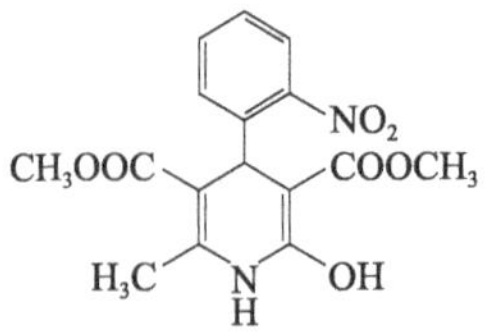

一、鉴别试验

1. 与氢氧化钠的反应

（1）原理   硝苯地平结构中酯键被碱水解，水解后的苯基-1,4 二氢吡啶基团溶于丙酮呈现橙红色。

（2）操作方法   取本品约 25mg，加丙酮 1ml 溶解，加 20％氢氧化钠溶液 3～5 滴，振摇，溶液显橙红色。

2. 紫外分光光度法

（1）原理   硝苯地平结构中具有苯环，在紫外光区有吸收，可利用此性质进行鉴别。

（2）操作方法   取本品适量，加三氯甲烷 2ml 使溶解，加无水乙醇制成每 1ml 含 15μg 的溶液，照紫外-可见分光光度法测定，在 237nm 波长处有最大吸收，在 320～355nm 波长处有较大的宽幅吸收。

3. 红外吸收光谱

硝苯地平的红外光吸收图谱应与对照的图谱（光谱集 469 图）一致。

二、含量测定

1. 原理

硝苯地平具有还原性，可用铈量法测定含量。微过量的硫酸铈将指示剂中的 Fe^{2+} 氧化成 Fe^{3+}，以橙红色消失为终点。

2. 操作方法

取本品约 0.4g，精密称定，加无水乙醇 50ml，微温使溶解，加高氯酸溶液（取 70％高氯酸溶液 8.5ml，加水至 100ml）50ml，加邻二氮菲指示液 3 滴，立即用硫酸铈滴定液（0.1mol/L）滴定，至近终点时，在水浴中加热至 50℃左右，继续缓缓滴定至橙红色消失，并将滴定结果用空白试验校正。每 1ml 硫酸铈滴定液（0.1mol/L）相当于 17.32mg 的 $C_{17}H_{18}N_2O_6$。

【做案例】

试述为何硝苯地平含量测定的结果需用空白试验校正。

【提高案例】

根据所学的知识，试述中间体质量控制的目的与作用。

【归纳】

药品	检查	含量测定
尼莫地平中间体	水分(1.5％～5.5％)	铈量法 18.0％～19.0％

【目标检测】

一、选择题

【A 型题】（最佳选择题，每题备选答案中只有一个最佳答案）

1.《中国药典》2015 年版检查尼莫地平采用的方法是（　　）

A. 铈量法 B. 紫外分光光度法

C. 非水溶液滴定法 D. 高效液相色谱法

2. 鉴别硝苯地平可采用的反应是（　　）

A. 与硫酸的反应 B. 水解反应

C. 与氢氧化钠的反应 D. 重氮化-偶合反应

3. 尼莫地平具有（　　）

A. 氧化性 B. 还原性 C. 水解性 D. 碱性

4. 与亚铁盐反应，呈现的颜色变化是（　　）

A. 白色 B. 橙红色

C. 棕红色 D. 灰绿色变为红棕色

5. 与亚铁盐反应是因为尼莫地平结构中具有（　　）

A. 苯基 B. 酯键 C. 硝基 D. 吡啶环

【B 型题】（配伍选择题，备选答案在前，试题在后。每题只有一个正确答案，每个备选答案可重复选用，也可不选用）

（1～5 题备选答案）

A. 硝基 B. 酯键 C. 羧基 D. 吡啶环 E. 苯环

1. 具有还原性的是（　　）

2. 具有氧化性的是（　　）

3. 具有弱碱性的是（　　）

4. 具有紫外吸收特性的是（　　）

5. 可水解的是（　　）

二、简答题

1. 尼莫地平采用铈量法测定含量的原理是什么？指示剂是什么？用何方法指示终点？

2. 如何鉴别尼莫地平和硝苯地平？

学习情境三　片剂的全检

【学习目标】

1. 知识目标

　　(1) 掌握片剂的检验项目、检验流程、标示百分含量的表示方法等基础知识；

　　(2) 熟悉片剂全检记录与报告的书写，有效数字的处理与结果判定；

　　(3) 了解异烟肼及其杂环类药物的结构及理化性质。

2. 技能目标

　　掌握片剂全检的操作流程、检验结果的判断及相关仪器的使用与维护技能。

【背景知识】

片剂分析简介

　　片剂系指原料药与适宜的辅料混合均匀后，压制而成的圆片状或异形片状的固体制剂，可供内服、外用，是目前临床应用最广泛的剂型之一。《中华人民共和国药典》现行版收载的片剂类型以口服普通片为主（包括糖衣片和薄膜衣片），另包括含片、舌下片、口腔贴片、咀嚼片、分散片、可溶片、泡腾片、阴道片、阴道泡腾片、缓释片、控释片与肠溶片等。

片剂的质量控制项目包括：外观性状、鉴别、检查和含量测定。检查项下除杂质检查外，还包括片剂的常规检查。

由于片剂在生产过程中加入了一定的附加成分，如淀粉、糊精、蔗糖、硬脂酸镁、滑石粉等赋形剂、稀释剂、稳定剂等，附加剂的存在会对主药的分析产生一定的影响，因而片剂的分析与原料药的分析具有不同的特点。

1. 要消除附加成分的干扰

（1）糖类的干扰及排除　赋形剂中如含有淀粉、糊精、蔗糖、乳糖等，它们经水解最后产物均为葡萄糖。葡萄糖为醛糖，可被强氧化剂氧化成葡萄糖酸，因此当用氧化还原滴定法测定药物含量时，会使含量测定结果偏高，所以应选用弱氧化剂做滴定剂或改用其他的方法避免。

（2）硬脂酸镁的干扰及排除　硬脂酸镁为片剂润滑剂，主要干扰配位滴定法或非水滴定法。通常采用掩蔽的方法或提取的方法消除干扰。

（3）滑石粉等的干扰及排除　赋形剂如有滑石粉、硫酸钙、淀粉等，因它们在水中不溶解，而使溶液发生混浊，所以干扰比色法、比旋法和比浊法等。

为消除辅料的干扰，片剂的分析方法一般首选专属性高的仪器分析方法，比如高效液相色谱法和紫外-可见分光光度法等。

2. 分析项目的要求不同

（1）鉴别　一般原料药常用的红外鉴别由于片剂的纯度较低难于提纯，因而很少使用。其他鉴别大都同原料药。

（2）杂质检查　一般不需要重复原料药做过的检查项目，只需针对在片剂的生产和贮藏过程中新引入的杂质即可，但对于原料药中已检查过的杂质，如果在片剂的生产过程中会继续引入，则还需再进行检查，且杂质限度要比原料药的宽。

（3）增加了常规检查项目　除另有规定外，片剂的常规检查项目包括重量差异（或含量均匀度）检查、崩解时限（或溶出度、释放度）检查及微生物限度检查，其中规定做含量均匀度检查的片剂就不需做重量差异检查，规定作溶出度或释放度检查的片剂就不需做崩解时限检查。

3. 含量测定结果的表示方法不同

原料药的含量测定结果一般以百分含量来表示，其结果表示的是药物的纯杂程度。而片剂由于人为加入大量辅料或者共存成分（复方制剂），用百分含量表示药物的纯杂程度已经失去意义，因而片剂的含量测定结果一般用标示百分含量来表示，即每片的实测含量占标示量的百分率。标示量是指每片药物所含有效成分（主成分）的重量，用克（g）或毫克（mg）表示，通常也叫规格。

4. 含量限度的要求不同

一般对原料药要求严格（无特殊规定，不低于下限，上限不超过 101.0%），片剂的标示百分含量限度要求相对较宽（一般为 90.0%～110.0%，95.0%～105.0%）。

【学案例】

异烟肼片的全检

一、知识储备

异烟肼（isoniazid，INH）又名雷米封（rimifon），发明于 1952 年，是九大类典型药物中的杂环大类。异烟肼是治疗结核病的一个不可缺少的主药，它的发明使治疗结核病发生了根本性的变化。异烟肼性质稳定，易溶于水，具有疗效高、毒性小、口服方便、价廉等优点，被广泛应用于临床。

（一）异烟肼的结构及理化性质

1. 结构

异烟肼，别名雷米封、γ-吡啶甲酰肼、4-吡啶甲酰肼、4-吡啶羧酸肼、吡啶-4-甲酰肼，分子式为 $C_6H_7N_3O$，相对分子质量为 137.15。

2. 物理性质（与性状描述一致）

本品为无色结晶或白色至类白色的结晶性粉末，无臭，味微甜后苦，遇光渐变质。在水中易溶，在乙醇中微溶，在乙醚中极微溶解。熔点为 170～173℃。

3. 化学性质（可以利用其对药物进行鉴别和含量测定）

（1）异烟肼结构中有酰肼基团，酰肼基团具有较强的还原性，可被氨制硝酸银氧化为氮气，硝酸银则被还原为黑色的单质银，发生银镜反应，可用于异烟肼的鉴别。

（2）异烟肼结构中具有吡啶环的结构，可与铜离子等金属离子发生配位反应，生成有色的络合物，因而制备溶液时应尽量避免与金属器皿接触。

（3）本品结构中的肼基，可与芳醛（如香草醛）缩合成腙产生黄色沉淀。

要完成对异烟肼片的全检任务，首先依据的是异烟肼片的质量标准（企业里称 SOP）。

（二）质量标准（2010 年版《中华人民共和国药典》）

1. 性状

本品为白色或类白色片。

2. 鉴别

（1）取本品的细粉适量（约相当于异烟肼 0.1g），加水 10ml，振摇，滤过，滤液加氨制硝酸银试液 1ml，即发生气泡与黑色混浊，并在试管壁上生成银镜。

（2）在含量测定项下记录的色谱图中，供试品溶液主峰的保留时间应与对照品溶液主峰的保留时间一致。

（3）取本品细粉适量（约相当于异烟肼 50mg），加乙醇 10ml，研磨溶解，滤过，滤液蒸干，残渣经减压干燥，依法测定。本品的红外光吸收图谱应与对照的图谱（光谱集 166 图）一致。

3. 检查

（1）游离肼　取本品细粉适量，加丙酮-水（1:1）使异烟肼溶解并稀释制成每 1ml 中约含异烟肼 100mg 的溶液，滤过，取续滤液作为供试品溶液。照异烟肼游离肼项下的方法测定。在供试品溶液主斑点前方与对照品溶液主斑点相应的位置上，不得显黄色斑点。

（2）有关物质　取本品细粉适量，加水使异烟肼溶解并稀释制成每 1ml 中约含异烟肼 0.5mg 的溶液，滤过，取续滤液作为供试品溶液。照异烟肼有关物质项下的方法测定。供试品溶液的色谱图中如有杂质峰，单个杂质峰面积不得大于对照溶液主峰面积的 0.5 倍（0.5%），各杂质峰面积的和不得大于对照溶液主峰面积（1.0%）。

（3）溶出度　取本品，照溶出度测定法（附录 X C 第一法），以水 1000ml 为溶出介质，转速为每分钟 100 转，依法操作，经 30min 时，取溶液滤过，精密量取续滤液适量，用水定量稀释制成每 1ml 中含 10～20μg 的溶液，照紫外-可见分光光度法（附录 IV A），在 263nm 波长处测定吸光度，按 $C_6H_7N_3O$ 的吸收系数（$E_{1cm}^{1\%}$）为 307 计算每片的溶出量。限度为标示量的 60%，应符合规定。

（4）其他　应符合片剂项下有关的各项规定（附录 I A）。

4. 含量测定

照高效液相色谱法（附录ⅤD）测定。

（1）色谱条件与系统适用性试验 用十八烷基硅烷键合硅胶为填充剂；以 0.02mol/L 磷酸氢二钠溶液（用磷酸调 pH 值至 6.0）-甲醇（85∶15）为流动相；检测波长为 262nm。理论板数按异烟肼峰计算不低于 4000。

（2）测定法 取本品 20 片，精密称定，研细，精密称取适量，加水使异烟肼溶解并定量稀释制成每 1ml 中约含异烟肼 0.1mg 的溶液，滤过，取续滤液，精密量取 10μl 注入液相色谱仪，记录色谱图；另取异烟肼对照品，同法测定。按外标法以峰面积计算，即得。本品含异烟肼（$C_6H_7N_3O$）应为标示量的 95.0%～105.0%。

（三）质量指标

项目		标准
性状	外观	本品为白色或类白色片
鉴别	银镜反应	应呈正反应
	高效液相色谱图	供试品溶液主峰的保留时间应与对照品溶液主峰的保留时间一致
	红外图谱	本品的红外光吸收图谱应与对照的图谱一致
检查	游离肼	不得显黄色斑点
	有关物质	单个杂质不得过 0.5%，各杂质和不得过 1.0%
	溶出度	限度为标示量的 60%
	重量差异	不得过±7.5%
	微生物限度	应符合规定
含量测定		本品含异烟肼（$C_6H_7N_3O$）应为标示量的 95.0%～105.0%

二、检验过程

1. 片剂的检验流程

片剂的全检项目中只要有一项检验结果不符合规定，则全检结论为不符合质量标准。因而除另有规定外，片剂的全检程序通常按照先简单后复杂的原则进行。根据这个原则，确定异烟肼片的全检流程为：

取本品 20 片→性状观测→重量差异→研细，称取细粉适量→ { 鉴别 / 含量测定（色谱鉴别）/ 检查（杂质及常规检查） }

另取包装完好的供试品 2 瓶以上，在无菌室进行微生物限度检查。

2. 检验准备

（1）仪器设备 电子天平（万分之一）；紫外-可见分光光度计；红外分光光度计；高效液相色谱仪；溶出仪。仪器设备运行良好，开机预热。

（2）容量器具 容量瓶、移液管、漏斗、滴管、烧杯等。依据质量标准，检验前准备相应规格、足够数量、干净干燥的器具。

（3）试药试剂 氨制硝酸银试液、丙酮、乙醇、0.02mol/L 磷酸氢二钠溶液、甲醇等。相应的试剂溶液需要根据实验的用量自行配制足够量。

3. 检验过程

（1）性状观测 用肉眼观察供试品的色泽、形状及存在状态（固体、液体等），然后按照质量标准"性状"项下的语言描述供试品的性状并与质量指标进行比较，如完全一致，检验结果为"符合规定"，否则为"不符合规定"。

记录书写示例

本品为白色圆形片，符合规定。

（2）重量差异检查　取本品 20 片，依照"项目四　药物制剂检查技术"中"重量差异检查"项下操作并判断该项是否符合规定。符合规定后，将 20 片异烟肼片置研钵中研成细粉，备用。

（3）鉴别

鉴别 1：化学鉴别

按照质量标准鉴别（1）项下，取本品的细粉适量（约相当于异烟肼 0.1g），加水 10ml，振摇，滤过，滤液加氨制硝酸银试液 1ml，观察并记录产生的现象。然后与质量指标规定的现象进行比较，若完全一致，结果为符合规定；若有一项不符合，结果为不符合规定。

鉴别 2：色谱鉴别

在含量测定项下进行，比较异烟肼对照品与供试品图谱保留时间的一致性。若一致，结果为符合规定。

鉴别 3：红外鉴别

按照"质量标准鉴别（3）"项下处理供试品，然后取供试品 1~2mg，加 KBr 细粉 100~200mg 置玛瑙研钵中研细，置压片机上压片，同时制备一空白 KBr 片。然后分别置红外分光光度计上进行光谱扫描，做得光谱后进行峰标记，然后将峰的数量、位置及形状与光谱集 166 图进行比较，若完全一致，结果为符合规定；否则为不符合规定。

（4）检查　异烟肼片的检查项下只规定了特殊杂质检查和常规检查项目，没有进行一般杂质检查。这是与原料药不同的地方。

检查 1：游离肼的检查

分析：游离肼是异烟肼在生产过程中的水解产物，属特殊杂质。异烟肼原料药中规定要做该项目的检查，片剂中也规定了要做该项目的检查，说明在异烟肼片的生产过程中还会再产生游离肼杂质。

操作：依照质量标准"游离肼"检查项下制备供试液和游离肼对照液，然后按照薄层色谱法操作规程进行点样、展开、斑点检视，与质量标准规定的现象进行比较，以判断该项检查是否符合规定。

检查 2：有关物质的检查（特殊杂质检查）

本项检查采用的是高效液相色谱法中的主成分自身对照法。

有关物质：药品在生产过程中产生的中间体与副产物的总和。

主成分自身对照法：系将供试品溶液按照杂质限量稀释至规定浓度的溶液作为对照液，然后取供试液和对照液分别进样分析，供试品色谱图中的杂质峰与对照液色谱图中的主峰面积进行比较，应符合要求。

检查方法如下。

① 系统适用性试验

定义：用规定的对照品对仪器进行试验和调整，应达到规定的要求。

指标：n 符合规定要求（本品理论板数按异烟肼峰计算不低于 4000）；$R \geqslant 1.5$；$RSD \leqslant 2.0\%$；T 在 0.95~1.05。

操作：取对照液连续进样 5 针，计算 5 针峰面积的平均值、n、R、T、RSD，看是否符合要求。

目的：验证系统的可靠性、稳定性、重复性。

② 空白试验

目的：验证系统是否清洗干净。

要求：色谱图应该为一条平直的直线（除溶剂峰外）。

操作：清洗进样器和进样口，取溶剂溶液进样一针，直至色谱图为一条平直的直线（除溶剂峰外）。

③ 样品分析

取供试液进样，得色谱图，进行图谱积分处理，按照所得峰面积用外标法计算杂质含量。其他实验准备与仪器准备等要求参照"含量测定"项下。

检查3：溶出度

取本品6片，依照"项目四　药物制剂检查技术"中"溶出度测定法第一法"项下操作并判断该项是否符合规定。

其他检查：微生物限度检查。参照"微生物限度"检查法由专人进行检查并出具报告。

（5）含量测定

第一步：准备试验

① 配制流动相　依据质量标准"含量测定"项下计算配制流动相的量，由于本品不需要用流动相溶解稀释样品，故只考虑流速与检测时间即可。然后按比例取各组分混匀、过滤、脱气，备用。

② 选择色谱柱　按照"色谱条件与系统适用性试验"项下规定，选择十八烷基硅烷键合硅胶为填充剂的色谱柱。

③ 开机，平衡仪器　依次开启泵、检测器等各部分电源开关，待流动相的管路中有液体流出时按箭头方向接色谱柱，待色谱柱另一端有液体流出时接上色谱柱的另一端。然后设定流速、检测波长等参数，将色谱柱用去离子水冲洗 $20\sim30$min 以置换出色谱柱中的甲醇，然后更换流动相，平衡 30min 左右，待基线走稳，仪器即可准备进样。（注意：色谱柱不能接反；更换流动相时要停泵）

④ 溶液的制备

对照液：平行称取布洛芬对照品2个，分别是 S_1、S_2，按照质量标准方法依法配制。

供试液：平行称取布洛芬粉末2个，分别是 X_1、X_2，按照质量标准方法依法配制。

第二步：色谱分析过程

① 系统适用性试验

目的：验证系统的可靠性、稳定性、重复性。

操作：取对照液 S_1 液连续进样5针，计算5针的峰面积的平均值、理论板数 n、分离度 R、拖尾因子 T、相对标准偏差 RSD，看是否符合要求。（按布洛芬峰计算 n 应不低于2500；T 应在 $0.95\sim1.05$；RSD$\leqslant2.0\%$）有一项不符合，系统适用性试验不通过。

② 回收率试验

定义：用已知含量的对照品做供试品进样分析，用外标法计算含量，与对照品的已知含量比较求得对照品的回收率，用以评价峰面积的重复性及对照品的准确性。

$$回收率(\%)=\frac{测得含量}{已知含量}\times100\%$$

操作：取对照液 S_2 连续进样2针，按照外标法计算公式计算2针的回收率，分别应在 $98\%\sim102\%$。另外需计算2个回收率的相对平均偏差不得超过 2.0%。

③ 样品的测定　分别取供试液 X_1、X_2 各进样2针，计算含量及4针含量的 RSD，RSD$\leqslant2.0\%$。

④ 系统再验证　取对照液 S_1 进样1针，计算6针的 RSD，RSD$\leqslant2.0\%$。

以上各项有一项不符合规定，应寻找原因重新操作。全部符合规定后，以 X_1、X_2 的平均含量作为该样品的实测含量，然后进行表示百分含量的计算。

4. 检验记录书写举例

片剂检验原始记录

第 页 共 页

温度（℃）：28　　相对湿度（％）：57

品名	异烟肼片	规格	0.1g×100 片	有效期	20180820
批号	150820	生产单位	沈阳红旗制药有限公司	取样日期	2015 年 8 月 21 日
批量	10000 片	检验项目	全检	检验日期	2014 年 8 月 21 日
检验依据			《中华人民共和国药典》2010 年版二部		

[性状]

外观　本品为白色片。

规定：应为白色或类白色片。

结论：符合规定

[鉴别]

(1)取本品的细粉 0.1408g(约相当于异烟肼 0.1g)，加水 10ml，振摇，滤过，滤液加氨制硝酸银试液 1ml，溶液发生气泡与黑色混浊，并在试管壁上生成银镜。(溶液应发生气泡与黑色混浊，并在试管壁上生成银镜)

结论：呈正反应

(2)在含量测定项下记录的色谱图中，供试品溶液主峰的保留时间应与对照品溶液主峰的保留时间一致。(规定：一致)

结论：符合规定

(3)红外鉴别

仪器型号 Nicolet IR200　　仪器编号 01　　温度(℃)25　　相对湿度(％)65

扫描次数 16 次

试样制备方法　压片法(溴化钾)，取本品细粉 0.0705g(约相当于异烟肼 50mg)，加乙醇 10ml，研磨溶解，滤过，滤液蒸干，残渣经减压干燥，依法测定。

规定：本品的红外光吸收图谱应与对照的图谱(光谱集 166 图)一致。

结论：符合规定

[检查]

游离肼

温度(℃)25　　相对湿度(％)65

仪器型号：DL2020-1 型电热恒温干燥箱　　　　仪器编号：02

吸附剂：含 0.3％羧甲基纤维素钠为黏合剂的硅胶 G

显色剂：乙醇制对二甲氨基苯甲醛试液

点样量：5μl

供试品溶液：取本品细粉 1.4002g，于 100ml 容量瓶中，加丙酮-水(1∶1)使异烟肼溶解并定容，滤过，取续滤液作为供试品溶液。

对照溶液：取硫酸肼对照品 0.0080g，于 100ml 容量瓶中，加丙酮-水(1∶1)使硫酸肼溶解并定容，作为对照溶液。

测定法：吸取上述溶液各 5μl，分别点于同一硅胶 G 薄层板上，以异丙醇-丙酮(3∶2)为展开剂，展开，晾干，喷以乙醇制对二甲氨基苯甲醛试液，15min 后检视。在供试品溶液主斑点前方与对照品溶液主斑点相应的位置上，不得显黄色斑点。

色谱图：

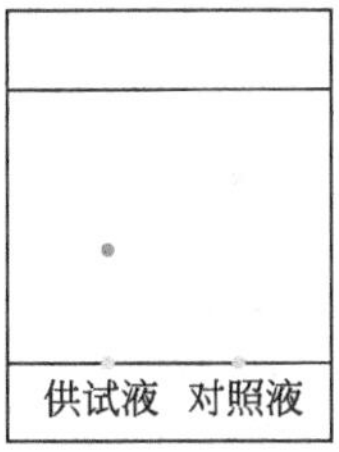

供试液　对照液

规定:在供试品溶液主斑点前方与对照品溶液主斑点相应的位置上,不得显黄色斑点。

结论:符合规定

有关物质

仪器:LC-20A 高效液相色谱仪　　　　编号:04

天平型号:Mettler MT5　　　　天平编号:18

色谱柱:C_{18}

流动相:0.02mol/L 磷酸氢二钠溶液(用磷酸调 pH 值至 6.0)-甲醇(85:15)

流速:1.0ml/min;

检测波长:262nm;　　　　进样量:10μl;

系统适用性试验:理论板数按异烟肼峰计算不低于 4000。

供试品溶液:取本品 20 片,研细,精密称取细粉 0.0702g,置 100ml 量瓶中,加水使异烟肼溶解并稀释至刻度,滤过,取续滤液作为供试品溶液。

对照溶液:精密量取供试品溶液 1ml,置 100ml 量瓶中,加水稀释至刻度,摇匀,作为对照溶液。

测定法:取对照液 10μl 注入液相色谱仪,调节检测灵敏度,使主成分色谱峰的峰高约为满量程的 20%;再精密量取供试品溶液与对照溶液各 10μl,分别注入液相色谱仪,记录色谱图至主成分峰保留时间的 3.5 倍。

	A	$A_{平均}$	RSD/%
系统适用性试验	271497	271962	0.12
	271954		
	271798		
	272202		
	272359		
供试液	$A_{杂质(总)}$　251486		
	$A_{杂质(最大)}$　127458		

结果:单个杂质峰面积最大为 127458,不大于对照溶液主峰面积的 0.5 倍(135981),各杂质峰面积的和为 251486,不大于对照溶液主峰面积(271962)。

规定:单个杂质峰面积不得大于对照溶液主峰面积的 0.5 倍(0.5%),各杂质峰面积的和不得大于对照溶液主峰面积(1.0%)。

结论:符合规定

溶出度　第一法

溶出仪型号:RC806 溶出仪　　　　编号:06

仪器型号:TU1810 紫外-可见分光光度计　　　　编号:19

检测波长 263nm

测定法:篮法,以 1000ml 水为溶剂,转速 100r/min,37℃,经 30min,取溶液滤过,取滤液 6ml 于 25ml 容量瓶中,加水稀释至刻度,摇匀,作为供试品溶液,测定吸光度,按 $C_6H_7N_3O$ 的吸收系数($E_{1cm}^{1\%}$)为 307 计算每片的溶出量。

计算公式:$$溶出量(\%)=\frac{\frac{A}{307}\times1\%\times1000\times\frac{25}{6}}{0.1}\times100\%$$

吸收度测定值	1	2	3	4	5	6	平均溶出量
	0.502	0.513	0.520	0.509	0.511	0.516	69.5
溶出量计算值/%	68	70	71	69	69	70	

规定:限度为标示量的 60%

结论:符合规定

重量差异

天平型号:Mettler MT5　　　　天平编号:18

测定法:取供试品 20 片,依法检查。

20 片重:5.7351g　　　　平均片重:5.7351g/20=0.2868g

重量差异限度:0.2868±0.2868×7.5%=0.2653~0.3083g

重量差异限度加倍:0.2868±0.2868×15%=0.2438~0.3298g

续表

测定片重:	① 0.2762g	② 0.2973g	③ 0.2944g	④ 0.2807g	⑤ 0.2965g
	⑥ 0.2828g	⑦ 0.2790g	⑧ 0.2942g	⑨ 0.3009g	⑩ 0.2775g
	⑪ 0.2813g	⑫ 0.2887g	⑬ 0.2946g	⑭ 0.2888g	⑮ 0.2929g
	⑯ 0.3034g	⑰ 0.2748g	⑱ 0.2699g	⑲ 0.2868g	⑳ 0.2744g

结果:超出重量差异限度的药片 0 片。

规定:超出重量差异限度的不得多于 2 片,并不得有 1 片超出限度的 1 倍。

结论:符合规定

微生物限度

照微生物限度检查法操作。

测定结果:

细菌数:105 个/g

霉菌、酵母菌数:58 个/g

大肠埃希菌:未检出

规定:细菌数不得超过 1000 个/g,霉菌、酵母菌数不得超过 100 个/g,大肠埃希菌不得检出。

结论:符合规定

[含量测定]

仪器:LC-20A 高效液相色谱仪　　　　编号:04

天平型号:Mettler MT5　　　天平编号:18

色谱柱:C_{18}

流动相:0.02mol/L 磷酸氢二钠溶液(用磷酸调 pH 值至 6.0)-甲醇(85∶15)

流速:1.0ml/min;

检测波长:262nm;　　　进样量:10μl;

系统适用性试验:理论板数按异烟肼峰计算不低于 4000。

对照品来源:140906,98.3%

供试品溶液:取本品 20 片,研细,精密称取细粉(约相当于异烟肼 10mg),置 100ml 量瓶中,加水使异烟肼溶解并稀释至刻度,滤过,取续滤液作为供试品溶液。

对照液:精密称取对照品 10mg,置 100ml 量瓶中,加水溶解并稀释至刻度,摇匀。

吸取上述两种溶液各 10μl,分别注入液相色谱仪,记录色谱图,按外标法,以峰面积计算出每片的含量。

W_{S_1}/mg	$A_{对}$	$A_{对(平均)}$	RSD/%
	27235.9		
	27195.4		
9.93	27179.8	27196.2	0.12
	27220.2		
	27149.7		
W_{S_2}/mg	$A_{对}$	回收率/%	R_d/%
10.3	28053.6	99.4	0.00
	28043.3	99.4	

$W_{样}$/mg	20 片/g	$A_{样}$	$A_{样(平均)}$	含量/%	R_d/%	平均含量/%
14.12		28925.1	28780.25	102.46		
	2.8013	28635.4			0.18	102.3
14.25		29048.7	28939	102.09		
		28829.3				

计算公式:
$$\% = \frac{\dfrac{A_{样}}{A_{对}} \times \dfrac{W_{对} \times 98.3\%}{W_{样}} \times \dfrac{2.8013}{20}}{0.1} \times 100\%$$

规定:本品含异烟肼($C_6H_7N_3O$)应为标示量的 95.0%～105.0%。

结论:符合规定

结论:上述检验均符合《中华人民共和国药典》2010 年版二部标准,结果符合规定。

注:如部分参数未用到,请在相应栏目内划"/"。

检验者:　　　　　　　　校对者:　　　　　　　　审核者:

5. 发放检验报告

片剂检验报告

品名	异烟肼片	规格	0.1g×100 片	有效期	20180820
批号	150820	生产单位	沈阳红旗制药有限公司	取样日期	2015 年 8 月 21 日
批量	10000 片	检验项目	全检	检验日期	2014 年 8 月 21 日
检验依据			《中华人民共和国药典》2010 年版二部		

[性状]　符合规定
[鉴别]
(1)呈正反应,符合规定
(2)供试品溶液主峰的保留时间应与对照品溶液主峰的保留时间一致,符合规定
(3)本品的红外光吸收图谱与对照的图谱(光谱集 166 图)一致,符合规定
[检查]
游离肼检查:符合规定
有关物质检查:符合规定
溶出度检查:符合规定
重量差异检查:符合规定
微生物限度检查:符合规定
[含量测定]符合规定
结论:上述检验结果均符合《中华人民共和国药典》2010 年版二部标准,合格。

　　注：如部分参数未用到，请在相应栏目内划"/"。
　　检验者：　　　　　　　　　校对者：　　　　　　　　审核者：

三、注意事项

（1）片剂检验过程中凡质量标准中规定项目必须全部检验，尤其应该注意常规检查项目，切不可出现漏项。

（2）检验流程应遵循先简后繁的原则，检验过程中若出现一项不符合规定的，可停止后续复杂项目的检验。

（3）出现不合格项目不能轻易下不合格结论，应先自己查找原因，或自己再复试一遍，若结果相似，可请经验丰富的检验人员再复试后方可下结论。

（4）检验过程中必须如实做好原始记录，严禁事后补记或转抄。检验记录的书写要做到严肃、认真、正规、完整、清晰，不得任意涂改，确实需要改动时应笔着尺子用双线将涂改部分平行划掉，然后在划线下签上涂改者的姓名和日期，保证检验记录的真实性和可追踪性。

（5）检验记录中有效数字的保留应与法定标准一致。

【做案例】

依据下述质量标准，完成对布洛芬薄膜衣片的全检。

布洛芬薄膜衣片

1. 性状

本品为糖衣或薄膜衣片，除去包衣后显白色。

2. 鉴别

（1）取本品的细粉适量，加 0.4% 氢氧化钠溶液制成每 1ml 中含布洛芬 0.25mg 的溶液，滤过，取续滤液，照紫外-可见分光光度法（附录Ⅳ A）测定，在 265nm 与 273nm 的波长处有最大吸收，在 245nm 与 271nm 的波长处有最小吸收，在 259nm 的波长处有一肩峰。

（2）取供试品 5 片，研细，加丙酮 20ml 使溶解，滤过，取滤液挥干，真空干燥后测定。本品的红外光吸收图谱应与对照的图谱（光谱集 943 图）一致。

（3）在含量测定项下记录的色谱图中，供试品溶液主峰的保留时间应与对照品溶液主峰的保留时间一致。

3. 检查

（1）溶出度 取本品，照溶出度测定法（附录ⅩC第一法），以磷酸盐缓冲液（pH值7.2）900ml为溶出介质，转速为每分钟100转，依法操作，经30min，取溶液10ml，滤过，精密量取续滤液适量，用溶出介质定量稀释制成每1ml中约含布洛芬0.1mg的溶液，作为供试品溶液。另取布洛芬对照品，精密称定，加甲醇适量溶解并用溶出介质定量稀释制成每1ml中约含0.1mg的溶液，作为对照品溶液。取上述两种溶液，照含量测定项下的方法测定，计算每片的溶出量。限度为标示量的75％，应符合规定。

（2）其他 应符合片剂项下有关的各项规定（附录ⅠA）。

4. 含量测定

照高效液相色谱法（附录ⅤD）测定。

色谱条件与系统适用性试验 用十八烷基硅烷键合硅胶为填充剂；以醋酸钠缓冲液（取醋酸钠6.13g，加水750ml使溶解，用冰醋酸调节pH值至2.5）-乙腈（40∶60）为流动相；检测波长为263nm。理论板数按布洛芬峰计算不低于2500。

测定法 取本品20片（糖衣片应除去包衣），精密称定，研细，精密称取适量（约相当于布洛芬50mg），置100ml量瓶中，加甲醇适量，振摇使布洛芬溶解，用甲醇稀释至刻度，摇匀，滤过，精密量取续滤液20μl，注入液相色谱仪，记录色谱图；另取布洛芬对照品25mg，精密称定，置50ml量瓶中，加甲醇2ml使溶解，用甲醇稀释至刻度，摇匀，同法测定。按外标法以峰面积计算，即得。本品含布洛芬（$C_{13}H_{18}O_2$）应为标示量的95.0％～105.0％。

▶【提高案例】

依据下述质量标准，完成对中药片剂清开灵片的全检。

清开灵片

［处方］

胆酸、珍珠母、猪去氧胆酸、栀子、水牛角、板蓝根、黄芩苷、金银花。

［制法］

以上八味，板蓝根、栀子加水煎煮两次，滤过，合并滤液并浓缩成清膏，放冷，加乙醇适量，静置，滤过，回收乙醇，浓缩成稠膏，备用。金银花加热水浸泡，滤过，药渣加水煎煮，滤过，合并滤液并浓缩成流浸膏，放冷，加乙醇适量，静置，滤过，回收乙醇，浓缩成稠膏，备用。水牛角磨粉，加到2mol/L氢氧化钡溶液中，加热水解，水解液滤过备用。珍珠母磨粉，加到2mol/L硫酸溶液中，加热水解，趁热滤过，放冷后除去析出结晶，滤液在温热条件下加到水牛角水解液中，加氢氧化钡调节pH值至4，放置，除去沉淀，滤液浓缩至适量，放冷，用20％氢氧化钠溶液调节pH值至7，冷藏，滤过，滤液浓缩成稠膏，与上述浓缩液合并，加入黄芩苷、胆酸、猪去氧胆酸及辅料，混匀，低温干燥，粉碎成细粉，制粒，压制成1000片，包薄膜衣，即得。

［性状］

本品为薄膜衣片，除去包衣后显棕褐色；味苦。

［鉴别］

（1）照"含量测定"项下黄芩苷测定方法试验，供试品色谱中应呈现与对照品色谱峰保留时间相同的色谱峰。

（2）取本品1片，除去包衣，研细，加三氯甲烷10ml，充分振摇，滤过，滤液蒸干，残渣加乙醇1ml使溶解，作为供试品溶液。另取胆酸对照品、猪去氧胆酸对照品，加乙醇制成每1ml各含1mg的混合溶液，作为对照品溶液。照薄层色谱法（2010年版药典一部附录ⅥB）试验，吸取上述两种溶液各5μl，分别点于同一硅胶G薄层板上，以异辛烷-乙酸乙酯-冰醋酸（15：7：5）为展开剂，展开，取出，晾干，喷以10％硫酸乙醇溶液，在105℃加热至斑点显色清晰，置紫外光灯（365nm）下检视。供试品色谱中，在与对照品色谱相应的位置上，显相同颜色的荧光斑点。

（3）取本品，除去包衣，研细，取约0.2g，加甲醇5ml，超声处理5min，滤过，滤液作为供试品溶液。另取金银花对照药材0.5g，加甲醇20ml，超声处理5min，滤过，滤液作为对照药材溶液。再取绿原酸对照品，加甲醇制成每1ml含0.1mg的溶液，作为对照品溶液。照薄层色谱法（2010年版药典一部附录ⅥB）试验，吸取上述三种溶液各1～2μl，分别点于同一聚酰胺薄膜上，以醋酸为展开剂，展开，取出，晾干，置紫外光灯（365nm）下检视。供试品色谱中，在与对照药材色谱和对照品色谱相应的位置上，显相同颜色的荧光斑点。

（4）取本品，除去包衣，研细，取约3g，加水20ml，超声处理20min，用正丁醇振摇提取2次，每次30ml，合并正丁醇液，置水浴上蒸干，残渣加丙酮2ml使溶解，作为供试品溶液。另取栀子苷对照品，加丙酮制成每1ml含1mg的溶液，作为对照品溶液。照薄层色谱法（2010年版药典一部附录ⅥB）试验，吸取上述两种溶液各5～10μl，分别点于同一硅胶G薄层板上，以乙酸乙酯-丙酮-甲酸-水（10：7：2：0.5）为展开剂，展开，取出，晾干，喷以10％硫酸乙醇溶液，在105℃加热至斑点显色清晰。供试品色谱中，在与对照品色谱相应的位置上，显相同颜色的斑点。

〔检查〕
应符合片剂项下有关的各项规定（2010年版药典一部附录ⅠD）。

〔含量测定〕

胆酸

照高效液相色谱法（2010年版药典一部附录ⅥD）测定。

色谱条件与系统适用性试验　以十八烷基硅烷键合硅胶为填充剂；以甲醇-1％冰醋酸溶液（75：25）为流动相；用蒸发光散射检测器检测。理论板数按胆酸峰计算应不低于5000。

对照品溶液的制备　取胆酸对照品适量，精密称定，加甲醇制成每1ml含0.2mg的溶液，即得。

供试品溶液的制备　取本品10片，除去包衣，精密称定，研细，取约1g，精密称定，置具塞锥形瓶中，精密加入甲醇50ml，密塞，称定重量，超声处理（功率180W，频率40kHz）30min，放至室温，再称定重量，用甲醇补足减失的重量，摇匀，滤过，取续滤液，即得。

测定法　精密吸取对照品溶液10μl、20μl，供试品溶液10μl，分别注入液相色谱仪，测定，以外标两点法对数方程计算，即得。

本品每片含胆酸（$C_{24}H_{40}O_5$）应为10.4～15.6mg。

栀子

照高效液相色谱法（2010年版药典一部附录ⅥD）测定。

色谱条件与系统适用性试验　以十八烷基硅烷键合硅胶为填充剂；以乙腈-水（11：89）为流动相；检测波长为238nm。理论板数按栀子苷峰计算应不低于3000。

对照品溶液的制备　取栀子苷对照品适量，精密称定，加50％甲醇制成每1ml含30μg的溶液，即得。

供试品溶液的制备　取本品10片，除去包衣，精密称定，研细，取约0.25g，精密称定，置具塞锥形瓶中，精密加入50％甲醇25ml，密塞，称定重量，超声处理（功率180W，频率40kHz）20min，放冷，再称定重量，用50％甲醇补足减失的重量，摇匀，滤过，取续滤液，即得。

测定法 分别精密吸取对照品溶液与供试品溶液各 10μl，注入液相色谱仪，测定，即得。

本品每片含栀予以栀子苷（$C_{17}H_{24}O_{10}$）计，不得少于 1.0mg。

黄芩苷

照高效液相色谱法（2010 年版药典一部附录ⅥD）测定。

色谱条件与系统适用性试验 以十八烷基硅烷键合硅胶为填充剂；以甲醇-水-冰醋酸（45∶55∶1）为流动相；检测波长为 274nm。理论板数按黄芩苷峰计算应不低于 3000。

对照品溶液的制备 取黄芩苷对照品适量，精密称定，加 50％甲醇制成每 1ml 含 0.1mg 的溶液，即得。

供试品溶液的制备 取本品 20 片，除去包衣，精密称定，研细，取约 0.2g，精密称定，置 100ml 量瓶中，加 50％甲醇适量，超声处理（功率 180W，频率 40kHz）15min，放至室温，加 50％甲醇稀释至刻度，摇匀，滤过，取续滤液，即得。

测定法 分别精密吸取对照品溶液与供试品溶液各 10μl，注入液相色谱仪，测定即得。

本品每片含黄芩苷（$C_{21}H_{18}O_{11}$）应为 18.0～22.0mg。

总氮量

取本品 10 片，除去包衣，精密称定，研细，取约 0.1g，精密称定，照氮测定法（2010年版药典一部附录ⅨL第二法）测定，即得。本品每片含总氮（N）应为 4.7～7.0mg。

［功能与主治］

清热解毒，镇静安神。用于外感风热时毒、火毒内盛所致高热不退、烦躁不安、咽喉肿痛、舌质红绛、苔黄、脉数者；上呼吸道感染、病毒性感冒、急性化脓性扁桃体炎、急性咽炎、急性气管炎、高热等病症属上述证候者。

［用法与用量］

口服。一次 1～2 片，一日 3 次。儿童酌减或遵医嘱。

［注意］

久病体虚患者如出现腹泻时慎用。

［规格］

每片重 0.5g（含黄芩苷 20mg）。

［贮藏］

密封。

分析：（1）本品属复方中药片剂，共存成分多，分析方法除要受常规附加剂的干扰外，还会受共存成分的干扰，因此分析方法复杂。仔细观察中药片剂所选用的分析方法，归纳其特点。

（2）本品虽属中药片剂，但检验项目、检验流程和技术手段与西药一致。请根据前面所学，认真设计检验方案，填写检验记录与报告，完成本品的全检。

学习情境四 注射剂的全检

【学习目标】

1. 知识目标

（1）掌握注射剂的检验项目、检验流程、标示百分含量的表示方法等基础知识；

（2）熟悉注射剂全检记录与报告的书写，有效数字的处理与结果判定；

（3）了解维生素 B_{12} 注射液及其维生素药物的结构及理化性质。

2. 技能目标

掌握注射剂全检的操作流程、检验结果的判断及相关仪器的使用与维护技能。

▶【背景知识】

注射剂分析简介

注射剂系指药物与适宜的溶剂或分散介质混匀后制成的供注入体内的溶液、乳状液或混悬液及供临用前配制或稀释成溶液或混悬液的粉末或浓溶液的无菌制剂。概括起来注射剂可分为注射液、注射用无菌粉末与注射用浓溶液。

注射剂的质量控制项目包括：外观性状、鉴别、检查和含量测定。检查项下除杂质检查外，还包括注射剂的常规检查。除另有规定外，注射剂的常规检查项目包括"装量或装量差异检查"、"可见异物检查"、"无菌检查"、静脉用注射剂应检查细菌内毒素或热原；注射用无菌粉末，每个标示量不大于 25mg 或主药含量小于每个重量 25% 者，应检查含量均匀度；溶液型静脉用注射液、溶液型静脉注射用粉末及注射用浓溶液应检查"不溶性微粒"；静脉输液及椎管注射用注射液应检查渗透压摩尔浓度。

由于注射剂在生产过程中加入了抗氧剂、稀释剂、稳定剂、抑菌剂等附加成分，因而在分析方法的选择上应考虑消除附加成分的干扰。其次，注射剂的含量测定结果与限度、分析项目的要求等与片剂一致。

▶【学案例】

维生素 B_{12} 注射液的全检

一、知识储备

维生素 B_{12} 属九大类典型药物中维生素类药物。维生素是维持人体正常代谢功能所必需的一类活性物质，主要用于机体的能量转移和代谢调节，体内不能自行合成，须从食物中获得。当体内缺乏时，需要药物补充。

维生素按照溶解性可分为水溶性维生素和脂溶性维生素两大类。其中水溶性维生素包括维生素 B_1、维生素 B_2、维生素 B_6、维生素 B_{12}、维生素 C、烟酸、泛酸和叶酸等；脂溶性维生素包括维生素 A、维生素 D、维生素 E、维生素 K 等。

（一）维生素 B_{12} 的结构及理化性质

维生素 B_{12} 又称钴胺素或氰钴素，是一种由含钴的卟啉类化合物组成的 B 族维生素。最初发现服用全肝可控制恶性贫血症状，经 20 年研究，到 1948 年才从肝脏中分离出一种具有控制恶性贫血效果的红色晶体物质，定名为维生素 B_{12}，1963 年确定其结构式，1973 年完成人工合成，主要用于治疗巨幼红细胞贫血、失血性贫血、神经痛及障碍性疾患。

维生素 B_{12} 是 B 族维生素中迄今为止发现最晚的一种，是一种含有 3 价钴的多环系化合物，4 个还原的吡咯环连在一起变成为 1 个咕啉大环（与卟啉相似），是维生素 B_{12} 分子的核心，所以含这种环的化合物都被称为类咕啉。

1. 结构

本品为 $Co\alpha$-[α-(5,6-二甲基苯并咪唑基)]-$Co\beta$ 氰钴酰胺，分子式为 $C_{63}H_{88}CoN_{14}O_{14}P$，相对分子质量为 1355.38，结构式较为复杂，如下式。

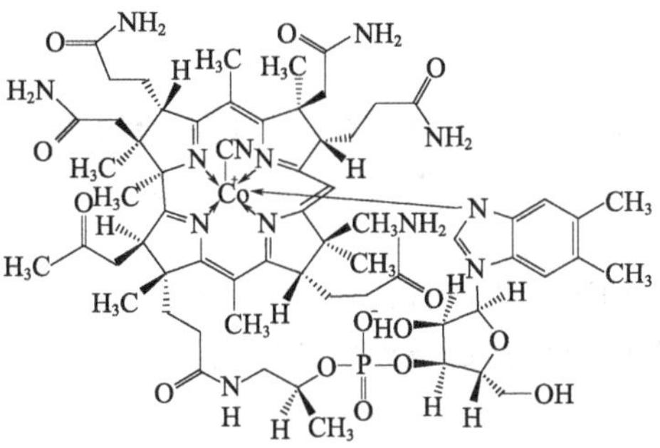

2. 物理性质

原料药为深红色结晶或结晶性粉末；无臭，无味；引湿性强。在水或乙醇中略溶，在丙酮、三氯甲烷或乙醚中不溶。对热稳定，但在有光、强酸、强碱或有氧化剂、还原剂、二价铁离子存在时易分解破坏。

3. 化学性质

化学性质相当稳定，但结构中有大量的共轭结构，故有较强的紫外吸收。因而本品的鉴别和含量测定大都使用紫外法。

（二）维生素 B_{12} 注射剂质量标准

1. 性状

本品为粉红色至红色的澄明液体。

2. 鉴别

取含量测定项下的溶液，照紫外-可见分光光度法（附录ⅣA）测定，在 361nm 与 550nm 的波长处有最大吸收。361nm 波长处的吸光度与 550nm 波长处的吸光度的比值应为 3.15～3.45。

3. 检查

（1）pH 值　应为 4.0～6.0（附录ⅦH）。

（2）其他　应符合注射剂项下有关的各项规定（附录ⅠB）。

4. 含量测定

避光操作。精密量取本品适量，用水定量稀释成每 1ml 中约含维生素 B_{12} 25μg 的溶液，照紫外-可见分光光度法（附录ⅣA），在 361nm 的波长处测定吸光度，按 $C_{63}H_{88}CoN_{14}O_{14}P$ 的吸收系数（$E_{1cm}^{1\%}$）为 207 计算，即得。含维生素 B_{12}（$C_{63}H_{88}CoN_{14}O_{14}P$）应为标示量的 90.0%～110.0%。

（三）质量指标

项目		标准
性状	外观	本品为粉红色至红色的澄明液体
鉴别	紫外光谱	在 361nm 与 550nm 的波长处有最大吸收。361nm 波长处的吸光度与 550nm 波长处的吸光度的比值应为 3.15～3.45
检查	pH 值	应为 4.0～6.0
	装量	每支注射液的装量均不得少于其标示装量
	可见异物	供试品 20 支均不得检出
	不溶性微粒	应符合规定
	无菌	应符合规定
	热原	应符合规定
含量测定		含维生素 B_{12}（$C_{63}H_{88}CoN_{14}O_{14}P$）应为标示量的 90.0%～110.0%

二、测定过程

1. 检验流程

全检项目中只要有一项检验结果不符合规定，则全检结论为不符合质量标准。因而除另有规定外，注射剂的全检程序通常按照先简单后复杂的原则进行。

2. 检验准备

请认真阅读质量标准，理清检验项目，再逐一列出检验全过程所需仪器设备、容量器具及规格数量、试药试剂，然后将仪器设备提前开机预热、容量器具准备足够数量、试药试剂准备齐全备用。

3. 检验过程

（1）性状观测　本品为粉红色至红色的澄明溶液。

（2）鉴别　本品采用的是紫外鉴别方法。

按照质量标准鉴别项下，移取供试品适量制成规定浓度的供试液，置紫外-可见分光光度计上进行光谱扫描，做得光谱后进行峰标记，记录吸收峰的位置（最大吸收波长）及吸光度值，并计算相应波长下吸光度的比值，然后将吸收峰的数量、位置及吸光度比值与质量指标进行比较，若完全一致，结果为符合规定；若有一项不符合，结果为不符合规定。

（3）检查

分析：维生素 B_{12} 注射液的检查项下只规定了 pH 值检查，其他应符合注射剂项下有关的各项规定，这就意味着其他都属常规检查。维生素 B_{12} 注射液属常规小容量注射剂，根据注射剂的常规检查项目规定，本品应检查"装量"、"可见异物"、"不溶性微粒"、"无菌"及"热原"（检查项下没有规定要做细菌内毒素的，必须检查热原）。

① 装量检查　取本品 5 支，依照"项目四　药物制剂检查技术"中"最低装量检查"项下操作并判断该项是否符合规定。

② pH 值测定

步骤一：校正酸度计

按照酸度计的使用方法，采用两点校准（正）法进行校正。两点校正法需选择两个能涵盖待测液 pH 区间的标准缓冲溶液，其中离待测液 pH 值接近的标准缓冲液用于对酸度计进行定位（可先用 pH 试纸粗略检查试样溶液的 pH 值），另一个用于核对。根据维生素 B_{12} 注射液的 pH 值范围（4.0～6.0），应选 pH 值 6.86 和 pH 值 4.00 两个标准缓冲溶液用于酸度计的校正。

第一步：定位

取 pH 值 6.86 和 4.00 的标准缓冲液，分别注入已用相应缓冲液润洗 3 次的 25ml 烧杯中；调节酸度计温度旋钮与室温一致，测试方式旋钮调节至 pH 值测定模式，将测定范围调节至 0～7；拔下复合电极帽，用纯化水冲洗电极，再用滤纸片吸干，然后将电极插入 pH 值 6.86 的标准缓冲液中，观察酸度计的示值。若酸度计的示值在 6.86±0.02 范围内，可调节酸度计定位旋钮，使示值正好为 6.86，否则，应检查仪器或更换电极后再行校正。

第二步：核对

从 pH 值 6.86 的缓冲液中取出电极，用纯化水冲洗干净，再用滤纸片吸干，然后插入 pH 值 4.00 的标准缓冲液中，若酸度计示值在 4.00±0.02 范围内，可调节酸度计斜率旋钮，使指示值为 4.00，否则，应检查仪器或更换电极后再行校正。

校准过程结束后，在测量过程中零点和定位旋钮就不能再动。

步骤二：测定溶液的 pH 值

酸度计校准后，取维生素 B_{12} 注射液测量其 pH 值，并记录结果，测量 3 次求均值。

注意事项如下。

　　a. 复合电极不用时，可用 3mol/L 氯化钾溶液浸泡。切忌用洗涤液或其他吸水性试剂浸洗。

　　b. 使用前，检查玻璃电极前端的球泡。正常情况下，电极应该透明而无裂纹；球泡内要充满溶液，不能有气泡存在。

　　c. 测量浓度较大的溶液时，尽量缩短测量时间，用后仔细清洗，防止被测液黏附在电极上而污染电极。

　　d. 每次更换标准缓冲液或待测药液前，须用纯化水充分洗涤电极，然后用滤纸片将水吸干，不要用滤纸擦拭玻璃膜，以免损坏玻璃薄膜，影响测量精度。

　　e. 测量中注意电极的银-氯化银内参比电极应浸入到球泡内氯化物缓冲溶液中，避免电极显示部分出现数字乱跳现象。使用时，注意将电极轻轻甩几下。

　　f. 电极不能用于强酸、强碱或其他腐蚀性溶液。严禁在脱水性介质如无水乙醇、重铬酸钾等中使用。

　　g. 配制 pH 标准溶液应使用二次蒸馏水或者是去离子水。

　　③ 可见异物检查　可见异物系指存在于注射剂、眼用液体制剂中，在规定条件下目视可以观测到的不溶位物质，其粒径或长度通常大于 $50\mu m$。

　　注射剂、眼用液体制剂应在符合 GMP 的条件下生产，产品在出厂前应采用适宜的方法逐一检查并同时剔除不合格产品。临用前，也在自然光下目视检查（避免阳光直射）。如有可见异物，不得使用。

　　可见异物检查法有灯检法和光散射法，一般常用灯检法，灯检法不适用的品种（如用较深有色透明容器包装或液体色泽较深的品种）应选用光散射法。

　　灯检法应在暗室中进行，检查设备为灯检仪。

　　检测方法：溶液型及混悬型供试品除另有规定外，取供试品 20 支（瓶），除去容器标签，擦净容器外壁，必要时将药液转移至洁净透明的专用玻璃容器内；置供试品于遮光板边缘处，在明视距离（指供试品至人眼的清晰观测距离，通常为 25cm），分别在黑色和白色背景下，手持供试品颈部轻轻旋转和翻转容器使药液中存在的可见异物悬浮（注意不使药液产生气泡），用目检视。

　　结果判定：各类注射剂、滴眼剂在旋转时均不得检出烟雾状微粒柱，且不得检出金属屑、玻璃屑、长度或最大粒径超过 2mm 的纤维和块状物等明显外来污染的可见异物。除此之外的其他可见异物（如 2mm 以下的短纤维及点、块等）如有检出，除另有规定外，应分别符合下列规定：溶液型静脉用注射液、注射用浓溶液 20 支（瓶）检查的供试品中，均不得检出可见异物。如检出其他可见异物的供试品仅有 1 支（瓶），应另取 20 支（瓶）同法复试，均不得检出。溶液型非静脉用注射液 20 支（瓶）检查的供试品中，均不得检出可见异物。如检出有其他可见异物，应另取 20 支（瓶）同法复试，初、复试的供试品中，检出其他可见异物的供试品不得超过 2 支（瓶）。

　　④ 不溶性微粒检查

　　检查装置：不溶性微粒检测仪。

　　检测方法：标示装量为 25ml 或 25ml 以上的静脉用注射液或注射用浓溶液除另有规定外，取供试品，用水将容器外壁洗净，小心翻转 20 次，使溶液混合均匀，立即小心开启容器，先倒出部分供试品溶液冲洗开启口及取样杯，再将供试品溶液倒入取样杯中，静置 2min 或适当时间脱气，置于取样器上（或将供试品容器直接置于取样器上）。开启搅拌或以手缓缓转动，使溶液混匀（避免气泡产生），依法测定至少 3 次，每次取样应不少于 5ml，记录数据；另取至少 2 个供试品，同法测定。每个供试品第一次数据不计，取后续测定结果的平均值计算。

结果判定：标示装量为 100ml 或 100ml 以上的静脉用注射液除另有规定外，每 1ml 中含 10μm 及 10μm 以上的微粒不得过 25 粒，含 25μm 及 25μm 以上的微粒不得过 3 粒。

⑤ 热原检查　热原检查法系将一定剂量的供试品，静脉注入家兔体内，在规定时间内，观察家兔体温升高情况，以判定供试品中所含热原的限度是否符合规定的一种方法。

供试用家兔：供试用的家兔应健康合格，体重 1.7～3.0kg，雌兔应无孕。未曾用于热原检查的家兔或供试品判定为符合规定但组内升温达 0.6℃ 的家兔或 3 周内未曾使用的家兔，均应在检查供试品前 3～7 日内预测体温，进行挑选。挑选试验的条件与检查供试品时相同，仅不注射药液，每隔 30min 测量体温 1 次，共测 8 次，8 次体温均在 38.0～39.6℃ 的范围内，且最高与最低体温的差不超过 0.4℃ 的家兔，方可供热原检查用。

试验前的准备：在作热原检查前 1～2 日，供试用家兔应尽可能处于同一温度的环境中，实验室的温度应在 17～28℃，与饲养室相差不得大于 5℃，在试验全部过程中，室温变化不得大于 3℃，防止动物骚动并避免噪声干扰。试验用的注射器、针头及一切和供试品溶液接触的器皿，应置烘箱中用 250℃ 加热 30min，也可用其他适宜的方法除去热原。

检查方法：家兔在试验前至少 1h 开始停止给食并置于适宜的装置中，插入测温探头，测量基础体温，每隔 30min 测 1 次，一般测量 2 次，每次体温均应在 38.0～39.6℃ 范围内，且两次体温之差不得超过 0.2℃，以此两次体温的平均值作为该兔的正常体温。取适用的家兔 3 只（各兔间正常体温之差不得超过 1℃），自耳静脉缓缓注入规定剂量并温热至约 38℃ 的供试品溶液，15min 内注射完毕，然后每隔 30min 测量其体温 1 次，共测 6 次，以 6 次体温中最高的一次减去正常体温，即为该兔体温的升高温度（℃）。如 3 家兔中有 1 只体温升高 0.6℃ 或 0.6℃ 以上，或 3 只家兔体温升高均低于 0.6℃，但体温升高的总和达 1.4℃ 或 1.4℃ 以上，应另取 5 只家兔复试，检查方法同上。

结果判断：在初试 3 只家兔中，体温升高均低于 0.6℃，且 3 只家兔体温升高总和低于 1.3℃；或在复试的 5 只家兔中，体温升高 0.6℃ 或 0.6℃ 以上的家兔不超过 1 只，并且初、复试合并 8 只家兔的体温升高总和为不超过 3.5℃，均判为供试品的热原检查符合规定。

在初试 3 只家兔中，体温升高 0.6℃ 或 0.6℃ 以上的家兔超过 1 只；或在复试的 5 只家兔中，体温升高 0.6℃ 或 0.6℃ 以上的家兔超过 1 只；或在初、复试合并 8 只家兔的体温升高总和超过 3.5℃，均判为供试品的热原检查不符合规定。当家兔升温为负值时，均以 0℃ 计。

⑥ 无菌检查　无菌检查包括薄膜过滤法和直接接种法。维生素 B_{12} 注射液装量一般为 1ml，属小容量注射剂，选用直接接种法比较简便（也可以使用薄膜过滤法）。

检查方法（直接接种法）：用适宜的灭菌器具在火焰附近，直接吸取规定量的供试品（在近火焰处，握拳，以小指夹住培养基管的塞子，拔开塞子，培养基管口通过火焰，在火焰附近以无菌操作吸取规定量供试品），沿着培养基管壁分别接种于硫乙醇酸盐流体培养基和改良马丁培养基各 10 管中，每管的接重量为 1ml，各管接种后轻轻摇动，置适宜温度（硫乙醇酸盐流体培养基置 30～35℃，改良马丁培养基置 23～28℃）培养箱内培养 14 日，另接种一管做阳性对照。每次操作时均应用同批灭菌器具，取相应溶剂、稀释剂、冲洗液同法操作，作为阴性对照。

结果判断：培养期间应逐日观察并记录是否有菌生长，填写检查记录。若供试品均澄清，或虽显混浊但经确证无菌生长，判供试品符合规定；若供试品管中任何一管显混浊并确证有菌生长，判供试品不符合规定，除非能充分证明试验结果无效，即生长的微生物非供试品所含。

本项检查一般由受过专门培训的技术人员操作。

（4）含量测定　精密量取本品 5ml，置 100ml 量瓶中，加水稀释至刻度，摇匀。

测定法：在 361nm 的波长处测定吸光度，按 $C_{63}H_{88}CoN_{14}O_{14}P$ 的吸收系数（$E_{1cm}^{1\%}$）为 207 计算，本品含维生素 B_{12}（$C_{63}H_{88}CoN_{14}O_{14}P$）应为标示量的 90.0%～110.0%。

4. 检验记录书写举例

注射剂检验原始记录

第　页　共　页

温度（℃）：26　　相对湿度（%）：63

品名	维生素 B_{12} 注射液	规格	1ml：0.5mg×10 支/盒	有效期	20180720
批号	150721	生产单位	天津药业焦作有限公司	取样日期	2015 年 7 月 22 日
批量	20000 支	检验项目	全检	检验日期	2015 年 7 月 24 日
检验依据			《中华人民共和国药典》2010 年版二部		

[性状]

外观　本品为粉红色的澄明溶液

规定:应为粉红色至红色的澄明液体。

结论:符合规定

[鉴别]

紫外鉴别

仪器型号:TU-1810 紫外-可见分光光度计　　编号:19　　扫描范围:200～600nm

供试品溶液:精密量取本品 5ml,置 100ml 量瓶中,加水稀释至刻度,摇匀。

测定:扫描紫外吸收光谱,确定最大吸收波长和吸收度。

最大吸收波长	361nm	550nm
吸收度	$A_{361}=0.518$	$A_{550}=0.157$
吸收度比值	$A_{361}/A_{550}=0.518/0.157=3.30$	

规定:在 361nm 与 550nm 的波长处有最大吸收;361nm 波长处的吸光度与 550nm 波长处的吸光度的比值应在 3.15～3.45。

结论:符合规定

[检查]

pH 值

温度(℃)25　　相对湿度(%)65

仪器型号:PHS-3W 型酸度计　　　　仪器编号:02

仪器校正:用 pH 值 6.86 磷酸盐缓冲液定位,pH 值 4.00 邻苯二甲酸氢钾缓冲液核对,示值误差不大于 0.02pH 单位。

测定:pH 值 ①5.53　　　②5.52　　　③5.54

pH(平均值)＝5.53

规定:应为 4.0～6.0。

结论:符合规定

装量

测定:取供试品 5 支,依法检查。

供试品的实测装量:1.0ml　　1.1ml　　1.0ml　　1.1ml　　1.1ml

结果:每支注射液的装量均不少于 1ml。

规定:每支注射液的装量均不得少于其标示装量。

结论:符合规定

可见异物

仪器型号:YB-Ⅱ型澄明度检测仪　　　　编号:01

光源:日光灯　　　　光照度:无色溶液注射剂 2500lx

测定:取供试品 20 支,依法检查。

其中:玻璃屑:0 支　　　纤维:0 支　　　白块:0 支

不合格率(%)＝0%

结果:未检出可见异物。

规定:供试品 20 支均不得检出。

结论:符合规定

不溶性微粒

续表

仪器型号:ZWJ-30 不溶性微粒检测仪   编号:02

净化台型号:SW-CJ-2E 双人双面净化台

测定法:取供试品 50 支,依法检查。

测定结果:每个供试品容器中含 $10\mu m$ 以上的微粒为 20 粒,含 $25\mu m$ 以上的微粒为 0 粒。

规定:每个供试品容器中含 $10\mu m$ 以上的微粒不得过 6000 粒,含 $25\mu m$ 以上的微粒不得过 600 粒。

结论:符合规定

无菌检查

照无菌检查法操作。

规定:不得检出。

结论:符合规定

热原检查

照热原检查法操作。

规定:应符合规定。

结论:符合规定

[含量测定]

仪器型号:TU1810 紫外-可见分光光度计   编号:19   检测波长:361nm

供试品溶液:精密量取本品 5ml,置 100ml 量瓶中,加水稀释至刻度,摇匀。

测定法:在 361nm 的波长处测定吸光度,按 $C_{63}H_{88}CoN_{14}O_{14}P$ 的吸收系数($E_{1cm}^{1\%}$)为 207 计算。

计算公式:$\% = \dfrac{\dfrac{A_{样}}{207}\times 1\% \times \dfrac{100}{5}\times 1}{0.5\times 10^{-3}}\times 100\%$

测定次数	1	2
吸收度	0.514	0.510
含量/%	99.32	98.55
R_d/%	0.4	
平均含量/%	98.9	

规定:本品含维生素 B_{12}($C_{63}H_{88}CoN_{14}O_{14}P$)应为标示量的 $90.0\% \sim 110.0\%$。

结论:符合规定

结论:上述检验符合《中华人民共和国药典》2010 年版二部标准,结果符合规定。

注:如部分参数未用到,请在相应栏目内划"/"。

检验者: 校对者: 审核者:

5. 发放检验报告

注射剂检验报告

品名	维生素 B_{12} 注射液	规格	1ml:0.5mg×10 支/盒	有效期	20180720
批号	150721	生产单位	天津药业焦作有限公司	取样日期	2015 年 7 月 22 日
批量	20000 支	检验项目	全检	检验日期	2015 年 7 月 24 日
检验依据		《中华人民共和国药典》2010 年版二部			

[性状]

符合规定

[鉴别]

符合规定

[检查]

pH 值

pH(平均值)=5.53,符合规定

装量

符合规定

续表

可见异物
未检出,符合规定
不溶性微粒
≥10μm,20 粒
≥25μm,0 粒
符合规定
无菌检查
符合规定
热原检查
符合规定
〔含量测定〕
98.9%,符合规定
结论:上述检验符合《中华人民共和国药典》2010 年版二部标准,结果符合规定。

注：如部分参数未用到，请在相应栏目内划"/"。

检验者：　　　　　　　　校对者：　　　　　　　　审核者：

▶【做案例】

依据下述质量标准，完成对氯化钠注射液的全检。

氯化钠注射液

性状　本品为无色的澄明液体；味微咸。

鉴别　本品显钠盐与氯化物的鉴别反应。

检查

pH 值　应为 4.0（附录 Ⅵ H）。

（1）重金属　取本品 50ml，蒸发至约 20ml，放冷，加醋酸盐缓冲液（pH 值 3.5）2ml 与水适量使成 25ml，依法检查（附录 Ⅷ H 第一法），含重金属不得过千万分之三。

（2）渗透压摩尔浓度　取本品，依法检查（附录 Ⅸ G），渗透压摩尔浓度应为 260～320mOsmol/kg。

（3）细菌内毒素　取本品，依法检查（附录 Ⅺ E），每 1ml 中含内毒素的量应小于 0.50EU。

（4）无菌　采用薄膜过滤法处理，以金黄色葡萄球菌为阳性对照菌，依法检查（附录 Ⅺ H），应符合规定。

（5）其他　应符合注射剂项下有关的各项规定（附录 Ⅰ B）。

含量测定　精密量取本品 10ml，加水 40ml、2% 糊精溶液 5ml、2.5% 硼砂溶液 2ml 与荧光黄指示液 5～8 滴，用硝酸银滴定液（0.1mol/L）滴定。每 1ml 硝酸银滴定液（0.1mol/L）相当于 5.844mg 的 NaCl。含氯化钠（NaCl）应为 0.850%～0.950%（g/ml）。

提示：本案例较维生素 B_{12} 注射液的检验增加了"渗透压摩尔浓度"检测，规定了"细菌内毒素检查"，需要查阅中国药典 2010 年版附录寻找检验方法。

请依照"学案例"，列出本品的检验项目，设定检验流程和检验方案，并依据前述学习过的方法和操作步骤自行进行本品的全检，书写检验记录，发放检验报告。

学习情境五　胶囊剂全检

【学习目标】

1. 知识目标
    (1) 掌握胶囊剂检验的基本步骤、检查项目；
    (2) 掌握胶囊剂含量测定结果的计算；
    (3) 掌握头孢氨苄胶囊剂、六味地黄丸软胶囊的质量检验方法；
    (4) 熟悉 β-内酰胺类、氨基糖苷类、大环内酯类抗生素的结构特点与性质。
2. 技能目标
    (1) 能够根据各药物的结构差别、辅料的种类选择合适的检验方法；
    (2) 能够根据胶囊剂含量测定结果，计算其有效成分含量。

【背景知识】

胶囊剂系指原料药物或与适宜辅料充填于空心胶囊或密封于软质囊材中的固体制剂，可分为硬胶囊、软胶囊（胶丸）、缓释胶囊、控释胶囊和肠溶胶囊，主要供口服用。

胶囊剂的外观应整洁，不得有黏结、变形、渗漏或囊壳破裂现象，无异臭。硬胶囊内容物应干燥、疏松。软胶囊内容物含水量不得超过 5%。除另有规定外，胶囊剂应检查：水分（中药硬胶囊剂）、装量差异、崩解时限、微生物限度等。根据原料药物和制剂的特性，除来源于动、植物多组分且难于建立测定方法的胶囊剂外，溶出度、释放度、含量均匀度等应符合要求。必要时，内容物包衣的胶囊剂应检查残留溶剂。

一、胶囊剂的组成和检验步骤

1. 胶囊剂的组成

胶囊剂除主药成分外，还含有辅料，如稀释剂甘露醇、微晶纤维素、乳糖、预胶化淀粉1500、玉米淀粉等；润滑剂硬脂酸镁、硬脂酸、滑石粉、单硬脂酸甘油酯等；助流剂微粉硅胶、滑石粉等；崩解剂交联纤维素、玉米淀粉、预胶化淀粉1500交联聚维酮、海藻酸等；润湿剂聚山梨酯80、十二烷基硫酸钠等。

2. 检验步骤

首先检查外观，然后进行鉴别、检查（常规检查、杂质检查及微生物限度检查）及含量测定。

二、胶囊剂的常规检查

1. 胶囊剂常规检查的项目

《中华人民共和国药典》（2015年版）制剂通则项下规定胶囊剂的常规检查项目包括水分、装量差异、崩解时限和微生物限度。部分品种需检查含量均匀度、溶出度及释放度。

凡规定检查含量均匀度的胶囊剂不再检查装量差异；凡规定检查溶出度或释放度的胶囊剂不再检查崩解时限。

2. 常规检查

(1) 水分　中药硬胶囊剂应检查水分，硬胶囊内容物为液体或半固体者不检查水分。

取供试品内容物，照水分测定法测定。除另有规定外，不得过 9.0%。具体方法见项目三中的学习情境二。

（2）装量差异　见项目四中的学习情境二。

（3）崩解时限　见项目四中的学习情境一。

三、含量测定

同片剂。

【学案例一】

头孢氨苄胶囊检查操作规程

部门：	题目:头孢氨苄胶囊检验操作规程		共　　　　页	
编号：	新订：	替代：		起草：
部门审阅：	QA 审阅：	批准：		执行日期：
变更记录：			变更原因及目的：	
修订号：	批准日期：	执行日期：		

1. 鉴别

在含量测定项下记录的色谱图中，供试品溶液主峰的保留时间应与对照品溶液主峰的保留时间一致。

2. 检查

（1）有关物质　取本品的内容物适量，加流动相 A 溶解并稀释制成每 1ml 中含头孢氨苄 1.0mg 的溶液，滤过，取续滤液作为供试品溶液，精密量取 1ml，置 100ml 量瓶中，用流动相 A 稀释至刻度，摇匀，作为对照溶液；取 7-氨基去乙酰氧基头孢烷酸对照品和 α-苯甘氨酸对照品各约 10mg，精密称定，置同一 100ml 量瓶中，加 pH 值 7.0 磷酸盐缓冲液约 20ml 超声使溶解，再用流动相 A 稀释至刻度，摇匀。精密量取 2.0ml，置 20ml 量瓶中，用流动相 A 稀释至刻度，摇匀，作为杂质对照品溶液。照高效液相色谱法测定，用十八烷基硅烷键合硅胶为填充剂；流动相 A 为 0.2mol/L 磷酸二氢钠溶液（用氢氧化钠试液调节 pH 值至 5.0），流动相 B 为甲醇，按表 4-1-2 进行线性梯度洗脱；检测波长为 220nm，取杂质对照品溶液 20μl 注入液相色谱仪，记录色谱图，7-氨基去乙酰氧基头孢烷酸峰和 α-苯甘氨酸峰的分离度应符合要求；取供试品溶液适量，在 80℃ 水浴中加热 60min，冷却，取 20μl 注入液相色谱仪，记录色谱图，头孢氨苄峰与相邻杂质峰的分离度应符合要求。取对照溶液 20μl，注入液相色谱仪，调节检测灵敏度，使主成分色谱峰的峰高约为满量程的 25%。精密量取供试品溶液、对照溶液及杂质对照品溶液各 20μl，分别注入液相色谱仪，供试品溶液色谱图中如有杂质峰，含 7-氨基去乙酰氧基头孢烷酸峰和 α-苯甘氨酸峰按外标法以峰面积计算，均不得过 1.0%；其他单个杂质峰面积不得大于对照溶液主峰面积的 2 倍（2.0%），其他各杂质峰面积的和不得大于对照溶液主峰面积的 3 倍（3.0%）。

表 4-1-2　流动相梯度洗脱程序

时间/min	流动相 A/%	流动相 B/%	时间/min	流动相 A/%	流动相 B/%
0	98	2	20	70	30
1	98	2	23	98	2
30	98	2			

（2）水分　取本品的内容物适量，照水分测定法（通则 0832 第一法费休法）测定，含水分不得过 9.0%。

（3）溶出度　取本品，照溶出度测定法（通则 0931 第一法），以水 900ml 为溶出介质，转速为每分钟 100 转，依法操作，经 45min 时，取溶液适量，滤过，精密量取续滤液适量，用溶出介质定量稀释制成每 1ml 中约含 25μg 的溶液,照紫外-可见分光光度法(通则 0401),在 262nm 的波长处测定吸光度;另精密称取头孢氨苄对照品适量,加溶出介质溶解并定量稀释制成每 1ml 中约含 25μg 的溶液,同法测定,计算每粒的溶出量。限度为标示量的 80%,应符合规定。

(4)装量差异

① 仪器　分析天平感量 0.1mg(平均装量<0.30g 的胶囊剂)或感量 1mg(平均装量≥0.30g 的胶囊剂)。

② 操作方法　取供试品 20 粒(中药 10 粒),分别精密称定每粒重量后,倾出内容物(不得损失囊壳),硬胶囊取开囊帽,用小毛刷或其他适宜用具将囊壳(包括囊体和囊帽)内外拭净;软胶囊分别用剪刀或刀片划破囊壳,倾出内容物(不得损失囊壳),用乙醚等易挥发性溶剂洗净,置通风处使溶剂自然挥尽。并依次精密称定每一囊壳重量。根据每粒胶囊重量与囊壳重量之差求出每粒内容物重量,保留三位有效数字。求平均装量($\overline{m}$),保留三位有效数字。按表 4-1-3 规定装量差异限度,求出允许装量范围($\overline{m} \pm \overline{m} \times$ 装量差异限度)。

表 4-1-3　胶囊剂装量差异限度

平均装量或标示装量	装量差异限度
0.30g 以下	±10%
0.30g 及 0.30g 以上	±7.5%(中药±10%)

③ 结果判定　每粒的装量均未超出允许装量范围;或与平均装量相比较,均未超出规定的装量差异限度;或超过装量差异限度的胶囊不多于 2 粒,并不得有 1 粒超出限度的 1 倍;均判为符合规定。每粒的装量与平均装量比较,超出装量差异限度的胶囊多于 2 粒;或超出装量差异限度的胶囊虽不多于 2 粒,但有 1 粒超出限度的 1 倍;均判为不符合规定。

3. 含量测定

(1)仪器　分析天平、高效液相色谱仪、量筒、量瓶、移液管、水浴锅、超声波清洗器。

(2)色谱条件与系统适用性试验　用十八烷基硅烷键合硅胶为填充剂;以水-甲醇-3.86% 醋酸钠溶液-4% 醋酸溶液(742:240:15:3)为流动相;检测波长为 254nm;取供试品溶液适量,在 80℃ 水浴中加热 60min,冷却,取 20μl 注入液相色谱仪,记录色谱图,头孢氨苄峰与相邻杂质峰的分离度应符合要求。

(3)操作方法　取装量差异项下的内容物,混合均匀,精密称取适量(约相当于头孢氨苄 0.1g),置 100ml 量瓶中,加流动相适量,充分振摇,使头孢氨苄溶解,再用流动相稀释至刻度,滤过,精密量取续滤液 10ml,置 50ml 量瓶中,用流动相稀释至刻度,摇匀,精密量取 10μl 注入液相色谱仪,记录色谱图;另取头孢氨苄对照品适量,同法测定。按外标法以峰面积计算,即得。

(4)计算

$$X(\%) = \frac{A_{供} \times c_{对} \times 50ml \times 100ml \times W_{总} \times 10^{-3}}{A_{对} \times 10ml \times W_{供} \times 标示量} \times 100\%$$

式中,$A_{供}$、$A_{对}$ 为供试品、对照品溶液的峰面积;$W_{供}$ 为供试品的质量,g;$W_{总}$ 为总质量,g;$c_{对}$ 为对照品溶液的浓度,mg/ml。

(5)结果判断　按标示量计算,本品含头孢氨苄($C_{16}H_{17}N_3O_4S$)应为标示量的 90.0%～110.0%。

▶【知识储备一】

头孢氨苄胶囊检验

头孢氨苄为第一代头孢类药物，适于敏感细菌所致的轻、中度感染。

一、结构与性质

（一）结构

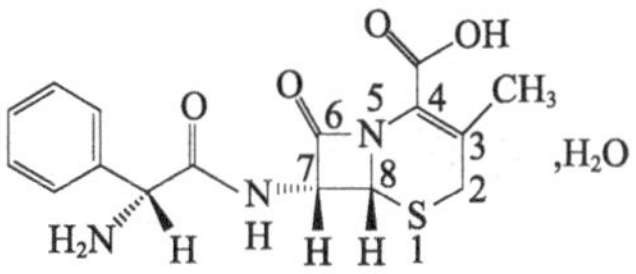

（二）性质

1. 酸性与溶解度

头孢氨苄中的游离羧基具有强酸性，其 pH 值为 3.5～5.5。

本品在水中微溶，在乙醇、三氯甲烷或乙醚中不溶。

2. 旋光性

本品分子中 7、8 位上的 C 是手性碳，具有旋光性，药用为右旋体。

3. 紫外吸收特性

本品分子母核具有共轭体系，4 位有取代基羧基，侧链酰胺上有苯环取代，因此有紫外吸收，其水溶液的最大吸收波长为 262nm。

4. 稳定性

本品在酸、碱、β-内酰胺酶、羟胺及某些金属离子或氧化剂的作用下，易发生水解和分子重排，导致 β-内酰胺环破坏而失去活性。

二、鉴别

制剂一般收载 2～3 个鉴别方法，以化学反应、色谱法和光谱法鉴别为主，部分制剂采用了 IR 法。头孢氨苄胶囊剂只选用了 HPLC 法。

高效液相色谱法的原理：头孢氨苄结构中具有共轭体系，在 254nm 波长处有紫外吸收特征，可用于其鉴别。

操作方法：在含量测定项下记录的色谱图中，供试品溶液主峰的保留时间应与对照品溶液主峰的保留时间一致。

三、检查

（一）有关物质

1. 原理

头孢氨苄是以青霉素钾为原料，经氧化、扩环、裂解得 7-氨基去乙酰氧基头孢烷酸（7-ADCA），再与侧链 α-苯甘氨酸缩合而成。因此，7-氨基去乙酰氧基头孢烷酸和 α-苯甘氨酸是药物中的主要杂质。采用 HPLC 法检查。

《中华人民共和国药典》2015 年版中要求在"有关物质"HPLC 法的系统适用性试验中，要根据主成分与辅料、主成分与杂质、杂质与辅料、杂质与杂质的分离度、灵敏度来确定系统适用性条件。杂质的定位方法包括对照品法、化学破坏法及相对保留时间法。

2. 操作方法

同【学案例一】。

（二）水分

1. 原理

头孢氨苄中的水分影响药物的稳定性。采用费休法检查。

2. 操作方法

同项目三中的学习情境二。

（三）溶出度

1. 原理

头孢氨苄在水中微溶，需检查溶出度。

2. 操作方法

同【学案例一】。

胶囊剂应考虑囊壳有无干扰：取不少于 6 粒胶囊，尽可能完全地除尽内容物，置同一溶出杯内，用该品种规定的分析方法测定每个空胶囊的空白值，作必要的校正。如校正值大于标示量的 25%，试验无效；如校正值不大于标示量的 2%，可忽略不计；如校正值低于标示量的 25%，可进行校正。标准中未规定加沉降篮，因此，检验时不能加沉降篮。

（四）装量差异

1. 原理

在生产过程中，由于空胶囊容积、粉末的流动性以及工艺、设备等原因，可引起胶囊剂内容物装量的差异。装量差异检查的目的在于控制各粒装量的一致性，保证用药剂量的准确。

2. 操作方法

同【学案例一】。

四、含量测定

1. 原理

头孢氨苄胶囊临床使用广，质量标准要求高，选用了专属性强、灵敏度高的 HPLC 法（外标法）。

《中华人民共和国药典》2015 年版中要求在"含量测定"HPLC 法的系统适用性试验中，要根据主成分与辅料、杂质的分离度、灵敏度来确定系统适用性条件。

2. 操作方法

同【学案例一】

【课堂讨论一】

1. 为什么在头孢氨苄胶囊剂有关物质及含量测定时，均要取供试品溶液适量，在 80℃水浴中加热 60min，来判断系统适用性试验的分离度是否符合要求？

2. 测定头孢氨苄胶囊剂溶出度时，如何计算量取续滤液的量？

3. 测定溶出度时为何要用续滤液分析？

4. 测定含量时，如何判断 2 份样品的相对平均偏差符合要求？

【知识拓展一】

抗生素的检验

一、β-内酰胺类

（一）基本结构与性质

β-内酰胺类抗生素包括青霉素类、头孢菌素类、碳青霉烯类、青霉烯类、氧青霉烷类和单环 β-内酰胺类，结构中均含有 β-内酰胺环。这类药物有青霉素钠（钾）、阿莫西林、氨苄西林、阿洛西林钠、美洛西林钠、他唑巴坦、头孢氨苄、头孢羟氨苄、头孢尼西钠、头孢地嗪钠、头孢唑肟钠、氨曲南等。

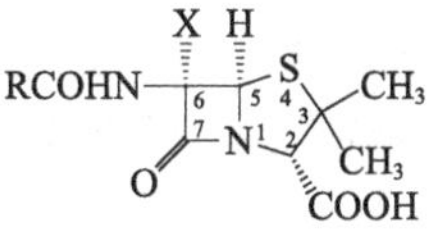

X=—H 或 —OCH₃
青霉素类

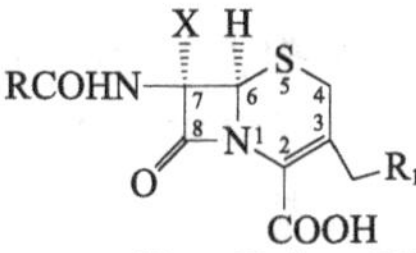

X=—H 或 —OCH₃
头孢菌素类

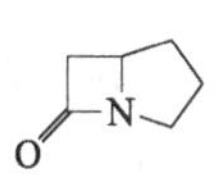

碳青霉烯类

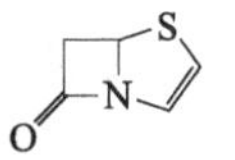

青霉烯类 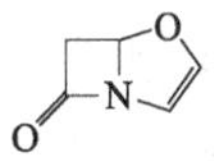　　　　氧青霉烷类 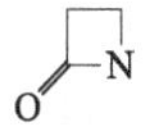　　　　单环β-内酰胺类

1. 结构

部分 β-内酰胺类抗生素的结构见表 4-1-4。

表 4-1-4　部分 β-内酰胺类抗生素的结构

药物名称	结构式	药物名称	结构式
青霉素钠	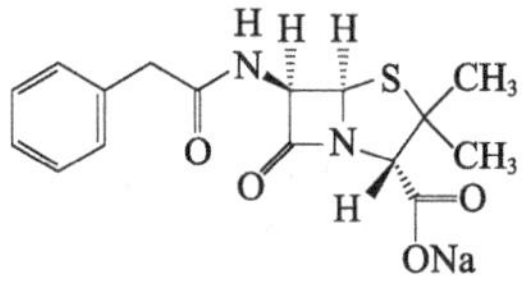	头孢克肟	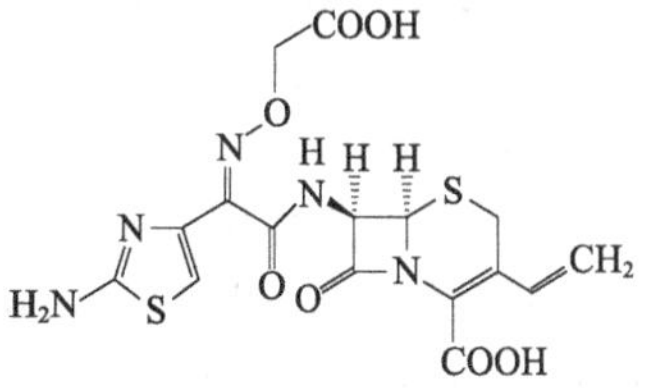
氨苄西林	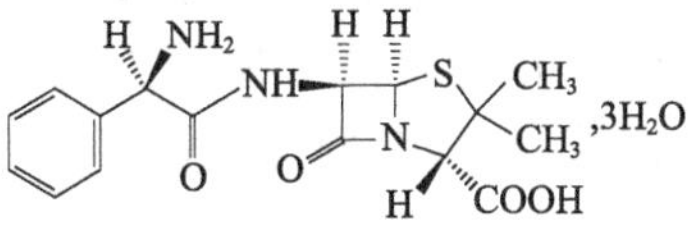	头孢尼西钠	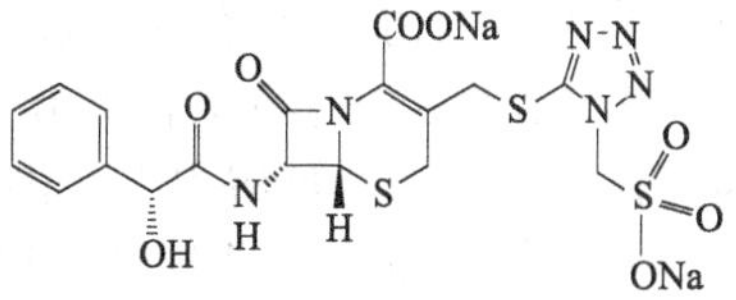
阿莫西林	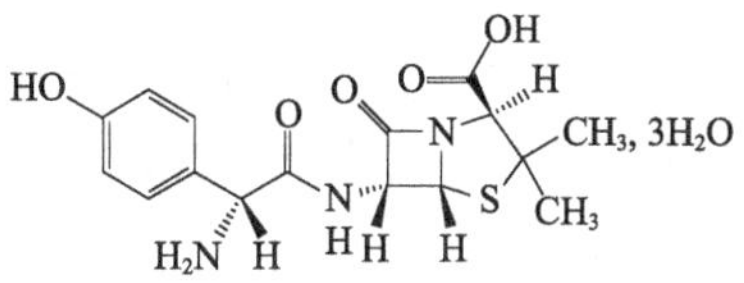	头孢克洛	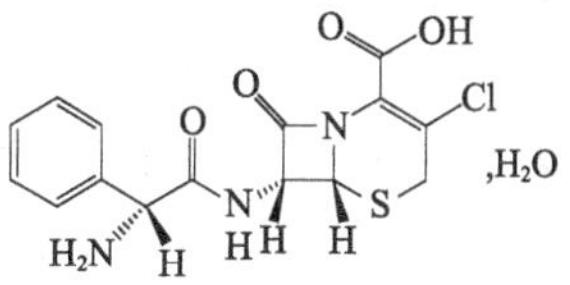
头孢氨苄	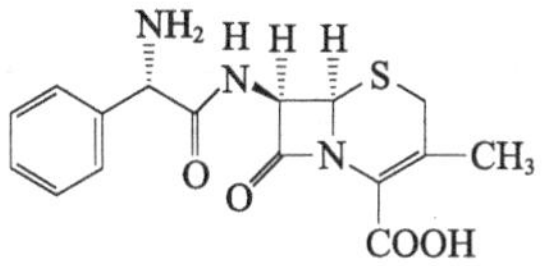	头孢唑肟	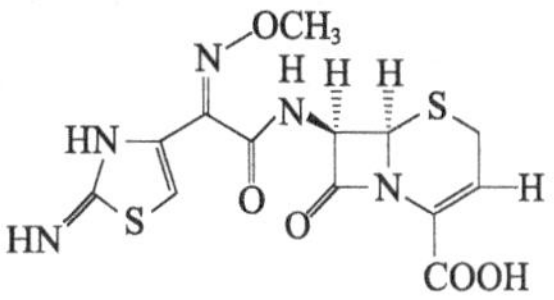
阿洛西林钠	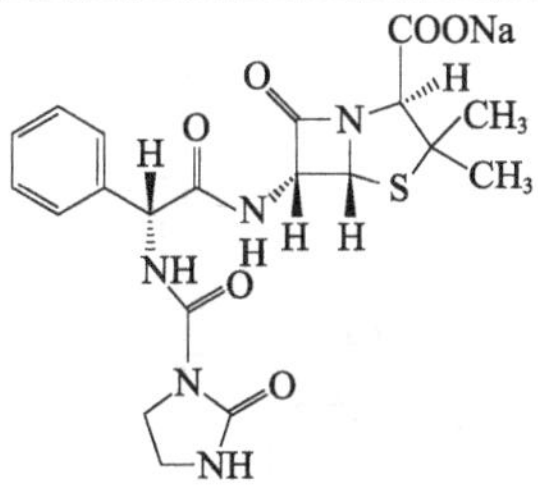	拉氧头孢	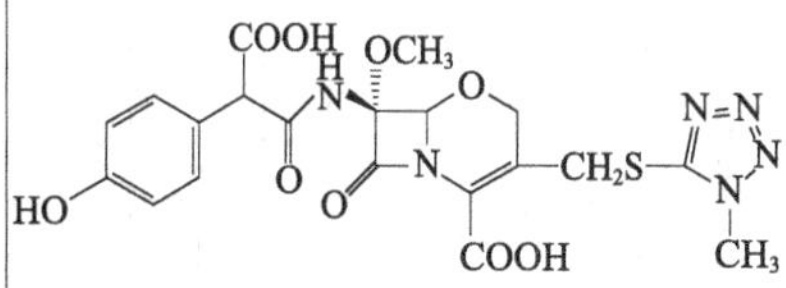
氨曲南	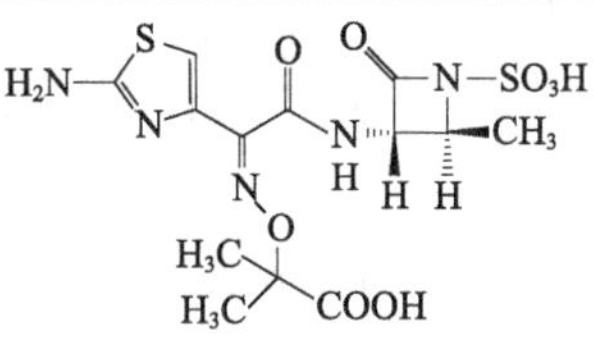		

2. 性质

（1）酸性与溶解度　青霉素类与头孢菌素类药物分子中均有一个游离羧基，具有酸性。大多青霉素类药物的 pK_a 在 2.5～2.8 范围内，能与无机碱或有些有机碱成盐。碱金属盐在水中易溶，在有机溶剂中不溶；有机碱盐难溶于水，易溶于有机溶剂。

（2）旋光性　青霉素类药物有 3 个手性碳，头孢菌素类药物有 2 个手性碳，因此，具有旋光性。

（3）紫外吸收特性　青霉素类药物侧链酰胺上有苯环等共轭体系取代时，有紫外吸收；头孢菌素类药物分子母核具有共轭体系，4 位有取代基羧基，侧链酰胺上有苯环取代，有紫外吸收。

（4）稳定性　青霉素类与头孢菌素类药物分子中的 β-内酰胺环由于张力大，其水溶液很不稳定。在酸、碱、β-内酰胺酶、羟胺及某些金属离子或氧化剂的作用下，易发生水解和分子重排，导致 β-内酰胺环破坏而失去活性。

由于头孢菌素类稠合体系受到的环张力小于青霉素类药物；头孢菌素类 β-内酰胺环上 N 的孤对电子可以与氢化噻嗪环上的双键形成共轭。因此，头孢菌素类药物比青霉素类药物相对稳定。

（二）鉴别

《中华人民共和国药典》2015 年版中 β-内酰胺类抗生素的原料药与注射用粉末的鉴别采用了专属性强的 HPLC 法、IR 法和碱金属离子的鉴别，部分品种采用 HPLC 法、TLC 法两法并列，规定在两种方法中选做一种，便于基层开展工作。少数品种用 UV-Vis 法鉴别。制剂一般采用 HPLC 法或 HPLC 法、TLC 法两法并列，少数品种用 UV-Vis 法鉴别。

1. 色谱法　《中华人民共和国药典》2015 年版中采用 HPLC 法鉴别的一般都规定在含量测定项下记录的色谱图中，供试品溶液主峰的保留时间应与对照品溶液主峰的保留时间一致。也有部分品种采用 HPLC 法和 TLC 法的。

2. 光谱法

① IR 法的专属性很强，各国药典中 β-内酰胺类抗生素几乎均采用了 IR 鉴别。该类抗生素的特征峰包括：1750～1800cm^{-1} 处 β-内酰胺环羰基的伸缩振动；3300cm^{-1}、1525cm^{-1}、1680cm^{-1} 处仲酰胺的氨基、羰基的伸缩振动；1600cm^{-1}、1410cm^{-1} 处羧基离子的伸缩振动。头孢氨苄的红外光谱图见图 4-1-4。② 本类药物的紫外光谱鉴别一般利用最大、最小吸收波长或最大吸收波长处的吸光度。如头孢唑林钠的水溶液在 272nm 的波长处有最大吸收。头孢地尼胶囊剂采用头孢地尼的 0.1mol/L 磷酸盐缓冲液在 287nm 与 224nm 的波长处有最大吸收，在 248nm 的波长处有最小吸收。

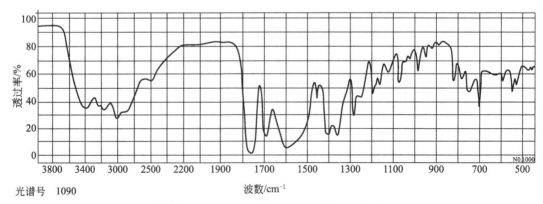

光谱号　1090

图 4-1-4　头孢氨苄的红外吸收图谱（KBr 压片法）

3. 焰色反应

本类药物的碱金属盐利用 Na^+、K^+ 的火焰颜色鉴别。如阿莫西林钠、头孢尼西钠、青霉素钾、青霉素 V 钾等。

4. 羟肟酸铁反应

青霉素类与头孢菌素类药物在碱性条件下与羟胺反应，β-内酰胺环破裂生成羟肟酸；羟肟酸在稀酸条件下与 Fe^{3+} 生成配位化合物而显色。如哌拉西林与头孢哌酮反应后显红棕色；拉氧头孢钠反应后显棕褐色。

5. 茚三酮反应

药物通用名中有氨苄的本类药物，均可以与茚三酮发生缩合反应而显色。如氨苄西林采用 TLC 法鉴别时采用茚三酮显色。

（三）检查

β-内酰胺类抗生素的杂质主要有高分子聚合物、有关物质、异构体等，一般采用 HPLC 法检查，也有部分品种采用测定杂质的吸光度；有的还检查结晶性、有机溶剂残留量。

1. 高分子聚合物

高分子聚合物是 β-内酰胺类抗生素过敏的主要原因。我国于 20 世纪 70 年代开始研究，从《中华人民共和国药典》2000 年版开始收载高分子杂质检查。《中华人民共和国药典》2015 年版中均采用分子排阻色谱法检查。大多品种以葡聚糖凝胶 G-10（40～120μm）为填充剂的玻璃柱 [(1.0～1.4)cm×30cm] 色谱柱的凝胶色谱法测定。

《中华人民共和国药典》2015 年版中头孢尼西钠、头孢他啶、头孢曲松、头孢呋辛钠、头孢拉定、头孢哌酮钠、头孢唑肟钠、头孢唑林钠、头孢替唑钠、头孢噻吩钠、头孢噻肟钠等检查高分子聚合物。

2. 有关物质

《中华人民共和国药典》2015 年版中收载的 β-内酰胺类中个别品种（片剂、颗粒与干混悬剂）由于辅料干扰未规定检查有关物质，其余绝大多数品种均采用 HPLC 法或 HPLC 梯度洗脱法测定有关物质，采用梯度洗脱的 HPLC 法在系统适用性试验中规定了主峰的保留时间及主峰与已知杂质的分离度。与国外药典基本一致。

3. 异构体

《中华人民共和国药典》2015 年版中头孢丙烯、头孢呋辛酯、头孢泊肟酯等检查异构体。如头孢丙烯要求照含量测定项下的方法测定，头孢丙烯（E）异构体的含量与头孢丙烯（Z）、（E）异构体含量和之比在 0.06～0.11。

4. 杂质吸光度

部分药物采用测定杂质吸光度的方法控制杂质含量。《中华人民共和国药典》2015 年版中头孢尼西钠、头孢孟多酯钠、头孢哌酮钠、头孢噻吩钠、头孢噻肟钠、青霉素钾等检查杂质吸光度。如青霉素钾要求水溶液在 280nm 处的吸光度不得大于 0.10。

5. 结晶性

《中华人民共和国药典》2015 年版中青霉素 V 钾、青霉素钠、头孢丙烯、头孢地尼、头孢呋辛酯、头孢拉定、头孢唑肟钠、头孢羟氨苄、头孢硫脒等检查结晶性。结晶性的检查方法有偏光显微镜法、X-射线粉末衍射法。

（四）含量测定

《中华人民共和国药典》2015 年版中 β-内酰胺类抗生素的含量测定方法均采用按外标法以峰面积计算的 HPLC 法或 HPLC 梯度洗脱法。为保证方法的专属性，利用该类物质在光照或高温条件下产生的反式异构体或（E）异构体等有关物质制备系统适用性试验用溶液。

二、氨基糖苷类抗生素

（一）基本结构与性质

1. 结构

部分氨基糖苷类抗生素的结构见表 4-1-5。

表 4-1-5 部分氨基糖苷类抗生素的结构

药物名称	结构式
硫酸链霉素	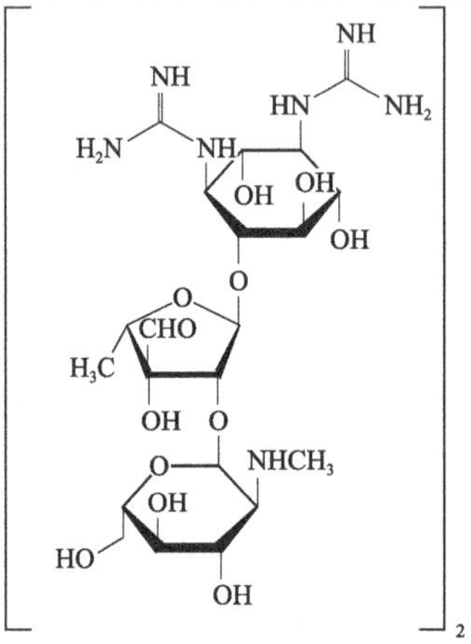 , $3H_2SO_4$
硫酸庆大霉素	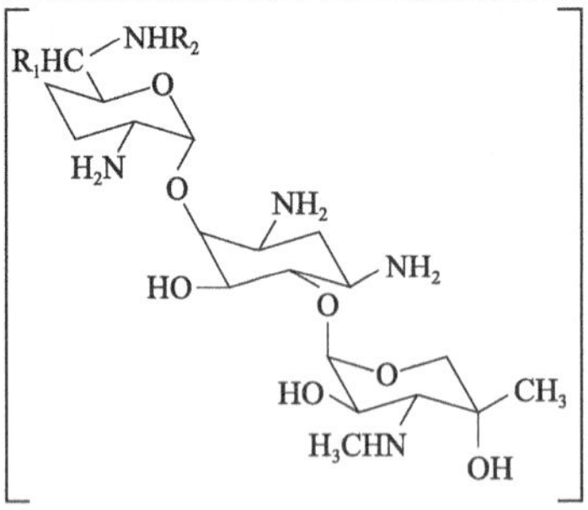 , xH_2SO_4 庆大霉素 R$_1$ R$_2$ C_1 —CH_3 —CH_3 $C_{1}\alpha$ —H —H C_2 —CH_3 —H
硫酸依替米星	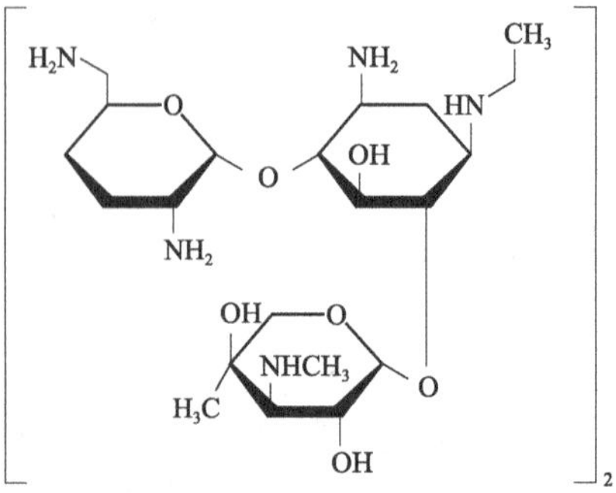 , $5H_2SO_4$

续表

药物名称	结构式
硫酸阿米卡星	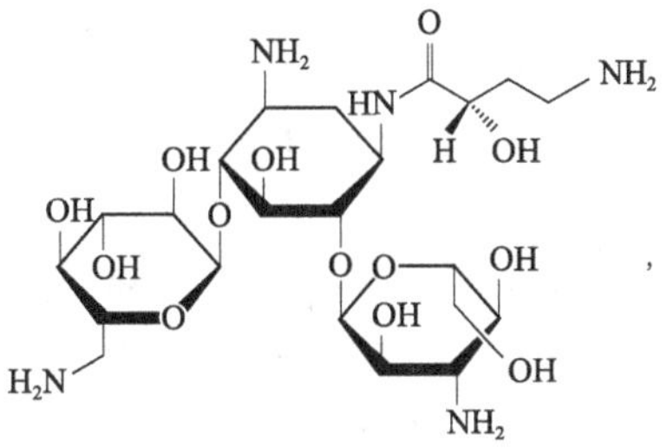 ，nH_2SO_4
妥布霉素	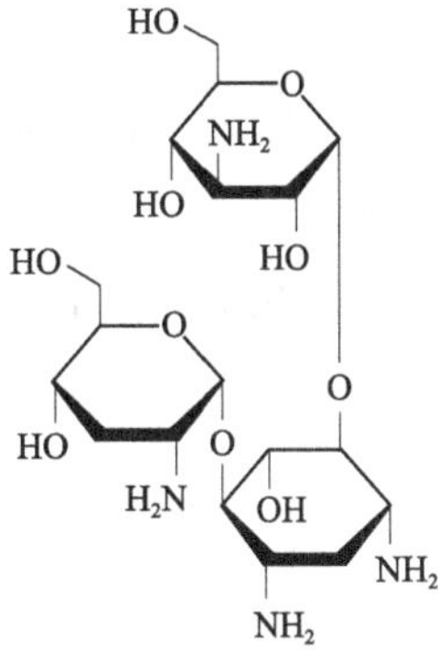
硫酸卡那霉素	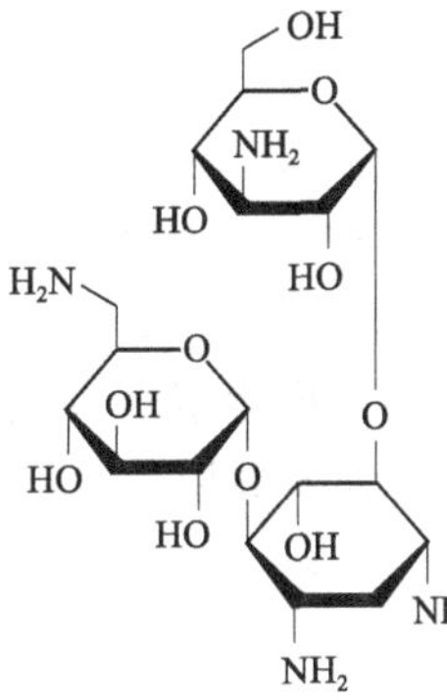 ，nH_2SO_4

2. 性质

（1）溶解度与碱性　氨基糖苷类抗生素含有多个羟基和碱性基团，为水溶性的碱性抗生素，能与无机酸或有机酸成盐，几乎不溶于有机溶剂。链霉素有 3 个碱性中心，庆大霉素有 5 个碱性中心，本类药物一般以硫酸盐形式存在。

（2）旋光性　氨基糖苷类抗生素含有多个氨基糖，具有旋光性。如《中华人民共和国药典》2015 年版中硫酸庆大霉素的比旋度为＋107°～＋121°（水溶液）。

（3）苷键的水解　含有二糖胺结构的药物，分子中氨基葡萄糖与链霉糖或 D-核糖之间的苷键结合较强，而链霉胍与链霉双糖胺之间的苷键结合较弱。在酸性条件下，链霉素水解为链霉胍和链霉双糖胺，链霉双糖胺进一步水解为链霉糖和 *N*-甲基-L-葡萄糖胺。在碱性条件下也可水解得到链霉胍和链霉双糖胺，但进一步水解，链霉糖部分可重排为麦芽酚。硫酸庆大霉素对光、热、空气较稳定，水溶液亦稳定，pH 值 2.0～12.0 时，100℃加热 30min 活性无明显变化。

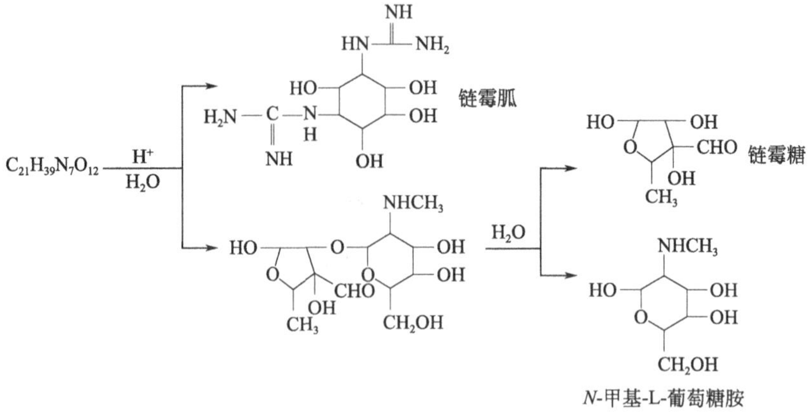

链霉胍和8-羟基喹啉（或 α-萘酚）分别同次溴酸钠反应，各自产物再结合生成橙红色化合物。此反应亦称坂口反应。

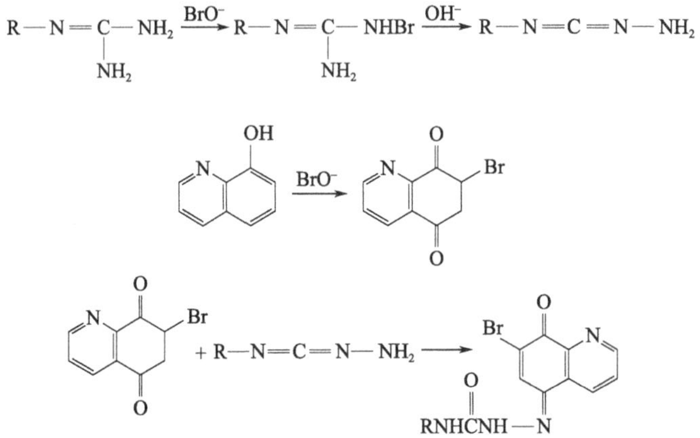

链霉糖在碱性条件下，经分子重排生成麦芽酚，麦芽酚在微酸性条件下，与 Fe^{3+} 发生配位反应显紫红色。此反应亦称麦芽酚反应。

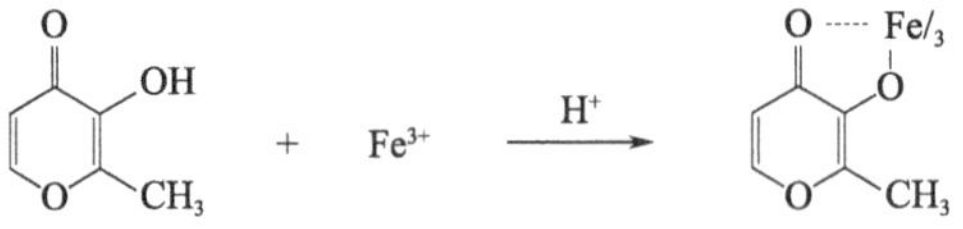

N-甲基-L-葡萄糖胺在碱性条件下，与乙酰丙酮缩合成吡咯衍生物（Ⅰ），吡咯衍生物与对二甲氨基苯甲醛的酸性醇溶液反应，生成樱桃红色化合物（Ⅱ）。此反应亦称 N-甲基葡萄糖胺反应。

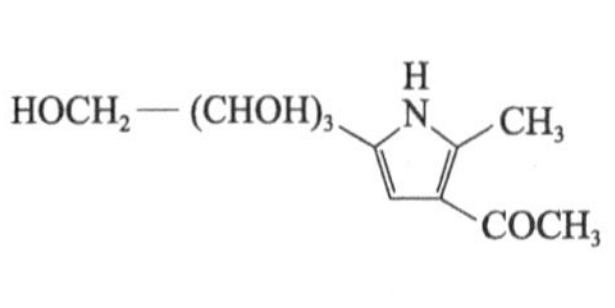

（Ⅰ） 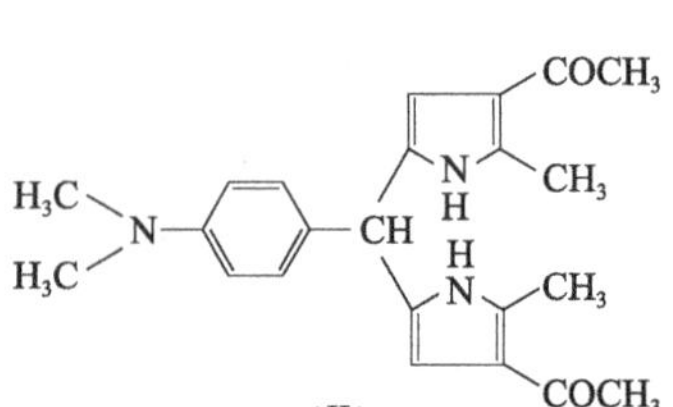   （Ⅱ）

（4）**紫外吸收特性**　链霉素在230nm处有最大吸收。庆大霉素、硫酸依替米星、妥布霉素等结构中无共轭体系，在紫外区无吸收。

（二）氨基糖苷类抗生素的鉴别

1. 色谱法

氨基糖苷类抗生素一般采用 TLC 法与硫酸盐反应鉴别，含量测定或组分测定采用 HPLC-ELSD 法时，也可用 HPLC 法鉴别。如硫酸庆大霉素采用 TLC 法鉴别；阿米卡星采用 TLC 法、HPLC-UV 法（二者选做一项）鉴别；硫酸卡那霉素采用 HPLC-ELSD 法鉴别；硫酸小诺霉素、硫酸核糖霉素采用 TLC 法、组分或有关物质项下的 HPLC-ELSD 法（二者选做一项）鉴别。

2. 光谱法

个别品种采用 IR 法鉴别。如硫酸链霉素、硫酸巴龙霉素、硫酸卡那霉素、硫酸庆大霉素、硫酸阿米卡星、硫酸新霉素等。

3. 显色反应

少数品种用显色反应鉴别。

（1）茚三酮显色　本类抗生素具有羟基胺类的结构，可与茚三酮缩合显色。如硫酸小诺霉素与茚三酮缩合显紫蓝色。

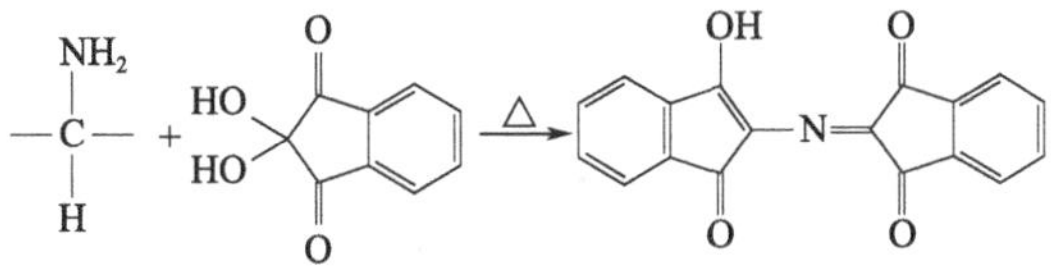

（2）Molisch 反应　本类抗生素具有五碳糖或六碳糖的结构，在盐酸或硫酸条件下，脱水生成糠醛或羟甲基糠醛；该产物与蒽酮或 α-萘酚显色。如硫酸卡那霉素与蒽酮的硫酸溶液显蓝紫色。

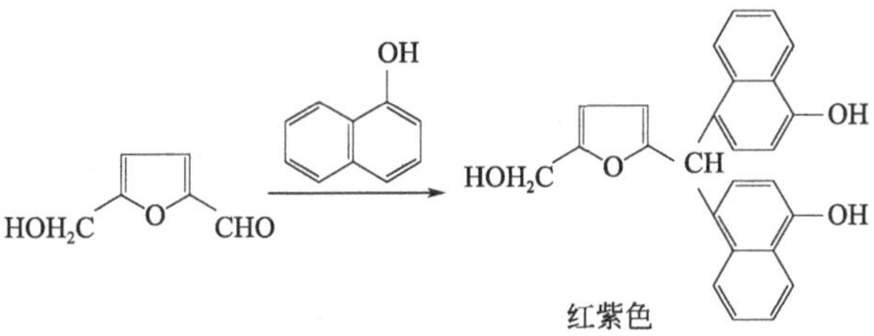

红紫色

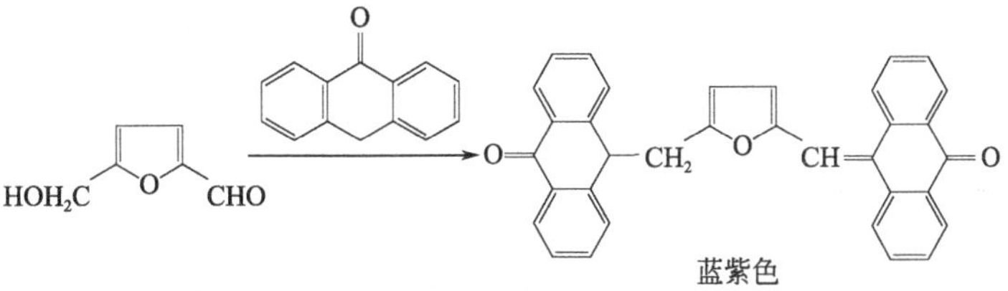

蓝紫色

（3）其他　硫酸链霉素用水解产物链霉胍的特征反应坂口反应、链霉糖的麦芽酚反应鉴别；硫酸新霉素用 N-甲基葡萄糖胺反应鉴别。

（三）检查

《中华人民共和国药典》2015 年版中大多数品种有关物质、组分、特定杂质的检查方法采用 HPLC-ELSD 法。如硫酸链霉素采用 HPLC-ELSD 法检查有关物质；硫酸庆大霉素采用 HPLC-ELSD 法检查有关物质及庆大霉素 C 组分。

（四）含量测定

《中华人民共和国药典》2015 年版中部分品种（硫酸卡那霉素、硫酸依替米星及其制剂）的含量测定采用了 HPLC-ELSD 法，部分品种（阿米卡星、硫酸阿米卡星及其制剂）

采用柱前衍生化 HPLC-UV 法，其余均采用微生物检定法、管碟法、浊度法或两法并列，任选一种的方法。

三、大环内酯类抗生素

（一）结构

部分大环内酯类抗生素的结构见表 4-1-6。

表 4-1-6　部分大环内酯类抗生素的结构

药物名称	结构式
红霉素	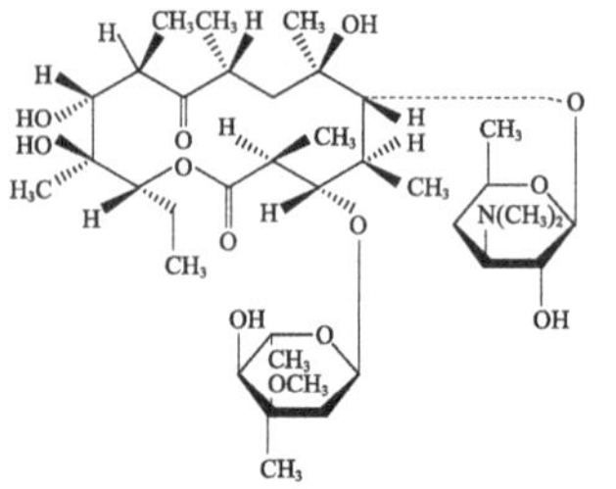
阿奇霉素	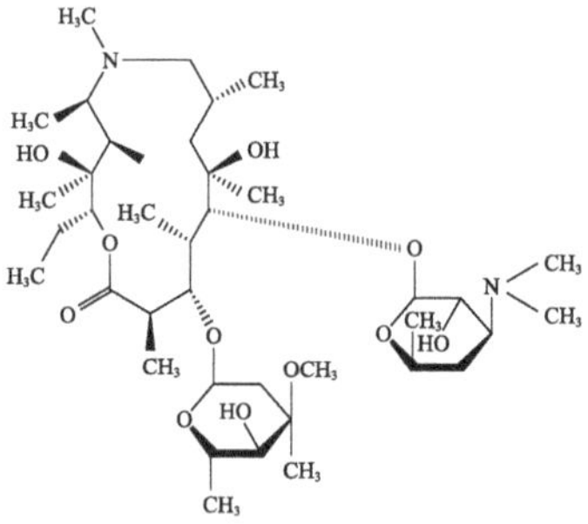
交沙霉素	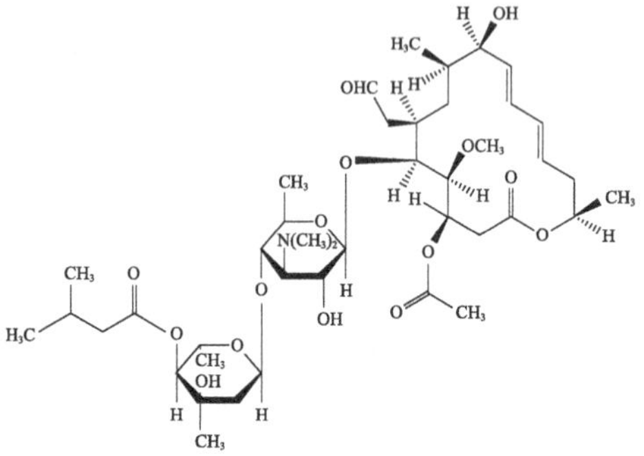

（二）鉴别

《中华人民共和国药典》2015 年版中大环内酯类药物大部分品种采用 HPLC 法、TLC 法并列的方法鉴别，如阿奇霉素、交沙霉素等；原料药也有用 IR 法鉴别的，如罗红霉素、红霉素、交沙霉素、依托红霉素等；有紫外吸收的也可用 UV-Vis 法鉴别，如交沙霉素；部分品种采用显色反应鉴别，如交沙霉素与硫酸显红棕色，依托红霉素与盐酸显橙黄色，渐变为紫红色，再加三氯甲烷振摇，三氯甲烷层显蓝色。

（三）检查

《中华人民共和国药典》2015 年版中大环内酯类药物大多数品种采用 HPLC 法测定组分，标准品和标准图谱由中国食品药品检定研究院提供，作为系统适用性试验的参比；大多数品种检查有关物质，除琥乙红霉素仍采用 TLC 法外，其余均采用 HPLC 法。在系统适用性试验中，明确了主峰与指定杂质的分离度，增加特定杂质的控制和总杂质的控制。如红霉素采用 HPLC 法检查红霉素 A、B、C 组分及有关物质；阿奇霉素、交沙霉素、罗红霉素及其制剂采用 HPLC 法检查有关物质。

（四）含量测定

《中华人民共和国药典》2015 年版中本类药物除个别品种如克拉霉素、罗红霉素、阿奇霉素采用 HPLC 法外，其余均采用微生物检定法（管碟法或浊度法）测定效价。

▶【做案例一】

头孢氨苄胶囊溶出度的计算

根据上述标准检验头孢氨苄胶囊的溶出度，已知药物规格 0.25g；$c_{对}=25\mu g/ml$，$A_{对}=0.5931$；供试液的配制：取续滤液 5ml，稀释至 50ml 量瓶中；6 片供试品的吸光度分别为 0.5632、0.5641、0.5598、0.5601、0.5645、0.5608。

计算思路：

$$0.25g \longrightarrow 900ml \longrightarrow 5ml \longrightarrow 50ml \xrightarrow{UV} A_{供}$$
$$c_{对} \xrightarrow{UV} A_{对}$$

计算公式：

$$溶出量\% = \frac{溶出质量}{标示量} \times 100\% = \frac{A_{供} \times c_{对} \times 50ml \times 900ml}{A_{对} \times 5ml \times 0.25g \times 10^6} \times 100\%$$

6 片的溶出量分别为 85.46%、85.60%、84.95%、84.99%、85.66% 及 85.10%。

▶【提高案例一】

根据上述标准检验头孢氨苄胶囊的含量，已知药物规格 0.25g；20 粒内容物的总重为 6.0481g；对照品溶液的浓度为 0.2mg/ml，对照品的峰面积为 2169981；称取供试品 0.1210g，供试品的峰面积为 2260687。

计算思路：

$$m_{总} \longrightarrow 0.1210g \longrightarrow 100ml \longrightarrow 10ml \longrightarrow 50ml \longrightarrow 10\mu l \xrightarrow{HPLC} A_{供}$$
$$6.0481g$$
$$c_{对} \longrightarrow 10\mu l \xrightarrow{HPLC} A_{对}$$

计算公式：

$$相对标示量含量(\%) = \frac{A_{供} \times c_{对} \times 50ml \times 100ml \times m_{总}}{A_{对} \times 10ml \times 0.1210g \times 20 \times 0.25g \times 10^3} \times 100\%$$
$$= \frac{2260687 \times 0.2 \times 50 \times 100 \times 6.0481}{2169981 \times 10 \times 0.1210 \times 20 \times 0.25 \times 10^3} \times 100\%$$
$$= 104.15$$

▶【学案例二】

六味地黄丸软胶囊检查操作规程

部门：	题目：六味地黄丸软胶囊检验操作规程		共　　　　页	
编号：	新订：	替代：	起草：	
部门审阅：	QA 审阅：	批准：	执行日期：	
变更记录：			变更原因及目的：	
修订号：	批准日期：	执行日期：		

1. 性状

本品为软胶囊，内容物为棕褐色的膏状物；味甜、微酸。

2. 鉴别

（1）取本品内容物 5g，加乙醚 60ml，加热回流 1h，放冷，滤过，滤液回收乙醚至干，残渣用石油醚（30～60℃）浸泡 2 次，每次 15ml（浸泡约 2min），倾去石油醚液，残渣加甲醇 2ml 使溶解，上清液作为供试品溶液。另取熊果酸对照品，加甲醇制成每 1ml 含 1mg 的溶液，作为对照品溶液。照薄层色谱法试验，吸取上述两种溶液各 5μl，分别点于同一硅胶 G 薄层板上，以环己烷-二氯甲烷-乙酸乙酯-冰醋酸（20：5：8：0.5）为展开剂，展开，晾干，喷以 10％硫酸乙醇溶液，在 105℃加热至斑点显色清晰。供试品色谱中，在与对照品色谱相应的位置上，显相同颜色的斑点。

（2）取丹皮酚对照品，加乙醇制成每 1ml 含 1mg 的溶液，作为对照品溶液。照薄层色谱法试验，吸取（1）项下的供试品溶液 10μl，上述对照品溶液 5μl，分别点于同一硅胶 G 薄层板上，以环己烷-乙酸乙酯（3：1）为展开剂，展开，晾干，喷以盐酸酸性 5％三氯化铁乙醇溶液，热风吹至斑点显色清晰。供试品色谱中，在与对照品色谱相应的位置上，显相同颜色的斑点。

3. 检查

（1）装量差异

① 仪器　分析天平感量 0.1mg（平均装量＜0.30g 的胶囊剂）或感量 1mg（平均装量≥0.30g 的胶囊剂）

② 操作方法　取供试品 10 粒，分别精密称定每粒重量后，倾出内容物（不得损失囊壳），分别用剪刀或刀片划破囊壳，倾出内容物（不得损失囊壳），用乙醚等易挥发性溶剂洗净，置通风处使溶剂自然挥尽。并依次精密称定每一囊壳重量。根据每粒胶囊重量与囊壳重量之差求出每粒内容物重量，保留三位有效数字。求平均装量（$\overline{m}$），保留三位有效数字。按表 4-1-7 规定装量差异限度，求出允许装量范围（$\overline{m} \pm \overline{m} \times$ 装量差异限度）。

表 4-1-7　胶囊剂装量差异限度

平均装量或标示装量	装量差异限度	平均装量或标示装量	装量差异限度
0.30g 以下	±10％	0.30g 及 0.30g 以上	±7.5％（中药±10％）

③ 结果判定　每粒的装量均未超出允许装量范围；或与平均装量相比较，均未超出规定的装量差异限度；或超过装量差异限度的胶囊不多于 2 粒，并不得有 1 粒超出限度的 1 倍；均判为符合规定。每粒的装量与平均装量比较，超出装量差异限度的胶囊多于 2 粒；或超出装量差异限度的胶囊虽不多于 2 粒，但有 1 粒超出限度的 1 倍；均判为不符合规定。

（2）崩解时限

① 仪器　崩解时限仪、温度计（分度值 1℃）。

② 操作方法　用温度计测定烧杯内的温度，待温度达到 37℃时，取供试品 6 粒，分别置吊篮的玻璃管中，每管各加 1 粒，加挡板，立即启动崩解仪进行检查。观察并记录各片药品崩解的时间。如需复试，则将烧杯及吊篮清洗干净，并重新换水，另取 6 粒药品重新操作。

③ 结果判断　供试品 6 粒，每粒均能在 1h 内全部崩解，判为符合规定；初试结果，到规定时限后如有 1 片不能完全崩解，应另取 6 粒复试，各粒在 1h 内均能全部崩解，仍判为符合规定。

4. 含量测定

（1）仪器　分析天平、高效液相色谱仪、量筒、量瓶、移液管、水浴锅、超声波清洗器、氧化铝柱。

（2）色谱条件与系统适用性试验

① 酒萸肉 用十八烷基硅烷键合硅胶为填充剂；以乙腈-0.05％磷酸溶液（9∶91）为流动相；检测波长为236nm。理论板数按马钱苷峰计应不低于4000。

② 牡丹皮 用十八烷基硅烷键合硅胶为填充剂；以水-甲醇（35∶65）为流动相；检测波长为274nm。理论板数按丹皮酚峰计应不低于3500。

（3）操作方法

① 酒萸肉 对照品溶液的制备：取马钱苷对照品适量，精密称定，加50％甲醇制成每1ml含40μg的溶液，即得。

供试品溶液的制备：取装量差异项下的内容物约1g，精密称定，置具塞锥形瓶中，精密加入50％甲醇25ml，密塞，称定重量，加热回流1h，放冷，再称定重量，用50％甲醇补足减失的重量，摇匀，滤过。精密量取续滤液10ml，加在中性氧化铝柱（100～200目，4g，内径为1cm）上，用40％甲醇50ml洗脱，收集流出液及洗脱液，蒸干，残渣加50％甲醇使溶解，并转移至10ml量瓶中，加50％甲醇稀释至刻度，摇匀，即得。

测定法 分别精密量取对照品及供试品溶液各10μl注入液相色谱仪，测定，即得。

② 牡丹皮 对照品溶液的制备：取丹皮酚对照品适量，精密称定，加甲醇制成每1ml含20μg的溶液，即得。

供试品溶液的制备：取装量差异项下的内容物约0.4g，精密称定，置具塞锥形瓶中，精密加入70％乙醇50ml，密塞，称定重量，加热回流1h，放冷，再称定重量，用70％乙醇补足减失的重量，摇匀，滤过，取续滤液，即得。

测定法 分别精密量取对照品及供试品溶液各10μl注入液相色谱仪，测定，即得。

（4）计算

① 酒萸肉

$$X(\%) = \frac{A_{\text{供}} \times c_{\text{对}} \times 25\text{ml} \times W_{\text{总}} \times 10^{-3}}{A_{\text{对}} \times W_{\text{供}} \times 10}$$

式中，$A_{\text{供}}$、$A_{\text{对}}$ 为供试品、对照品溶液的峰面积；$W_{\text{供}}$ 为供试品的量，g；$W_{\text{总}}$ 为总质量，g；$c_{\text{对}}$ 为对照品溶液的浓度，μg/ml。

② 牡丹皮

$$X(\%) = \frac{A_{\text{供}} \times c_{\text{对}} \times 50\text{ml} \times W_{\text{总}} \times 10^{-3}}{A_{\text{对}} \times W_{\text{供}} \times 10}$$

式中，$A_{\text{供}}$、$A_{\text{对}}$ 为供试品、对照品溶液的峰面积；$W_{\text{供}}$ 为供试品的量，g；$W_{\text{总}}$ 为总质量，g；$c_{\text{对}}$ 为对照品溶液的浓度，μg/ml。

（5）结果判断 本品每粒含酒萸肉以马钱苷计，不得少于0.30mg；含牡丹皮以丹皮酚计，不得少于0.70mg。

【知识储备二】

六味地黄丸软胶囊检验

六味地黄丸软胶囊具有滋阴补肾的作用，用于肾阴亏损、头晕耳鸣、腰膝酸软、骨蒸潮热、盗汗遗精、消渴。

一、鉴别

中药由于成分复杂，一般选用专属性强的鉴别方法。

薄层色谱法

（1）原理 薄层色谱法具有分离、分析的功能。广泛用于中药材及制剂的检验。

（2）操作方法　同【学案例二】。

二、检查

（一）崩解时限

（1）原理　"崩解"系指口服固体制剂在规定条件下全部崩解溶散或成碎粒，除不溶性包衣材料或破碎的胶囊壳外，应全部通过筛网。凡规定检查溶出度、释放度、融变时限或分散均匀性的制剂以及咀嚼片，不再进行崩解时限的检查。

（2）操作方法　同【学案例二】。

（二）装量差异

（1）原理　在生产过程中，由于空胶囊容积、粉末的流动性以及工艺、设备等原因，可引起胶囊剂内容物装量的差异。装量差异检查的目的在于控制各粒装量的一致性，以保证用药剂量的准确。

（2）操作方法　同【学案例二】。

三、含量测定

（1）原理　中药成分复杂，应选用专属性强、灵敏度高的 HPLC 法（外标法）。

（2）操作方法　同【学案例二】

▶【课堂讨论二】

1. 薄层色谱法的系统适用性试验包括哪些项目？
2. 薄层色谱法与高效液相色谱法的系统适用性试验中的分离度要求有何区别？

▶【知识拓展二】

六味地黄丸的检验

1. 性状

本品为棕黑色的水蜜丸、棕褐色至黑褐色的小蜜丸或大蜜丸；味甜而酸。

2. 鉴别

（1）取本品，置显微镜下观察：淀粉粒三角状卵形或矩圆形，直径 24～40μm，脐点短缝状或人字状（山药）。不规则分枝状团块无色，遇水合氯醛溶化；菌丝无色，直径 4～6μm（茯苓）。薄壁组织灰棕色至黑棕色，细胞多皱缩，内含棕色核状物（熟地黄）。草酸钙簇晶存在于无色薄壁细胞中，有时数个排列成行（牡丹皮）。果皮表皮细胞橙黄色，表面观类多角形，垂周壁连珠状增厚（酒萸肉）。薄壁细胞类圆形，有椭圆形纹孔，集成纹孔群；内皮层细胞垂周壁波状弯曲，较厚，木化，有稀疏细孔沟（泽泻）。

（2）取本品水蜜丸 6g，研细；或取小蜜丸或大蜜丸 9g，剪碎，加硅藻土 4g，研匀。加乙醚 40ml，加热回流 1h，滤过，滤液挥去乙醚，残渣加丙酮 1ml 使溶解，作为供试品溶液。另取丹皮酚对照品，加丙酮制成每 1ml 含 1mg 的溶液，作为对照品溶液。照薄层色谱法试验，吸取上述两种溶液各 10μl，分别点于同一硅胶 G 薄层板上，以环己烷-乙酸乙酯（3∶1）为展开剂，展开，晾干，喷以盐酸酸性 5％三氯化铁乙醇溶液，加热至斑点显色清晰。供试品色谱中，在与对照品色谱相应的位置上，显相同颜色的斑点。

（3）取本品水蜜丸 6g，研细；或取小蜜丸或大蜜丸 9g，剪碎，加硅藻土 4g，研匀。加乙酸乙酯 40ml，加热回流 20min，放冷，滤过，滤液浓缩至约 0.5ml，作为供试品溶液。另取泽泻对照药材 0.5g，加乙酸乙酯 40ml，加热回流 20min，放冷，滤过，滤液浓缩至约 0.5ml，作为对照品溶液。照薄层色谱法试验，吸取上述两种溶液各 5～10μl，分别点于同一硅胶 G 薄层板上，以三氯甲烷-乙酸乙酯-甲酸（12∶7∶1）为展开剂，展开，晾干，喷以 10％硫酸乙醇溶液，在 105℃加热至斑点显色清晰。供试品色谱中，在与对照品色谱相应的位置上，显相同颜色的斑点。

3. 重量差异检查

① 仪器　分析天平感量 0.1mg。

② 操作方法　取供试品 20 丸，精密称定重量，求平均重量（$\overline{m}$），保留三位有效数字。分别精密称定每丸重量。按表 4-1-8 规定重量差异限度，求出允许重量范围（$\overline{m}\pm\overline{m}\times$装量差异限度）。

③ 结果判定　每丸的重量均未超出允许重量范围；或超过重量差异限度的丸剂不多于 2 粒，并均未超出限度的 1 倍；均判为符合规定。每粒的装量与平均装量比较，超出装量差异限度的胶囊多于 2 粒。

表 4-1-8　丸剂重量差异限度

平均重量	重量差异限度	平均重量	重量差异限度	平均重量	重量差异限度
≤0.30g	±15％	0.03～0.30g	±10％	＞0.30g	±7.5％

4. 含量测定

（1）仪器　分析天平、高效液相色谱仪、量筒、量瓶、移液管、水浴锅、超声波清洗器、氧化铝柱

（2）色谱条件与系统适用性试验

① 酒萸肉　用十八烷基硅烷键合硅胶为填充剂；以四氢呋喃-甲醇-乙腈-0.05％磷酸溶液（1∶4∶8∶87）为流动相；检测波长为 236nm；柱温 40℃。理论板数按马钱苷峰计应不低于 4000。

② 牡丹皮　用十八烷基硅烷键合硅胶为填充剂；以水-甲醇（30∶70）为流动相；检测波长为 274nm。理论板数按丹皮酚峰计应不低于 3500。

（3）操作方法

① 酒萸肉　对照品溶液的制备：取马钱苷对照品适量，精密称定，加 50％甲醇制成每 1ml 含 20μg 的溶液，即得。

供试品溶液的制备：取本品水蜜丸或取小蜜丸，切碎，取约 0.7g，精密称定；或取重量差异项下的大蜜丸，剪碎，取约 1g，精密称定，置具塞锥形瓶中，精密加入 50％甲醇 25ml，密塞，称定重量，超声处理（功率 250W，频率 33kHz）15min 使溶散，加热回流 1h，放冷，再称定重量，用 50％甲醇补足减失的重量，摇匀，滤过。精密量取续滤液 10ml，加在中性氧化铝柱（100～200 目，4g，内径为 1cm）上，用 40％甲醇 50ml 洗脱，收集流出液及洗脱液，蒸干，残渣加 50％甲醇使溶解，并转移至 10ml 量瓶中，加 50％甲醇稀释至刻度，摇匀，即得。

测定法　分别精密量取对照品及供试品溶液各 10μl 注入液相色谱仪，测定，即得。

② 牡丹皮　对照品溶液的制备：取丹皮酚对照品适量，精密称定，加甲醇制成每 1ml 含 20μg 的溶液，即得。

供试品溶液的制备：取本品水蜜丸或取小蜜丸，切碎，取约 0.3g，精密称定；或取重量差异项下的大蜜丸，剪碎，取约 0.4g，精密称定，置具塞锥形瓶中，精密加入 50％甲醇 50ml，密塞，称定重量，超声处理（功率 250W，频率 33kHz）45min，放冷，再称定重量，用 50％甲醇补足减失的重量，摇匀，滤过，取续滤液，即得。

测定法　分别精密量取对照品 10μl 及供试品溶液 20μl，注入液相色谱仪，测定，即得。

（4）计算

① 酒萸肉

$$X(\%)=\dfrac{A_供 \times c_对 \times 25\text{ml} \times 10^{-3}}{A_对 \times W_供}$$

式中，$A_供$、$A_对$为供试品、对照品溶液的峰面积；$W_供$为供试品的质量，g；$c_对$为对照品溶液的浓度，μg/ml。

② 牡丹皮

$$X(\%)=\dfrac{A_供 \times c_对 \times 50\text{ml} \times 10^{-3}}{A_对 \times W_供}$$

式中，$A_供$、$A_对$为供试品、对照品溶液的峰面积；$W_供$为供试品的质量，g；$c_对$为对照品溶液的浓度，μg/ml。

（5）结果判断　本品每粒含酒萸肉以马钱苷计，水蜜丸每 1g 不得少于 0.70mg；小蜜丸每 1g 不得少于 0.50mg；大蜜丸每丸不得少于 4.5mg；含牡丹皮以丹皮酚计，水蜜丸每 1g 不得少于 0.90mg；小蜜丸每 1g 不得少于 0.70mg；大蜜丸不得少于 6.3mg。

▶【做案例二】

如何判断薄层色谱的检测灵敏度、分离度、重复性符合要求？

▶【提高案例二】

查阅《中华人民共和国药典》2015 年版一部，对比六味地黄丸剂、浓缩丸、软胶囊、胶囊、颗粒剂的鉴别及含量测定方法。

▶【归纳】

药品	鉴别	检查	含量测定
头孢氨苄胶囊	HPLC 鉴别	(1)有关物质 (2)水分 (3)溶出度 (4)装量差异	HPLC 法（90.0%～110.0%）
六味地黄丸软胶囊	TLC 法	(1)装量差异 (2)崩解时限	HPLC 法

▶【目标检测】

一、选择题

【A 型题】（最佳选择题，每题备选答案中只有一个最佳答案）

1. 头孢氨苄含量限度要求：按无水物计算，含 $C_{16}H_{17}N_3O_4S$ 不得少于 95.0%。按无水物计算系指（　　）。

A. 把水分干燥后测定含量

B. 除另有规定外，取未干燥的供试品试验，再将计算中的取用量按检查项下测得的水分扣除

C. 除另有规定外，取未干燥的供试品试验，再将计算中的取用量按检查项下测得的干燥失重扣除

D. 除另有规定外，取未干燥的供试品试验，再将计算中的取用量按检查项下测得的溶

剂扣除

E. 做完干燥失重后测定含量

2. 头孢氨苄含量限度要求：按无水物计算，含 $C_{16}H_{17}N_3O_4S$ 不得少于 95.0%。系指含量限度的上限不能超过（　　）。

A. 100%　　　B. 101.0%　　　C. 110%　　　D. 99.5%　　　E. 105.0%

3. 精密称取对照品时，一般最少取用量为（　　）。

A. 10mg　　　B. 20mg　　　C. 5mg　　　D. 1mg　　　E. 2mg

4. 用 HPLC 法测定头孢氨苄胶囊含量时，如何判断系统适用性试验（　　）。

A. 要求供试品在 80℃水浴中加热 60min 后的色谱图中头孢氨苄峰与相邻杂质峰的分离度应符合要求

B. 供试品色谱图中头孢氨苄峰与相邻杂质峰的分离度应符合要求

C. 供试品色谱图中头孢氨苄峰与相邻杂质峰的分离度<1.5

D. 供试品色谱图中头孢氨苄峰与相邻杂质峰的分离度<1.0

E. 无要求

5. 检查胶丸装量差异时，应选用（　　）洗净囊壳。

A. 三氯甲烷　　B. 乙酸乙酯　　C. 甲醇　　　D. 乙醇　　　E. 乙醚

6. 平均装量为 0.295g 的胶囊剂，检查装量差异时应选用感量（　　）mg 的天平。

A. 1　　　　　B. 0.1　　　　C. 0.01　　　D. 0.02　　　E. 0.001

7. 检查崩解时限时，需用人工胃液的是（　　）。

A. 硬胶囊　　　B. 胶丸　　　C. 肠溶胶囊　　D. 结肠肠溶胶囊　E. 非包衣片

8. （　　）的焰色反应显鲜黄色。

A. 头孢氨苄　　B. 头孢尼西钠　C. 头孢噻唑　　D. 阿莫西林　　E. 青霉素钾

9. 头孢类抗生素原料药的含量测定方法一般为（　　）。

A. 容量法　　　B. UV-Vis　　C. IR　　　　D. HPLC　　　E. GC

10. 平均装量为 0.295g 胶囊剂，装量差异限度为±（　　）%。

A. 10　　　　　B. 7.5　　　　C. 5　　　　　D. 5.0　　　　E. 3

【B 型题】（配伍选择题，备选答案在前，试题在后。每题只有一个正确答案，每个备选答案可重复选用，也可不选用）

（1~5 题备选答案）

A. 药品红外光谱集　　　　　B. 药典凡例　　C. 药品检验标准操作规程

D. 药典注释　　　　　　　　E. 临床用药手册

1. 关于头孢氨苄中杂质的来源收载在（　　）

2. 头孢氨苄胶囊的不良反应收载在（　　）

3. 关于头孢氨苄胶囊溶出度检查的 SOP 收载在（　　）

4. 头孢氨苄的红外光谱图收载在（　　）

5. 关于头孢氨苄胶囊标准中的专业术语、计量单位的规定收载在（　　）

（6~10 题备选答案）

A. 物理常数　　B. 沉降体积比　C. 装量差异　　D. 重量差异　　　E. 溶化性

6. 只属于头孢氨苄的检查项目（　　）

7. 只属于头孢氨苄片的检查项目（　　）

8. 只属于头孢氨苄胶囊的检查项目（　　）

9. 只属于头孢氨苄颗粒的检查项目（　　）

10. 只属于头孢氨苄干混悬剂的检查项目（　　）

【X型题】（多项选择题，每题的备选答案中有2个或2个以上正确答案）

1. 关于胶囊剂的崩解时限检查，下列说法正确的是（　　）。

A. 胶囊剂必须加挡板　　　　B. 胶囊上浮时加挡板

C. 国家对挡板的密度有要求　D. 硬胶囊崩解时限为30min

E. 加入挡板相当于给药物加了一个外力，利于崩解

2. 胶囊剂的常规检查项目有（　　）。

A. 装量差异　B. 可见异物　C. 崩解时限　D. 融变时限　E. 重量差异

3. 判断胶囊剂装量差异时，下列说法正确的是（　　）。

A. 20粒的装量均未超出允许装量范围，符合规定

B. 与平均装量相比较，20粒均未超出规定的装量差异限度，符合规定

C. 20粒中超过装量差异限度的胶囊不多于2粒，并不得有1粒超出限度的1倍，符合规定

D. 超出装量差异限度的胶囊虽不多于2粒，但有1粒超出限度的1倍，符合规定

E. 超出装量差异限度的胶囊虽不多于2粒，但有1粒超出限度的1倍，不符合规定

4. 关于胶囊剂的外观要求，下列说法正确的是（　　）。

A. 应整洁　　B. 无黏结　　C. 无变形　　D. 无渗漏　　E. 无破裂囊壳

5. 抗生素与其他化学合成药物相比，有以下特点（　　）。

A. 纯度低　　B. 活性组分易变异　　　C. 稳定性差

D. 易耐药　　E. 组分多

6. 与抗生素临床安全性密切相关的检查项目包括（　　）。

A. 结晶性　B. 无菌　C. 热原　D. 有关物质　E. 细菌内毒素

7. 头孢类抗生素中的杂质主要有（　　）。

A. 高分子聚合物　　　　B. 异构体　C. 有关物质

D. 酮体　　　　　　　　E. 其他生物碱

8. 结晶性的检查方法有（　　）。

A. 偏光显微镜法　　　　B. X-射线粉末衍射法　　　　C. IR法

D. HPLC法　　　　　　　E. GC法

9. 《中华人民共和国药典》2015年版包括（　　）。

A. 一部　　B. 二部　　C. 三部　　D. 四部　　E. 五部

10. 《中华人民共和国药典》2015年版中未采用IR鉴别法的是（　　）。

A. 头孢氨苄　　　　　　B. 头孢氨苄片　　　　　　C. 头孢氨苄颗粒

D. 头孢氨苄干混悬剂　　E. 头孢氨苄胶囊

二、简答题

1. IR能否用于头孢氨苄制剂的鉴别？

2. 测定头孢氨苄有关物质及含量时，流动相中有缓冲盐，使用完HPLC后应如何清洗管路？

3. 头孢氨苄片检查项下"其他"包括哪些项目？

4. 测定头孢氨苄胶囊溶出度时，如果出现OOS类的数据应如何处理？

5. 测定头孢氨苄胶囊含量时，计算结果时需要扣除水分的含量吗？

6. 做HPLC系统适用性试验时，流动相的调整有何要求？

7. 做溶出度时，溶出仪的转轴是否短点较好？

8. 使用HPLC测定头孢氨苄胶囊含量时，如果遇到系统压力很低，如何排除故障？

9. 如何计算称取内容物的量？用感量多少的天平称取？

10. 使用HPLC测定头孢氨苄胶囊含量时，如何配制对照品溶液？

学习情境六　乳膏全检

【学习目标】

1. 知识目标
    (1) 掌握乳膏检验的基本步骤、检查项目；
    (2) 掌握氢化可的松乳膏的质量检验方法；
    (3) 熟悉乳膏辅料的干扰及排除方法。
2. 技能目标
    能够根据各药物的结构差别、辅料的种类选择不同的方法检验。

【背景知识】

乳膏剂系指原料药物溶解或分散于乳状液型基质中形成的均匀半固体制剂。根据基质的不同，分为水包油型与油包水型。水包油型乳化剂有钠皂、三乙醇胺皂类、脂肪醇硫酸（酯）钠类（十二烷基硫酸钠）和聚山梨酯类；油包水型乳化剂有钙皂、羊毛脂、单甘油酯和脂肪醇等。乳膏剂基质应均匀、细腻，涂于皮肤或黏膜上应无刺激性；具有适当的黏稠度，易于涂布在皮肤或黏膜上，不融化，黏稠度随季节变化小；应无酸败、异臭、变色、变硬，不得有油水分离及胀气现象。

除另有规定外，乳膏剂应检查装量、无菌及微生物限度。

一、乳膏的组成和检验步骤

1. 乳膏的组成

乳膏除主药成分外，还含有一些辅料（赋形剂）。如单硬脂酸甘油酯、甘油、白凡士林、十二烷基硫酸钠、对羟基苯甲酸乙酯等。

2. 检验步骤

首先进行乳膏外观、色泽、臭味等的检查，然后进行鉴别、常规检查及杂质检查、卫生学检查、最后进行含量测定。

二、乳膏的常规检查

1. 乳膏常规检查的项目

中国药典制剂通则项下规定乳膏的常规检查包括：装量。

2. 常规检查

除另有规定外，取供试品 5 个（50g 以上者 3 个），除去外盖和标签，容器外壁用适宜的方法清洁并干燥，分别精密称定重量，除去内容物，容器用适宜的溶剂洗净并干燥，再分别精密称定空容器的重量，求出每个容器内容物的装量与平均装量，取三位有效数字。

结果判定：每个容器的装量百分率不少于允许最低装量百分率，且平均装量百分率不少于标示装量的百分率，判为符合规定；如仅有一个容器的装量不符合规定，则另取 5 个 [50g(ml) 以上者 3 个] 复试，复试结果全部符合规定，仍可判为符合规定。允许最低装量百分率见表 4-1-9。

三、含量测定

乳膏除主药外，还有多种辅料，它们的存在常对一些主药的含量测定带来干扰。一般采取加入适当溶剂加热，使主药溶解；然后冷却，滤过，排除辅料的干扰；然后用高效液相色

表 4-1-9　允许最低装量百分率

标示装量	口服及外用固体、半固体、液体、黏稠液体	
	平均装量	每个容器装量
20g(ml)以下	不少于标示装量	不少于标示装量的 93%
20g(ml)～50g(ml)	不少于标示装量	不少于标示装量的 95%
50g(ml)以上	不少于标示装量	不少于标示装量的 97%

谱法（内标法）测定含量。

【学案例】

氢化可的松乳膏检验操作规程

部门:	题目:氢化可的松乳膏检验操作规程		共　　　页	
编号:	新订:	替代:		起草:
部门审阅:	QA 审阅:	批准:		执行日期:
变更记录:			变更原因及目的:	
修订号:	批准日期:	执行日期:		

1. 性状

本品为乳白色乳膏。

2. 鉴别

化学法：取本品约 5g，置烧杯中，加无水乙醇 30ml，在水浴中加热使融化，置冰浴中冷却后，滤过，滤液蒸干，残渣照下述方法试验。

（1）取残渣少许，加乙醇 1ml 溶解后，加新制的硫酸苯肼试液 8ml，在 70℃加热 15min，即显黄色。

（2）取残渣少许，加硫酸 2ml，摇匀，放置 5min，溶液显黄色至棕黄色，并带绿色荧光。

3. 检查

装量：除另有规定外，取供试品 5 个（50g 以上者 3 个），除去外盖和标签，容器外壁用适宜的方法清洁并干燥，分别精密称定重量，除去内容物，容器用适宜的溶剂洗净并干燥，再分别精密称定空容器的重量，求出每个容器内容物的装量与平均装量，取三位有效数字。

结果判定：每个容器的装量百分率不少于允许最低装量百分率，且平均装量百分率不少于标示装量的百分率，判为符合规定；如仅有一个容器的装量不符合规定，则另取 5 个 [50g(ml) 以上者 3 个] 复试，复试结果全部符合规定，仍可判为符合规定。

4. 含量测定

（1）仪器　分析天平、紫外-可见分光光度计、水浴锅、量筒、烧杯、冰箱、量瓶、漏斗。

（2）操作方法　取本品适量（约相当于氢化可的松 20mg），精密称定，置烧杯中，加无水乙醇约 30ml，在水浴中加热使溶解，再置冰浴中冷却后，滤过，滤液置 100ml 量瓶中，同法提取 3 次，滤液并入量瓶中，放至室温，用无水乙醇稀释至刻度，摇匀，作为供试品溶液；另精密称取氢化可的松对照品约 20mg，置 100ml 量瓶中，加无水乙醇溶解并稀释至刻度，摇匀，作为对照品溶液。精密量取供试品溶液与对照品溶液各 1ml，分别置干燥具塞试管中，各精密加无水乙醇 9ml 与氯化三苯四氮唑试液 1ml，摇匀，各再精密加入氢氧化四甲基铵试液 1ml，摇匀，在 25℃的暗处放置 40～45min，照紫外-可见分光光度法（通则 0401），在 485nm 的波长处分别测定吸光度，计算，即得。

（3）计算

$$氢化可的松(\%)=\frac{A_{供}\times c_{对}\times W_{总}\times 100}{A_{对}\times W_{供}\times 标示量}\times 100\%$$

式中，$A_供$、$A_对$为供试品、对照品的吸光度值；$c_对$为对照品溶液的浓度，mg/ml；$W_供$为供试品质量，mg；$W_总$为总质量，mg。

（4）结果判断　本品含氢化可的松（$C_{21}H_{30}O_5$）应为标示量的 90.0%～110.0%。

▶【知识储备】

氢化可的松乳膏为弱效肾上腺皮质激素，具有抗炎、抗过敏、抗增生及止痒作用。

一、结构与性状

1. 结构

肾上腺皮质激素类药物均具有孕甾烷母核，临床上应用广泛。肾上腺皮质激素按生理作用又可分为盐皮质激素和糖皮质激素。前者不同时具有 17α-羟基和 11-氧（羟基或氧代）；后者通常同时具有 17α-羟基和 11-氧（羟基或氧代）。盐皮质激素主要调节机体的水、盐代谢和维持电解质平衡，未开发成药物；其代谢拮抗物有利尿作用，如螺内酯。糖皮质激素主要与糖、脂肪、蛋白质代谢和生长发育等密切相关，是一类很重要的药物。

肾上腺皮质激素类药物的结构特点如下。

（1）具有 4-烯-3-酮的结构，在紫外区有吸收。

（2）17 位的羟甲基酮（α-醇酮基）具有还原性。

（3）部分药物 6 位、9 位有—F，具有有机氟的性质。

（4）部分药物 11 位有羟基或羰基。

2. 性状

本品为乳白色乳膏。

二、鉴别

1. 原理

除雌激素类外的甾体激素类药物均含有羰基，可与肼类羰基试剂反应生成黄色腙类沉淀。许多甾体类药物能与硫酸、盐酸、磷酸、高氯酸等强酸反应显色，其中硫酸应用最广。甾体激素类药物与硫酸的反应机制是酮基先质子化，形成正碳离子，然后再与 HSO_4^- 作用显色。

本品为乳剂型基质的乳白色乳膏，主要辅料有硬脂酸、单硬脂酸甘油酯、白凡士林、液体石蜡、羟苯酯类防腐剂等。由于上述辅料的干扰，可以采用高速匀浆机，或水浴加热溶解法排除辅料干扰。氢化可的松乳膏采用加入无水乙醇后，再水浴加热使融化，置冰浴中冷却，滤过，滤液蒸干，然后采用与羰基试剂硫酸苯肼、硫酸反应鉴别。

2. 操作方法

取本品约 5g，置烧杯中，加无水乙醇 30ml，在水浴中加热使融化，置冰浴中冷却后，滤过，滤液蒸干，残渣照下述方法试验。

（1）取残渣少许，加乙醇 1ml 溶解后，加新制的硫酸苯肼试液 8ml，在 70℃加热 15min，即显黄色。

（2）取残渣少许，加硫酸 2ml，摇匀，放置 5min，溶液显黄色至棕黄色，并带绿色荧光。

三、含量测定

1. 原理

肾上腺皮质激素类药物 17 位含有 α-醇酮基，可与四氮唑盐反应用于含量测定。该法测定含量时，易受溶剂、反应温度、反应时间、水分、碱的浓度、氧气等干扰，误差较大，应取对照品和供试品平行操作。本法虽然干扰因素多，但供试品的氧化产物和水解产物不发生四氮唑盐反应，能选择性地测定 17 位未氧化或降解药物的含量，具有一定的专属性。

氢化可的松乳膏采用四氮唑比色法进行含量测定。检验时应采用无醛无水乙醇，因为含水时显色速度慢，含醛时吸光度增加；碱常用氢氧化四甲基铵，要求反应液的 pH 值＞13.75；反应产物对光线及氧气敏感，要求采用避光容器并置于暗处，达到显色时间后立即测定吸光度；《中华人民共和国药典》2015 年版中规定反应条件为：25℃暗处放置 40～45min。

2. 操作方法

取本品适量（约相当于氢化可的松 20mg），精密称定，置烧杯中，加无水乙醇约 30ml，在水浴中加热使溶解，再置冰浴中冷却后，滤过，滤液置 100ml 量瓶中，同法提取 3 次，滤液并入量瓶中，放至室温，用无水乙醇稀释至刻度，摇匀，作为供试品溶液；另精密称取氢化可的松对照品约 20mg，置 100ml 量瓶中，加无水乙醇溶解并稀释至刻度，摇匀，作为对照品溶液。精密量取供试品溶液与对照品溶液各 1ml，分别置干燥具塞试管中，各精密加无水乙醇 9ml 与氯化三苯四氮唑试液 1ml，摇匀，各再精密加入氢氧化四甲基铵试液 1ml，摇匀，在 25℃的暗处放置 40～45min，照紫外-可见分光光度法（附录ⅣA），在 485nm 的波长处分别测定吸光度，计算，即得。

$$含量(\%)=\frac{A_{供}\times c_{对}\times W_{总}\times 100}{A_{对}\times W_{供}\times 标示量}\times 100\%$$

【课堂讨论】

1. 氢化可的松乳膏鉴别项（1）中，要求"水浴中加热"，应如何控制水浴温度？
2. 氢化可的松乳膏鉴别项（2）中，要求加"硫酸"，应加何种硫酸？
3. 常用的羰基试剂有哪些？
4. 如何观察荧光现象？
5. 采用四氮唑比色法测定含量时应注意什么？
6. 检验乳膏剂时，如何排除辅料的干扰？
7. HPLC 用于定量分析时，内标法与外标法有何优缺点？

【知识拓展】

甾体激素类药物

一、甾体激素类药物的基本结构与分类

甾体激素是一类哺乳动物内分泌系统分泌的内源性物质，在维持生命、调节性功能、对机体发育、免疫调节、皮肤病治疗及控制生育等方面起着重要作用。

甾体激素类药物均具有环戊烷并多氢菲的母核，根据 C_{10}、C_{13}、C_{17} 位上取代基的不同，分为雄甾烷、雌甾烷和孕甾烷。

甾体激素类药物根据药理作用又分为：肾上腺皮质激素类和性激素类。性激素类药物又分为雄激素及蛋白同化激素类、孕激素类和雌激素类。

1. 肾上腺皮质激素类药物

天然的肾上腺皮质激素主要有可的松、氢化可的松、皮质酮、11-脱氢皮质酮、醛固酮和 17α-羟基-11-去氧皮质酮等。它们均具有较高的活性。17 位有羟基的为可的松类；17 位无羟基的为皮质酮类。合成肾上腺皮质激素的开发主要是将糖和盐的活性分开，以减少药物的副作用。如将 21 位的羟基酯化可延长作用时间，增加稳定性，如醋酸氢化可的松、氢化可的松琥珀酸钠等；在母核 1,2 位引入双键，提高与受体的亲和力，抗炎活性增强，而钠潴留作用不变，如泼尼松龙；在 6α 位引入—F，抗炎活性和钠潴留作用均大幅增加，后者增加更大，只能外用，如氟轻松；6α 位引入—CH_3 活性不变；9α 位引入—F，盐皮质激素和糖皮质激素的活性均增加；9 位引入—F 的同时，在 16 位引入 α—OH，盐皮质激素和糖皮质激素的活性均降低，引入 α-CH_3、β—CH_3 时，盐皮质激素的活性降低，而糖皮质激素的活性不变，如地塞米松、倍他米松等；11 位可以是 β-OH 或氧代，但＝O 转变为 β-OH 时才具有活性。

2. 雌激素类药物

天然雌激素包括雌二醇、雌酮和雌三醇，其中雌二醇活性最强，雌酮次之，雌三醇活性最弱。结构改造后的药物包括戊酸雌二醇、苯甲酸雌二醇、炔雌醇、炔雌醚等。

雌激素类药物的结构特点如下。

（1）A 环为苯环，在紫外区有吸收。

（2）3、17 位上有羟基，羟基可成酯或醚。

（3）部分药物 17 位上有乙炔基。

3. 雄激素类和蛋白同化类药物

天然雄激素主要是睾酮，结构改造后的药物包括甲睾酮、丙酸睾酮。后发现在雄甾烷的 4 位引入卤素或去掉 19 位甲基或改造 A 环，雄激素的雄性作用明显降低，而蛋白同化作用明显增强，从而获得蛋白同化激素，如氯司替勃、苯丙酸诺龙、羟甲烯龙、司坦唑醇等。蛋白同化激素能促进氨基酸合成蛋白质，减少氨基酸分解，使肌肉发达，体重增加；促使钙、磷等元素在骨组织中的沉积，促进骨细胞间质的形成，加速骨钙化；促进组织新生和肌芽形成，使创伤及溃疡愈合加快；还能降低血液中的胆固醇。

雄激素类和蛋白同化类药物的结构特点如下。

（1）具有 4-烯-3-酮的结构，在紫外区有吸收。

（2）17 位上有羟基，羟基可被酯化。

4. 孕激素类药物

天然孕激素主要是黄体酮、17α-羟基黄体酮。孕激素类药物分为睾酮和孕酮两大类，睾酮类包括炔孕酮、炔诺酮、左炔诺孕酮等；孕酮类包括醋酸甲羟孕酮、醋酸甲地孕酮、醋酸氯地孕酮等。

孕激素类药物的结构特点如下。

（1）具有 4-烯-3-酮的结构，在紫外区有吸收。

（2）17 位上有甲酮基（乙酰基）或乙炔基。

（3）多数药物 17 位上有羟基，羟基可被酯化。

二、甾体激素类药物的质量分析

1. 甾体激素类药物的结构

部分肾上腺皮质激素类药物的结构见表 4-1-10。

部分雌激素类药物的结构见表 4-1-11。

部分雄激素和蛋白同化激素类药物的结构见表 4-1-12。

表 4-1-10　部分肾上腺皮质激素类药物的结构

药物名称	结构式	药物名称	结构式
醋酸氢化可的松	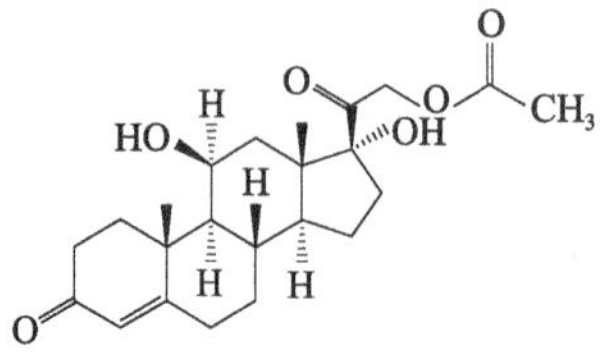	倍他米松	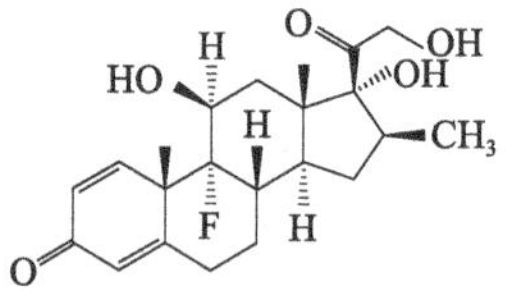
醋酸地塞米松	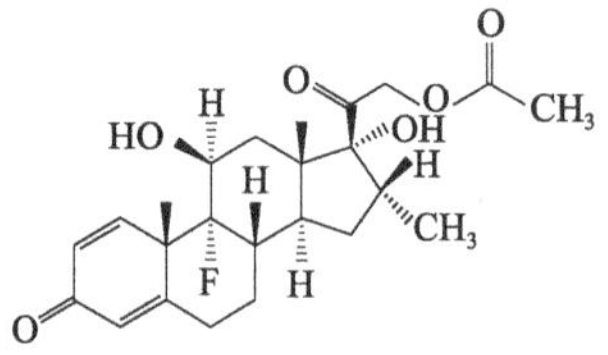	醋酸曲安奈德	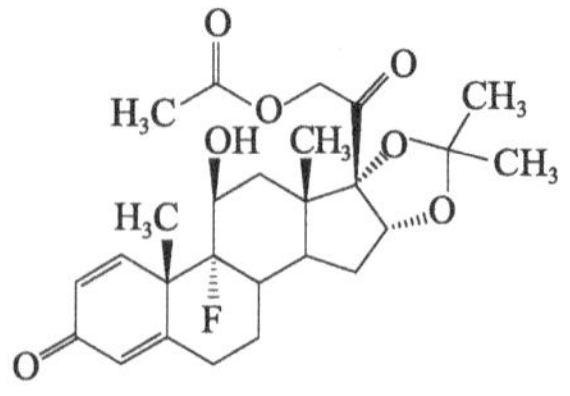
氟轻松	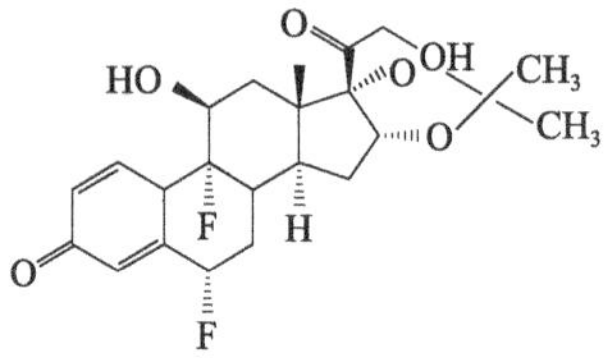		

表 4-1-11　部分雌激素类药物的结构

药物名称	结构式	药物名称	结构式
雌二醇	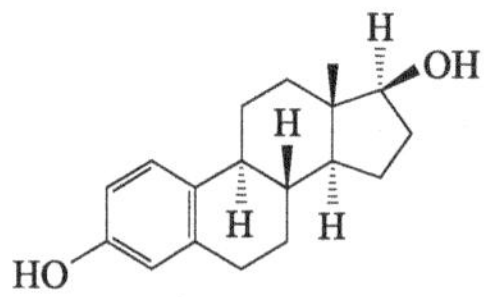	炔雌醚	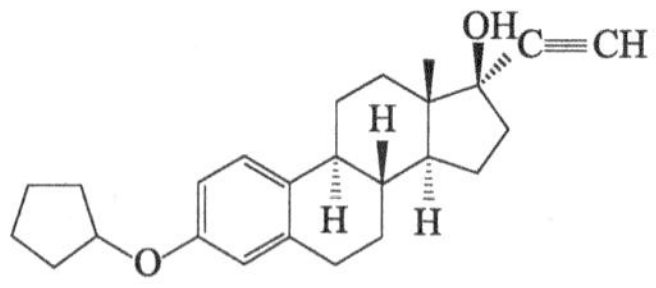
苯甲酸雌二醇	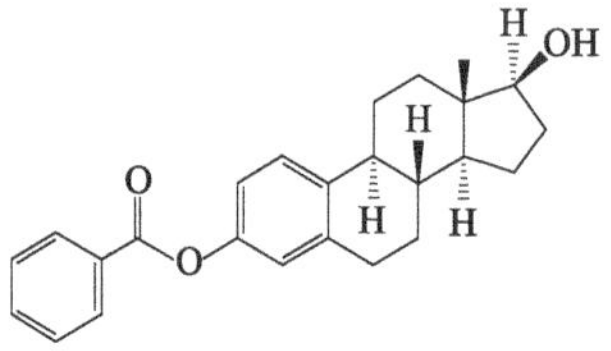	己烯雌酚	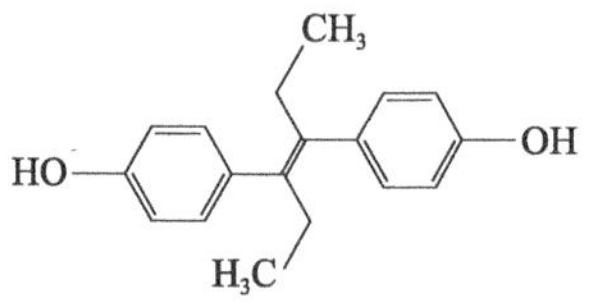
炔雌醇	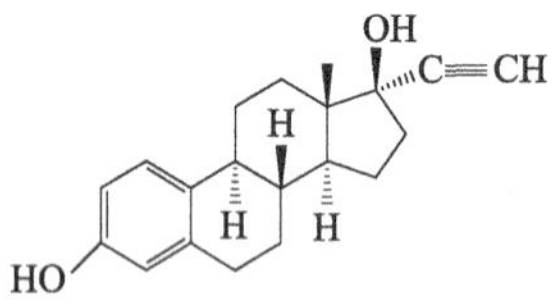	尼尔雌醇	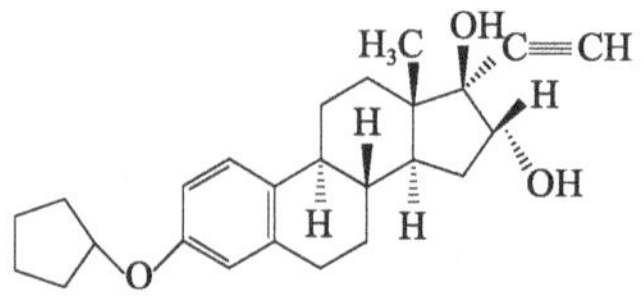

表 4-1-12　部分雄激素和蛋白同化激素类药物的结构

药物名称	结构式	药物名称	结构式
甲睾酮	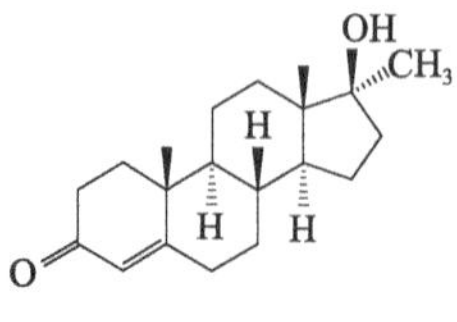	丙酸睾酮	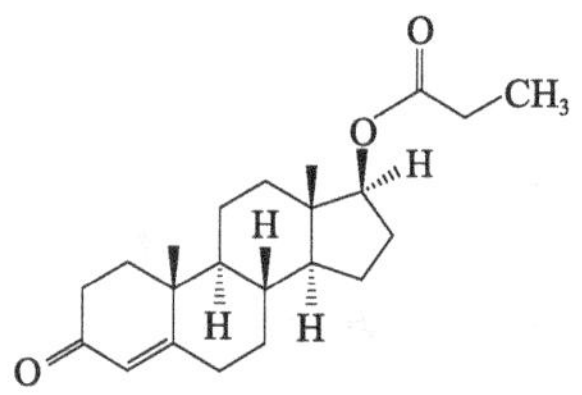

续表

药物名称	结构式	药物名称	结构式
氯司替勃	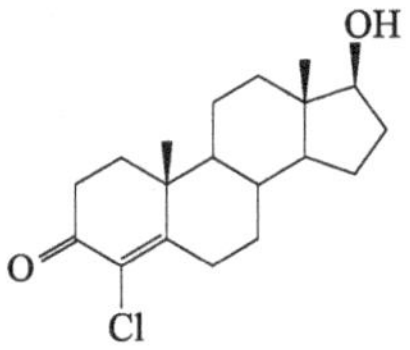	羟甲烯龙	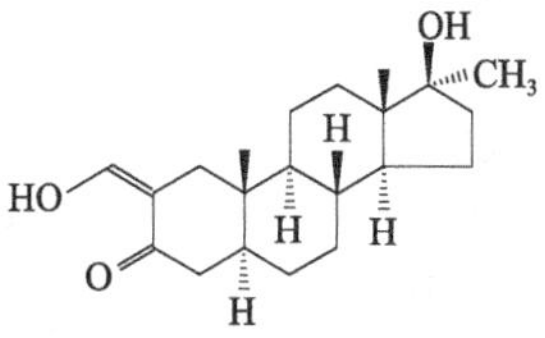
苯丙酸诺龙	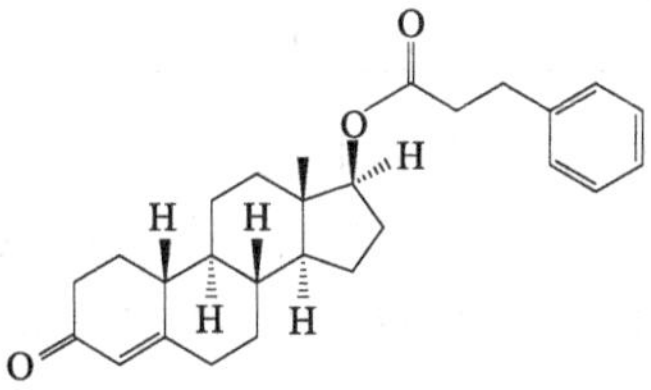	司坦唑醇	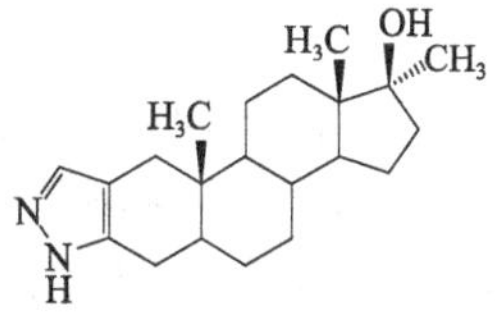

部分孕激素类药物的结构见表 4-1-13。

表 4-1-13　部分孕激素类药物的结构

药物名称	结构式	药物名称	结构式
黄体酮	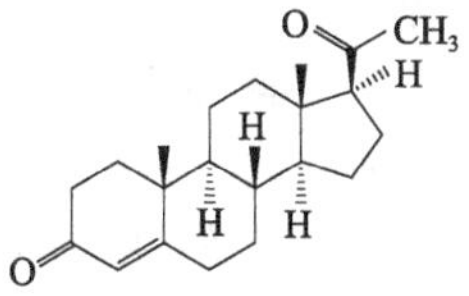	炔诺孕酮	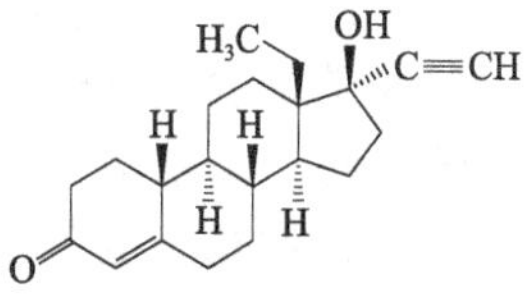
炔孕酮	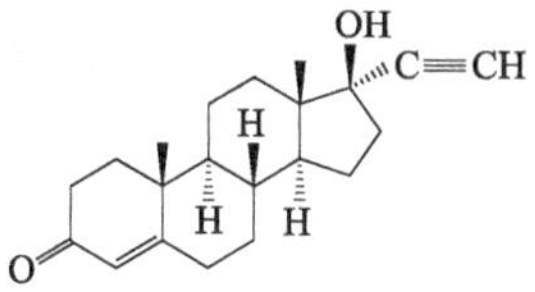	醋酸甲地孕酮	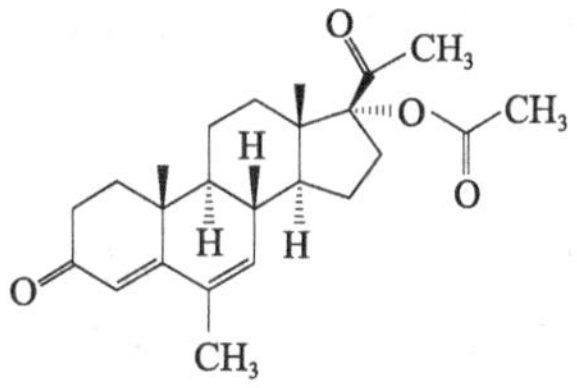
炔诺酮	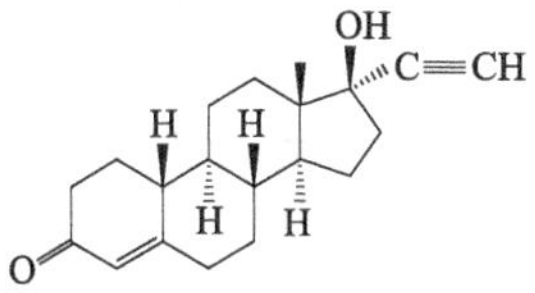	醋酸甲羟孕酮	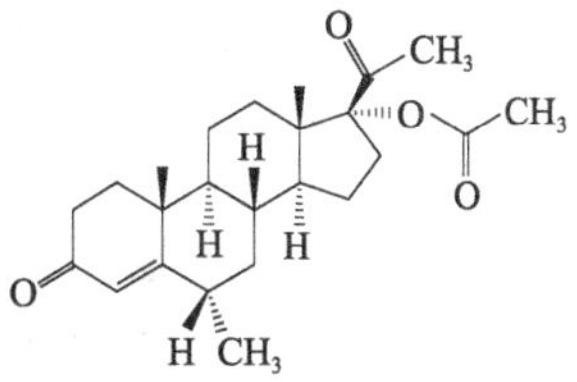

2. 甾体激素类药物的性状

甾体激素类药物的极性弱，在水中不溶，有机溶剂中溶解。多数药物有旋光性，大多数药物为右旋体。如地塞米松、曲安奈德、甲羟孕酮等为右旋体；炔诺酮、炔诺孕酮、炔雌醇等为左旋体。测定比旋度可用于药物的鉴别及纯度检查。

3. 甾体激素类药物的鉴别

(1) 与强酸的显色反应　许多甾体激素类药物能与硫酸、盐酸、磷酸、高氯酸等强酸反应显色，其中硫酸应用最广。甾体激素类药物与硫酸的反应机制是酮基先质子化，形成正碳离子，然后再与 HSO_4^- 作用显色。部分甾体与硫酸的显色结果见表 4-1-14。

表 4-1-14　部分甾体与硫酸的显色结果

药物名称	颜色	加水稀释后颜色
氢化可的松	棕黄至红色并显绿色荧光	黄至橙黄色,微带绿色荧光,有少量絮状沉淀
地塞米松	淡红棕色	颜色消失
泼尼松龙	深红色	红色消失,有絮状沉淀
炔雌醇	橙红色并显黄绿色荧光	玫瑰红色沉淀
炔雌醚	橙红色并显黄绿色荧光	红色沉淀
雌二醇	黄绿色荧光,加三氯化铁后呈草绿色	红色
炔孕酮	红色	紫外灯(365nm)下呈亮红色荧光

（2）醇酮基反应　肾上腺皮质激素类药物的 17 位上的醇酮基（羟甲基酮）有还原性,能与四氮唑试液、氨制硝酸银试液、碱性酒石酸铜试液反应显色。如醋酸泼尼松在碱性条件下与氯化三苯四氮唑试液显红色；醋酸去氧皮质酮与氨制硝酸银试液生成黑色沉淀；醋酸地塞米松与碱性酒石酸铜试液反应生成砖红色沉淀。

（3）羰基试剂反应　除雌激素类外的甾体激素类药物均含有羰基,可与肼类羰基试剂反应生成黄色腙类沉淀。如醋酸可的松与硫酸苯肼显黄色；黄体酮与异烟肼显黄色。

（4）酚羟基反应　雌激素 3 位上的酚羟基,可与重氮苯磺酸反应生成红色偶氮化合物。

（5）末端炔反应　药物名称中含"炔"字的甾体类药物,含有末端炔,可与硝酸银试液反应生成白色沉淀。如炔孕酮、炔诺酮及其片剂、炔雌醇。

（6）亚硝基铁氰化钠反应　许多甾体激素类药物含有甲酮基及活泼亚甲基,可与亚硝基铁氰化钠、间二硝基酚、芳香醛类反应显色。其中黄体酮与亚硝基铁氰化钠反应显紫蓝色,其他甾体化合物显淡橙色或不显色。因此,该反应是黄体酮专属性强的鉴别方法。

（7）酯基水解反应　本类药物有许多是醋酸盐,因此,可利用酯基在乙醇制氢氧化钾条件下水解,产生乙酸乙酯的香气鉴别。如醋酸去氧皮质酮、醋酸地塞米松。

（8）光谱法　甾体激素类药物在紫外区均有吸收,可用 UV-Vis 法鉴别,如醋酸去氧皮质酮、炔孕酮片、炔诺酮片、炔雌醚；《中华人民共和国药典》2015 年版中几乎所有的甾体类药物的原料药及个别制剂采用了 IR 法鉴别,如醋酸可的松、醋酸甲地孕酮、醋酸曲安奈德、醋酸泼尼松及其片剂、醋酸甲羟孕酮及其片剂、醋酸地塞米松及其片剂等。

（9）色谱法　许多甾体激素类药物采用了 TLC 法、HPLC 法鉴别。如《中华人民共和国药典》2015 年版中醋酸地塞米松乳膏、苯丙酸诺龙注射液、己酸羟孕酮注射液、苯甲酸雌二醇注射液、醋酸甲羟孕酮制剂、醋酸泼尼松片、醋酸泼尼松眼膏、醋酸氯地孕酮等采用 TLC 法鉴别（前 6 个均为 TLC 和 HPLC 法中任选一个）；醋酸可的松、醋酸地塞米松、甲睾酮、炔雌醇、炔诺酮、左炔诺孕酮、醋酸甲地孕酮、醋酸甲羟孕酮等采用 HPLC 法鉴别。

4. 甾体激素类药物的检查

（1）有关物质　甾体激素类药物中含有结构类似的有关物质——"其他甾体",《中华人民共和国药典》2015 年版中采用 TLC 法和 HPLC 法检查,绝大多数药物采用 HPLC 法。甲睾酮、醋酸可的松、醋酸甲地孕酮、醋酸甲羟孕酮等采用 HPLC 法检查；炔孕酮、醋酸去氧皮质酮、醋酸氟氢可的松采用 TLC 法检查有关物质。

（2）硒　由于传统生产工艺采用二氧化硒高温脱氢法（目前部分企业已改进工艺,使用了生物脱氢法）,需使用多种有毒有害的试剂,如二氧化硒、醋酸汞、硫化钠等,这些有毒有害的物质不仅给生产带来不安全因素,还污染环境,且反应后的硒不容易除净,故需检查残留的硒。如醋酸地塞米松、醋酸氟轻松、醋酸曲安奈德等需检查硒。

硒检查法：

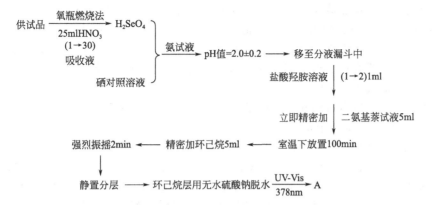

（3）游离磷酸盐　肾上腺皮质激素的磷酸钠盐在精制过程中，可能残留游离磷酸盐；同时药物在贮存过程中水解也会产生游离磷酸盐，因此，需检查游离磷酸盐。

游离磷酸盐检查法：

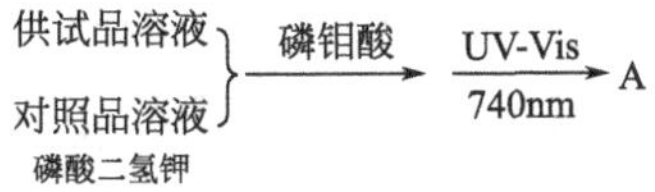

$$\left.\begin{array}{l} 供试品溶液 \\ 对照品溶液 \\ 磷酸二氢钾 \end{array}\right\} \xrightarrow{磷钼酸} \xrightarrow[740nm]{UV\text{-}Vis} A$$

（4）杂质吸光度　《中华人民共和国药典》2015 年版中醋酸甲地孕酮要求无水乙醇液在 287nm 的波长处有最大吸收，在 240nm 与 287nm 波长处的吸光度比值不得大于 0.17。

5. 甾体激素类药物的含量测定

《中华人民共和国药典》2015 年版中甾体激素类药物的含量测定方法有高效液相色谱法、紫外-可见分光光度法、四氮唑比色法等。

（1）高效液相色谱法　高效液相色谱法专属性强，大多数甾体激素类药物采用该法测定含量。采用内标法定量时，该类药物可以互为内标物。如醋酸可的松、地塞米松磷酸钠、醋酸曲安奈德乳膏（内标物炔诺酮）、醋酸氟轻松（内标物炔诺酮）、醋酸氟氢可的松乳膏（内标物醋酸地塞米松）等采用 HPLC 法测定含量。

（2）紫外-可见分光光度法　紫外-可见分光光度法专属性差，已逐步被 HPLC 法代替，《中华人民共和国药典》2015 年版中醋酸可的松片、醋酸甲地孕酮、醋酸氯地孕酮、炔雌醚、炔孕酮、醋酸泼尼松龙片和氢化可的松片等仍采用 UV-Vis 法测定含量。

（3）四氮唑比色法　肾上腺皮质激素类药物 17 位含有醇酮基，可与四氮唑盐反应用于含量测定。该法测定含量时，易受溶剂、反应温度、反应时间、水分、碱的浓度、氧气等干扰，误差较大，应取对照品和供试品平行操作。如醋酸去氧皮质酮、醋酸可的松眼膏、醋酸地塞米松注射液、醋酸地塞米松磷酸钠注射液、醋酸泼尼松眼膏、醋酸泼尼松龙乳膏的含量测定采用四氮唑比色法。

▶**【做案例】**

按上述方法测定氢化可的松乳膏的含量。已知药物规格为 10g：50mg，称取药物质量 4.023g，对照品质量 19.9541mg；测定供试液及对照液的吸光度值分别为 0.451、0.462。标准要求本品含量应为标示量的 90.0%～110.0%。判断该药物的含量测定结果。

▶**【提高案例】**

醋酸氟轻松乳膏的含量测定

色谱条件与系统适用性试验　用十八烷基硅烷键合硅胶为填充剂；以甲醇-乙腈-水（60：

10：30）为流动相；检测波长为 240nm。取醋酸氟轻松对照品约 14mg，置 100ml 量瓶中，加甲醇 60ml 与乙腈 10ml 使溶解，置水浴上加热 20min，放冷，用水稀释至刻度，摇匀，取 20μl 注入液相色谱仪，调节流速，使醋酸氟轻松的保留时间约为 12min，调节检测灵敏度，使主成分色谱峰的峰高达到满量程，色谱图中醋酸氟轻松与相对保留时间约为 0.59 的降解产物峰的分离度应大于 10.0。

测定法　取本品适量（约相当于醋酸氟轻松 1.25mg），精密称定，置 50ml 量瓶中，加甲醇约 30ml，置 80℃水浴中加热 2min，振摇使醋酸氟轻松溶解，放冷，精密加内标溶液（取炔诺酮适量，加甲醇溶解并稀释制成每 1ml 中约含 0.15mg 的溶液，即得）5ml，用甲醇稀释至刻度，摇匀，置冰浴中冷却 2h 以上，取出后迅速滤过，放冷，精密量取续滤液 20μl 注入液相色谱仪，记录色谱图；另取醋酸氟轻松对照品，精密称定，加甲醇溶解并稀释制成每 1ml 中约含 0.125mg 的溶液，精密量取 10ml 与内标溶液 5ml，置 50ml 量瓶中，用甲醇稀释至刻度，摇匀，同法测定。按内标法以峰面积计算，即得。

▶【归纳、提升、练习】

	乳膏的外观要求		
	乳膏的制剂常规检查项目	粒度	检查方法、结果判断方法
		装量	检查方法、结果判断方法
	甾体激素类药物的基本结构	雌甾烷、雄甾烷和孕甾烷	
	甾体激素类药物的分类	雌激素类、雄激素类和蛋白同化激素类、孕激素类及肾上腺皮质激素类	
		结构特点	
	常见药物的结构式		
	甾体激素类药物的性状	溶解度、比旋度及吸收系数	
乳膏全检	甾体激素类药物的鉴别	化学法	与强酸的显色反应、醇酮基反应、羰基试剂反应、酚羟基反应、末端炔反应、亚硝基铁氰化钠反应、酯基水解反应
		光谱法	IR 法、UV-Vis 法
		色谱法	TLC 法、HPLC 法
	甾体激素类药物的检查	有关物质	TLC 法、HPLC 法
		硒	硒检查法
		游离磷酸盐	磷钼酸检查法
		杂质吸光度	UV-Vis 法
	甾体激素类药物的含量测定	高效液相色谱法	内标物的选择；系统适用性试验的要求
		紫外-可见分光光度法	
		四氮唑比色法	影响因素
	氢化可的松乳膏的质量检验	鉴别、检查、含量测定	

▶【目标检测】

一、选择题

【A 型题】（最佳选择题，每题备选答案中只有一个最佳答案）

1. 测定氢化可的松比旋度时，温度应控制在（　　）℃。

A. 20　　　　　　B. 25　　　　　　C. 30　　　　　　D. 35　　　　　　E. 15

2. 氢化可的松加入新制的硫酸苯肼试液，在 70℃加热 15min，即显（　　）。

A. 绿色　　　　B. 红色　　　　C. 黄色　　　　D. 橙红色　　　　E. 蓝色

3. 下列哪个药物需检查细菌内毒素？（　　）

A. 氢化可的松注射液　　　　　B. 氢化可的松　　　　　　　　　C. 氢化可的松片

D. 氢化可的松乳膏　　　　　　E. 氢化可的松胶囊

4. 大多数甾体激素类药物都检查的有关物质是（　　　）。

A. 酮体　　　　B. 游离磷酸盐　　C. 硒　　　　　　D. 其他生物碱　　E. 其他甾体

5. 检查游离磷酸盐的药物是（　　　）。

A. 己烯雌酚　　　B. 氢化可的松　　C. 氟轻松　　　　D. 苯丙酸诺龙　　E. 地塞米松磷酸钠

6. 测定醋酸氟轻松含量时，选用的内标物是（　　　）。

A. 阿司匹林　　B. 维生素C　　C. 布洛芬　　　D. 吗啡　　　　E. 炔诺酮

7. 检验时需采用高速匀浆机，或水浴加热溶解法排除辅料干扰的制剂是（　　　）。

A. 乳膏剂　　　B. 片剂　　　C. 胶囊剂　　D. 注射液　　E. 颗粒剂

8. 大多数甾体激素类药物的含量测定方法是（　　　）。

A. HPLC　　B. UV-Vis　　C. TLC　　　　D. 比色法　　　E. IR

9. 检查地塞米松磷酸钠残留溶剂的方法是（　　　）。

A. GC　　　　B. HPLC　　　C. UV-Vis　　D. IR　　　　E. TLC

10. 亚硝基铁氰化钠反应是鉴别（　　　）专属性强的化学法。

A. 雌二醇　　B. 黄体酮　　C. 地塞米松　　D. 苯丙酸诺龙　　E. 氢化可的松

【B型题】（配伍选择题，备选答案在前，试题在后。每题只有一个正确答案，每个备选答案可重复选用，也可不选用）

（1～5题备选答案）

A. 荧光分光光度法　　　　　　B. 紫外-可见分光光度法　　　　C. 酸性染料比色法

D. 四氮唑比色法　　　　　　　E. 高效液相色谱法

以下药物的含量测定方法是

1. 醋酸地塞米松（　　　）　　　2. 醋酸地塞米松注射液（　　　）

3. 氢化可的松（　　　）　　　4. 氢化可的松乳膏（　　　）　　　5. 氢化可的松片（　　　）

（6～10题备选答案）

A. 炔诺酮　　　B. 雌二醇　　　C. 地塞米松　　D. 氟轻松　　　E. 醋酸去氧皮质酮

用下列方法鉴别的药物是

6. 在乙醇制氢氧化钾条件下水解，产生乙酸乙酯的香气（　　　）

7. 氧瓶燃烧法破坏后，与茜素氟蓝、硝酸亚铈发生配位反应而显色（　　　）

8. 与硝酸银试液反应，生成白色沉淀（　　　）

9. 与重氮苯磺酸反应生成红色偶氮化合物（　　　）

10. 与碱性酒石酸铜试液反应生成砖红色沉淀（　　　）

【X型题】（多项选择题，每题的备选答案中有2个或2个以上正确答案）

1. 黄体酮的鉴别方法有（　　　）。

A. 与三氯化铁的反应　　　　　B. 与亚硝酸钠的反应

C. 与亚硝基铁氰化钠的反应　　D. 与异烟肼的反应

E. 红外分光光度法

2. 关于四氮唑比色法，下列说法正确的是（　　　）。

A. 溶剂含水时显色速度慢　　　B. 溶剂含醛时吸光度增加

C. 反应在强碱条件下进行　　　D. 采用避光容器并置于暗处

E. 达到显色时间后立即测定吸光度

3. 加入热碱性酒石酸铜试液生成沉淀的有（　　　）。

A. 雌二醇　　　B. 地塞米松　　C. 苯丙酸诺龙　D. 黄体酮　　　E. 氢化可的松

4. 关于硒检查法，下列说法正确的是（　　）。
A. 由于传统生产工艺采用二氧化硒高温脱氢法
B. 目前部分企业已改进工艺，使用了生物脱氢法
C. 反应后的硒不容易除净
D. 使用生物脱氢法就不用检查硒
E. 二氧化硒不仅给生产带来不安全因素，还污染环境，故需检查残留的硒

5. 甾体激素类药物的含量测定方法有（　　）。
A. HPLC法　　B. UV-Vis法　C. 比色法　　　D. TLC法　　　　E. GC法

6. 关于乳膏剂，下列说法正确的有（　　）。
A. 乳膏剂系指药物溶解或分散于乳状液型基质中形成的均匀半固体制剂
B. 乳膏剂基质应均匀、细腻，涂于皮肤或黏膜上应无刺激性
C. 根据基质的不同，分为水包油型与油包水型
D. 具有适当的黏稠度，易于涂布在皮肤或黏膜上，不融化，黏稠度随季节变化小
E. 无酸败、异臭、变色、变硬现象，不得有油水分离及胀气现象

7. 乳膏剂应检查的项目包括（　　）。
A. 粒度　　　　B. 装量　　　　　C. 重量差异　　D. 微生物限度　　E. 无菌

8. 可与硝酸银试液反应生成白色沉淀的有（　　）。
A. 炔雌醇　　　B. 地塞米松　　　C. 氢化可的松　D. 炔雌醚　　　　E. 炔诺孕酮

9. 能与甾体激素类药物显色的强酸有（　　）。
A. 硫酸　　　　B. 盐酸　　　　　C. 磷酸　　　　D. 醋酸　　　　　E. 高氯酸

10. 能与四氮唑盐发生氧化还原反应的药物有（　　）。
A. 雌二醇　　　B. 地塞米松　　　C. 苯丙酸诺龙　D. 黄体酮　　　　E. 氢化可的松

二、简答题

1. 按《中华人民共和国药典》2015年版测定醋酸氟轻松乳膏含量时，在色谱条件及系统适用性试验中，流速为1.0ml/min时，保留时间为15min，大于规定值12min，此时，应如何调节流速？

2. 简述硫酸加入甾体激素类药物中的反应原理及现象。

3. 检查氢化可的松有关物质时，不小心把放置乙腈和水的贮液瓶混淆了，如何判断哪个贮液瓶装的是乙腈？

4. 用HPLC法测定醋酸曲安奈德乳膏剂的含量，如何排除辅料的干扰？

5. 炔雌醚的含量测定方法如下：取本品约50mg，精密称定，置50ml量瓶中，加无水乙醇溶解并稀释至刻度，摇匀，精密量取5ml，置另一50ml量瓶中，加无水乙醇稀释至刻度，摇匀，照紫外-可见分光光度法，在280nm的波长处测定吸光度；另取炔雌醚对照品，同法测定，计算，即得。请写出该药物的含量测定计算公式。

6. 简述甾体激素类药物的分类及相应的结构特点。

7. 用HPLC法测定丙酸倍他米松的含量，内标物的浓度为0.1221mg/ml；精密称定供试品12.58mg，置100ml量瓶中，加甲醇74ml使溶解，用水稀释至刻度，摇匀；精密量取该溶液10ml与内标溶液5ml，置50ml量瓶中，加流动相稀释至刻度，摇匀，取20μl注入液相色谱仪，记录色谱图，内标物峰面积为2031，供试品峰面积为4482；另取丙酸倍他米松对照品12.5mg，精密称定，同法测定，峰面积为4346。按干燥品计算，含丙酸倍他米松应为97.0%～103.0%。判断该药的含量是否符合要求。

8. 简述四氮唑盐法鉴别甾体激素类药物的原理及现象。

学习情境七　复方制剂全检

【学习目标】

1. 知识目标
　（1）掌握复方制剂的分析特点；
　（2）掌握复方卡托普利片的检验原理；
　（3）掌握复方制剂中辅料、共存药物干扰的排除方法。
2. 技能目标
　（1）能根据药品质量标准检验复方卡托普利片的质量；
　（2）能根据系统适用性试验的要求，调节 HPLC 中流动相的比例。

【背景知识】

复方制剂是指含有 2 种或 2 种以上药物的制剂。

一、复方制剂分析的特点

检验复方制剂时不仅要考虑各种辅料的干扰，还要考虑共存药物的影响。如果辅料和共存药物的影响不存在或可忽略，直接进行分析；否则，需适当分离后，再进行分析。目前为了提高检验效率，采用了多组分同时测定的分析方法。因此，一般选择灵敏度高、专属性强的色谱法。

二、复方制剂的质量分析

1. 复方制剂的鉴别

复方制剂的鉴别一般选用化学法、TLC 法、HPLC 法或 TLC 法、HPLC 法两法中任选一种。选用化学法鉴别时，如果辅料和共存药物无干扰，则直接鉴别；否则，排除干扰后再鉴别。一般选用合适的溶剂将鉴别对象与辅料和共存药物分离。

2. 复方制剂的检查

复方制剂的剂型检验，按各剂型检查项下的要求进行，且只检查制剂中符合要求的组分。如含量均匀度的检查，只检查复方制剂中标示量低于 25mg 的组分，其他组分不检查。

3. 复方制剂的含量测定

复方制剂的含量测定首选 HPLC 法。《中华人民共和国药典》2015 年版中大多数复方制剂的含量测定采用了 HPLC 法。其余根据成分结构特点采用了化学法或生物学法。

【学案例】

复方卡托普利片检验操作规程

部门：	题目:复方卡托普利片检验操作规程		共　　　页
编号：	新订：	替代：	起草：
部门审阅：	QA 审阅：	批准：	执行日期：
变更记录：			变更原因及目的：
修订号：	批准日期：	执行日期：	

1. 性状
取本品适量，目测，为白色或类白色片。

2. 鉴别

（1）取本品 1 片，研细，加水 5ml，摇匀，加碱性亚硝基铁氰化钠试液适量，即显紫红色。

（2）取本品 3 片，研细，加水 15ml，振摇使卡托普利溶解，滤过，取滤渣烘干，置试管中，加氢氧化钠试液 10ml，振摇使氢氯噻嗪溶解，滤过，取滤液 3ml，煮沸 5min，放冷，加变色酸试液 5ml，置水浴上加热，应显蓝紫色。

（3）在含量测定项下记录的色谱图中，供试品溶液两主峰的保留时间应与对照品溶液相应的两主峰保留时间一致。

3. 检查

（1）卡托普利二硫化物　避光操作。精密称取本品的细粉适量（约相当于卡托普利 25mg），置 50ml 量瓶中，加流动相适量，超声处理 15min，放冷，用流动相稀释至刻度，摇匀，滤过，取续滤液作为供试品溶液（8h 内使用）；另取卡托普利二硫化物对照品，精密称定，加甲醇适量溶解，用流动相定量稀释制成每 1ml 中约含 15μg 的溶液，作为对照品溶液；再取卡托普利与卡托普利二硫化物对照品，加甲醇适量溶解，用流动相定量稀释制成每 1ml 中各约含 0.1mg 和 15μg 的混合溶液，作为系统适用性试验溶液。照高效液相色谱法（附录ⅤD）试验，以十八烷基硅烷键合硅胶为填充剂；0.01mol/L 磷酸二氢钠溶液-甲醇-乙腈（70：25：5）（用磷酸调节 pH 值至 3.0）为流动相；检测波长为 215nm；柱温 40℃。取系统适用性试验溶液 50μl，注入液相色谱仪，卡托普利峰与卡托普利二硫化物峰之间的分离度应大于 4.0。取对照品溶液 50μl，注入液相色谱仪，调节检测灵敏度，使卡托普利二硫化物色谱峰的峰高约为满量程的 50%；再精密量取供试品溶液与对照品溶液各 50μl，分别注入液相色谱仪，记录色谱图；供试品溶液的色谱图中如有与卡托普利二硫化物保留时间一致的色谱峰，按外标法以峰面积计算，不得过 3.0%。

（2）含量均匀度　取本品 1 片，置 100ml 量瓶中，加流动相适量，超声处理使溶解，放冷，加流动相稀释至刻度，摇匀，滤过，取续滤液照含量测定项下的方法测定，应符合规定。

（3）溶出度　取本品，照溶出度测定法（通则 0931 第一法），以盐酸溶液（稀盐酸 24ml→1000）900ml 为溶出介质，转速为每分钟 100 转，依法操作，经 30min 时，取溶液 10ml，滤过，取续滤液作为供试品溶液；另精密称取卡托普利与氢氯噻嗪对照品适量，用溶出介质溶解并定量稀释制成每 1ml 中约含卡托普利 20μg 与氢氯噻嗪 6μg 的混合溶液，作为对照品溶液。照含量测定项下的方法测定，计算每片中卡托普利和氢氯噻嗪的溶出量。限度均为标示量的 70%，应符合规定。

（4）脆碎度

① 仪器　脆碎度检查仪、分析天平（感量 1mg）、吹风机。

② 检查方法

a. 取空称量瓶，用感量 1mg 的分析天平精密称定重量，去皮。

b. 取样　取供试品，用吹风机吹去脱落的粉末，置称量瓶中或称量纸上，精密称定重量，使其总重量约为 6.5g；片重大于 0.65g 的供试品，取样品 10 片。

c. 将上述称定重量后的供试品置脆碎度仪圆筒中，打开电源开关，按"启动"键，开动电动机转动 100 次。

d. 仪器停止转动后，将供试品取出检查，观察供试品是否出现断裂、龟裂或粉碎现象。若出现断裂、龟裂或粉碎片，即判为不符合规定。

e. 若未出现断裂、龟裂或粉碎现象，取试验后的供试品，再用吹风机吹去粉末后，精密称重。

f. 计算

$$减失重量百分比 = \frac{M_1 - M_2}{M_1} \times 100\%$$

式中，M_1 为转动前的重量；M_2 为转动后的重量。

g. 如需复试，应再取 2 份药品，分别放入仪器两边，重复上述操作。

③ 结果判断

a. 未检出断裂、龟裂或粉碎片，且其减失重量未超过 1%时，判为符合规定。

b. 减失重量超过 1%，但未检出断裂、龟裂或粉碎片的供试品，应另取供试品复检 2 次。3 次的平均减失重量未超过 1%时，且未检出断裂、龟裂或粉碎片，判为符合规定；3 次的平均减失重量超过 1%时，判为不符合规定。

c. 检出断裂、龟裂或粉碎片的供试品，即判为不符合规定。

4. 含量测定

（1）仪器 分析天平、高效液相色谱仪、酸度计、研钵、量筒、量瓶、移液管、超声波清洗器。

（2）色谱条件与系统适用性试验 以十八烷基硅烷键合硅胶为填充剂；0.01mol/L 磷酸二氢钠溶液-甲醇-乙腈（70∶25∶5）（用磷酸调节 pH 值至 3.0）为流动相；检测波长为 215nm；柱温 40℃。

（3）测定法 取本品 20 片，精密称定，研细，精密称取适量（约相当于卡托普利 10mg），置 100ml 量瓶中，加流动相适量，超声处理 20min 使卡托普利与氢氯噻嗪溶解，放冷，加流动相稀释至刻度，摇匀，滤过，精密量取续滤液 10µl，注入液相色谱仪，记录色谱图；另取卡托普利与氢氯噻嗪对照品，精密称定，加流动相溶解并稀释制成每 1ml 中约含卡托普利 0.1mg 与氢氯噻嗪 0.06mg 的溶液，同法测定。按外标法以峰面积计算，即得。

（4）计算

$$X = \frac{A_{供} \times c_{对} \times 100ml \times W_{总}}{A_{对} \times W_{供} \times 20}$$

式中，$A_{供}$、$A_{对}$ 为供试品、对照品溶液的峰面积；$W_{供}$ 为供试品的质量，g；$c_{对}$ 为对照品溶液的浓度，mg/ml。

（5）结果判断 本品每片中含卡托普利（$C_9H_{15}NO_3S$）应为 9.0～11.0mg，含氢氯噻嗪（$C_7H_8ClN_3O_4S_2$）应为 5.4～6.6mg。

【知识储备一】

复方卡托普利片检验

复方卡托普利片中含卡托普利及氢氯噻嗪。卡托普利为血管紧张素转化酶抑制药，氢氯噻嗪为利尿药。

一、结构与性状

1. 结构

卡托普利   氢氯噻嗪

卡托普利含有巯基，水溶液具有还原性、酸性。氢氯噻嗪含有磺酰胺，在碱性条件下迅速水解，产生 5-氯-2,4-二氨磺酰基苯胺和甲醛。

2. 性状

本品为白色或类白色片。

二、鉴别

1. 亚硝基铁氰化钠反应

（1）原理　利用亚硝基铁氰化钠与有机硫化物、二硫化物或硫醇作用生成紫红色来鉴别，该反应称为 Lassaigne 试验。由于氢氯噻嗪无干扰，所以直接检验。

（2）操作方法　取本品 1 片，研细，加水 5ml，摇匀，加碱性亚硝基铁氰化钠试液适量，即显紫红色。

2. 水解后与变色酸反应

（1）原理　利用卡托普利在水中溶解；而氢氯噻嗪在水中不溶，在碱性条件下溶解的特点，先加水使卡托普利溶解，过滤后，取残渣，再加入氢氧化钠试液振摇，使氢氯噻嗪溶解。氢氯噻嗪含有磺酰胺，在碱性条件下迅速水解，产生 5-氯-2,4-二氨磺酰基苯胺和甲醛。甲醛可与变色酸反应显蓝紫色。

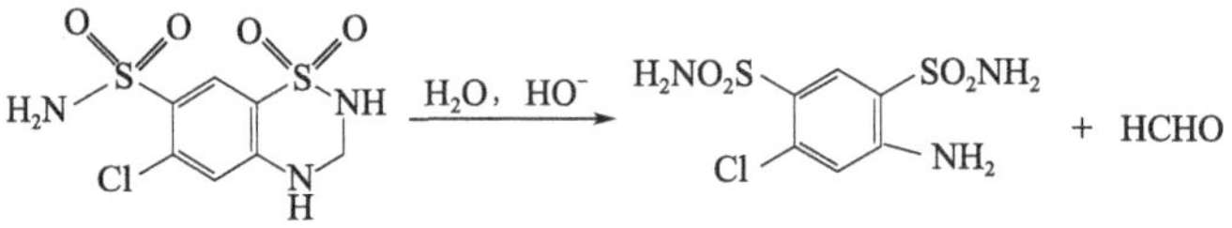

（2）操作方法　取本品 3 片，研细，加水 15ml，振摇使卡托普利溶解，滤过，取滤渣烘干，置试管中，加氢氧化钠试液 10ml，振摇使氢氯噻嗪溶解，滤过，取滤液 3ml，煮沸 5min，放冷，加变色酸试液 5ml，置水浴上加热，应显蓝紫色。

3. 高效液相色谱法

（1）原理　高效液相色谱法专属性强，可以同时检验卡托普利和氢氯噻嗪。

（2）操作方法　在含量测定项下记录的色谱图中，供试品溶液两主峰的保留时间应与对照品溶液相应的两主峰保留时间一致。

三、检查

1. 卡托普利二硫化物

（1）原理　卡托普利结构中含有巯基，具有还原性，其水溶液易发生氧化还原反应，生成卡托普利二硫化物。《中华人民共和国药典》（2015 年版）中采用 HPLC 法检查其限量。检查时为了防止卡托普利继续氧化，要求避光操作，供试品溶液在 8h 内使用完。

（2）操作方法　见本学习情境【学案例】。

2. 含量均匀度

（1）原理　本品中卡托普利与氢氯噻嗪的含量均低于 25mg，因此，均需检查含量均匀度。检查了含量均匀度，就不用检查重量差异。

（2）操作方法　见本学习情境【学案例】。

3. 溶出度

（1）原理　氢氯噻嗪在水中不溶，需检查溶出度。检查了溶出度，就不用检查崩解时限。

（2）操作方法　见本学习情境【学案例】。

4. 脆碎度

（1）原理　片剂脆碎度检查法系指片剂在规定的脆碎度检查仪圆筒中滚动 100 次后减失重量的百分数，用于检查非包衣片剂的脆碎情况及其他物理强度，如压碎强度等。本品为非包衣片，需检查脆碎度。

（2）操作方法　见本学习情境【学案例】。

四、含量测定

（1）原理　复方制剂的含量测定方法首选 HPLC 法。

（2）操作方法　见本学习情境【学案例】。

▶【课堂讨论一】

1. 用 HPLC 法检查复方卡托普利片中卡托普利二硫化物时，柱温要求 40℃。请问实验结束后，在冲洗系统过程中，柱温是否可以关闭？

2. USP 含量均匀度的检查方法中，规定置信系数为 2.4、2.0；JP 中置信系数为 2.10、1.70；而 ChP（2015）中要求置信系数为 1.80、1.45。请问哪个标准严格？

3. 含量均匀度的检查方案是什么？

4. 检查溶出度时，溶出仪的转轴是否越长越好？

5. 检查溶出度时，如何检查转轴是否在溶出杯中部？

▶【知识拓展一】

复方磺胺甲噁唑片的检验

一、结构与性状

复方磺胺甲噁唑片由磺胺甲噁唑和甲氧苄啶组成。

1. 结构

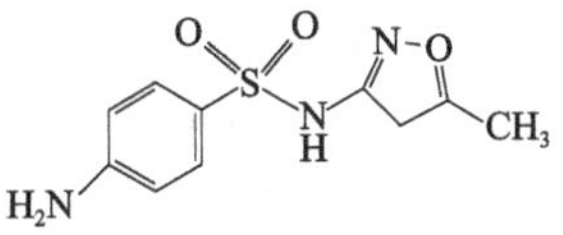

磺胺甲噁唑 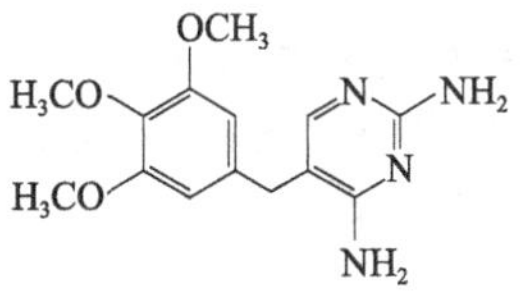　　　　　　　甲氧苄啶

本品每片中含磺胺甲噁唑（$C_{10}H_{11}N_3O_3S$）应为 0.360~0.440g，含甲氧苄啶（$C_{14}H_{18}N_4O_3$）应为 72.0~88.0mg。

2. 性状

本品为白色片。

二、鉴别

1. 与生物碱沉淀剂反应

（1）原理　甲氧苄啶为含氮杂环，与生物碱沉淀剂碘试液生成沉淀。

（2）操作方法　取本品的细粉适量（约相当于甲氧苄啶 50mg），加稀硫酸 10ml，微热使溶解后，放冷，滤过，滤液加碘试液 0.5ml，即生成棕褐色沉淀。

2. 薄层色谱法

（1）原理　薄层色谱法有一定的分离功能，在一定条件下可将磺胺甲噁唑与甲氧苄啶分开。

（2）操作方法　取本品的细粉适量（约相当于磺胺甲噁唑 0.2g），加甲醇 10ml，振摇，滤过，取滤液作为供试品溶液；另取磺胺甲噁唑对照品 0.2g 与甲氧苄啶对照品 40mg，加甲醇 10ml 溶解，作为对照品溶液。照薄层色谱法试验，吸取上述两种溶液各 5μl，分别点于同一硅胶 GF$_{254}$ 薄层板上，以三氯甲烷-甲醇-二甲基甲酰胺（20：2：1）为展开剂，展开，晾干，置紫外光灯（254nm）下检视。供试品溶液所显两种成分的主斑点的位置和颜色应与对照品溶液的主斑点相同。

3. 高效液相色谱法

（1）原理　高效液相色谱法专属性强。

（2）操作方法　在含量测定项下记录的色谱图中，供试品溶液两主峰的保留时间应与对照品溶液相应的两主峰的保留时间一致。

4. 芳香第一胺类反应

（1）原理　磺胺甲噁唑与甲氧苄啶均有芳香第一胺类的性质。

（2）操作方法　取本品的细粉适量（约相当于磺胺甲噁唑 50mg），显芳香第一胺类的鉴别反应。

以上 2、3 两项可选做一项。

三、检查

1. 溶出度

（1）原理　磺胺甲噁唑和甲氧苄啶在水中几乎不溶，需检查溶出度。

（2）操作方法　取本品，照溶出度测定法（通则 0931 第二法），以 0.1mol/L 盐酸溶液 900ml 为溶出介质，转速为每分钟 75 转，依法操作，经 30min 时，取溶液适量，滤过，精密量取续滤液 10μl，照含量测定项下的方法，依法测定，计算每片中磺胺甲噁唑和甲氧苄啶的溶出量。限度均为标示量的 70%，应符合规定。

2. 重量差异

（1）原理　本品不检查含量均匀度，因此，需检查重量差异。

（2）操作方法　见项目四任务二。

四、含量测定

（1）原理　本品为复方制剂，首选高效液相色谱法测定含量。

（2）色谱条件与系统适用性试验　用十八烷基硅烷键合硅胶为填充剂；以乙腈-水-三乙胺（200∶799∶1）（用氢氧化钠试液或冰醋酸调节 pH 值至 5.9）为流动相；检测波长为 240nm。理论板数按甲氧苄啶峰计算不低于 4000，磺胺甲噁唑峰与甲氧苄啶峰的分离度应符合要求。

（3）测定法　取本品 10 片，精密称定，研细，精密称取适量（约相当于磺胺甲噁唑 44mg），置 100ml 量瓶中，加 0.1mol/L 盐酸溶液适量，超声处理使两主成分溶解，用 0.1mol/L 盐酸溶液稀释至刻度，摇匀，滤过，精密量取续滤液 10μl，注入液相色谱仪，记录色谱图；另取磺胺甲噁唑对照品和甲氧苄啶对照品各适量，精密称定，加 0.1mol/L 盐酸溶液溶解并定量稀释制成每 1ml 中含磺胺甲噁唑 0.44mg 与甲氧苄啶 89μg 的溶液，摇匀，同法测定。按外标法以峰面积计算，即得。

▶【做案例】

简述用 HPLC 法测定复方卡托普利含量时，检测波长为何设为 215nm？检验时应注意什么？

▶【提高案例】

根据所学知识，解析《中华人民共和国药典》2015 年版中葡萄糖氯化钠注射液的质量标准。

▶【归纳】

	复方制剂的分析特点	不仅要考虑各种辅料的干扰,还要考虑共存药物的影响
复方制剂全检	复方制剂的鉴别	化学法、TLC 法、HPLC 法或 TLC 法、HPLC 法两法任选一种
	复方制剂的检查	按各剂型检查项下的要求进行,且只检查制剂中符合要求的组分
	复方制剂的含量测定	首选 HPLC 法

▶【目标检测】

一、选择题

【A型题】（最佳选择题，每题备选答案中只有一个最佳答案）

1. 复方制剂的含量测定方法首选（   ）。
A. HPLC   B. TLC   C. UV-Vis   D. GC   E. 容量法

2. 复方卡托普利片采用碱性亚硝基铁氰化钠显色鉴别，是利用（   ）原理。
A. 卡托普利有巯基，可与碱性亚硝基铁氰化钠反应显色
B. 卡托普利有羧基，可与碱性亚硝基铁氰化钠反应显色
C. 卡托普利有酰胺，可与碱性亚硝基铁氰化钠反应显色
D. 氢氯噻嗪有仲氨，可与碱性亚硝基铁氰化钠反应显色
E. 氢氯噻嗪有磺酰胺，可与碱性亚硝基铁氰化钠反应显色

3. 复方卡托普利片采用加变色酸显色鉴别，是利用（   ）原理。
A. 卡托普利在碱性条件下，水解产生甲醛，甲醛与变色酸反应显色
B. 氢氯噻嗪在碱性条件下，水解产生甲醛，甲醛与变色酸反应显色
C. 卡托普利在碱性条件下，水解产生甲酸，甲酸与变色酸反应显色
D. 氢氯噻嗪在碱性条件下，水解产生甲酸，甲酸与变色酸反应显色
E. 氢氯噻嗪在碱性条件下，水解产生乙酸，乙酸与变色酸反应显色

4. 盐酸溶液（稀盐酸 24→1000）的配制方法为（   ）。
A. 24ml 盐酸加入到 1000ml 水中
B. 24ml 稀盐酸加入到 1000ml
C. 24ml 盐酸加水稀释至 1000ml
D. 24ml 稀盐酸加水稀释至 1000ml
E. 24g 稀盐酸加水稀释至 1000ml

5. 用显色来鉴别复方磺胺甲噁唑片的原理是（   ）。
A. 甲氧苄啶中有嘧啶环，可与生物碱沉淀剂碘试液生成棕褐色沉淀
B. 磺胺甲噁唑中有异噁唑环，可与生物碱沉淀剂碘试液生成棕褐色沉淀
C. 甲氧苄啶中有嘧啶环，可与生物碱显色剂碘试液显棕褐色
D. 磺胺甲噁唑中有异噁唑环，可与生物碱显色剂碘试液显棕褐色
E. 甲氧苄啶中有异噁唑环，可与生物碱沉淀剂碘试液生成棕褐色沉淀

6. 用 HPLC 测定含量时，如何判断色谱峰纯度？（   ）
A. 用 UV 检测器   B. 用 DAD 检测器   C. 用 CAD 检测器
D. 用 ELSD 检测器   E. 用 FS 检测器

【X型题】（多项选择题，每题的备选答案中有2个或2个以上正确答案）

1. 影响复方制剂分析的干扰因素有哪些？（   ）
A. 赋形剂   B. 附加剂   C. 主成分   D. 光线   E. 水分

2. 关于复方制剂分析，下列哪种说法正确？（   ）
A. 复方制剂分析方法与普通制剂分析无区别
B. 复方制剂可以增强药效、降低毒副作用
C. 含两种/两种以上药物成分的制剂，称为复方制剂
D. 复方制剂分析时，主成分之间可能会相互干扰
E. 复方制剂分析时，主成分之间不会相互干扰

3. 关于复方卡托普利片检查项下卡托普利二硫化物的检查，下列说法正确的有（   ）。

A. 卡托普利二硫化物来源于卡托普利的氧化反应

B. 需避光操作

C. 供试品溶液需在 8h 内使用

D. 称取对照品时用感量 0.1mg 的天平

E. 称取 2 份对照品

4. 测定复方乳酸钠葡萄糖注射液含量时，下列说法正确的有（　　）。

A. 用旋光法测定葡萄糖的含量

B. 测定葡萄糖含量时控温 25℃

C. 打开旋光仪仪器显示为 0.00，放入空管后仪器为非 0 数值，此时应按"校零"

D. 打开旋光仪仪器显示为 0.00，放入空管后仪器为非 0 数值，此时应清洗比旋管

E. 测定葡萄糖含量时控温 20℃

5. 关于 TLC 法，下列说法正确的有（　　）。

A. 薄层板应在 105～110℃活化 0.5～1h

B. 薄层板活化后室温冷却

C. 点样时为了防止斑点过大，可用电吹风的热风干燥

D. 点样时为了防止斑点过大，可边点样边用洗耳球吹

E. 点样时可用采血管

6. 关于复方磺胺甲噁唑片溶出度（第二法）的测定，下列说法正确的有（　　）。

A. 溶出介质为酸对搅拌桨有腐蚀，用完后应及时清洗

B. 取样时应加垫柱　　　　　　C. 桨法转速一般为 50r/min

D. 投药前先将转速稳定　　　　E. 投药后再转动

二、简答题

1. 某同学做 TLC 时，需用三氯甲烷做展开剂，但实验室恰巧没有，同时他考虑到三氯甲烷对肝脏有毒性，就考虑用二氯甲烷来代替三氯甲烷，正好试剂室有一瓶试剂，标签上标明是二氯甲烷，但他发现里面是深紫色的液体，拿不准到底瓶里装的是不是二氯甲烷，请你帮忙鉴定一下。

2. 按上述标准检验复方磺胺甲噁唑片。已知药物规格：含磺胺甲噁唑 0.4g；甲氧苄啶 80mg。10 片的总重为 5.0201g，研细，精密称取 0.05115g，置 100ml 量瓶中，依法测定。测得供试液中磺胺甲噁唑与甲氧苄啶的峰面积分别为 7521131 和 1479568，对照品溶液的浓度为磺胺甲噁唑 0.44mg/ml，甲氧苄啶 89μg/ml；对照液中磺胺甲噁唑峰面积为 8159987，甲氧苄啶峰面积为 1590897。

3. 检验复方酮康唑乳膏时，如何排除辅料的干扰？

4. 检查复方卡托普利中卡托普利二硫化物的限量时，要求精密称取本品的细粉适量（约相当于卡托普利 25mg），应称取本品多少克？已知药物规格：卡托普利 10mg，氢氯噻嗪 6mg。

5. 用 HPLC 法测定复方卡托普利含量时，要求流动相 pH 值为 3.0，请问如何控制 pH 值？选择哪两种标准缓冲液？

6. 用 HPLC 法测定复方卡托普利含量时，流动相为 0.01mol/L 磷酸二氢钠溶液-甲醇-乙腈（70∶25∶5）（用磷酸调节 pH 值至 3.0）。实际操作中，流动相中甲醇、乙腈的变化范围为多少？

7. 测定复方酮康唑乳膏中硫酸新霉素含量时，需用石油醚（沸程 90～120℃）溶解基质。请问剩余的石油醚能否放入烧杯，再冷藏到冰箱中？

8. 用 TLC 法鉴别复方新霉唑软膏时，如何判断系统适用性试验？

9. 使用 HPLC 法时，用乙腈-水（15∶85）跑基线时，出现有规律的正弦峰，而换用同样比例的甲醇-水及纯甲醇时，基线很平稳。另外不跑流动相，直接跑基线时，基线也很平稳。请问乙腈-水产生正弦基线峰是什么原因？（波长 220nm）

10. 一移液管上标记的"Ex"、"20℃"、"Blow out"、"A"、"30s"、"MC"符号，分别为什么意思？

参 考 文 献

[1] 国家药典委员会. 中华人民共和国药典 [M]. (一部、二部). 北京：中国医药科技出版社，2010.

[2] 国家药典委员会. 中华人民共和国药典 [M]. (二部). 北京：中国医药科技出版社，2015.

[3] 国家药典委员会. 中华人民共和国药典 [M]. (总则). 北京：中国医药科技出版社，2015.

[4] 张佳佳主编. 药物质量检测技术. 杭州：浙江大学出版社，2012，11.